高 等 医 学 院 校 教 材

医学营养学

第2版

蔡美琴　主编

上 海 科 学 技 术 文 献 出 版 社

图书在版编目(CIP)数据

医学营养学 / 蔡美琴主编 —2 版. —上海：上海科学技术文献出版社，2007.1(2021.7 重印)
ISBN 978-7-5439-3057-5

Ⅰ.医… Ⅱ.蔡… Ⅲ.营养学 Ⅳ.R151

中国版本图书馆 CIP 数据核字(2006)第 155835 号

责任编辑：张科意
封面设计：王　俭

医学营养学
(第二版)

蔡美琴　主编

*

上海科学技术文献出版社出版发行
(上海市长乐路 746 号　邮政编码 200040)
全国新华书店经销
昆山市亭林印刷有限责任公司印刷

*

开本 787×1092　1/16　印张 23.5　字数 571 000
2007 年 1 月第 2 版　2021 年 7 月第 10 次印刷
ISBN 978-7-5439-3057-5
定价：33.00 元
http://www.sstlp.com

内 容 提 要

营养关系到每个人的健康和长寿，人们都非常关注，故营养学成为当代最重要的学科之一。本书根据医科大学生必备营养知识，以及营养专业人员教学和业务需要而潜心编写的一本教材。共分两篇：上篇是营养学基础，主要介绍营养学的基础知识；讨论人体对能量和各种营养素的正常需要；叙述在不同生理状况下对营养的特殊要求；讨论如何科学地选择食物和调配膳食以保证合理营养；介绍营养调查和人体营养状况的综合评价方法、中国目前膳食结构和膳食指南。下篇是常见疾病的营养防治，主要介绍常见疾病的特点、营养治疗原则和措施、营养补给的方法等。本书在内容上反映现代科学的新进展，并使基础理论与临床实践紧密结合，便于临床应用。书末附有《常用食物一般营养成分表》、《中国居民膳食营养素参考摄入量》和《中日居民膳食指南和中国居民平衡膳食宝塔》等。

本书可供医科大学生作为学习医学营养的教材应用，同时也可供从事临床工作的医师、营养师、配膳师，以及食品专业工作人员参考。

医学营养学编辑委员会

主　　编　蔡美琴

编委会委员（以姓氏笔画为序）

毛绚霞　史奎雄　刘文勇

沈秀华　罗邦尧　曹伟新

程五凤　蔡美琴　潘碧霞

前　　言

营养关系到每个人的健康和长寿，人们都非常关注。营养学是研究营养与人体健康关系的一门科学，营养学已成为当代重要的学科之一。《医学营养学》是根据医科大学生必备医学营养知识，以及营养专业人员教学和业务需要而潜心编写的一本教材。共分两篇：上篇是营养学基础，介绍营养学基础理论的最新进展；讨论人体对能量和各种营养素的正常需要；叙述在不同生理状况下对营养的特殊要求；讨论如何科学地选择食物和调配膳食以保证合理营养；介绍营养调查和人体营养状况的综合评价方法，中国居民目前的营养状况、膳食结构和膳食指南。下篇是常见疾病的营养防治，从阐明营养与疾病关系入手，根据医学的进展和疾病时营养代谢的变化，总结和提出适合国情并切实可行的营养治疗方案，包括常见疾病的营养防治原则和措施、营养补给的方法等。

本书的编写力求做到科学性、先进性和实用性，注重基本理论、基本知识和基本技能的传授。第2版在第1版的基础上内容有适当的增减和更新，尽量反映现代营养科学的新进展，及时交流营养学上最新研究的动态。本书再版就是希望能及时将最新内容介绍给读者，并且本书在编写过程中也重视将营养学基础理论与临床实践紧密结合，如新增了分子营养学和食谱编制方法、常见病食物选择等，便于读者参考应用。书末附有《常见食物一般营养成分表》、中国营养学会制定的《中国居民膳食营养素参考摄入量》和《中国居民膳食指南和中国居民平衡膳食宝塔》等，便于读者查阅使用。

21世纪是中国人民的生活由小康水平逐步向中等发达国家水平过渡的时期，随着人们的生活节奏和工作压力的增加，科学合理的营养满足各种人群的需求显得任重而道远。在浩瀚的营养学领域中，我们的学术水平和实际体会仍较肤浅，希望使用本书的同行、同学和朋友们将意见、建议反馈给我们，以便改进。

上海科学技术文献出版社的领导编辑等同志对于本书的审稿、编排和出版给予大力支持，上海交通大学校领导自始至终对本书的出版给予支持和帮助，我们在此顺表衷心的感谢。

医学营养学编辑委员会

目　　录

上篇　营养学基础

下篇　常见疾病的营养防治

上篇　营养学基础

概　论

人体必须与环境保持平衡才能维持健康。在环境因素中，影响人体健康的有空气、土壤、水、辐射、营养等因素，其中营养是环境因素中的重要因素。人体需要不断从食物中获得营养以保持人体与外界环境的能量平衡和物质代谢的平衡，以维持人体健康。

营养(nutrition)是指人体摄入、消化、吸收和利用食物中营养成分，维持生长发育、组织更新和良好健康状态的动态过程。食物中具有营养功能的物质称为营养素(nutrients)，这些物质具有供给能量、构成组织和调节生理的功能，它通过食物获取并能在人体内被利用，但并非所有的营养素都同时具有上述 3 种功能，而是各有不同，如蛋白质以构成机体组织为主，脂肪和碳水化合物以供给机体能量为主，维生素和矿物质以调节代谢为主。因此，各种营养素合理的搭配才能提供、维持人体全面生理功能的需要。

营养学(nutriology)是研究人体营养过程、需要和来源，以及营养与健康关系的科学。营养学现已经形成具有几个分支的一门学科，主要包括人类营养学、临床营养学、公共营养学、预防营养学等方面。

人类营养学：主要研究营养素和人体在不同生理状态下或特殊环境下的营养需要。

临床营养学(医学营养学)：主要研究营养与疾病的关系、人体在病理状态下的营养需要，以及如何满足这种需要。通过调整这些营养素的供应，达到调整人体的生理功能、促进疾病的治疗和康复的目的。

公共营养学：主要研究社区人群的营养状态与需求，食物的生产、供应、分配和社会保障体系。

预防营养学：主要研究膳食营养与疾病，尤其是与非传染性慢性疾病的发生、发展和预防的关系。虽然目前尚未形成完整的体系，但其重要性日益被人们认识，学科内容正在不断发展。

合理营养是维持人体正常生长发育和保持良好健康状态的物质基础。合理营养的基本要求是：①能保证供给用膳者必需的热能和各种营养素，且各种营养素之间的比例平衡；②通过合理加工烹调，尽可能减少食物中各种营养素的损失，并提高其消化吸收率；③改善食物的感官性状，使其多样化，促进食欲，满足饱腹感；④食物本身清洁无毒害，不受污染，不含对机体有害物质，食之无害；⑤有合理的膳食制度，三餐定时定量，比例合适。

通过各种食物的合理搭配达到合理营养要求的膳食称为平衡膳食(balanced diet)。

(一) 营养在防病治病中的作用

1. 预防营养缺乏症

某些营养素的缺乏可直接引起缺乏病,如蛋白质、能量缺乏可引起蛋白质能量营养不良。维生素A缺乏可引起夜盲症,维生素B_1缺乏可引起脚气病,维生素D缺乏可引起佝偻病,烟酸缺乏可得癞皮病,铁的缺乏可患缺铁性贫血,钙的缺乏易患骨质疏松症等。保持营养素的充足平衡,可以预防营养缺乏症。

2. 预防某些常见病发生

流行病学的资料表明,补充某些抗氧化营养素能降低一些常见病的发病率和病死率。如补充微量元素硒可降低肝癌的发病率,补充维生素E可降低脑卒中、冠心病的病死率等。又如慢性支气管炎采用提高免疫功能和抗氧化营养素的补充,可减少其感染的发作次数。

3. 提高临床治疗效果

营养素的合理补充,能调整病人的生化代谢,有助于疾病的康复。如病毒性心肌炎的病人,在应用抗心律失常的西药和抗病毒提高免疫功能、改善心肌循环的中药外,同时应用抗氧化的营养素——β胡萝卜素、维生素C、维生素E、维生素A和微量元素硒保护心肌细胞,能提高疗效,使不少有病毒性心肌炎后遗症的病人得到康复。又如哮喘的治疗在控制感染的诱因外,补充硒可减少白三烯的产生,从而减少哮喘的发作。

4. 支持手术治疗和促进术后康复

营养能改善病人的手术条件,使一些原来不能手术的病人能够进行手术治疗。营养能促进手术后的伤口愈合、骨折愈合,促进体力的恢复,达到早日康复的目的。

5. 防止疾病恶化、并发症和减少治疗中不良反应

某些营养素能清除氧自由基,提高免疫功能,防止疾病恶化和并发症。例如,糖尿病治疗中补充微量元素铬和硒会使血糖易于控制,合理饮食治疗可降低血糖,有些轻的初发病人通过饮食营养治疗就能控制血糖。饮食营养治疗还是防止糖尿病并发症的主要手段之一。又如癌症病人在化疗和放疗过程中常因不良反应大、白细胞下降严重,而难以完成治疗计划,采用营养素的治疗后减少不良反应,使化疗和放疗的计划能顺利完成。营养治疗还能使一些癌前病变的病人得到逆转,减少恶化癌变。

6. 胃肠内、外直接营养

营养治疗还能使一些消化功能很差或不能经肠吸收的病人获得营养。如对消化功能差或不能经口摄食的胃造瘘、空肠造瘘病人,可采用胃肠内直接注入营养液的方式,供给肠内营养,营养配方用蛋白质水解的氨基酸和短肽与适当比例的糖、脂肪、维生素、矿物质等混合营养制剂组成。对不能经肠吸收的病人,可直接从静脉中滴注提供葡萄糖、氨基酸、脂肪乳剂、维生素和矿物质等营养素,称为胃肠外营养。

营养治疗在现代医学的临床治疗中已成为一种重要的治疗手段,并发展成一门临床营养的学科,现各大医院都已相继建立临床营养科,在防治疾病中发挥着它们的作用。

(二) 营养学研究方法

1. 营养流行病学方法

应用营养调查和疾病的发病率或病死率进行相关的分析,分析各种营养素与疾病发生的关系;应用病例对照研究,分析各种营养素对疾病的相对危险度;应用血清库的储存血清

对疾病发生进行前瞻性研究；应用实验流行病学，用某些营养素对疾病进行干预性研究等。

2. 临床研究方法

从临床的指标研究病人的营养状态，患病后的生化代谢指标的变化，调整病人的营养状态，调整人体营养素平衡，改善病人的功能，研究其对病人治疗和康复的作用。

3. 动物实验方法

应用动物制造模型，观察疾病对病理生理、生化的变化，以及营养素对疾病的预防和治疗的作用。

4. 分子生物学方法

从分子生物学的水平，研究营养素对疾病的发生和治疗的机制。

（三）营养措施

1. 评定病员的营养状态

通过膳食调查和体格测定，评定病人的营养状态和膳食供给中存在的问题。

2. 营养素特殊供给

熟悉疾病对人体生化代谢的影响，以便确定疾病状态下的营养素特殊供应的需要。

3. 营养标准

确定病人的能量和营养素供给的标准。

4. 决定营养供给方式

凡能从胃肠道供给营养者尽量通过胃肠供应；对不能经胃肠供应者，可采用全胃肠外营养；对消化功能差的病人亦可采用要素膳供给营养；特殊疾病的病人可采用特殊的膳食供应。

5. 保健功能

在供给全面的平衡膳食基础上，根据治疗和康复的需要，从提高免疫功能或抗氧化功能的需要，可增加和补充某些营养素，以提高人体的某些保健功能。

6. 调理

在营养治疗的基础上，结合中医中药来调整、调理人体功能，则更有利于营养素的吸收利用，更有利于疾病的治疗。

（史奎雄）

第一章　能量与宏量营养素

第一节　能　　量

新陈代谢是生命活动的基本特征。人体在生命活动过程中不断从外界环境中摄取食物，从中获得人体必需的营养物质。人体从食物中获得的供能物质是碳水化合物、脂类、蛋白质，这三大营养素经消化转变成可吸收的小分子营养物质被吸收入血。这三类营养素在体内分解代谢后每 g 分别可为人体提供 16.74、37.66、16.74 kJ(4、9、4 kcal)的能量，所以这三类营养素又称为产能营养素。

产能营养素在生物氧化中释放能量，其中一部分用于维持体温，另一部分则以高能磷酸键化合物(ATP、GTP 等)、高能硫酯键化合物(乙酰辅酶 A)等形式储存。高能磷酸键也可转移给肌酸，形成磷酸肌酸储存备用。机体活动消耗的能量大部分取自 ATP，每摩尔 ATP 的高能磷酸键水解可释放 30.54 kJ(7.3 kcal)能量。由于能量是人体生命的基本条件，能量的摄入与消耗是否平衡又直接影响其他营养素的代谢和身体健康，所以，能量代谢是营养学研究的重要内容。

(一) 能量常用单位和换算

常用的能量单位为卡(calorie)，在常温常压下，1 g 水的温度从 15 ℃上升到 16 ℃所需要的能量。在实际应用中常以千卡(kilocalorie，kcal)为单位。1984 年改用国际单位制以焦耳(Joule，J)为能量单位。营养学上使用最多的是其 1 000 倍的单位，即千焦(kJ)。1 kcal 相当于 4.184 kJ。目前，千卡已被确定“不得使用”，规范采用千焦(kJ)。

(二) 人体能量的来源

能量的来源主要是食物中的碳水化合物、脂类和蛋白质，三者统称为产能营养素。

碳水化合物是机体的重要能量来源，机体所需能量约 70%由食物中的碳水化合物提供。食物中的碳水化合物经消化产生的葡萄糖等被吸收后，有一部分以糖原的形式储存在肝脏和肌肉中。肌糖原是骨骼肌中随时可动用的储备能源，用来满足骨骼肌在紧急情况下的需要。肝糖原也是一种储备能源，储存量不大，主要用于维持血糖水平的相对稳定。肝脏还能利用乳酸、丙酮酸、甘油和某些氨基酸等非糖物质合成糖原。机体利用非糖物质合成葡萄糖或糖原，称为糖异生作用。肝糖原异生作用对保持肝脏肝糖原储备有重要意义。

机体内的脂质分为组织脂质和储存脂质两部分。组织脂质主要包括胆固醇、磷脂等，是组织、细胞的组成成分，在人体饥饿时也不减少，但不能成为能源。储存脂质主要是脂肪，称三酰甘油(甘油三酯)或中性脂肪。在全部储存脂肪中，脂肪约占 98%。其中一部分是来自食物的外源性脂肪；另一部分是来自体内碳水化合物和氨基酸转化成的内源性脂肪。脂肪是体内各种能源物质的主要储存形式。脂肪通常储存在皮下组织、内脏器官周围、胃肠系膜和肌纤维间等处，储存量较大，成年男子一般为体重的10%～20%，女子更多一些。

储存的脂肪，在需要时可迅速分解成甘油和脂肪酸，经血液输送到各组织、细胞以供利用。一般情况下，机体摄入、吸收过多的能源物质，而又缺少活动时，体内脂肪储存增多，体重随之增加；反之，能源物质供给不足，而活动量过大时，体内储存脂肪减少，体重随之减轻。脂肪作为能源物质的另一特点是在体内氧化时释放的能量多，1 g脂肪在体内氧化所释放的能量是碳水化合物或蛋白质的2倍。在正常情况下，人体所消耗的能源物质中40%～50%来自体内的脂肪，其中包括从食物中摄取的碳水化合物所转化成的脂肪；在短期饥饿的情况下，则主要由体内的脂肪供给能量。脂肪酸可直接供给很多组织利用，也可在肝脏转化成丙酮酸再供给其他组织利用。不但骨骼肌、心肌等可利用脂肪酸和酮体，在饥饿时，脑组织也可利用酮体。所以，脂肪也是重要的能源物质，但它不能在机体缺氧条件下供给能量。

蛋白质是由氨基酸构成的，在机体蛋白质代谢中主要是利用氨基酸进行合成和分解代谢。体内氨基酸有两个来源：一是来自食物蛋白质消化所产生的氨基酸，由小肠吸收入血；二是机体新陈代谢过程中，组织、细胞蛋白质分解所产生的氨基酸。氨基酸主要作用是合成细胞成分、酶、激素等生物活性物质。氨基酸也可以作为能源物质，但这是它的次要功能。人体在一般情况下主要利用碳水化合物和脂肪供能。但在某些特殊情况下，机体所需能源物质供能不足，如长期不能进食或消耗量过大时，体内的糖原和储存脂肪已大量消耗之后，将依靠组织蛋白质分解产生氨基酸来获得能量，以维持必要的生理功能。

（三）人体能量的消耗

人体能量的消耗主要有以下四个方面。

1. 基础代谢

基础代谢(basal metabolism)是指维持机体最基本生命活动所消耗的能量。一般指清晨睡醒静卧、未进餐、心理安静的状态，此时，只有呼吸、心跳等最基本的生命活动，没有食物的消化吸收和体力、脑力活动的能量消耗。

基础代谢以基础代谢率(basal metabolism rate, BMR)，以“$kJ/(m^2 \cdot h)$”表示。正常情况下，人体的基础代谢率比较稳定；在相同年龄、性别、体重的正常成年人中，85%的人其基础代谢率在正常平均值的±10%以内。中国人基础代谢率平均值见表1-1。

表1-1 人体每小时基础代谢率

年龄(岁)	男		女		年龄(岁)	男		女	
	kJ/m^2	$kcal/m^2$	kJ/m^2	$kcal/m^2$		kJ/m^2	$kcal/m^2$	kJ/m^2	$kcal/m^2$
1～	221.8	53.0	221.8	53.0	30～	154.0	36.8	146.9	35.1
3～	214.6	51.3	214.2	51.2	35～	152.7	36.5	146.4	35.0
5～	206.3	49.3	202.5	48.4	40～	151.9	36.3	146.0	34.9
7～	197.9	47.3	200.0	45.4	45～	151.5	36.2	144.3	34.5
9～	189.1	45.2	179.1	42.8	50～	149.8	35.8	139.7	33.9
11～	179.9	43.0	175.7	42.0	55～	148.1	35.4	139.3	33.3
13～	177.0	42.3	168.6	40.3	60～	146.0	34.9	136.8	32.7
15～	147.9	41.8	158.8	37.9	65～	143.9	34.4	134.7	32.2
17～	170.7	40.8	151.9	36.3	70～	141.4	33.8	132.6	31.7
19～	164.0	39.2	148.5	35.5	75～	138.9	33.2	131.0	31.3
20～	161.5	38.6	147.7	35.3	80～	138.1	33.0	129.3	30.9
25～	156.9	37.5	147.3	35.2					

影响基础代谢的因素有：

(1) 体表面积：体表面积越大，散热面积越大。儿童年龄越小相对体表面积越大，基础代谢率也越高。瘦高体型的人由于所含代谢活性高的瘦体质较多和体表面积大，其基础代谢率高于矮胖的人。

(2) 年龄：婴幼儿时期是一生中代谢最旺盛的阶段，与身体组织迅速生长有关。青春期又是一个代谢率较高的时期，但成年后随年龄增长代谢率又缓慢地降低。其中内分泌的影响可能是重要因素，也与体内活性组织相对量的变动有密切关系。

(3) 性别：即使年龄与体表面积都相同，女性的基础代谢耗能低于男性。因女性体内的脂肪组织比例大于男性，活性组织(瘦体重)比例小于男性。育龄妇女在排卵期前后有基础体温波动，表明此时基础代谢也有变化。

(4) 内分泌：内分泌系统分泌的激素中，对基础代谢影响最大的是甲状腺激素。它可增强各种细胞的物质代谢速率，分泌过多或过少可导致基础代谢率的增加或降低。甲状腺功能亢进者，基础代谢率可比正常平均值增加 40%～80%。

(5) 其他因素：如气温，在高温环境下因散热需要出汗，呼吸心跳加快；温度过低可使机体散热增加并颤抖，因此，不论高温环境或低温环境都可引起基础代谢率增高。能引起交感神经兴奋的因素通常使基础代谢率增高。

2. *体力活动*

体力活动包括劳动和体育活动，是机体能量消耗的主要部分。常见的中等强度劳动如学生的日常活动、机动车驾驶等，其耗氧量是基础代谢的 4～5 倍。体力活动不仅消耗大量机械能，而且还要消耗用于修整组织和合成细胞内物质的能量。能量消耗的多少除了与劳动强度和持续时间长短相关外，还与劳动熟练程度有关。

目前，应用 BMR 乘以体力活动水平(physical activity level，PAL)来计算人体的能量消耗量或需要量。中国营养学会建议将成人的活动强度分为 3 级，活动水平的划分等级的标准参见表 1-2。

表 1-2　建议中国成人活动水平分级

活动强度	职业工作时间分配	工作内容举例	PAL	
			男	女
轻	75%时间坐或站立 25%时间站着活动	办公室工作、修理电器钟表、售货员、酒店服务员、化学实验操作、讲课等	1.55	1.56
中	25%时间坐或站立 75%时间特殊职业活动	学生日常活动、机动车驾驶、电工安装、车床操作、金工切割等	1.78	1.64
重	40%时间坐或站立 60%时间特殊职业活动	非机械化农业劳动、炼钢、舞蹈、体育运动、装卸、采矿等	2.10	1.82

注：PAL：体力活动比，$\text{PAL} = \dfrac{\text{一项活动每分钟能量消耗量}}{\text{每分钟基础代谢的能量消耗量}}$。

3. *食物特殊动力作用*

食物特殊动力作用亦称食物热效应(thermic effect of food，TEF)，是指因摄入食物引起的能量消耗增加的现象。这是摄食后一系列消化、吸收、合成活动，以及营养素与营养素代谢产物之间相互转化过程中所消耗的能量。摄食不同的食物增加的能量消耗不同，其中蛋白质的食物特殊动力作用最大，相当于增加其能量的 30%，碳水化合物为 5%～6%，脂肪为 4%～5%。一般成人摄入混合膳食，每天由于食物特殊动力作用而额外增加的能量消耗，相当于基础代谢的 10%。

例如，某人 24 小时消耗的基础代谢的能量为 7 531.2 kJ(1 800 kcal)，则食物特殊动力作用额外消耗的能量为 753.12 kJ(180 kcal)。

4. 生长发育

婴幼儿、儿童、青少年的生长发育需要能量。新生儿按 kg 体重与成人比较，其能量消耗比成人多 2～3 倍。3～6 个月的婴儿，每天用于生长发育的能量占摄入能量的 15%～23%。据 Waterlowd 的测定结果，体内每增加 1 g 新组织约需 20 kJ(4.78 kcal)能量。孕妇除供给胎儿生长发育所需的能量外，还有自身生殖系统发育的特殊需要和体脂储备的需要。乳母合成和分泌乳汁也需要额外补充能量，每天约 836.8 kJ(200 kcal)。

(四) 能量的供给

健康成人摄入的能量应与消耗的能量经常保持平衡，能量摄入过少导致体重减轻；摄入过多引起体重过重或肥胖。中国营养学会推荐膳食能量摄入量见表 2-3。

能量供给按营养素来源要有适当的比例。碳水化合物占 55%～65%，脂肪占 20%～30%，蛋白质占 10%～14%。根据中国的饮食习惯及生产情况，热能量的主要来源是粮食，其余来自食用油脂、动物性食品和蔬菜。各种食物可供给能量的多少，主要取决于其中蛋白质、脂肪和碳水化合物含量的多少。

表 1-3　中国居民膳食能量和蛋白质的推荐摄入量(RNI)与脂肪供能比

年龄(岁)	能量				蛋白质		脂肪占能量百分率(%)
	RNI(MJ)		RNI(kcal)		RNI(g)		
	男	女	男	女	男	女	
0～	0.4 MJ/kg**		95 kcal/kg**		1.5～3 g/(kg·d)		45～50
0.5～							35～40
1～	4.60	4.40	1 100	1 050	35	35	
2～	5.02	4.81	1 200	1 150	40	40	30～35
3～	5.64	5.43	1 350	1 300	45	45	
4～	6.06	5.83	1 450	1 400	50	50	
5～	6.70	6.27	1 600	1 500	55	55	
6～	7.10	6.67	1 700	1 600	55	55	
7～	7.53	7.10	1 800	1 700	60	60	25～30
8～～	7.94	7.53	1 900	1 800	65	65	
9～	8.36	7.94	2 000	1 900	65	65	
10～	8.80	8.36	2 100	2 000	70	65	
11～	10.04	9.20	2 400	2 200	75	75	
14～	12.00	9.62	2 900	2 400	85	80	25～30
18～							20～30
轻体力活动	10.03	8.80	2 400	2 100	75	65	
中体力活动	11.29	9.62	2 700	2 300	80	70	
重体力活动	13.38	11.30	3 200	2 700	90	80	
孕妇		+0.84		+200		+5 孕早期 +15 孕中期 +20 孕晚期	
乳母		+2.09		+500		+20	

(续表)

年龄(岁)	能量				蛋白质		脂肪占能量百分率(%)
	RNI(MJ)		RNI(kcal)		RNI(g)		
	男	女	男	女	男	女	
50～							20～30
轻体力活动	9.62	8.00	2 300	1 900			
中体力活动	10.87	8.36	2 600	2 000			
重体力活动	13.00	9.20	3 100	2 200			
60～					75	65	20～30
轻体力活动	7.94	7.53	1 900	1 800			
中体力活动	9.20	8.36	2 200	2 000			
70～					75	65	20～30
轻体力活动	7.94	7.10	1 900	1 700			
中体力活动	8.80	8.00	2 100	1 900			
80～	7.74	7.10	1 900	1 700	75	65	20～30

注：* 各年龄组的能量的 RNI 与其平均需要量(EAR)相同。** 为适宜摄入量(AI)，非母乳喂养应增加 20%。凡表中数字缺如之处表示未制订该参考值。

(五) 能量代谢状况的评价

能量代谢状况的评价可分量和质两方面进行。

1. *量的方面*

主要评价摄入与消耗是否平衡，以平衡为佳。如果能量摄入小于消耗，可致体重低于正常、生理功能紊乱和抵抗力降低，严重影响未成年人的生长发育。体重为能量平衡的常用观察指标。

标准体重(kg) = 身高(cm) − 100。

身高不满 150 cm 者，标准体重(kg) = 身高(cm) − 105。

低于理想体重 10%，为轻度能量缺乏；低于理想体重 10%～20%为中度能量缺乏；低于理想体重 30%以上为严重能量缺乏；低于 40%以上则将危及生命。

反之，摄入大于消耗呈正平衡，则体内脂肪沉积发生超重(超过理想体重 10%)、肥胖(超过理想体重 20%)，则称营养性肥胖。由于肥胖加重心脏负担，可引起严重后果，肥胖还可诱发糖尿病、胆道疾病等。

称量体重需注意条件的标准化，应排除衣物、进食、粪便排空等的影响，此外，应长期定时称量以便了解变化的趋势，必要时采取相应措施。

体质指数(body mass index, BMI)是目前评价营养状况的最普遍和最重要的方法。BMI = 体重(kg)/ 身高^2(m^2)。

表 1-4　体质指数(BMI)的分类

分　类	中国成人的 BMI	欧洲成人的 BMI
体重过低	＜18.5	＜18.5
正常范围	18.5～23.9	18.5～24.9
超　重	24.0～27.9	≥25.0
肥　胖	≥28.0	≥30.0

2. 质的方面

主要评价三种供能营养素的分配百分率是否合理。因为三大营养素除了供能，各自还有其他生理功用，故机体对蛋白质、碳水化合物、脂肪都有一定的需要量，合理供给才能保障健康。对于婴幼儿、少年、孕妇、乳母、卧床病人和病后恢复者更为重要。能量代谢与氮平衡关系非常密切，因为即使蛋白质摄取量充足，如果能量的摄入低于消耗，蛋白质供能所占的百分率过高，此时机体仍可能处于负氮平衡。

中国营养学会根据中国经济现实状况、饮食习惯，以及膳食与健康调查的资料，提出以下建议：脂肪供能占总能量的20%～30%，碳水化合物占总能量的55%～65%，蛋白质占总能量的10%～14%。

（潘碧霞）

第二节 蛋 白 质

蛋白质是生命的基础。它不仅是构成人体组织的基本材料，而且是机体合成多种具有特殊生理功能物质的原料，同时也是一种产能营养素。由于蛋白质与人体的生长发育和健康有着非常密切的关系，因此，蛋白质的营养状况受到高度重视。

（一）蛋白质的生理功能和新陈代谢

1. 蛋白质的生理功能

蛋白质的生理功能包括以下四点。

(1) 组织细胞的结构成分：人体的蛋白质含量仅次于水，约占体重的1/5。除脂肪和骨骼以外，其他组织的蛋白质的含量，比碳水化合物（糖类）和脂类都多，是构成各种组织的主要有机成分，这些蛋白质还有更为重要的生理意义，决非碳水化合物和脂类所能替代。

(2) 具有特殊生理功能：如酶蛋白、激素蛋白、载脂蛋白、受体蛋白、组蛋白和非组蛋白、癌蛋白和抑癌蛋白等，还有许多直接调节细胞成熟和分裂，作用于生物大分子代谢的因子等，正不断被发现和被研究。

(3) 供给能量：每g蛋白质彻底分解可释放16.74 kJ(4 kcal)能量。体内的蛋白质代谢非常活跃，虽然各种蛋白质更新时间长短不一，一位70 kg的成人每天约有400 g蛋白质更新。

(4) 体内其他含氮物质的合成原料：嘧啶、嘌呤、肌酸、胆碱、肉碱、牛磺酸等体内重要的含氮化合物，都需要氨基酸作原料。

2. 蛋白质的新陈代谢

蛋白质的基本单位是氨基酸，氨基酸新陈代谢的基本途径可归纳为三条：①一部分存在于组织内的氨基酸，可能再次被利用于合成新的蛋白质；②一部分氨基酸进行分解代谢；③一部分氨基酸用于合成新的含氮化合物，包括非必需氨基酸。上述三条途径的主次关系，受到多种因素的影响，如年龄、营养状况等，尤其是营养状况往往起决定作用，例如，膳食中必需氨基酸供给不足、热量供给不足，都可使第二条途径增强。

(二) 氨基酸的分类

1. 必需氨基酸

营养学上将人体不能合成或合成速度远不能适应机体需要，必须从膳食中获取的氨基酸称为必需氨基酸。它们是赖氨酸、亮氨酸、异亮氨酸、甲硫氨酸（蛋氨酸）、苯丙氨酸、苏氨酸、色氨酸、缬氨酸等8种，婴幼儿尚需加上组氨酸。近来发现精氨酸氧化脱氨与NO合成有密切关系，NO参与体内多种生理生化功能的调节。因此，精氨酸和牛磺酸被称为条件必需氨基酸。

2. 芳香氨基酸和支链氨基酸

色氨酸、苯丙氨酸和酪氨酸3种芳香氨基酸（AAA）主要在肝中分解代谢。亮氨酸、异亮氨酸和缬氨酸3种支链氨基酸（BCAA），则主要在肝外如肌肉组织中分解代谢。肝功能障碍时，由于芳香氨基酸分解减少，血中的含量增高；高胰岛素血症使骨骼肌摄入支链氨基酸增加，故血中BCAA/AAA比值变小。高胰岛素血症还使5-羟色胺生成增加。结果进入脑组织的AAA和5-羟色胺都增加，可能是肝昏迷发生、加重的因素之一。临床上为肝性脑病病人选用产氨较少、含AAA低的蛋白质，以及富含支链氨基酸的膳食或输液，有较好的治疗效果。

(三) 食物蛋白质的营养评价

食物蛋白质由于氨基酸组成的差别，营养价值不完全相同，一般来说动物蛋白质的营养价值优于植物蛋白质。对于食物蛋白质营养价值，主要从食物的蛋白质含量、被消化吸收程度和被人体利用程度三方面来全面评价。

1. 蛋白质含量

是评价食物蛋白质营养价值的基础。一般都以凯氏定氮法测定食物中的含氮量乘以6.25得出食物粗蛋白含量。食物中粗蛋白的含量以大豆最高为30%～40%，鲜肉类10%～20%，粮谷类含量低于10%。

2. 蛋白质消化率

是指蛋白质可被消化酶分解的程度。消化率高表明该蛋白质被吸收利用的可能程度大。蛋白质消化率可分真消化率（net digestibility）和表观消化率（apparent digestibility）两种：

$$蛋白质真消化率=\frac{摄入氮-(粪氮-粪内源氮)}{摄入氮}\times 100\%;$$

$$蛋白质表观消化率=\frac{摄入氮-粪氮}{摄入氮}\times 100\%。$$

动物蛋白质的消化率一般高于植物蛋白质的消化率。因为植物性食品蛋白质被纤维所包围，不易与消化酶接触。若将食品加工烹调软化或去除纤维，亦可提高蛋白质的消化率。

如乳类约为97%、肉类为92%～94%、蛋类为98%、馒头为79%、米饭为82%、马铃薯为74%、玉米窝窝头为66%、大豆为60%、豆腐为90%。

3. 蛋白质利用率

衡量蛋白质利用率的指标有很多，最常用的是生物学价值（biological value，BV）。生物学价值是指蛋白质经消化吸收后，进入机体可以储留和利用的部分，可用氮储留法测得：

$$蛋白质的生物学价值 = \frac{储留氮}{吸收氮} \times 100\%,$$

式中：吸收氮 = 摄入氮 −（粪氮 − 粪内源氮），储留氮 = 吸收氮 −（尿氮 − 尿内源氮）。各种食物蛋白质生物学价值均不一致，常用食物蛋白质的生物学价值见表 1-5。

表 1-5　常用食物蛋白质的生物学价值

蛋白质	生物学价值	蛋白质	生物学价值	蛋白质	生物学价值
鸡蛋黄	96	牛肉	76	玉米	60
全鸡蛋	94	白菜	76	花生	59
牛乳	90	猪肉	74	绿豆	58
鸡蛋白	83	小麦	67	小米	57
鱼	83	豆腐	65	生大豆	57
大米	77	熟大豆	64	高粱	56

一般动物性蛋白质的生物学价值比植物性蛋白质的生物学价值为高，蛋白质生物学价值的高低主要决定于必需氨基酸的含量和比值。

4. 氨基酸评分

氨基酸评分(amino acid score，AAS)亦称化学评分(chemical score)。一种膳食蛋白质所含的必需氨基酸量不足或缺少，则人体用以合成体内含氮物质的效率就低。因此，可以按照人体所需要的必需氨基酸比例模式来衡量待评价的膳食蛋白质的质量。

2002 年美国食物营养研究会(Food and Nutrition Board，BN)和美国全国科学院医学研究所(Institute of medicine of the national academies，IOM)根据 1～3 岁儿童必需氨基酸需要量提出新的模式见表 1-6。

表 1-6　FBN/IOM 氨基酸评分模式

氨基酸	氨基酸评分模式(mg/g 蛋白)	氨基酸	氨基酸评分模式(mg/g 蛋白)
异亮氨酸	25	苏氨酸	27
亮氨酸	55	色氨酸	7
赖氨酸	51	缬氨酸	32
甲硫氨酸(蛋氨酸)＋半胱氨酸	25	组氨酸	18
苯丙氨酸＋酪氨酸	47		

$$\text{AAS} = \frac{待评蛋白每\ g\ 蛋白质(或氮)的某种氨基酸含量(mg)}{参考蛋白每\ g\ 蛋白质(或氮)的某种氨基酸含量(mg)} \times 100。$$

首先分析待评蛋白的各种必需氨基酸含量，然后分别与参考蛋白的同一种氨基酸的含量作比较，求出比值。比值最低的为第一限制氨基酸，该比值即为待评蛋白质的氨基酸评分。

在人体合成蛋白质的过程中，各种氨基酸要有适宜的比例。一般膳食蛋白的 AAS 越高，其营养价值也越高。如果某一氨基酸过少，就要影响其他氨基酸的利用，营养学上把称这种氨基酸为限制氨基酸。若两种以上都不足，以不足程度称为第一、第二限制氨基酸。例如，谷类缺少赖氨酸、豆类缺少甲硫氨酸，谷豆混合食用可补充不足。由于各种蛋白质中必需氨基酸的含量和比值不同，故可将富含某种必需氨基酸的食物与缺乏该种必需氨基酸的食物互相搭配而混合食用，使混合蛋白质的必需氨基酸成分更接近合适比值，称之为蛋白质的互补作用。

表 1-7 列出各种膳食蛋白的氨基酸评分，经一定比例的混合后，虽然仍有限制氨基酸，但混合蛋白的氨基酸评分有了明显提高。

表 1-7 几种膳食蛋白的氨基酸评分

蛋白质来源	每克蛋白质氨基酸含量(mg)				氨基酸评分（限制氨基酸）
	赖氨酸	含硫氨基酸	苏氨酸	色氨酸	
WHO/FAO 标准	55	35	40	10	100
稻谷	24	38	30	11	44（赖氨酸）
豆类	72	24	42	14	68（含硫氨基酸）
奶粉	80	29	37	13	83（含硫氨基酸）
混合蛋白	51	32	35	12	88（苏氨酸）

注：混合蛋白表示含谷类 77%、豆类 22%、乳类 11%。

上述理想模式是根据学龄前儿童的最低需要量制订的，因此，适用于儿童对膳食蛋白利用率的评价。

氨基酸评分的方法比较简单，缺点是没有考虑食物蛋白质的消化率。为此，最近美国食品药品监督管理局(FDA)通过一种新的方法，即经消化率修正的氨基酸评分。这种方法可替代蛋白质功效比值 PER，对除孕妇和一岁以下的所有人群的食物蛋白质进行评价。

经消化率修正的氨基酸评分 = 氨基酸评分 × 真消化率。

(四) 人体蛋白质营养状况的评价和营养不良的临床表现

1. 人体蛋白质营养状况评价

人体蛋白质营养状况评价主要通过以下三个方面。

(1) 膳食蛋白质摄入量：它是评价机体蛋白质营养状况的一个方面，与机体蛋白质营养状况评价指标结合起来，有助于正确判断机体蛋白质的营养状况。

(2) 身体测量：是鉴定机体蛋白质营养状况的重要依据，生长发育状况评定所采用的身体测量指标主要包括体重、身高、上臂围、上臂肌围、胸围，以及生长发育指数等。

(3) 生化检验：评价人体蛋白质营养状况的实验室常测的血液方面的指标有血清白蛋白、血清运铁蛋白等；尿液的指标有尿肌酐、尿羟脯氨酸等。

2. 蛋白质营养不良

蛋白质营养不良常与热能供给不足同时存在，故称为蛋白质热能营养不良(protein energy malnutrition, PEM)。实际上还往往伴有其他营养素缺乏。

原发性蛋白质营养不良的主要原因有：食物缺乏如灾荒或战争年代，摄入不足如偏食、限食、素食，需要量增加如妊娠、授乳、生长发育期等。继发性蛋白质营养不良的主要原因有：疾病导致蛋白质丢失过多(如失血、尿蛋白等)、疾病导致食欲差、消化吸收障碍等。

PEM 在临床上可表现为消瘦型(marasmus)和恶性营养不良(kwashiokor)。前者在婴幼儿中最常见，是因膳食中长期缺乏蛋白质、热能和其他多种营养素所致，患儿体重降低，皮下脂肪减少或消失，肌肉萎缩，但无水肿；后者常见于儿童，是因膳食中长期缺乏蛋白质而热能的供给基本足够，其表现为水肿、体重降低、肝肿大、毛发改变、腹泻、精神系统症状。临床上常见上述两型混合发生，或介于两者之间。

蛋白质营养不良仍是目前中国边远贫困地区应该重视的问题。预防蛋白质营养不良主要通过以下综合措施：①合理营养，保证供应有一定量的优质食物和蛋白质；②提高居民生活水平，大力发展农业和食品加工业；③制订适当的摄入量标准，并大力开展营养教育。

随着中国经济发展，居民生活水平显著提高，动物性食物消耗量增加，大多数人的蛋白质摄入量可以达到推荐摄入量标准。目前应当重视的是，部分儿童、青少年中存在进食动物性食物过多，造成蛋白质、脂肪和能量摄入过多，营养不平衡，以致儿童中超重、肥胖者的比例逐年增高。从营养调查和学生体质调查有关资料分析，当前必须普及营养科学知识，懂得饮食与健康的关系，倡导平衡膳食。

(五) 蛋白质的食物来源

蛋白质的食物来源可分为植物性蛋白质和动物性蛋白质两大类。

1. 植物性蛋白质

其中谷类含蛋白质10%左右，蛋白质含量不高，但由于是人们的主食，所以仍然是膳食蛋白质的主要来源。大豆含蛋白质高达36%～40%，氨基酸组成也比较合理，在体内的利用率较高，属于优质蛋白质，是非常好的蛋白质来源。

2. 动物性蛋白质

动物性食物的蛋白质含量高于植物性食物，而且动物蛋白质的利用率也较高。绝大多数动物蛋白质的必需氨基酸的种类齐全，含量和模式与人体蛋白质较接近。通常将这种蛋白质称为优质蛋白质，亦称完全蛋白质。

为改善膳食蛋白质质量，在膳食中应保证有一定数量的优质蛋白质。一般要求动物性蛋白质和大豆蛋白质应占膳食蛋白质总量的30%～50%。此外，应充分发挥蛋白质的互补作用，以及必要的氨基酸强化来改善膳食蛋白质的质量。但是，膳食中摄入蛋白质过多也不利于身体健康，会加重肾脏负担，不利于消化吸收。

（潘碧霞）

第三节　脂　　类

(一) 脂类的分类和功能

1. 脂类的分类

脂类(lipids)包括脂肪(fat)和类脂(lipoid)两类。脂肪是由1分子甘油和3分子脂肪酸结合而成的三酰甘油(甘油三酯)。组成天然脂肪的脂肪酸种类很多，可分为饱和脂肪酸(saturated fatty acid, SFA)、单不饱和脂肪酸(monounsaturated fatty acid, MUFA)和多不饱和脂肪酸(polyunsaturated fatty acid, PUFA)三种。类脂包括磷脂和固醇类。固醇类为一些类固醇维生素和激素的前体，胆固醇是人体主要的固醇类化合物。

2. 脂类的功能

脂肪的主要功能包括供能和储能。1 g脂肪在体内彻底氧化可产生大约37.7 kJ(9 kcal)热量；脂肪能促进脂溶性维生素消化吸收，增加食物美味促进食欲，增强饱腹感，延缓胃排空。

胆固醇和磷脂，两者都是脂蛋白和细胞膜的组成成分。脂蛋白是与脂类包括部分脂溶性维生素的吸收、运输、代谢和利用密切相关的物质。胆固醇是增强生物膜坚韧性的有关成分,磷脂则是与膜的流动性相关的成分,且与信息传递功能有关。胆固醇是体内类固醇激素和内源性维生素D的原料。胆固醇的代谢产物胆酸能乳化脂类,帮助膳食脂类吸收。此外,神经组织还有脑苷脂、神经节苷脂(属糖脂)和神经鞘磷脂等,与神经的功能密切相关。

(二) 必需脂肪酸

必需脂肪酸是指人体不能合成或合成不足的多不饱和脂肪酸。严格地说,是指ω-6系的亚油酸(lenoleate)和ω-3系的α-亚麻酸(linolenate)。它们可由植物合成,但人体不能合成。亚油酸作为其他ω-6系脂肪酸的前体,可在体内转变生成γ-亚麻酸、花生四烯酸等ω-6系脂肪酸,α-亚麻酸则作为ω-3系脂肪酸的前体,可转变生成二十碳五烯酸(eicosapentaenoic acid, EPA)、二十二碳六烯酸(docosahexaenoic acid, DHA)等ω-3系脂肪酸。

必需脂肪酸的主要功能包括以下几个方面:

1. 合成活性物质的原料

合成前列腺素(PG)、凝血噁烷(thromboxane, TXA 血栓烷)、白三烯(LT)等体内活性物质的原料。这些活性物质参与炎症发生、平滑肌收缩、血小板凝聚、免疫反应等多种过程。缺乏必需脂肪酸的动物和人所发生的多种症状即与此有关。

2. 合成磷脂和胆固醇酯化的原料

合成磷脂和胆固醇酯化的必需原料,有利于脂质的利用和代谢。

3. 参与生物膜的结构

必需脂肪酸是合成磷脂的必要成分,而磷脂又是生物膜的重要组成成分。

EPA和DHA是20世纪70年代开始受到关注的ω-3系脂肪酸。调查发现格陵兰岛上的爱斯基摩人冠心病和心肌梗死的发病率低于丹麦的爱斯基摩人10倍,这与岛上居民大量食用海鱼、海豚等海产品,因而摄入多量EPA、DHA有关。日本报道心脑血管疾病病死率与血清EPA、DHA水平呈负相关等。临床研究发现EPA、DHA有降低血清三酰甘油的作用。有报道人体摄入脂肪酸的ω-3系脂肪酸/ω-6系脂肪酸比值与癌症死亡率呈负相关。动物实验表明EPA、DHA对化学致癌剂引起的乳腺、结肠、前列腺、胰腺癌或移植瘤有延迟发生和减少数量的作用。

已知DHA是脑组织中含量最多的脂肪酸,视网膜、睾丸、精子中也较多。DHA和EPA是组成磷脂、胆固醇酯的重要脂肪酸,故ω-3系脂肪酸受到营养学界的重视。

(三) 胆固醇和磷脂的功用

两者都是脂蛋白和细胞膜的组成成分。脂蛋白是与脂类包括部分脂溶性维生素的吸收、运输、代谢和利用密切相关的物质。胆固醇是增强生物膜坚韧性的有关成分,磷脂则是与膜的流动性相关的成分,且与信息传递功能有关。胆固醇是体内类固醇(甾类化合物)激素与内源性维生素D的原料。胆固醇的代谢产物胆酸能乳化脂类,帮助膳食脂类吸收。此外,神经组织中还有脑苷脂、神经节苷脂(属糖脂)和神经鞘磷脂等,与神经的功能密切相关。

(四) 脂类的需要量和食物来源

主要是指脂肪的摄入量和种类。营养学家推荐脂肪供能占总能量的比值:成人为20%~30%,儿童、青少年为25%~30%,其中必需脂肪酸宜占总热能的2%,饱和脂肪酸(SFA)、单不饱和脂肪酸(MUFA)、多不饱和脂肪酸(PUFA)的比例以1∶1∶1为宜。

动物脂肪含有丰富的饱和脂肪酸，植物脂肪含有丰富的多不饱和脂肪酸，两种脂肪中都含有单不饱和脂肪酸。海水鱼是EPA和DHA的良好来源。ω-3系脂肪酸的α-亚麻酸在豆油、麻油、亚麻子油、苏子油，以及绿叶蔬菜的叶绿体中含量较多。合理营养建议烹调时采用植物油，从日常动物性食物中获得动物脂肪，经常食用海水鱼，并注意控制膳食中脂肪摄入总量。

食入高胆固醇后，肝内胆固醇含量升高，可反馈抑制关键性酶使肝脏合成胆固醇减少，但不能降低肝外组织的合成，因此，大量进食仍可增高血浆胆固醇水平。所以要防治高脂血症和动脉粥样硬化，仍需控制摄入量，不宜过多进食富含胆固醇的食物如动物内脏、蛋黄等。植物性食物中含有谷固醇、麦角固醇和豆固醇等，能干扰食物胆固醇的吸收，膳食纤维能吸附胆汁酸，从而促进肝中的胆固醇代谢为胆汁酸排出体外，所以有降低血胆固醇作用。卵磷脂、胆碱、甲硫氨酸（蛋氨酸）因参与磷脂或脂蛋白合成，与脂肪转运有关，所以称为抗脂肪肝因子。

大豆蛋白属优质蛋白，又含有丰富的磷脂和甲硫氨酸（蛋氨酸），还含有豆固醇和多不饱和脂肪酸，因此，也是良好的脂类营养食品。大豆还富含铁、钙，以及B族维生素。此外，近年流行病学调查发现大量消费大豆的人群，其乳腺癌、结肠癌、前列腺癌和心脏病的发病率均低于对照组，提示大豆有防癌和保护心血管的作用，并认为主要与大豆异黄酮有关。已知大豆含有10余种异黄酮，目前，正从异黄酮与某些生长因子或酶的关系，对它的弱雌激素作用、抗氧化作用等方面进行深入研究。

反式脂肪酸通常是由植物油氢化加工产生，如人造黄油。近年来研究发现反式脂肪酸摄入量多可使血浆低密度脂蛋白胆固醇升高，高密度脂蛋白胆固醇下降，增加患冠心病的危险性。

中国营养学会的“中国居民膳食营养素参考摄入量”标准中关于脂肪的适宜摄入量(AI)见表1-8。

表1-8 中国居民膳食脂肪适宜摄入量(脂肪产能占总能量百分率%)

年龄(岁)	脂肪产能比(%)	饱和脂肪酸(%)	单不饱和脂肪酸(%)	多不饱和脂肪酸(%)	胆固醇量(mg/d)
0～	45～50				
0.5～	35～40				
2～	30～35				
7～	25～30				
13～	25～30	＜10	8	10	
18～	20～30	＜10	10	10	＜300
60～	20～30	6～8	10	8～10	＜300

（潘碧霞）

第四节 碳水化合物

(一) 碳水化合物的分类和功能

1. 碳水化合物分类

碳水化合物可分为两类：一类是可以被人体消化吸收和利用的碳水化合物；另一类是人

体不能消化吸收，但对人体是有益的膳食纤维，即不可利用的碳水化合物。前者是人体的必需营养素，后者是人体的膳食必需成分，两者对人体健康都具有重要意义。

可利用的碳水化合物有淀粉、二(双)糖、单糖，通过消化吸收进入体内的则主要是葡萄糖，在体内葡萄糖可合成糖原。

2. 碳水化合物的功能

可利用碳水化合物的生理功能包括：

(1) 储存和供给能量：糖是人体主要的供能营养素，目前中国的膳食结构，糖类供能约占总能量的60%。每克(g)糖彻底氧化可供能16.74 kJ(4 kcal)。大脑、血细胞、皮肤、睾丸等组织都以葡萄糖为能源。大脑活动需有相对恒定的血糖供能，如果摄入不足，则需由氨基酸进行糖异生，故供糖充足可节约蛋白质。

(2) 抗生酮作用：脂肪在体内彻底被代谢分解需要葡萄糖的协同作用。脂肪酸被分解所产生的乙酰基需与草酰乙酸结合进入三羧酸循环而最终被彻底氧化，产生能量。如脂肪酸不能被彻底氧化就产生酮体。过多的酮体可引起酮血症，影响机体的酸碱平衡。

(3) 参与构成重要的生命物质：如RNA中的核糖、DNA中的脱氧核糖，多种酶、多种血清蛋白等属于糖蛋白，滑液、玻璃体、结缔组织、皮肤、血管等组织中含有丰富的蛋白多糖，脑苷脂是一类存在于神经组织中的糖脂。此外，糖还参与受体结构、细胞间信息传递、解毒反应等。

(4) 参与肝脏的解毒功能：肝中的葡萄糖醛酸可结合毒性物质及其代谢物排出体外。

(二) 食物的血糖指数

食物的血糖指数(glycemic index, GI)表示人体食用含50 g碳水化合物的某一食物后，所引起的人体对此食物的血糖反应。在测定时是以食用同样含50 g碳水化合物的葡萄糖或白面包引起的血糖反应为100%，然后两者作比较而得出的比值。由于食物的GI值是通过人体试验得出，其大小反映进食不同的食物后对人体餐后血糖影响的大小。低GI的食物，由于在胃肠道停留时间长、吸收率低，葡萄糖释放缓慢，进入血液后对血糖变化的影响较小，使餐后血糖的波动较小；而高GI的食物，消化快、吸收率高，葡萄糖进入血液后峰值高，使餐后血糖的波动较大。

食用低GI食物对餐后血糖的影响较小，所以世界卫生组织和联合国粮农组织都推荐食用低GI食物(尤其是糖尿病病人)，参照食物血糖生成指数表，合理选择食物、控制饮食。此外，低GI食物还可以较长时间地维持机体的饱腹感，减少饥饿感，并改善肠道运动，促进粪便和肠道代谢物的排出，控制肥胖、降低血脂、减少便秘。

表1-9 常见食物的GI值

高GI(GI>75)		中等GI(GI=55～75)		低GI(GI<55)	
食物名称	GI值	食物名称	GI值	食物名称	GI值
馒头	88	油条	74	番薯(生)	54
大米饭	83	西瓜	72	猕猴桃	52
米饼	82	苏打饼干	72	薯蓣(山药)	51
小麦面条	81	胡萝卜	71	芋	48
玉米片	79	全麦粉面包	69	通心面	45
甘薯(煮)	77	菠萝	66	葡萄	43

（续表）

高 GI(GI＞75)		中等 GI(GI＝55～75)		低 GI(GI＜55)	
食物名称	GI 值	食物名称	GI 值	食物名称	GI 值
华夫饼干	76	小米粥	62	李子	42
		马铃薯	62	扁豆	38
		冰淇淋	61	苹果	36
		油炸马铃薯片	60	豆腐(炖)	32
		荞麦面条	59	藕粉	32
		芒果	55	饺子(三鲜)	28
		玉米	55	柚子	25
		燕麦麸	55	豆腐干	24
		甜玉米(煮)	55	菜豆	27
		爆米花	55	樱桃	22
				大豆(煮)	18
				魔芋	17

(三) 碳水化合物的需要量和食物来源

人体对碳水化合物的需要量，以能量的百分率表示。由于体内其他营养素可转变为碳水化合物，因此，其适宜需要量尚难确定。研究证明膳食碳水化合物所占总能量的比例大于80%或小于40%都是不利于健康的两个极端。根据目前中国居民膳食实际情况和FAO/WHO的建议，推荐碳水化合物的供给量在55%～65%。

膳食中淀粉的来源主要是粮谷类和薯类食物，粮谷类含碳水化合物为60%～80%，薯类含碳水化合物为15%～29%，豆类含碳水化合物为40%～60%。

单糖和二糖的来源主要是蔗糖、糖果、甜食、糕点、水果、含糖饮料和蜂蜜等。

常见的食物碳水化合物含量见表1-10。

表1-10 常见食物碳水化合物含量(g/100 g 可食部)

食物名称	含量	食物名称	含量	食物名称	含量
粳米(标二)	77.4	绿豆	62.0	牛乳	3.4
籼米(标一)	77.9	大豆	34.2	鸡蛋(白皮)	1.5
挂面(精制龙须面)	74.7	马铃薯	17.2	猪肉(瘦)	1.5
小麦粉(标准粉)	73.6	甘薯(红心)	24.7	带鱼	3.1
玉米(鲜)	22.8	鲜枣	30.5	芹菜	3.9
方便面	60.9	木耳(干)	65.6	黄瓜	2.9

注：表中数值引自《中国食物成分表》(2002年版)。

合理营养对碳水化合物的来源的构成也有一定的要求，即应包括复合的碳水化合物，如淀粉、不消化的抗性淀粉、非淀粉多糖和低聚糖等多种碳水化合物。限制纯能量食物如单糖、二(双)糖的摄入量，提倡摄入营养素/能量密度高的食物，以保障人体能量和营养素的需要，以及改善胃肠道环境和预防龋齿。

(四) 膳食纤维与健康的关系

膳食纤维是指食物中不能被人体利用的多糖，即不能被人类的胃肠道中消化酶所消化的，且不被人体吸收利用的多糖。这类多糖主要来自植物细胞壁的复合碳水化合物。

1. 膳食纤维的主要成分

非淀粉多糖为膳食纤维的主要成分，它包括纤维素、半纤维素、木质素、果胶和亲水胶体物质，如树胶和海藻多糖等成分。纤维素是由许多个葡萄糖以 β1→4 苷键呈线性聚合而成的。还有 β 葡聚糖，其中的葡萄糖除了 β1→4 苷键外，尚有 β1→3 苷键，故不呈线状，而是有分支的。燕麦、全豆中含量多。半纤维素是由许多戊糖和己糖聚合而成的杂多糖。木质素是非多糖结构，是酚核结构物质的高分子聚合物，草食动物也不能消化。果胶主要由半乳糖醛酸经 α1→4 苷键聚合的多糖，水果中含量较多。藻胶是几种多糖的混合物，主要由半乳糖通过 α1→3 和 α1→4 苷键聚合而成，海带等水生植物中含量较多。

近年来又将抗性淀粉，包括改性淀粉和经过加热或冷却处理的淀粉，抗性低聚糖、氨基多糖（甲壳素）等也列入到膳食纤维的组成成分中。

表 1-11　几种食物膳食纤维的含量(g/100 g 可食部)

食物名称	不可溶纤维(IDF)	总膳食纤维(TDF)
籼米	0.5	0.7
玉米	5.6	7.6
标准粉	2.1	2.8
菠菜	1.7	3.0
芹菜	1.2	2.1
双孢蘑菇	2.1	3.7
胡萝卜	1.3	2.3
大豆	15.5	28.2
红小豆	7.7	14.0
苹果	1.2	1.8

2. 膳食纤维的生理作用

(1) 通便防癌：膳食纤维对肠壁有刺激作用，能促进肠蠕动，还具有很强的吸水性以增大粪便体积，因此利于排便，及时清除肠道内有害物质。膳食纤维能吸附由细菌分解胆酸等生成的致癌、促癌物质。植酸可结合过多的 Fe^{2+}，防止羟自由基的生成，避免氧自由基对黏膜的损伤。此外，肠道中的膳食纤维被微生物降解产生的短链脂肪酸如丁酸，实验发现有防止大肠黏膜细胞癌变的作用。

(2) 降低血清胆固醇：膳食纤维可吸附胆酸，减少其重吸收，从而促进肝内胆固醇代谢转变为胆酸排出。

(3) 降低餐后血糖和防止能量摄入过多：膳食纤维增加食糜的黏度使胃排空速度减慢，并使消化酶与食糜的接触减少，所以使餐后血糖升高较平稳，同时也影响其他营养物质的消化吸收。

(4) 吸附某些化学物质：能吸附某些食品添加剂、农药、洗涤剂等化学物质，对健康有利。

3. 膳食纤维与健康

(1) 辅助防治糖尿病：已有资料证明，膳食纤维对预防和辅助治疗糖尿病均有良好的保健作用。如每天进食膳食纤维 20 g 对 2 型糖尿病病人的餐后血糖、胰岛素曲线等明显好于进食 10 g 的病人。分析马铃薯等食物的血糖指数与膳食纤维含量的关系，发现两者成负相关。水溶性纤维提高糖尿病动物对胰岛素的敏感性的作用比不溶性纤维显著。有临床研究资料报道，含有可溶性膳食纤维 22.8%的麸皮面包对 2 型糖尿病病人有良好的降低血胆固醇作用。

(2) 心脑血管保健：一些临床观察和动物实验研究结果表明，摄入膳食纤维量与血浆胆固醇水平呈负相关。大量资料还证明不溶性纤维的作用不明显，而果胶、燕麦、豆类、水果、蔬菜则有降低血浆胆固醇的作用，故对于心脑血管疾病和胆石症的防治均有帮助。

(3) 预防结、直肠癌：流行病学和实验说明高纤维膳食有降低大肠癌危险性的作用。有报道每天摄入 11 g 以上麦麸可减少直肠息肉的发生。

(4) 预防便秘：缺少运动、老年人和经常便秘的人，特别是患有高血压、肝脏疾病者，应注意经常摄入富含膳食纤维的食物，必要时也可服用纤维素保健品以防便秘。增加膳食纤维的摄入对于肠憩室病患者可减轻症状，对痔疮和肛门疾病的防治也有利。

(5) 减少龋齿和牙周病的发生

4. 膳食纤维的推荐参考摄入量

美国 FDA 推荐的总膳食纤维的摄入量为成人每天 20～35 g。此数值是基于保持通便和有助于预防某些慢性病而提出的。中国营养学会根据平衡膳食宝塔建议不同能量膳食的膳食纤维的推荐参考摄入量：低能量组[7 531.2 kJ(1 800 kcal)]24.9 g/d[13.8 g/4 184 kJ(1 000 kcal)]，中能量组[10 041.6 kJ(2 400 kcal)]30.2 g/d[12.6 g/4 184 kJ(1 000 kcal)]，高能量组[11 715.2 kJ(2 800 kcal)]35.4 g/d[12.6 g/4 184 kJ(1 000 kcal)]。摄入过量的膳食纤维可以影响其他营养物质的消化和吸收，还会增加肠道蠕动和产气量导致腹胀不适。

（潘碧霞）

第五节　水

水是人类机体赖以生存、维持生命的最基本的物质，是需要量最多的宏量营养素。身体内适当的液体平衡，对于体温调节、将营养素或激素输送到各个细胞、将废物由细胞中带出，以及润滑和催化许多生理化学反应很重要。水不含任何热量，但水的存在是维持人类生命的必要条件。

水是机体的重要组成物质，占人体组成的 50%～80%，但依性别、年龄和组织不同，水分含量不同：

1. 性别

男性体内含水分较女性多。一个女性即使不肥胖，其体内脂肪量也较男性多。女性体重平均 50%是水的重量，男性则为 60%。

2. 年龄

年轻的人体内所含水分较年长的人多。新生婴儿体内含水量为体重的 70%～75%，而后，随着年龄增加而减少。

3. 组织部分

肌肉组织含 70%水分，脂肪组织含 20%～35%水分，而骨骼和软骨部分，仅含 10%水分。换言之，肥胖的人其体内所含水分的量较平均标准体重者少。

体内液体的进出交换，远大于任何营养素。对一个婴儿而言，每天平均 15%的水在做交换；成年人，平均每天有 6%的水在进出。由于水参与所有的生理反应，维持水分平衡是必需的。水分的平衡，由代谢、心跳，以及来自脑的神经活动和激素所控制。

（一）体内液体分布

人体内的液体可划分成三大区域：

1. 超越细胞区域

大约有 1 L，包括脊髓和脑的外围液体（脑脊液），润滑眼睛和关节的液体，呼吸道、肠胃道和生殖泌尿道等组织表面的液体，这一区域的液体只占总体液的一小部分，通常不参与体内液体交换。

2. 细胞外区域

包括两部分：①细胞与细胞之间、血管以外环绕在组织细胞外的液体，大约 11.5 L，又称之为血管外液体或细胞间液。细胞和组织浸泡在其中，而得到其所需要的养分。这一区域大约有 14 L，这些液体的存在，可以随时被吸入细胞或血液中，以维持体液的恒定。②血液，即血管内液体，大约 3～4.5 L，为总体液的 7.5%。

3. 细胞内区域

占总体液的 2/3，体重 40%的重量，大约是 30 L。这些液体被压缩在每一个细胞内，与细胞膜结合，这些被用在合成肝糖原（人体内储存糖的形式），脂肪沉积中，和当作许多细胞内生理化学反应的媒介，同时用于营养和代谢废物传递、运送的物质。

（二）体液交换

人体内的液体，除超越细胞的区域所含的液体外，体内液体可以透过细胞半透膜自由交换。一天中，如此通过细胞膜，做动力交换的液体大约 47.5 L。液体自某一区域流动到另一区域，是由几个因子所调节，其中最主要的因子是细胞外电解质浓度，或细胞膜内外蛋白质浓度。

电解质来自矿物质，如钠、钾和氯等溶解在体液内。而这些电解质让体液产生渗透压。换言之，含电解质浓度越高，渗透压越高。当细胞内水分渗透压上升，则细胞间（细胞外区域）的水分会透过细胞膜，被吸收进细胞内，以稀释细胞内电解质浓度，使得细胞内外压力平衡。

在血管内和细胞间液（即细胞外区域）的水分体积，较细胞内区域稳定很多，以维持血液体积的恒定。换言之，细胞内液的角色，介于血管内与细胞间液之间，犹如一个储存或缓冲区。

（三）体液功能

1. 维持血液总量的恒定

一个体重约 70 kg 的男性，其体内循环的血液约 5.7 L，其中 80%是水分。血液将氧气和人体所需的营养素运送至身体的每个部位。血液同时可运送激素和其他调节细胞功能的因子。协助调节体温，并运送一氧化碳和其他废物到肺部、皮肤、肾脏，以便排出体外。

循环系统中的调节机构，要确保有适量的血流经过微血管，尤其是心脏和脑。因此，维持适当的血液量非常重要，而其机制就是自动调节，不同区域之间水分的互相转移。当有过度水分流失，例如，激烈运动之后，经由流汗流失的水分，会使得血液变稠和浓缩。当血浆容积降低 5%～10%时，心脏必须做较多的功，将血液注入肌肉，在这种情况下，细胞内的液体伴随一些钾转移进入血管内，稀释血液，以维持适度的血液总量。

2. 维持体温的恒定

体内水分是一个很好的、帮助热均匀分布在全身的传递物质。食物在体内分解代谢的整个过程会产生能量。一部分能量被用来维持体温在 37 ℃，37 ℃是最适合体内酶发挥功能的温度。而皮下脂肪会阻碍散热，由代谢过程产生的大部分的热量必须很快地释放到体外，将体温冷却下来，最主要的途径是经由皮肤以出汗的方式使热散发出去，尤其是激烈运动之后。

汗水的蒸发，可以降低皮肤温度，因蒸发过程的本身就需消耗热量。

3. 消化

食物被分解成能够被运送和利用的小分子营养素，必须经过以水为介质的水解作用。每天胃肠道在进行消化的过程中，需要 7.5～9.8 L 的水，而其所需的水分，一部分来自食物本身、饮料和饮水，但主要是来自胃肠道的分泌液。

4. 润滑

身体某些活动部位的润滑(如眼球和关节)需要水分，口腔、食管分泌的液体可以帮助食物进入胃部。

(四) 维持体液平衡

体液平衡即水分的摄取量 = 水分的流失量。

1. 水分的摄取

主要来自饮食中食物本身、饮料和饮水。许多食物虽然呈固体状态，但仍含有许多水分，例如，蔬菜、水果，即使肉类也含有相当量的水分。生菜和石刁柏(芦笋)含水约 90%，鸡肉含水 60%，橘子、马铃薯也含 80%以上的水。若是一份具有 8.37 kJ(2 000 kcal)热量的饮食，其中至少含有 500～700 ml 的水。代谢过程中，食物被转换成热量，同时也会产生水。若机体摄入含 8.37 kJ 热量的饮食(50%来自碳水化合物，15%来自蛋白质，35%来自脂类)，在代谢之后，可以产生 264 ml 的代谢水。

摄取液体的总量，个体差异很大，基本上水分流失较多的人其摄入量大。当水分流失时，刺激丘脑下部，产生口渴的感觉，进而发出想喝水的信息。除此之外，影响喝水的因素尚有：

(1) 年龄：每单位体重需要量，依年龄而异，婴儿较成年人需要更多水分，婴儿每千克体重约需 110 ml 水。

(2) 运动：激烈运动，会增加体内热的生成。因此，增加流汗量，可达降低体内温度的效果。

(3) 体型大小：体型大的人，其暴露在空气中的体表面积较大，水分的蒸发也相对较多。因此，所需摄取的水分也相对较多。

(4) 气候：所处环境的温度越高，需要摄取的水分就越多，当温度由 22 ℃升到 38 ℃时，一个成年人所需的水分，则要加倍。

2. 水分的流失

水分的流失，可经多种途径，如尿液、呼吸、汗液、粪便、血液和眼泪。其中最主要的是由尿液流失，其次是经由皮肤出汗和由肺部随着呼吸蒸发。一个成年人，平均一天流失水分 2 L，最多可达 3.8 L 左右。

(1) 尿液流失：在调节体内水分平衡上，肾脏扮演着非常重要的角色。平均一分钟可以过滤 120 ml(或 1 天 190 L)的水，其中只有 5%～7%用来制造尿液，用来溶解代谢废物，将其排出体外。因此，肾脏的主要功能是将水分再吸收回体内，以维持血液总量的恒定。当水分摄入量过多，尿液量会增加，其尿液浓度当然会相对的稀释。反之，当水分摄入太少，肾脏会制造较少尿液量，以保存适量水分在体内。此种情况下，尿液含代谢废物的浓度，相对就会提高。

人体每天至少需要 300～480 ml 的液体，以溶解代谢废物。事实上，这个量有很大的差异，完全依代谢废物的多寡而异。饮食中含高量的蛋白质和盐，则代谢负担增加。若没有足够水分制造尿液，则某些代谢废物，如酮体会积留在组织内，甚至会累积到造成伤害的程度。若是饮食中含较少蛋白质和盐分，且含较多糖时，则产生的代谢废物会较少，将代谢废物排出体外所需的水分相对减少。

(2) 蒸发流失：体液蒸发，包括由出汗和肺的呼吸作用。在正常的温度和湿度下，由皮肤流失的水分为 0.3～0.6 L。若在一个湿度低、温度高的环境下，汗会增加，每小时约 0.5 L，在激烈运动下，1 小时内可能达 1 L 左右。每天由呼吸所流失的水分，大约 0.3 L，当温度高、湿度低时，其流失量当然也会明显增加。

(3) 消化液：每天需要 7.5～10 L 的水来制造消化液(包括唾液、胃液、胆汁、小肠液、胰液和淋巴液)。

这些消化液和饮入的水分，用来帮助吞咽食物和刺激消化酶的作用。一个正常成年人 1 天当中，平均会制造 1.4 L 唾液、6 L 胃液、0.5 L 胆汁、0.4 L 胰汁和 3 L 以上的小肠液。其中 2 L 水，在消化过程中被用掉。因此，这全部需 9.5 L 以上的水。事实上，水分经过小肠时，大部分会被再吸收回来，只有非常小的一部分，会随着粪便排出。因此，一个正常成年人 1 天当中，需要由食物、饮料和饮水中，至少摄取 2 000 毫升的水(相当 6 罐铝罐饮料的体积量)，以维持人体内液体平衡。

3. 体液不平衡的影响

虽然在体内运转的水分量很大，但借着维持体内恒定状态的机制，通常会让身体有 0.15 kg 体重的变动(1 L 水在体内相当 0.9 kg 体重)。肾脏的主要功能之一是负责调节体内的水分平衡，其中水分再吸收，才能维持血液总量的恒定。

细胞外液必须恒定。因为，细胞依赖这些水分，使营养素维持一定的浓度，进行正常的代谢作用。任何的体液不平衡——水分太多(水肿)或水分流失(脱水)，都会造成严重影响。

严重的水分流失(脱水)，通常是发生在腹泻、发热、呕吐、出血和运动时大量流汗。当体液开始流失，即使是轻微流失，血液总量会减少，使得血液中的钠浓度上升，这会引发体内代偿机制，由脑分泌抗利尿激素，使得肾脏回收较多水分，限制和减少用来制造尿液的水分排出。在丘脑下部的口渴机制被刺激，促使身体试图摄取适当水分。水分不平衡，同时也会造成其他电解质不平衡，例如，钾会被由某一区域的体液吸入血管内。

脱水指的是体内水分流失量达到体重的 1%。脱水对人体所造成的影响，曾用运动员来测试。当水分流失为体重的 2%时，其运动表现会受到严重影响。当脱水现象发生而没有立即补充水分，且任其继续流失时，体内为了保留水分，就会自动关闭流汗的机制。然而，热量的散发靠流汗，此时体内的热若无法散发出去，而使得体温快速上升，这会造成体温过高或热伤害，即所谓中暑，其症状有：肌肉痉挛、疲惫、头晕、意识不清和肌肉无法适度协调。严重的体温过高，甚至会致死。

出汗水分流失的同时，最主要的电解质流失是钠、氯和少许钾。每流失 1 L 的汗水，其中就有 1 g 是钠。在某些特殊情况下，有些人长时间在高热的环境下让肌肉做功，如铸造工人、矿工、马拉松和田径的选手，明显大量水分流失（3 L 或更多），会使得血浆内钠浓度下降，以致出现肌肉痉挛、腹泻、疲惫和其他不适。所以，有关人员在补充所流失水分的同时，需服用盐片。

反之，当细胞吸收太多水分，导致过量的水分滞留，小肠吸收不良，或改变水分在体内不同区域的分布，而细胞吸收过多水分，肿大而稀释细胞内物质浓度，若发生在脑部会导致惊厥、昏迷和死亡。

人体内水分供给的自我调节，其可接受的变动范围并不大。当体内水分流失为体重的10%，即为严重脱水；反之，若水分积留过多，超过体重的10%，即为水肿。

（五）来源和需要量

水的需要量受年龄、体力活动、环境温度、膳食、疾病和损伤等多方面的影响。人体所需的水主要来源于三个方面：饮用水和各类饮料、固体食物中的水分和代谢水。

一般情况下人体最低需水量是 1 500 ml/d；水供给量按能量计是每天 0.24～0.36 ml/kJ（即 1～1.5 ml/kcal）。随年龄增长，水的相对需要量（即每千克体重的需水量）下降。

（蔡美琴）

第二章 无 机 盐

第一节 概 述

组成人体的元素有数十种。这些元素在人体内的含量和人体对它们的需要均不同。为便于研究，将其中占人体重量0.01%以上，每人每天需要量在100 mg以上的元素称为常量元素。常量元素在体内的生理功能主要有：①构成人体组织的重要成分，如骨骼和牙齿等硬组织，大部分是由钙、磷和镁组成，而软组织含钾较多；②在细胞内外液中与蛋白质一起调节细胞膜的通透性、控制水分、维持正常的渗透压和酸碱平衡(磷、氯为酸性元素，钠、钾、镁为碱性元素)，维持神经肌肉兴奋性；③构成酶的成分或激活酶的活性，参与物质代谢。由于各种常量元素在人体新陈代谢过程中，每天都有一定量随各种途径，如粪、尿、汗、头发、指甲、皮肤和黏膜的脱落排出体外，因此，必须通过膳食补充。对钙、磷、镁、钾、钠、氯、硫等7种常量元素，许多国家都制定有推荐每天需要量(RDA)或适宜摄入量(AI)。

人体中含量占体重万分之一以下(<0.01%)的元素称为微量元素，含量小于体重十亿分之一的元素称为超微量元素，又泛称微量元素。微量元素含量虽微，但与人体的生长、发育、营养、健康、疾病、衰老等生理过程关系密切，是重要的营养素。在微量元素中，有一部分必须通过食物摄入，称为必需微量元素。人体必需微量元素的生理功能主要为：①酶和维生素必需的活性因子。许多金属酶均含有微量元素，如碳酸酐酶含有锌、呼吸酶含铁和铜、精氨酸酶含有锰、谷胱甘肽过氧化酶含有硒等；②构成某些激素或参与激素的作用，如甲状腺素含碘、胰岛素含锌、铬是葡萄糖耐量因子的重要组成成分、铜参与肾上腺类固醇的生成等；③参与核酸代谢，核酸是遗传信息的携带者，含有多种适量的微量元素，并需要铬、锰、钴、铜、锌等维持核酸的正常功能；④协助常量元素和宏量营养素发挥作用，常量元素要借助微量元素起化学反应，如含铁血红蛋白可携带并输送氧到各个组织，不同微量元素参与蛋白质、脂肪、碳水化合物的代谢。

必需微量元素主要来源于食物和水，缺乏或过量都会对人体产生有害影响，并可成为某些疾病的重要病因。微量元素还能影响人体生长、发育和寿命，在保健和防病方面有重要作用。必需微量元素有一定的推荐摄入量(RNI)或适宜摄入量(AI)，也应有可耐受最高摄入量(UL)。

1973年世界卫生组织(WHO)专家委员会认为必需微量元素共有铁、锌、硒、碘、铜、锰、铬、氟、钼、钴、镍、锡、硅和钒等14种。此外，亦有资料认为锶、砷、硼为人或动物所必需。1990年世界粮农组织(FAO)、国际原子能机构(IAEA)和世界卫生组织(WHO)三个国际组织的专家委员会重新界定必需微量元素的定义，并按其生物学的作用将之分为三类：①人体必需微量元素，共 8 种，包括碘、锌、硒、铜、钼、铬、钴和铁；②人体可能必需微量元素，共 5 种，包括锰、硅、硼、钒及镍；③具有潜在的毒性，但在低剂量时，可能具有人体必需功能微量元素，包括氟、铅、镉、汞、砷、铝和锡，共 7 种。

（蔡美琴）

第二节　常 量 元 素

一、钙

钙是体内含量最多的元素之一，约占体重的 2%。钙不仅是构成骨骼组织的重要矿物质成分，而且在机体各种生理学和生物化学过程中起着重要作用。一般情况下成人体内含钙量约 1 200 g，其中 99%是与磷形成骨盐集中于骨骼和牙齿中，其余则以游离或结合形式存在于体液和软组织中，这部分钙统称为混溶钙池。血清钙的正常浓度比较恒定，平均为 2～5 mmol/L(9～11 mg/dl)，其中钙离子 47.5%、蛋白结合钙 46%、柠檬酸钙 1.7%、磷酸钙 1.6%。钙离子与蛋白结合钙间可迅速平衡，对维持正常的神经肌肉和内分泌功能有重要意义。

（一）钙的吸收、排泄和储存

钙的吸收主要在十二指肠和空肠上段，是一个需要能量的主动吸收过程。活性维生素 D_3[1, 25-$(OH)_2D_3$]能通过促进钙结合蛋白(calcium binding protein)合成而对钙吸收起重要作用。机体根据需要调节对钙的主动吸收。当机体钙的需要量高或膳食钙低下时，肠道钙的主动吸收最活跃。在小肠的其他部位，钙还可能通过被动的离子扩散吸收，这一过程不依赖维生素 D 作用。

钙的吸收与年龄有关，随年龄增长其吸收率下降。婴儿钙的吸收率 > 50%，约 75%，儿童约 40%，成年人约 20%。一般在 40 岁以后，钙的吸收率逐渐下降，所以老年人易罹患骨质疏松症。影响钙吸收因素很多，主要有以下几方面。

1. 钙的水平

膳食中钙的水平、钙摄入量与肠道中钙主动运载有一定关系。随着钙摄入量的加大其吸收率相对地下降。

2. 不利于肠内钙吸收的因素

植物性食物中的植酸，某些蔬菜如菠菜、苋菜、竹笋等中的草酸，一些食物中含有过多碱性磷酸盐等，可在肠腔内与钙结合成不溶解的钙盐，减少钙的吸收。膳食纤维中的糖醛酸残基与钙结合，脂肪过多或脂肪消化不良时，未被吸收的脂肪酸与钙结合形成脂肪酸钙，都影响钙的吸收。抗酸药、四环素、肝素，以及应激状态、甲状腺素、肾上腺皮质激素的合成也不利于钙的吸收。

3. 有利于肠内钙吸收的因素

维生素D是促进钙吸收的主要因素。凡能降低肠道pH值或增加钙溶解度的物质均可促进吸收。某些氨基酸如赖氨酸、色氨酸、精氨酸等，可与钙形成可溶性钙盐，有利于钙吸收；乳糖可与钙螯合成低分子可溶性物质，促进钙的吸收。此外，膳食中钙、磷的比例，对两者吸收亦有作用。儿童以2∶1或1∶1，成人以1∶1或1∶2为宜。人体对钙的需要量大时，钙的吸收率增加，妊娠、哺乳和青春期，钙的需要量最大，因而钙的吸收率增高；需要量小时，吸收率也低。青霉素、氯霉素和新霉素能增加钙的吸收。妇女接受激素治疗后，钙吸收可以增加。

正常成人尿中排出的钙为80～250 mg/d(20～62.5 mmol/d)。尿钙量与摄入的碳水化合物和蛋白质量存在一定正相关关系，而与摄入、吸收的钙量的正相关则不明显。膳食中每增加50 g蛋白质，则可丢失60 mg尿钙。因此，成年人高蛋白质膳食可发生钙的负平衡。全胃肠外营养病人滴注氨基酸与葡萄糖亦可导致尿钙丢失增多而发生钙的负平衡。摄入磷增多可促进甲状旁腺素分泌，后者可使肾小管重吸收钙增强而减少尿钙。成人每天通过肠液、胆汁由肠道排出的内源性钙约150 mg(37.5 mmol)，其中约30%再吸收，故实际排出每天约100 mg。

人体是根据生理需要和膳食中钙的摄入量，通过甲状旁腺素、降钙素和维生素D调节钙的吸收、排出和储存，保持正常的体内分布和平衡。骨骼是体内含钙最多的组织，也是钙的主要储存部位。当人体短时期处于钙的负平衡时，机体经骨钙动员，可维持正常血钙，不致影响正常代谢，如果长期处于负平衡，则可影响骨骼的正常发育和健康。

(二) 钙的生理功能和缺乏症

1. 钙的主要生理功能

(1) 形成和维持骨骼、牙齿的结构和组成混溶钙池：骨骼和牙齿中的钙约占总量的99%，主要以羟磷灰石[$Ca_{10}(PO_4)_6Ca(OH)_2$]形式存在，其余的1%的一半与柠檬酸螯合或与蛋白质结合，另一半则以离子状态存在于软组织、细胞外液和血液中，为混溶钙池。混溶钙池与骨骼钙间呈现动态平衡，即骨骼中的钙不断地在破骨细胞的作用下释放出来进入混溶钙池，而混溶钙池中的钙又不断地沉积于骨中，从而使骨骼中的钙得以不断更新。幼儿骨骼每1～2年更新一次，以后随年龄增长而减慢；成人每天约更新700 mg(175 mmol)钙，全部更新需10～12年；40岁后骨组成中矿物质逐渐减少，可能出现骨质疏松现象，一般女性早于男性出现，体力劳动者可减缓此过程。混溶钙池的钙担负着所有正常细胞生理状况的调节。

(2) 维持细胞的正常生理状态：细胞内的钙离子，是细胞对刺激发生反应的媒介。钙和受体钙调素等共同调节机体许多重要的生理功能，包括骨骼肌和心肌的收缩、平滑肌和非肌肉细胞的活动、神经兴奋性的维持。正常人血清钙离子浓度为1.12～1.23 mmol/L(4.5～4.9 mg/dl)。血清钙离子浓度降低时，神经肌肉兴奋性增强，可引起手足抽搐；钙离子浓度过高时，则可损害肌肉收缩功能，引起心脏和呼吸衰竭。

(3) 参与血液凝固过程：已知至少有4种依赖维生素K的钙结合蛋白参与血液凝固过程，即在钙离子存在下才可能完成级联反应，最后使可溶性纤维蛋白原转变成纤维蛋白，形成凝血。

2. 钙的缺乏症

钙缺乏症是较常见的营养性疾病。小儿缺钙时常伴随蛋白质和维生素D缺乏,可引起生长迟缓、新骨结构异常、骨钙化不良、骨骼变形,引发佝偻病、牙齿发育不良、龋齿。成年人膳食缺钙时,骨骼逐渐脱钙,可发生骨质软化,特别是随年龄增加而钙质丢失现象普遍存在,女性40岁以后,男性60岁以后都会发生。

老年人和绝经后期妇女较易发生骨质疏松症,与下列因素有关:①相对雌性激素分泌不足,使骨吸收大于骨形成;②骨质疏松症病人骨质转换率往往增高,使骨吸收与骨形成之间关系异常;③钙吸收障碍,主要原因是在肾脏由25-(OH)D_3转变为1, 25-$(OH)_2D_3$比正常同龄者减少;④摄入钙量少时,不能通过减低尿钙的排泄来保留身体钙;⑤过低的体力活动量。

目前,还没有办法能使丧失的骨质回复,但在以雌激素治疗的同时又增加钙摄入量,则可使骨钙丢失减缓,但其利弊得失存在不同意见。

(三)钙摄入过量

1. 增加肾结石的危险性

高钙尿是肾结石的危险因素,草酸、蛋白质、植物纤维摄入量过高,是肾结石的相关因素。

2. 影响必需微量元素的生物利用率

如高钙抑制铁吸收,也可降低对锌的利用率。

(四)钙的需要量和供给量

测定人体对钙的需要量通常采用钙平衡方法。由于各地区蛋白质摄入量不同,故各地区摄入钙量和取得的钙平衡值也不相同。一些国家或地区膳食中蛋白质摄入量低,只需摄入400~500 mg就可取得钙平衡。绝经又未作激素治疗的妇女对钙需要量可能是每天1 200~1 500 mg,一部分原因是随着年龄的增加,钙的吸收逐渐下降。

对钙的需要量要考虑不同的生理条件,如婴幼儿、儿童和青春期对钙的需要量增加,孕妇、乳母特殊的生理状态下,钙的需要量增加。

综合以上因素,中国营养学会提出中国居民膳食钙参考摄入量(DRIs)见表2-1。

表2-1　中国居民膳食钙参考摄入量(DRIs)　　单位:mg/d

组别	AI	UL	组别	AI	UL
0~	300	—	14~	1 000	2 000
0.5~	400	—	18~	800	2 000
1~	600	2 000	50~	1 000	2 000
4~	800	2 000	孕妇　中期	1 000	2 000
7~	800	2 000	晚期	1 200	2 000
11~	1 000	2 000	乳母	1 200	2 000

(五)钙的膳食来源

乳及其制品是钙的主要来源,其含量和吸收率均高。虾皮、鱼、海带、硬果类、芝麻酱含钙量也很高。豆类、绿色蔬菜(如甘蓝、花椰菜)因含钙丰富、含草酸少,也是钙的较好来源。必要时可补充钙剂。骨粉、蛋壳粉为良好的钙补充品。常用食物中钙的含量见表2-2。

表 2-2　常用食物中钙的含量(mg/100 g 可食部)

食物名称	含钙量	食物名称	含钙量	食物名称	含钙量
人乳	34	海带(干)	1 177	蚕豆	93
牛乳	120	发菜	767	腐竹	280
奶酪	590	银耳	380	花生仁	67
蛋黄	134	木耳	357	杏仁(生)	140
标准粉	24	紫菜	343	西瓜子(炒)	237
标准米	10	大豆	367	南瓜子(炒)	235
虾皮	2 000	豆腐丝	284	核桃仁	119
猪肉(瘦)	11	豆腐	240～277	小白菜	93～163
牛肉(瘦)	6	青豆	240	大白菜	61
羊肉(瘦)	13	豇豆	100	油菜	140
鸡肉(瘦)	1	豌豆	84	韭菜	105

(六) 钙的营养状况的评价

1. 钙平衡测定

钙平衡测定是钙营养状况评价的常用方法,可用膳食调查方法了解摄入钙的情况能否满足不同状态机体的需要。

2. 测定人体血清钙、磷的含量和碱性磷酸酶活力

血清总钙浓度低于 2.25 mmol/L(9 mg/dl),血清钙离子浓度低于 1.10～1.23 mmol/L(4.45～4.9 mg/dl)为缺乏。血清钙、磷(mg/dl)乘积 $<$ 40,血清碱性磷酸酶活性增高,为钙缺乏。

3. X 线摄片

X 线摄片如显示儿童骨质软化、佝偻病、老年人和绝经妇女的骨质疏松症,均提示缺乏钙。近来国外已有测定不同时期骨骼中钙的变化对是否缺钙作长期系统的评价。由于缺钙与缺乏维生素 D 可出现一些相似的生化指标变化和临床表现,因此,必须注意鉴别,以便有针对性地给予治疗。

二、磷

磷是人体含量较多的元素之一、机体所有细胞中的核酸组成成分、细胞膜的必需构成物质,也是物质代谢产能反应和骨骼体液构成等不可缺少的成分。人类食物中含有丰富的磷。因为无论动物性或植物性食物,都是由细胞构成,而细胞都含丰富的磷。动物的乳汁中,如牛奶有磷蛋白和酪蛋白,若食物的蛋白质能满足机体需要就能获得足够的磷。一般合理膳食的磷含量往往超过人体需要,故人体的磷缺乏很少见。

(一) 磷的代谢

磷在小肠中段吸收,通过载体转运主动吸收和浓度扩散被动吸收两种机制,活性维生素 D[1, 25-$(OH)_2D_3$]可促进其吸收。机体磷需要量增高和摄入量减少时,可使其吸收率提高。年龄、食物中其他阳离子如钙、铝、锶等的含量,以及食物来源等均可影响吸收率。钙、锶、铝等可与磷形成不溶性磷酸盐减少其吸收。一般年龄越小,磷的吸收率越高,母乳喂养的婴儿吸收率为 85%～90%,血清中所含的主要为无机磷。正常细胞外液中的磷浓度随年龄增加而减少,如每 100 ml 细胞外液中磷含量:早产儿为 6.9 mg,初生儿为 6.1 mg,1～10

岁儿童为 4.6 mg，成人为 3.5 mg。血磷调节机制在于肾小管的重吸收和肾小球的滤过率。肾排出磷的量可变动于滤过量的 0.1%～20%，因此，是调节血浆磷水平的重要因素。肾回吸收磷的多少则主要由甲状旁腺素(parathyroid hormone，PTH)调节。PTH 抑制肾小管对磷的重吸收。

肾脏疾患可影响磷的排泄，导致血磷升高和血钙下降，并刺激甲状旁腺，引起继发性甲状旁腺功能亢进。如在甲状腺功能亢进症、急性呼吸性和(或)代谢性酸中毒、利尿药作用等情况下，可能发生血磷升高。

(二) 磷的生理功能和缺乏症

1. 生理功能

(1) 构成骨骼和牙齿的原料：人体骨磷量约为 600～900 g，是钙量的一半，约占人体总磷量的 80%～85%。

(2) 细胞构成成分：细胞内磷大部分是有机磷，细胞由核酸、蛋白质、磷脂等组成。

(3) 储存能量：体内产能反应中释放的能量以高能磷酸键的形式储存于三磷酸腺苷和磷酸肌酸分子中，当机体需要时释放，以提高能量的有效利用率。

(4) 活化代谢物质：碳水化合物和脂肪中间代谢都需先经过磷酸化，然后继续反应。

(5) 组成辅酶的成分：它是很多辅基、辅酶的成分，如硫胺素焦磷酸、黄素腺嘌呤二核苷酸等。

(6) 调节酸碱平衡：经尿排出不同量和不同形式的磷酸盐(磷酸氢二钠和磷酸二氢钠)，是机体调节酸碱平衡的一种机制。

正常人血清无机磷总量为是 0.87～1.45 mmol/L(2.7～4.5 mg/dl)，儿童为 1.45～1.78 mmol/L(4.5～5.5 mg/dl)。

2. 磷的缺乏

一般在膳食中热能和蛋白质供给充足时，磷不会缺乏，磷缺乏是罕见的。磷的缺乏可见于使用静脉营养的病人。有些严重营养不足病人如肠吸收面积的丧失，用静脉补充高渗葡萄糖溶液和氨基酸维持营养平衡，这些溶液中如没有磷，则可出现低磷血症。

磷吸收不良引起耗竭综合征(精神神经症状和运动障碍等)见于摄入大剂量氢氧化铝抗酸药对象。低磷血症也见于禁食饥饿病人恢复营养供给，尤以高碳水化合物的负荷和以胰岛素治疗糖尿病时为多。

(三) 磷的需要量和供给量

膳食中热能与蛋白质供给量充足时，磷不会缺乏，且含磷食物广泛，一般不规定供给量，但要保持适当钙磷比例，对需要高钙膳食的人，膳食 Ca/P 比值应 > 0.5、1.0～1.1 较好，1∶1.5 最为适宜。

(四) 磷的膳食来源

磷的膳食来源在食物中分布很广，瘦肉、蛋、鱼、干酪、蛤蜊，以及动物的肝、肾含量很高。海带、芝麻酱、花生、干豆类、坚果、粗粮含磷也很高(见表 2-3)。不过谷类中磷为植酸磷，不经过处理加工，吸收和利用率低。

表 2-3 常用食物中磷的含量(mg/100 g)

食物名称	含磷量	食物名称	含磷量
杏　仁	475	红　枣	60
干豆类	463	马铃薯	56
鸡　蛋	224	石刁柏(芦笋,龙须菜)	52
瘦牛肉	204	芹　菜	46
玉米(鲜)	120	胡萝卜	40
牛　乳	93	白萝卜	32
花椰菜	66	扁豆(鲜)	44
樱　桃	22		

(五) 磷的营养状况的评价

1. *血清磷*

通常用血清磷作为指标。正常人血清无机磷总量为 0.87～1.45 mmol/L(2.7～4.5 mg/dl),儿童为 1.45～1.78 mmol/L(4.5～5.5 mg/dl)。但体内磷只有总量的 1%在体液中,所以此指标有片面性。

2. *尿磷*

尿中磷水平在正常情况下反映摄入食物中的磷含量。

3. *磁共振成像检查*

磁共振成像是活体状况下测体液中磷量的最新技术。

4. *中子活化分析*

对人体进行中子活化分析测活体中磷总量。

三、镁

正常人体含镁 20～28 g,是必需常量元素中含量最少的,其中 55%在骨骼中,27%在软组织中,6%～7%分布于其他细胞,分布于细胞外液者不到镁总量的 1%。镁是细胞内仅次于钾的阳离子元素。近来发现镁与细胞第二信使环磷腺苷(cAMP)的生成、激素和生长因子的受体、心肌细胞阳离子通道和维生素 D 代谢等多种生理功能有关。

(一) 镁的代谢、吸收、排泄

食物中的镁主要在空肠、回肠吸收,吸收率一般为 30%,可通过被动扩散和耗能的主动吸收两种机制吸收。其吸收量与摄入量有关。含镁低的膳食吸收率可达 76%,而含镁多者吸收率约为 40%。有报道增高膳食中的镁,可使钙吸收减少;增加钙摄入并未显著影响镁吸收。也有报道摄入过多磷可减少镁的吸收。其他如氨基酸、乳糖有利于镁吸收;而草酸、植酸过多,影响吸收。高热量、低镁或高钙膳食可导致镁的缺乏。

健康成人镁大量从胆汁、胰液和肠液分泌到肠道,其中 60%～70%随粪便排出,少量保留在新生组织中,有些在汗液或脱落的皮肤中丢失,其余从尿排出。肾是排镁的主要器官,每天排量 50～120 mg(为摄入量的 1/2～1/3)。

(二) 镁的生理功能和缺乏症

1. *镁是多种酶的激活剂*

三磷腺苷镁(MgATP)是蛋白激酶催化多种酶蛋白磷酸化的必需底物。镁所激活的酶如丙酮酸脱氢酶、己糖激酶、胆碱酯酶等涉及的生物化学反应和生理功能广泛，如氨基酸活化、蛋白质合成、脂肪酸合成、葡萄糖及其酵解产物的磷酸化等，对能量和物质代谢有十分重要意义。镁离子浓度降低，可阻止脱氧核糖核酸的合成和细胞生长、蛋白质的合成和利用减少、血浆清蛋白和免疫球蛋白含量降低。

2. 镁是细胞第二信使环磷腺苷(cAMP)生成过程的调节因子之一

如心脏的自动节律可能取决于细胞内镁离子，神经递质与受体结合、受体与腺苷酸环化酶偶联、G蛋白与腺苷酸环化酶活化、蛋白质受三磷腺苷镁(MgATP)磷酸化、各种类型的钾离子通道调节、钙离子通道磷酸化激活、钙离子通道失活、维持细胞内钙离子静止水平机制于适当活性等均与镁离子有关。因此，镁离子与神经肌肉活动、内分泌调节作用密切相关。

3. 镁是细胞内液主要阳离子

镁和钙、钠、钾一起，与相应的负离子协同，维持体内酸碱平衡和神经肌肉的应激性。镁与钙相互制约保持神经肌肉兴奋和抑制平衡。血清镁浓度下降，镁钙失去平衡，则出现易激动、心律失常、神经肌肉兴奋性极度增强，幼儿则可发生癫痫、惊厥。

4. 镁是心血管保护因子

镁为维护心脏正常功能所必需，可以预防高胆固醇所引起冠状动脉硬化；缺镁易发生血管硬化、心肌损害。补充镁盐可增高血清镁浓度使冠状血管和周围血管舒张，减少心肌梗死的病死率。

各种食物中含有丰富的镁，一般不会发生镁缺乏。但长期慢性腹泻、厌食、呕吐，输注无镁的静脉营养液，透析失镁，糖尿病酮症，甲状腺功能亢进，肝硬化，低钾血症，高钙血症，肾小管酸中毒，使用某些激素、药物等吸收障碍或排出增多情况下可出现镁缺乏。镁缺乏的表现主要在神经系统和心血管系统两方面。常见为肌肉震颤、手足抽搐、共济失调、谵妄、昏迷、心律不齐、血压升高等。适当的补充镁可予纠正。肾衰竭少尿、代谢性酸中毒等情况下静脉输注或口服抗酸镁制剂等则可能发生镁中毒，出现血压下降、恶心呕吐、精神改变、呼吸减弱、昏迷，甚至心跳停止。输注钙可对抗镁的毒性。

(三) 镁的需要量和供给量

中国镁推荐适宜摄入量(AI)为：成人350 mg/d。患有急、慢性肾衰竭，肠功能紊乱，吸收不良综合征，长期服泻药、利尿药或避孕药，以及甲状旁腺手术后，都应增加供给量以防镁缺乏。

(四) 镁的膳食来源

植物性食物含镁较多，粗粮、干豆、坚果、绿叶蔬菜中含量都比较丰富，肉类、海产品也是镁良好来源。加工精制食品和油脂含镁量最低。

(五) 镁的营养状况评价

首先从病人体格检查有无镁缺乏临床症状，分析病史有无镁吸收障碍或排出过多的情况；做镁的平衡测定，计算进出是否平衡；测定血液、组织、细胞的镁浓度。虽然已知镁为多种酶的激活剂，但尚未发现某种酶活力可做镁营养状况的指标。

四、钠、钾和氯

(一) 钠

钠是人体必需的宏量元素之一，是机体中除钾以外的另一个重要电解质。

1. 钠的人体含量和分布

人体每千克体重含 58 mmol 的钠，其中 70%在骨骼和细胞外液，需要时可以从骨骼和结缔组织动员移出。正常人血浆中钠的浓度为 135～142 mmol/L。

2. 钠的吸收代谢

作为调味品，钠随食物经胃通过肠道上皮被动进入人体。当低浓度食盐进入十二指肠和空肠时，分泌到肠道中的钠大部分重新被吸收。成人每天肠道的氯化钠吸收总量为 44 g，是食物和消化腺分泌的总和。部分钠通过血液运输到汗液、胃液、胰液、胆汁中。汗液中的钠排出体外，每天从粪便中排出的钠不到 10 mg，钠主要从肾脏排出，一般成人处于较凉爽的环境，每天随尿排出 100～140 mmol。

肾脏主要通过肾上腺皮质激素调节钠的代谢。醛固酮缺乏，调节机能紊乱，可使血钠降低，尿中钠排出量增加。

造成低钠的其他原因有：①摄入减少和吸收失常，如呕吐、腹泻、饥饿、吸收不良等；②分泌增加，如大面积烧伤，钠可从皮肤丢失；③排出增加，如服用利尿剂、急、慢性肾衰竭；④水摄入减少，如失水、脱水；⑤水排出增加，如患尿崩症。

3. 钠的生理功能

(1) 调节水分：钠主要存在细胞外液，构成细胞外液渗透压。体内水量恒定，主要靠钠的调节，钠多则水量增加，钠少则水量减少。所以，摄入过多的食盐，易发生水肿。

(2) 维持酸碱平衡：钠在肾脏重吸收后与氢离子交换，以排出体内酸性代谢产物，保持体液酸碱度恒定。

(3) 维持血压正常：钠调节细胞外液容量，维持血压正常。细胞外液钠浓度持续变化，对血压有很大影响。膳食中钠过多，钾过少，钠钾比值偏高，血压升高。人体可交换钠增加使动脉压升高。出现血压升高的年龄越轻，预后越差。

(4) 加强神经肌肉的兴奋性：钠、钾、钙、镁等离子浓度平衡，维持神经肌肉应激性，钠能加强神经肌肉的兴奋性。缺钠时可出现食欲不振、恶心、倦怠、头痛、眩晕、心率加快、脉细弱、血压降低、肌肉无力或痉挛。严重缺钠可导致呼吸衰竭、虚脱。

4. 钠的供给量和食物来源

每天膳食供给 5～15 g 氯化钠，摄入量随个人口味而定。除食盐外，糕点、味精等食品也含钠。水质含钠高的地区的饮食和饮酒也是膳食中钠的来源。根据中国成年人食盐平衡试验，每人每天约为 10 g，故食盐供给量以 $<$ 10 g 为宜，有高血压症状的病人宜控制在 6 g 以内。

(二) 钾

体内钾 70%存在于肌肉中，10%存在皮肤中，其余在红细胞、脑髓和内脏中，骨骼中较少。细胞内钾含量比细胞外高，一部分与蛋白质结合，一部分与糖、磷酸盐结合。细胞内外钾不断交换，约 15 h 达到平衡。

成人体内约含 140～150 g 钾，每千克去脂体重含 2.65 g 钾，大部分在细胞内液。血清钾正常浓度为 3.5～5 mmol/L(14～20 mg/dl)。

1. 钾的吸收和代谢

饮食中的钾大多在肠道通过扩散作用而被动吸收，小部分则是通过毛细血管壁逆浓度梯度主动耗能吸收。细胞内外平衡缓慢。钾在肾小管通过钠、钾交换机制经尿液排泄，仅有小量钾通过粪便排出。人体摄入过量钾时,即可出现保护性呕吐反应以阻止其迅速吸收,已进入的钾从尿中排出,故一般健康人不会有钾摄入过多而引起中毒危险。但肾衰竭、酸中毒、创伤、缺氧、机体过度分解状态,以及不适当补钾时可发生高钾血症。即使无钾摄入,每天自尿排出钾约 2 g,对于不能进食或服用利尿剂的病人,必须注意给以补钾,以免发生低钾血症。

2. 钾的生理功能

(1) 维持心肌功能:钾对心肌营养甚为重要。它协同钙和镁维持心脏正常功能,维持心肌自律性、传导性和兴奋性。

(2) 参与新陈代谢:细胞新陈代谢要有钾参与葡萄糖合成糖原、氨基酸合成肌蛋白、腺苷二磷酸变成腺苷三磷酸。

(3) 维持渗透压:细胞内钾与细胞外钠互相作用,互相制约,维持细胞内外钾离子、钠离子一定比例,是维持相对恒定渗透压的重要因素。

(4) 维持神经肌肉正常功能:钾能激活肌肉纤维收缩,引起神经突触释放神经递质,维持神经肌肉的正常生理功能。

(5) 降压作用:钾可保持体内适当碱性,有助于皮肤健康、维持酸碱平衡。钾通过利尿、扩血管等以改善水钠潴留,使血压下降。

3. 钾的供给量和食物来源

中国居民膳食钾适宜摄入量成人为 2 g/d,孕妇、乳母为 2.5 g/d。钾在所有食物中均存在。植物性食物含量较多,蔬菜、水果中含量甚为丰富,一般不致缺乏。摄入量不足或丢失过多等原因,可引起血钾降低,当低到 3.5 mmol/L 时,可出现倦怠、精神萎靡、烦躁不安;低至 2.7 mmol/L 时,可发生心律失常、腹胀、循环衰竭,甚至死亡。但摄入过多或排出减少,又可使血钾升高,当高到 5.5 mmol/L 时,会感到极度疲劳、肌肉酸痛、肢体湿冷、精神迟钝;>7 mmol/L 时,可出现心搏徐缓、心律失常,甚至心搏骤停、突然死亡。

4. 钾的评价指标

可用血清钾作为衡量指标,血清钾浓度 <3.5 mmol/L 为缺乏。

(三) 氯

1. 氯的人体含量和主要生理功能

成人体内每千克去脂体重含氯化物 1.56 g,新生儿每千克体重为 2.0 g。氯是细胞外液中的主要负离子,参与维持正常的渗透压和酸碱平衡。它是胃酸的主要成分,能激活唾液淀粉酶,有利于淀粉的消化。

2. 氯的吸收和代谢

饮食中的氯的钠盐、钾盐和其他金属盐类在肠内吸收,经血液和淋巴液运输到组织。在胃液壁细胞中与氢离子结合成胃酸。胆汁、胰液和肠液中也含氯化钠。

在肾小管中钠与氯分离,根据机体对重碳酸钠的需要程度,将适量的氯化物以铵盐(NH_4)形式排入尿中,以便用铵换取钠,将钠重新吸收。

血中氯化物水平是由钠的水平调节。当血中钠浓度高时,氯化物也随之增高。

氯与钠一样主要从肾和皮肤排出。在剧烈运动或高温下劳动时,汗液大量排出,相当多的氯化钠随汗排出,如不及时补充,可能引起氯浓度降低。

氯的摄入减少、吸收不良、胃液分泌增加、丢失过多(幽门梗阻)、肾脏排出增加(慢性肾衰竭)、血液循环障碍(充血性心力衰竭)、调节功能紊乱(醛固酮增多症、肾上腺皮质功能减退症)、酸中毒、血稀释(低钠血症)、病理性多汗等原因,都可使血氯低于正常。

与此相反,如摄入食盐过多、呼吸性碱中毒、脱水,以及胃肠道重吸收大量氯化钠,则可引起血氯过高。

3. 氯的供给量和食物来源

成人每天约需 0.5 g 氯,食盐、酱油、咸味调味品和腌制酱菜、肉类食品,以及植物性食品中都含氯。一般膳食中不会发生氯的缺乏。故中国营养学会推荐膳食氯的适宜摄入量(AI)成人为 3.4 g/d。

(徐丽芷)

第三节 微量元素

一、铁

铁是宇宙和地壳中最丰富的也是用途广泛的金属之一。1860 年首次确认为动物的必需营养素。铁是目前在金属元素中研究最多、了解最深的营养素之一。虽然对铁可获得的信息远较任何其他微量元素为甚,但仍存在着许多悬而未决的问题。

(一) 铁的生理功能

铁的功能取决于它的理化性质,主要是它具有氧化还原反应的能力。就化学而言,铁是一种高度活泼的元素,它能与氧相互作用形成损伤细胞膜或降解脱氧核糖核酸(DNA)的中间体。铁必须与蛋白质紧密结合才能防止其破坏作用。

铁具有在呼吸中运输氧和二氧化碳的作用,并参与细胞呼吸酶的活性部分。铁似乎还与免疫功能和认识行为有关,虽然这些关系尚未被清楚地确认,但却增进对全球居民预防缺铁性贫血重要性的认识。

血红蛋白存在于红细胞中,含铁蛋白血红素在肺内与氧结合,在组织中与二氧化碳结合。肌红蛋白也是一种血红素蛋白,在肌肉内起着氧贮存器的作用。

线粒体内腺苷三磷酸(ATP)的氧化生成许多血红素和非血红素的含铁酶。存在于细胞中的细胞色素,在呼吸链中经过铁的氧化和还原的交替($Fe^{2+} \rightleftharpoons Fe^{3+}$)而具有输送电子和储存能量的功能。许多非水溶性的药物和内生性物质经细胞色素 P450 转换为水溶性物质而能排泄。虽然这些极其重要的酶仅占总铁的一小部分,但若它们在细胞的浓度下降则会有长期的不利影响。

足够的铁摄入对维持免疫系统的正常功能是必需的。铁负荷过度和缺铁都可导致免疫反应的变化。铁为细菌所必需,因而铁负荷过度(特别是静脉注射)会引起增加感染的危险性。缺铁会影响体液和细胞免疫。缺铁者的循环中 T 淋巴细胞浓度下降;促有丝分裂反应受损;自然杀伤细胞(NK)活性降低。

研究表明健康老年人接受铁补充后,免疫反应有明显改善。

两种铁结合蛋白，即运铁蛋白和乳运铁蛋白通过截留微生物增殖所需要的铁可防止感染。

铁对所有年龄的人的正常脑功能至关重要，它与神经介质的功能和合成，可能还与髓磷脂有关。早期缺铁性贫血对儿童的影响可持续多年。

有人发现在贫血儿童与对照受试者之间，他们的学习表现、感觉运动能力、注意力、学习和记忆均存在着差异。用学校成绩的得分来测评显示，对缺铁性贫血儿童进行铁补充，有益于他们的学习进程。

在某些疾病状态下，如阿尔茨海默病（Alzheimer disease）的铁代谢会产生变化，正常人进入老年衰老期间，脑中的铁分布会也产生变化。

（二）铁吸收和转运

膳食铁在机体中以血红素铁（见于血红蛋白和肌红蛋白）和非血红素铁两种形式存在。血红素铁以完整的卟啉复合物方式被吸收进黏膜细胞，吸收受膳食成分和胃肠道分泌物影响很小，它仅占膳食铁的5%～10%，但吸收可达25%；而非血红素铁占膳食铁>85%，吸收仅5%。

非血红素铁必须在十二指肠和空肠上段才能被吸收。它被酸性胃液离子化，还原为二价铁状态，并与溶解性物质、抗坏血酸、糖和含硫氨基酸等螯合，当食糜从胃通过十二指肠时，十二指肠的分泌物使pH增加至7，在此状况下大多数3价铁沉淀，除非它已被螯合；2价铁在pH为7时明显地变为可溶，因此仍可吸收利用。

非血红素铁吸收的精确机制仍然未明。有一种模式认为，运铁蛋白被分泌进入肠腔中，经过运铁蛋白受体-铁-运铁蛋白复合物内吞作用往返运送铁进入黏膜细胞。更为现代的模式提出另一途径，铁在胃内酸性pH环境下与黏蛋白结合，此后，铁在小肠内pH较高的情况下不再沉淀，黏蛋白在细胞膜中将铁释放给糖蛋白，再在肠上皮细胞胞液中释放给游动铁蛋白，然后运铁蛋白释放铁给铁蛋白用以储存。这后一种理论表明了前一种理论的某些不一致：其一是人在出生时无合成运铁蛋白的能力，不会发生缺铁性贫血；其二是第二种模式并未能解释我们已知的有关铁吸收的全部，尤其是铁和锌对转运的竞争。

铁的吸收率似乎受到肠黏膜的控制，其接受的数量为人体需要所支配。黏膜运铁蛋白排入胆汁，在促进铁吸收上充当短程往返运铁蛋白的作用。它在小肠腔中带运铁，将其运至小肠细胞表面，再与运铁蛋白受体结合，释放铁后进入细胞，再回到肠腔以获得更多的铁。在黏膜细胞内，铁可与脱铁铁蛋白结合形成铁蛋白，暂时储存在细胞内，并成为两者的共用池。

铁从黏膜细胞运送到体内较摄取为慢，且受体内铁储存大小和膳食铁的数量的影响。铁从黏膜细胞释放至人体循环中的速率可由运铁蛋白的数量和饱和度进行调节。近代理论提出细胞膜上的运铁蛋白受体数能为个体细胞的需要所调节。膳食铁的缺乏首先反映在循环运铁蛋白的饱和度上。

运铁蛋白通常饱和到其总铁结合力（TIBC）的1/3左右。如果身体不需要铁的话，运铁蛋白依旧饱和且从黏膜细胞中的吸收少，余留在细胞内的运铁蛋白随细胞在其2～3 d生命终结时而消退。如果需要铁的话，运铁蛋白在其到达小肠黏膜细胞时则较少饱和，且较多的铁从黏膜细胞转到运铁蛋白上。

（三）铁的吸收效率

血红素值正常的成人食物中的铁仅5%～15%被吸收，而缺铁者的吸收率可高达50%。蔬菜中的铁仅2%～10%被吸收，而动物蛋白中的铁可吸收10%～30%。

当同时考虑膳食中两种形式的铁时，总膳食铁的吸收率男子为6%，育龄期女子为13%。女子的铁吸收率较高是因为她们体内的储存较低和有助于补偿月经的铁损失。婴儿期人乳中铁结合蛋白——乳运铁蛋白丰富，小肠黏膜上又存在乳运铁蛋白受体，因而其铁能被很好地吸收。

（四）影响铁吸收的因素

铁吸收率在某种程度上取决于所构成的食物。这些食物含有提高吸收的物质，如抗坏血酸和肉、鱼、禽(meat、fish、poultry，MFP)因子，或含有复合因子如抑制吸收的植酸。抗坏血酸是效力最大的铁吸收提高剂，它与铁形成螯合物，在小肠较高的pH状况下依旧溶解。这一作用已广为认可，以致在校正总铁摄入量时应考虑抗坏血酸的存在，以及来自肉、鱼、禽的血红素铁的摄入量。

血红素铁主要来自肉、禽、鱼的血红蛋白和肌红蛋白。虽然血红素铁在膳食铁中所占比例比非血红素铁要小，但却起着重要的作用，因为它的吸收比例要大得多，且受其他膳食因素的影响要比非血红素铁小。

人乳中含铁量低，但它的铁与强化配方牛奶相比则能有较好的吸收。这就是为何人乳喂养的婴儿比用强化配方牛奶喂养的婴儿不易患铁缺乏的原因。此外，乳清蛋白也可促进铁的吸收，母乳中的乳清蛋白占总蛋白的比例要比牛奶大得多。

胃内的酸度大可提高铁的溶解性，因而提高食物中铁利用的可能性。胃内盐酸缺乏或服用碱性物质，如抗酸药会干扰铁吸收。胃分泌物中还包含内因子，因其结构类似于血红素和维生素B_{12}，因而也增加血红素铁的吸收。

生理状态如妊娠期和生长期都要求增加血液形成，也刺激铁吸收，缺铁时吸收的铁可增多。

非血红素铁的吸收受到小肠上部溶解性的极大影响，还取决于整个膳食中成分对铁溶解性的影响。一餐中如含有提高吸收的肉、鱼、鸡，其非血红素铁的吸收要比相同份额的主要蛋白质来源为乳、奶酪和鸡蛋的吸收高4倍。全谷类和豆类为主的饮食铁吸收很差，但即使添加比较小量的肉或维生素C，即能大量增加全天所有饮食的铁吸收。含有维生素C的橘汁和其他饮料会增加非血红素铁的吸收。而茶中的鞣酸和咖啡则大幅度地降低非血红素铁的吸收，茶降低约为60%，咖啡约为40%。

植酸是6-磷酸肌醇，能螯合铁，从而降低铁吸收，它们主要存在于小麦、大米、玉米、核桃、花生的糠皮和木质素中。含有少至5～10 mg植酸的面包，即能使非血红素铁吸收降低50%。锌与铁盐同时服用也能降低人对铁的吸收，足量的钙有助于去除植酸、磷酸和草酸，它们都会与铁结合抑制铁吸收。

常用于强化或补充的各种化合物中，铁的利用率依其化学成分而差异很大。虽然亚铁形式的铁最易被吸收，但并非所有的亚铁化合物都作用相当。焦磷酸亚铁因不含使食物呈灰色的成分而常用于谷类食品中，然而，该化合物，以及柠檬酸亚铁和酒石酸亚铁都难以吸收。铁常以元素形式加到婴儿食品中，其吸收率取决于颗粒大小。

增加小肠蠕动性，减少食糜与肠道的接触时间，并使之从小肠最高酸度区域迅速移走，因而减少铁吸收。脂肪消化不良导致脂肪痢也减少铁吸收。

（五）铁的储存

人体有 200～1 500 mg 的铁以铁蛋白和含铁血黄素储存于体内，约 30%在肝中，30%在骨髓内，其余部分则在脾和肌肉中。相当于每天约 50 mg 的铁可从储存铁中动员，其中 20 mg 是用于血红蛋白合成。

使用灵敏的免疫检测技术能检出微量的循环铁蛋白，它与体内铁储存密切相关。血清铁蛋白测定是临床上评价铁状态无可估价的有效手段。

长期的高水平摄入铁或常常输血能引起肝中铁的异常蓄积。脱铁铁蛋白供给的饱和继之以出现含铁血黄素，它类似于铁蛋白，但含铁更多且极不易溶解。含铁血黄素沉着症是一种铁储存状况，它发生于摄取异常大量铁的人或有基因缺陷者，引起过量铁的吸收。如果含铁血黄素沉着症伴有组织损伤，则称为血红蛋白（血色素）沉着症。

（六）铁的排泄

铁从体内丢失仅通过出血，经粪便、汗液，以及正常毛发、皮肤脱落所排出的量非常小。大多数从粪便丢失的铁系食物摄入中未吸收的铁，其余则来自胆汁和胃肠上皮的脱落细胞。尿中几乎无铁排出。

每天铁丢失量成年男子接近 1 mg，非经期妇女稍微多些。随月经丢失的铁平均每天约 0.5 mg，然而个体间存在较大差异，已有报道约 5%的正常妇女月经期每天丢失铁＞1.4 mg。妊娠和哺乳期计 15 个月，每天需 1～2.5 mg 铁（不包括分娩出血的铁损失）。血红蛋白浓度为 150 g/L 的血每毫升含铁为 0.5 mg，可以此估计失血中损失的铁量。

（七）铁的膳食参考摄入量（DRIs）和食物来源

将铁的生理需要量转换为膳食参考摄入量，就必须考虑各种的铁的生物利用。膳食中铁的生物利用不仅受膳食中多种因子影响，与机体的铁营养状态也密切相关。由于缺乏充足依据，特别是缺乏中国膳食中铁吸收利用情况，中国营养学会建议确定适宜摄入量（AI），而不是推荐摄入量（RNI）。AI 建议值成年男子为 15 mg，成年女子为 20 mg，孕妇（妊娠中期）和乳母为 25 mg，孕妇（妊娠晚期）为 35 mg，见表 2-4。

表 2-4　中国居民膳食铁参考摄入量（DRIs）　　单位：mg/d

年龄（岁）	AI	UL	铁需要量	膳食中铁生物利用率（%）
0～	0.3	10	—	—
0.5～	10	30	0.8	8
1～	12	30	1.0	8
4～	12	30	1.0	8
7～	12	30	1.0	8
11～				
男	16	50	1.1～1.3	8
女	18	50	1.4～1.5	8
14～				
男	20	50	1.6	8
女	25	50	2.0	8
18～				
男	15	50	1.21	8

（续表）

年龄(岁)	AI	UL	铁需要量	膳食中铁生物利用率(%)
女	20	50	1.69	8
50～	15	50	1.21	8
孕妇(妊娠中期)	25	60	4	15
孕妇(妊娠晚期)	35	60	7	20
乳母	25	50	2.0	8

注：表中"铁需要量"为各人群铁需要量；膳食中铁生物利用率：考虑中国膳食特点，估测为8%。有研究表明孕妇在第二个3个月可将吸收率提高1倍，在第三个3个月时甚至提高4倍，分别达到15%和20%。

迄今最好的膳食铁来源是动物血和肝，其次的选择为牡蛎、有壳的水生动物、动物肾、动物心、瘦肉、家禽和鱼。植物来源最好的铁是干豆和蔬菜，一般蔬菜含铁量不高，生物利用率也低，但黑木耳、芝麻酱含铁量丰富，牛奶及其制品含铁甚微。

考虑铁的膳食来源时，食物中铁的利用率是重要的因素，例如，全谷食品和一些绿叶蔬菜在可利用的形式下仅一半甚至更少能被利用。谷物、面粉和面包的铁强化，可使总铁摄入量明显增加。婴儿用铁强化谷类食品对12个月前的儿童是一个简捷的铁来源。

（八）铁缺乏和缺铁性贫血

尽管铁是地球上最丰富的元素之一，但因为食物中最常见的铁形式是不溶性的，且在小肠内吸收很差，故缺铁性贫血仍是一个世界范围的营养问题。婴幼儿、青少年、育龄妇女，尤其是孕妇、乳母和一些老年人均是缺铁性贫血的好发人群。

铁耗竭从理论上讲分为三个阶段：第一阶段，铁储存减少，血清铁蛋白减少，而无血红蛋白、肌红蛋白等必需铁化合物减少，此阶段并不伴有不良的生理后果，但却表示一种脆弱状态；第二阶段，为无贫血的铁缺乏，生化变化反映出铁不足以满足合成血红蛋白，和其他必需化合物的正常需要，并有运铁蛋白饱和度降低和红细胞原卟啉增加，血红蛋白浓度尚未降到贫血标准以下；第三阶段，为缺铁性贫血，血红蛋白和红细胞比容(压积)低于同一年龄、性别的正常参考范围。区分贫血和缺铁性贫血是很重要的。如果贫血伴有其他实验室检查指标异常，如有低血清铁蛋白，或用铁治疗可纠正贫血即可作出缺铁性贫血的诊断。

膳食铁来源足以维持成年男子的铁平衡。预防妊娠期缺铁性贫血或治疗缺铁性贫血则不能单独依靠膳食，因为红肉和肝的铁含量不足以达到这一目的，往往必须给以铁剂，如亚硫酸铁、葡萄糖酸铁等。完善的治疗不只是纠正缺乏，更要消除引起缺铁的原因，如月经过多、泌尿道和消化道隐性出血或吸收不足等。

（九）铁负荷过度

铁负荷过度的原因包括遗传性血红素沉着症和输血负荷过度。后者可见于患镰状细胞贫血或珠蛋白生成障碍性贫血(地中海贫血)，它们由于严重而顽固性贫血大多需依靠反复输血。非洲人铁负荷过度可能由于饮用大量含铁很高(40～80 mg/L)的玉米啤酒而引起斑图型血红蛋白(血色素)沉着症。大量铁来自酿造酸性啤酒的铁容器，而这种啤酒增加铁的溶解。最新的证据提示非洲人的遗传因素也可能促使摄取铁很高的人出现铁负荷过度。

（程五凤）

二、硒

硒在20世纪30年代才首次从生物学上引起人们的注意，那是因为家畜吃了从高硒土壤中种植出的饲料患了慢性中毒的“硒毒病”。1957年Schwarz等发现，硒可防止维生素E缺乏的大鼠，产生营养性肝坏死。此后不久，硒广泛应用于农业生产以预防家畜和家禽中各种硒和维生素E缺乏状态，如羊和牛的白肌病、猪的营养性肝病、鸡的渗出性素质、火鸡的内脏肌病变。1973年首次证明硒是代谢过氧化氢的酶——谷胱甘肽过氧化物酶(GSH-Px)的必需成分，确立了硒在哺乳动物中的生物化学功能。1979年才有了硒对人类营养作用的报道。20世纪80年代以后有关硒在这方面作用的信息日渐增加。

(一) 硒的体内形式

动物组织中大部分硒以两种形式存在：一种是硒蛋白中的硒半胱氨酸，如谷胱甘肽过氧化物酶和硒蛋白-P；另一种是硒蛋氨酸，它参入各种蛋白质中置换蛋氨酸。关于组织硒的特性尚未完全阐明，可能还存在其他形式。

组织中硒蛋氨酸来自膳食，它不能在体内合成。这种硒形式并不为动物的硒状态所调节，可认为是一种非调节性的储存形式。当膳食硒供应中断时，硒蛋氨酸也转而对机体提供硒。

硒半胱氨酸是表现生物活性的硒形式。大多数证据证明硒半胱氨酸形式受到严格的调节。这种调节是必要的，因为这种活性化合物如游离在细胞中将干扰生物学功能。硒半胱氨酸经特殊机制参入蛋白质，尚未在动物体内证明它能代替半胱氨酸。硒半胱氨酸合成和参入蛋白质的调节是与产生排泄性代谢物相互协调。所以，当提供的硒超过所需的硒半胱氨酸形式时，该元素即被排出。

(二) 硒的代谢

动物膳食中的硒主要是硒氨基酸。硒蛋氨酸来自植物性食物，而硒半胱氨酸则来自动物性食物。在实验膳食和补充剂中常应用无机形式的硒。

1. 硒的吸收

硒蛋氨酸以硒蛋氨酸形式供给时，可完全吸收，其他形式的硒一般吸收良好。然而无机形式的硒因为受到肠内因素的影响吸收变化较大。因此，硒吸收率通常在50%～100%的范围内，且不受硒营养状态的影响。

2. 硒的运转

关于硒的运转所知甚微。血浆中的硒蛋白-P和谷胱甘肽过氧化物酶的糖基化形式均含有硒，它们可能直接起到运转硒的作用。

3. 硒的排泄

通过排泄调节可达到动物硒的体内平衡。当膳食摄入量从缺乏增加到足够范围时，硒的尿排出量开始增加。摄入量非常高时，易挥发形式的硒就被呼出。尚无粪硒可被调节的证据。因此，在生理状态下，尿排泄是体内硒调节的主要方式。尿硒的一小部分是三甲基硒，其余的尚未被识别。呼出的硒大部分是二甲基硒化合物。

(三) 硒的生化功能

据报道，大鼠将近有10种硒蛋白质，还有一种含硒的转移核糖核酸(tRNA)，但仅纯化了 3 种硒蛋白质且已被详细研究。对于其他硒蛋白或硒-tRNA 的功能了解甚微。

1. 谷胱甘肽过氧化物酶

谷胱甘肽过氧化物酶可将还原型(reduced)谷胱甘肽(glutathione, GSH)等量地还原为还原型氢过氧化物和游离的有机氢过氧化物。它由 4 个相同的亚单位构成，每个亚单位的主要结构上含有一个硒半胱氨酸。已知该酶有两种形式：一种是细胞内形式，主要发现在胞液和线粒体中；另一种是细胞外形式，由肝脏分泌至血浆中。细胞外形式经糖基化，其一级结构不同于细胞内酶。

谷胱甘肽过氧化物酶不能代谢磷脂中的脂肪酸氢过氧化物，在脂质过氧化作用系统中没有保护作用。但它可以在代谢氢过氧化物中起主要的作用，因此，对损害有所保护。因为该酶在细胞内和细胞外的形式不同，且其存在部位的谷胱甘肽浓度有高达 1 000 倍的差异(人血浆 GSH 浓度为 5 mmol，而人肝 GSH 浓度为 5～10 μmol)，因此，这些酶可能有不同的功能。

缺硒时所观察到的病理变化，有些不能根据谷胱甘肽过氧化物酶的作用来解释，但它与其他抗氧化剂和自由基清除剂一起可将细胞的过氧化物还原为水和相应的醇。

缺硒饲料喂养的大鼠肝脏和血浆谷胱甘肽过氧化物酶的活力容易降低到对照组活力的 1%以下。其他组织的活力也降低，但程度较轻。谷胱甘肽过氧化物酶活力测定可用于评估人的硒营养状态。

2. 磷脂氢过氧化物谷胱甘肽过氧化物酶

这是一种已被分离的含硒蛋白质，有抑制脂质过氧化作用，并能还原磷脂中脂肪酸过氧化物。磷脂氢过氧化物谷胱甘肽过氧化物酶分子量为 22 000，是单一的多肽。有关它的全面特性已有报道，但还不能进行常规测定。

3. 硒蛋白-P

它是已被纯化的第二种血浆蛋白质，但没有谷胱甘肽过氧化物酶的活性。它也是含有 7 个或更多硒半胱氨酸残基的单一多肽链，在大鼠的血浆中它含有大部分硒。用特殊的放射免疫检测进行测定，硒缺乏者该蛋白质的血清浓度降低到对照组值的 10%。然而谷胱甘肽过氧化物酶活力对硒缺乏要比硒蛋白-P 更为敏感。硒蛋白-P 的功能尚不清楚，因为它所有的硒是共价结合的，所以它不可能是主要的运转蛋白质。其他的硒蛋白质均具有氧化物还原功能，故硒蛋白-P 也可能具有这一活性，有人推测它具有抗氧化剂功能，起清除自由基的作用。

4. Ⅰ型碘甲腺原氨酸脱碘酶

近来发现此酶的活性位置含有硒半胱氨酸，这是又一个具有明确酶活性的硒蛋白。它参与肝、肾等 T_4 到 T_3 的转化，从而参与甲状腺激素的代谢。

(四) 硒的膳食参考摄入量(DRIs)和食物来源

1. 硒的膳食参考摄入量(DRIs)

1980 年美国全国科学院食物和营养局提出：(估计的)成人安全和足够的硒摄入量每天为 50～200 μg。这是根据动物实验外推而来的。大多数哺乳动物似乎需要 0.1 μgSe/g 干食物。因此，如果人每天消耗 500 g 食物(干的)，则每天将需要 50 μg 硒。因为尚未确定不同膳食硒的生物利用率和存在需要量的个体差异，故膳食推荐量便给以一个范围。

中国学者自 20 世纪 70 年代对克山病防治进行广泛深入的研究，揭示了硒缺乏是克山病发病的基本因素，同时也证明硒是人体必需微量元素。中国营养学会充分应用中国和国外的有关研究成果，建议成人膳食硒参考摄入量为 50 μg，孕妇为 50 μg，乳母为 65 μg。可耐受最高摄入量均为 400 μg，见表 2-5。

表 2-5　中国居民膳食硒参考摄入量(DRIs)　　单位：μg/d

年龄(岁)	体重/kg	EAR	RNI	AI	UL
0～	6			15	55
0.5～	9			20	80
1～	13	17	20		120
4～	19	20	25		180
7～	27	26	35		240
11～	42	36	45		300
14～	53	40	50		360
18～	60	41	50		400
孕妇			50		400
乳母			65		400

注：表示男女平均体重，kg。

2. 硒的食物来源

哺乳动物主要依靠不断地补充以维持硒的储存。食物和饮水是机体硒的主要来源。

食物中的硒含量变化很大(以 μg/g 鲜重计)，最富含的食物来源是动物内脏和海产品为 0.4～1.5 μg/g；以下顺次是肌肉 0.1～0.4 μg/g；不同产地的玉米和谷物<0.1 μg/g 至>0.8 μg/g；乳制品<0.1～0.3 μg/g；水果和蔬菜<0.1 μg/g。不同产地的玉米和谷物硒含量差异甚大是由于能供给植物摄取的土壤硒含量(植物利用率)的不同。例如，从中国硒中毒地区收集来的玉米、大米和大豆，硒的平均含量分别为 8.1、4.0 μg/g 和 11.9 μg/g，而取自克山病地区的同一种食物含量分别仅为 0.005、0.007 μg/g 和 0.010 μg/g。动物产品的硒含量也有一些差异，但其变化程度很小，这是因为在不同暴露条件下趋向于硒的体内平衡控制。缺乏时，动物趋向于储存硒，过量时即可排出硒。除一些局部的富硒的地区外，饮水一般对硒的整个摄入量来说几乎可忽略不计。

中国克山病地区膳食硒摄入量极低，每天仅为 3～22 μg，而在硒中毒流行地区膳食硒摄入量竟高达每天 6.690 μg。

3. 硒的生物利用率

有关食物中硒生物利用率的研究刚刚开始，动物模型已显示不同食物硒的生物利用率有很大差异。常用的估计硒生物利用率的常规方法是给硒耗空的动物喂饲各种食物来源的硒，随后观察谷胱甘肽过氧化物酶活力的增加情况。

4. 硒的营养素之间的相互关系

硒在谷胱甘肽过氧化物酶中的作用，它可能与其他影响细胞抗氧化剂或前氧化剂平衡的营养素相互作用。例如，鸡的硒需要量是与膳食维生素 E 成反比。硒还能防止汞、镉和锡的毒性，有人已经提出硒有抵消重金属污染物的生理作用。

(五) 硒的缺乏和中毒

1. 硒缺乏

20 世纪 70 年代初，中国科学工作者发现克山病与人群硒含量有关。该病在本质上属于一种地球生物化学疾病。主要易感人群是2～6岁儿童和育龄妇女，大多发生在农村半山区，从中国东北到西南包括15个省、自治区直辖市，形成带状分布。其主要症状有心脏扩大、心功能代偿减弱、发生心源性休克或心力衰竭、心电图异常、X线检查可见心搏减弱、心脏扩大呈球型。分析病区和非病区人群血、头发和粮食样品中的含硒量，显示克山病区人群内外环境均处于贫硒状态，病区人群血谷胱甘肽过氧化物酶（GSH-Px）活力也明显低于非病区人群。用亚硒酸钠预防克山病取得可喜成果，然而该病的某些特征，如季节性变化，却不能单单根据缺硒加以解释。因此，该病还可能包括一些其他病因因素，如感染、环境、营养等。

其他与缺硒有关的疾病还有地方性大骨节病，其主要病变是骨端软骨细胞变性坏死、肌肉萎缩、发育障碍，发生在青春前期和青春期的青少年。然而缺硒对大骨节病的假设并不像克山病那样被广为接受。有人提出其他病因，如谷物中的真（霉）菌毒素、无机盐失衡、饮水有机物污染也可能与发病有关。

已经作了众多尝试，试图将硒状态与多种人类慢性退行性疾病，尤其是癌症相联系。有人提出对致癌作用肯定有化学预防作用的平均硒摄入量估计为每人每天250～300 μg。这一剂量对硒摄入量低或不足的人群较为明显。然而，将低硒状态与癌症发生率增加相联系的流行病学调查证据是相互矛盾的，而且常常是根据对照组和以后发生癌症的受试者血浆硒的浓度微小差异做出的。一些动物试验显示高浓度的膳食硒能使动物免于化学性或病毒性诱导的癌症；但在有些情况下，硒本身能在啮齿类动物模型中刺激肿瘤生成。因此，使用硒作为癌症预防剂应谨慎行事。硒作为化学预防剂的有效范围是很窄的。

长期胃肠外营养病人处于贫硒状态，有充血性心肌病发生，其心肌细胞病变特征与克山病心肌病变相似。

此外，硒具有抗氧化作用，因此，机体硒水平的高低直接影响机体抗氧化能力，以及对相关疾病的抵抗能力。硒还具有免疫作用，它几乎存在于所有免疫细胞中，补充硒可以明显提高机体免疫力而起到防病效果。

2. *硒中毒*

引起动物慢性硒毒性的膳食硒水平是4～5 μg/g。迄今尚无具有敏感性和特异性的生化试验能用于硒的过度暴露。中国恩施市硒中毒地区，在20世纪60年代初曾发生硒中毒的爆发流行，在病情最重的村估计每人每天硒摄入量达30 mg以上，发病率高达83%。主要中毒症状是脱发、脱甲，部分病人出现皮肤症状，少数重病者出现神经症状，可能还有牙齿损害。该地区的硒来自煤层，也有通过谷物、蔬菜进入人体的。在流行高峰年以后，病区居民每天硒摄入量为3.2～6.69 mg/d，平均4.990 mg/d，而临近中毒地区的居民每天硒摄入量仅750 μg。

美国曾报道由于消费“保健食品”硒补充剂而发生13人的中毒事件。该保健食品的硒含量超过其标签所标示剂量182倍，使受害人所摄入的硒总量估计在27～2 387 mg之间。最常见的症状是恶心、呕吐、脱发、指甲变形、烦躁、疲劳和周围神经炎。

（六）硒的营养状态评价

可用膳食和生物化学方法进行硒营养状态评价。

1. *硒的分析法评价*

硒浓度可用多种方法进行极其精确的测定。如荧光法、中子活化分析、原于吸收光谱和质谱法已用于测定体液和组织中的硒。生物学活性的硒则可通过测定谷胱甘肽过氧化物酶和硒蛋白-P浓度进行评估。血硒浓度在不同的国家中有很大的差异。虽然膳食硒与肌肉硒浓度或体内总硒含量的直接关系还未得到确认，但有人认为血硒能反映膳食摄入量。美国不同地区所报告的平均血硒浓度范围在 2.03～3.29 μmol/L 之间（1 μg Se 相当于 0.012 7 μmol Se）。而中国患克山病和地方性硒中毒地区的极端值各为 0.10 μmol/L 和 95.0 μmol/L。近年提出血液中以血小板硒最高，红细胞次之，全血更次之，最后是血浆（或血清）。但由于血清测定技术比较简单，血清硒与膳食摄入量呈正相关，故用血清硒作为评价硒营养状态的较多。血浆硒浓度对硒补充的反应比全血硒迅速得多，故是短时期硒状态指标。红细胞的硒代表较长时期的硒状态，血小板硒代表现存的硒水平。摄入富含硒蛋氨酸的膳食能明显提高血硒浓度，因为这种形式的硒不是体内平衡调节的主体。

头发硒测定的重要性仍未完全确定，一般适用于群体。当存在外环境污染时（煤中或洗发剂中含有的硒等），发硒与硒的相关性就不存在。当膳食硒水平变化不大时，发硒和指（趾）甲硒也可评价机体内硒的营养水平。

用食物成分表计算膳食摄入量评估硒状态是危险的，因为食物硒含量差异太大。最安全的途径是通过膳食直接化学分析。不过，如果可以得到适当的资料依据，膳食计算和化学分析的硒摄入量就有可能获得合理的一致。

2. 硒的生物化学和临床评价

血谷胱甘肽过氧化物酶与血硒浓度之间的直接相关仅存在血硒浓度＜1.27 μmol/L（0.1 μg/ml）时，超过这一浓度，酶活力呈平台状态就不能用于评价硒营养。而且许多其他因素能影响谷胱甘肽过氧化物酶的活力。但是，谷胱甘肽过氧化物酶活力在膳食摄入量营养范围内仍然是硒状态极其有用的指标，而且已设计适合于大规模调查的自动酶测定。目前，尚无适合的评价硒状态的临床方法。

三、锌

新生儿体内含锌总量约为 60 mg，成年女子总量约为 1.5 g，成年男子总量约为 2.5 g。

锌分布于人体所有组织、器官、体液和分泌物中。约 60%以上的锌存在于肌肉，30%存在于骨骼。成年男子主要器官组织中的锌含量见表 2-6。

表 2-6　成年男子(60 kg)主要器官组织中的含锌量

组　织	含　量		占总量%
	μg/g	总量(g)	
骨骼肌	51	1.53	57
骨骼	100	0.77	29
皮肤	32	0.16	6
肝	58	0.13	5
脑	11	0.04	1.5
肾	55	0.02	0.7
心	23	0.01	0.4
毛发	150	＜0.01	＜0.1
血浆	1	＜0.01	＜0.1

(一) 锌的生理功能

有关锌的生理功能的认识，主要通过缺锌的动物和病人的临床表现、补锌后改善的实践获得。主要的生理功能有以下几方面：①促进正常生长发育，促进组织修复再生。妊娠期大鼠缺锌，易致流产、胎儿畸形。有报道人胎儿出生时的身长、体重与羊水含锌量呈显著正相关。近年来有些国家已开始给孕妇常规补充锌剂。缺锌的动物和人生长发育滞后、学习能力低于对照组、性器官发育不全、性功能低下、创伤愈合迟缓；②保护皮肤健康。缺锌的动物和人均出现皮肤粗糙、上皮角化；③促进免疫功能。缺锌的动物和人可有胸腺萎缩，脾脏减重，胸腺激素生成减少，使淋巴细胞、自然杀伤细胞、中性粒细胞的功能减弱，细胞介导免疫改变。免疫功能降低容易感染发病；④促进食欲、正常的物质代谢和多种内分泌腺功能。缺锌病人可有食欲减退、异食癖、糖利用减少、脂类氧化增强和蛋白质合成减少等代谢异常。

锌的生理功能是以它的生物化学作用为基础的，主要生物化学作用有以下几方面。

1. 锌参与酶分子的结构

已知体内有200多种酶含锌，锌在这些酶的活性中心形成和与作用物的结合中有重要作用。这些酶催化的反应涉及多种生理功能(表2-7)。

表2-7　部分含锌酶及其有关的代谢

含锌酶	生物化学作用
碳酸酐酶	促进CO_2运输和排出
碱性磷酸酶	脱磷酸反应、骨代谢
RNA聚合酶	RNA合成
DNA聚合酶	DNA合成
羧肽酶	蛋白质代谢
二肽酶	蛋白质代谢
中性蛋白酶	蛋白质代谢
亮氨酸氨肽酶	蛋白质代谢
乳酸脱氢酶	糖代谢
苹果酸脱氢酶	糖代谢
醛缩酶	糖代谢
醇脱氢酶	乙醇和视黄醇代谢

2. 锌稳定生物膜的作用

锌可以促进膜中的巯基和磷脂的稳定、增强膜结构对氧自由基的抗击能力、稳定膜结构、保护膜受体和膜转运的功能正常。

3. 锌对基因表达的作用

在基因的转录复制过程中，多种转录因子必须与DNA结合。已知这种结合系通过转录因子内的锌指结构完成。此外，锌指结构还与信号传导、细胞黏附和mRNA的更新有关。

4. 锌是味觉素的组成成分

味觉素(gustin)是一种含锌蛋白，对味蕾的分化和有味物质与味蕾的结合有促进作用。

(二) 锌的代谢

食物中的锌主要在小肠内吸收。锌浓度低时，以与肽形成复合物的机制主动吸收；锌浓度高时，则以被动扩散为主。食物中的半胱氨酸、组氨酸等有机酸有利锌吸收，植酸、鞣酸、纤维素等对吸收不利。因此，人体对动物性食物中的锌能较好地吸收利用，植物性食物中的锌不易为人体吸收利用。铁可竞争黏膜细胞的锌结合受体，故可抑制锌吸收。

黏膜细胞内的锌可被利用，或进入血液，或结合于金属硫蛋白(metallothionein)保留于细胞内。高锌可以诱导金属硫蛋白的合成，使肠黏膜细胞能存积摄入锌和内源锌，并释放至肠腔，以调节体内锌平衡。金属硫蛋白由肝合成，是一种富含金属和硫的非酶蛋白质，主要分布于肝、肾、小肠和胰腺。人的金属硫蛋白由 61 个氨基酸组成，半胱氨酸对构象起重要作用。每分子金属硫蛋白可结合 7 个 2 价金属离子，如 Zn^{2+}、Cu^{2+}。金属硫蛋白可诱导生成，它对金属离子的运输和储存，以及避免过多的金属对机体的毒性有重要作用。

血液中的锌约 80%存在于红细胞中。12%～23%在血浆中，约 3%在白细胞和血小板中。体内无特异的储存锌，主要由小肠吸收和粪便排出调节体内锌水平。摄入锌过少的孕妇和乳母，吸收率提高。成年后随年龄增长，锌吸收减少，同时内源性锌排出也减少，以维持体内平衡。

锌主要经肠道排出。粪便中的锌主要为食物中未被吸收的部分，每天分泌的胰液中含锌 2.5～4.5 mg，大部分重吸收，此胰肠循环对维持体内锌平衡有重要意义。随摄入量高低，内源性锌的排出量可变动于 1～5 mg/d。

正常人尿锌排出量 440～550 μg/d，与尿量无关。如锌摄入量低，肾小球滤过的锌可重吸收 95%。当人体处于分解代谢增强，例如，严重烧伤、创伤、完全禁食等条件下，尿锌排出量则显著增高。

汗液、毛发生长每天排出锌<1 mg。

(三) 锌的供给量和食物来源

营养素需要量通常基于下列几方面：即维持平衡所需的量、补足内源丢失的量，以及维持正常功能所需要的量。由于锌的营养状况尚无理想的功能试验方法，所以通常是以补足内源丢失所需的量作为需要量。参考人体锌平衡研究结果，2000 年中国营养学会推荐中国居民锌的膳食参考摄入量见表 2-8。

表 2-8　中国居民锌的膳食参考摄入量(DRIs)　　单位：mg/d

年龄(岁)	性别	体重(kg)	EAR	RNI	UL
0～		6	1.45①		
0.5～		9	6.7	8.0②	13
1～		13	7.44	9.0②	23
4～		19	8.66	12.0	23
7～		27	9.68	13.5	28
11～	男	42	13.10	18.0	37
	女	41	10.82	15.0	34
14～	男	56	13.88	19.0	42
	女	50	11.20	15.5	35
18～	男	65	11.23	15.5	45
	女	58	8.26	11.5	37
妊娠早期			8.26	11.5	
妊娠中期			+5	+5	35
妊娠晚期			+5	+5	
乳母			+10	+10	35

注：①为纯母乳喂养的婴儿适宜摄入量(AI)。纯母乳锌生物利用率为 80%，婴儿内源性丢失为 20 μg/kg。②完全母乳喂养和人工喂养的婴儿锌摄入量的变异吸数为 12.5%；表中数值用估计的城市和农村膳食锌的平均吸收利用率为 25%计算。

锌的食物来源很广泛，但各种食物的含锌量可有很大差异。牡蛎、鲱鱼等海产品含锌量丰富，如牡蛎含锌 75 mg/100 g；肉、肝、蛋类食品、全粒麦、糙米、大豆、花生、核桃、杏仁、大白菜、白萝卜等含锌量也较多，但吸收率低。因此海鱼、牛肉和其他红色肉类是锌的良好食物来源。牛乳的锌含量高于人乳，但吸收率只有 42%，人乳中锌含量低于牛乳，但含有利于锌吸收的小分子配体，其吸收率为 60%，高于牛乳。如果母亲不缺锌，则母乳喂养一般能满足婴儿的锌需要。

（四）锌缺乏和锌过多

1. 锌缺乏

（1）摄入量不足：常因动物性蛋白质摄入少而伴有锌摄入量不足，例如，偏食习惯，经济条件限制动物性食物摄入不足；或疾病、年老者食欲不振，导致各种营养素摄入减少；生理需要增高（如小儿迅速生长、妊娠、授乳等）而未予注意的，发生相对摄入不足。长期以缺锌或低锌代乳品喂养的小儿和全肠外营养的病人未及时补充锌，易发生锌缺乏。

（2）吸收不良：食物中过多的膳食纤维、植酸和其他 2 价金属离子干扰吸收；遗传性的吸收障碍疾病；肠病性肢端皮炎（acrodermatitis enteropathica，AE）病人。

（3）丢失增加：肠道疾病，如严重寄生虫病、腹泻、节段性回肠炎等致肠道排出增多；肾病综合征、糖尿病、严重烧伤、急性感染等分解代谢增强；使用青霉胺、氢氯噻嗪（双氢克尿噻）等药物均可使尿锌排出增加；脱屑性皮肤病也可使锌丢失增加。

表现：轻度的慢性锌缺乏，可发生于任何年龄。表现为生长发育滞后、性器官发育不良、性功能障碍、情绪冷漠、味觉异常、异食癖和厌食、夜盲、皮肤易感染、伤口愈合延缓和胎儿畸形等，可因缺乏程度而异。

急性锌缺乏，多由于静脉营养或应用青霉胺、利尿剂，又未及时补锌引起。病人有味觉异常、厌食、精神欣快或嗜睡、共济失调、皮肤痤疮、急性感染、明显的神经精神症状和免疫功能损害的表现。

锌缺乏是可以预防和纠正的，可针对缺锌原因采取措施。

2. 锌过多

较锌缺乏少见。用镀锌罐头装灌的食物或饮料可有锌污染，摄入这类食品过多可发生锌中毒。典型表现为上腹部疼痛、腹泻和恶心呕吐。职业接触吸入金属锌烟气，可出现呼吸增强、出汗和虚脱。每天补充锌 25 mg，可继发铜缺乏。长期摄入锌 150 mg/d，可发生血清高密度脂蛋白（HDL）降低、胃损伤和免疫功能抑制。

四、铜

成年人体内含铜 80～100 mg。胎儿体内含铜量相对高些，出生后逐渐降低。体内的铜分布于各种组织器官，其中肌肉和骨骼含量最多，以脑和肝的浓度最高，其次为心、肾和毛发。血浆中的铜约 60%存在于铜蓝蛋白中，其余部分与清蛋白（白蛋白）、氨基酸结合。

（一）铜的生理功能

铜是体内近 40 种氧化还原酶的必需成分。铜有一价铜（Cu^{+}）和 2 价铜（Cu^{2+}）的氧化还原形式，在氧化酶中发挥催化中心的作用。它的生理功能通过含铜酶显示主要有以下几方面。

1. 促进结缔组织的合成，使骨骼、血管壁健全

结缔组织中的胶原蛋白、弹性蛋白的合成需由含铜酶—赖氨酰氧化酶催化交联反应。缺铜时骨质疏松、血管壁弹性和张力减低，易发生动脉瘤。

2. 维护造血功能

铜蓝蛋白亦称亚铁氧化酶，由肝脏合成，每分子铜蓝蛋白含 6 个铜。它能催化 Fe^{2+} 转变成 Fe^{3+}，因为只有 Fe^{3+} 才可与运铁蛋白结合于血中运输，故铜蓝蛋白对肠黏膜细胞吸收铁和造血组织利用铁均有重要作用。因此，缺铜时也可出现缺铁性贫血的症状。

3. 维护中枢神经系统正常结构功能

神经髓鞘磷脂合成需有含铜的细胞色素氧化酶作用；与神经递质儿茶酚胺代谢有关的多巴胺、β-羟化酶和单胺氧化酶均为含铜酶。

4. 促进黑色素合成

催化黑色素合成的酪氨酸酶是含铜酶，故缺铜动物的毛发和皮肤的色素减少。

5. 清除超氧负离子

铜，锌-超氧化物歧化酶(Cu，Zn-SOD)是体内重要的清除超氧负离子的酶，Cu 参与该酶的活性中心结构。

(二) 铜的代谢

食物中的铜主要由小肠吸收。食物含铜量低时，依靠主动吸收；含量高时则尚有被动扩散机制参与。吸收率随食物的含铜量变动，含铜量低则吸收率高；含铜量高则吸收率降低。故小肠吸收率对体内铜平衡有一定调节作用。

有人进行动物实验研究发现，摄入过多的无机铁、锌、钼和维生素 C 可干扰机体对铜的吸收利用。

吸收后的铜在血液中主要与白蛋白、转铜蛋白和氨基酸结合运输。大部分由肝摄取，小部分由肾摄取。肝摄入的铜在数小时内即参入铜蓝蛋白。肝摄入量多时，并可参入金属硫蛋白，以避免铜的毒性作用。肝内可有少量铜储存。以铜蓝蛋白形式经血液运输，送至组织细胞。铜蓝蛋白与细胞表面相应的受体结合后，释放部分铜入细胞。含铜量减少的铜蓝蛋白回至肝内降解，经胆汁排出。

体内铜排出主要经胆汁排至肠道，少量可被再吸收，大部分随粪便排出。少量经汗液、表皮脱落和尿排出。当膳食摄入铜增高时，内源性铜排出也增加，反之，排出减少。

(三) 铜的供给量和食物来源

中国营养学会推荐中国居民膳食铜参考摄入量见表 2-9。

表 2-9 中国居民膳食铜参考摄入量(DRIs) 单位：mg/d

年龄(岁)	AI	UL	年龄(岁)	AI	UL
0～	0.4	—	7～	1.2	3.5
0.5～	0.6	—	11～	1.8	5.0
1～	0.8	1.5	14～	2.0	7.0
4～	1.0	2.0	18～	2.0	8.0

长期接受肠外营养的病人一般每天经输液供给 0.3 mg 铜可以保持平衡，胃肠道排出多的需增加至 0.4～0.5 mg，胆汁郁积或胆汁排出障碍的病人则需减少铜的供给量。

铜广泛分布于各种食物中。富含铜的食物有坚果类、豆类、谷类、肝、肾和贝类，其每百克含铜量在0.3～2 mg；其次为马铃薯、双孢蘑菇、香蕉、葡萄、番茄，以及大多数肉类，含量在0.1～0.3 mg，其他蔬菜、鸡、某些鱼类含量可<0.1 mg。成人每天的膳食可供给2.5～5 mg的铜，足以满足需要量。牛乳含铜量很低，人乳含铜量高于牛乳，但随授乳期延长，铜含量渐低。所以用牛乳人工喂养和母乳喂养后期的婴儿，需注意给予补充适量的铜。

(四) 铜缺乏和铜中毒

1. 铜缺乏

妊娠晚期3个月，胎儿储备的铜足以满足出生后4～6个月的需要，所以足月产婴儿以母乳喂养，又能及时添加辅食的条件下，不会发生铜缺乏。铜缺乏多见于营养不良婴儿、早产儿、以牛乳人工喂养的低体重儿，以及长期接受肠外营养的病人。铜缺乏可在肠外营养未补充铜数月后发生。游离氨基酸溶液或过多的胃肠排泄可使加剧。

铜缺乏的表现可有贫血、中性粒细胞减少、骨质疏松、运动障碍、血清铜蓝蛋白和铜含量降低。用铜剂治疗有效。

2. 铜中毒

急性铜中毒发生的原因，可由于小孩误服、治疗烧伤时的外用药物、饮用铜污染的水、食用铜制容器储放的酸性食物以致摄入大量铜引起。表现上腹痛、恶心呕吐和腹泻，严重的可发生昏迷、少尿、肝坏死、血管塌陷以致死亡。

慢性铜中毒可发生在使用铜管作血透的病人和用铜化合物作杀虫药的葡萄园的工人。

五、碘

健康成年人体内含碘15～20 mg，其中的70%～80%在甲状腺。甲状腺是体内碘浓度最高、含量最多的组织，骨骼肌含碘量占第二位。下列各种组织的碘浓度(μg/g湿重)依次为甲状腺、肺、卵巢、肾、淋巴结、肝、睾丸、脑、肌肉。组织中的碘主要是有机碘。

(一) 碘的生理功能

碘在人体内的功用，主要是作为甲状腺素的合成原料，因此，碘的生理功能通过甲状腺素的作用显示。该激素的生理作用主要有以下几方面：①促进机体基础代谢和幼小机体生长发育：胎儿末期或出生后缺乏甲状腺素，可发生生长发育延滞，并发生永久性中枢神经发育不全，称为呆小症；②促进脂类代谢：增强脂肪组织对肾上腺素和胰升糖素的敏感性，从而促进脂肪水解。促进胆固醇合成，又促进胆固醇转变为胆酸，后一作用强于前者，故使血浆胆固醇降低；③促进多种营养素的吸收和利用。

如果人体缺碘，甲状腺素合成分泌量就会减少，表现出甲状腺功能低下的症状和体征，甲状腺局部可发生代偿性组织增生，称为缺碘性甲状腺肿。

(二) 碘的代谢

食物中的碘在肠道中经还原成碘离子(I^-)后迅速吸收。血液中的碘主要与球蛋白结合运输，由甲状腺、肾、肌肉、唾液腺、胃黏膜、泌乳的乳腺、卵巢等摄取。甲状腺的摄碘能力最强，24 h内可摄取吸收碘的30%。甲状腺中的碘浓度比血浆高25倍。

在促甲状腺素(TSH)刺激下，滤泡细胞经胞饮将滤泡中经碘化的甲状腺球蛋白吞入，并与溶酶体结合，经酶水解将三碘甲腺原氨酸(T_3)、甲状腺素、四碘甲腺原氨酸(T_4)、一碘酪氨酸(MIT)和二碘酪氨酸(DIT)自甲状腺球蛋白分子中释出。其中 T_3、T_4 扩散入血液，MIT 和 DIT 则脱碘，碘可再利用。

体内的碘主要经尿排出，少量经胆汁自粪便排出。约 1/3 甲状腺素在肝内与葡萄糖醛酸结合，经胆汁排入肠腔，其中 1/3～1/2 被重吸收。此外，汗液、呼吸可排出极少量碘，乳母自乳汁排出少量，乳中含碘为 7～14 μg/dl。

(三) 碘的供给量和食物来源

中国营养学会 2000 年提出的每人每日碘的推荐摄入量(RNI)：儿童为 90～150 μg；成年人为 150 μg；孕妇和乳母为 200 μg，见表 2-10。

表 2-10　中国居民膳食碘参考摄入量(DRIs)　　单位：μg/d

年龄(岁)	RNI	UL	年龄(岁)	RNI	UL
0～	50	—	11～	120	800
0.5～	50	—	14～	150	800
1～	50	—	18～	150	1 000
4～	90	—	孕妇和乳母	200	1 000
7～	90	800			

碘的食物来源主要是海盐和海产品。沿海地区食物含碘量高，边远山区食物含碘量则低，故这些地区缺碘性甲状腺肿的发病率也高。

(四) 碘缺乏和碘过多

1. 碘缺乏

碘缺乏多由于膳食中摄入的碘不足或长期食用含致甲状腺肿因子的食物，如结球甘蓝、油菜含丰富的硫氰酸盐干扰甲状腺摄碘功能；有些药物如硫脲、磺胺和咪唑可干扰酪氨酸的碘化过程。如果碘缺乏发生在胚胎脑发育的关键时期(怀孕 6 个月至出生后 1 年)，则主要影响智力发育，并有身体发育和性发育障碍等，即为呆小症亦称克汀病；如果碘缺乏发生于儿童和成人，即可发生甲状腺肿；发病有地域特点的称为地方性甲状腺肿。此病以甲状腺肿大为特征，这是因为碘摄入不足，使甲状腺素的合成释放量不足，对垂体负反馈抑制减弱，垂体分泌促甲状腺素(TSH)过多而导致甲状腺组织增生、腺体肿大。轻度的甲状腺肿无明显临床症状，严重的可有甲减和至颈部紧压感等体征症状。

防治碘缺乏的地区，应经常进食含碘量较高的食物如海产品等。内陆地区可食用加碘的食盐或食用油。目前，国家有关部门已向居民普遍供应加碘食盐。加上各地食品的广泛交流，居民食物种类丰富，故缺碘问题正在解决中。

2. 碘过多

多由于长期摄入含碘量高的饮食或医疗用碘引起。每天摄入碘>0.5 mg 则有可能发生碘过多。中国某些近海地区居民食用海带，其含碘量可高出普通食盐约 1 500 倍；近海地区的浅井水也含有丰富的碘。因此，近海地区居民可能发生高碘性甲状腺肿。组织对碘抑制有“逃逸”机制，故病人大多无自觉症状，个别有颈部紧压感，甲状腺功能和血中甲状腺素水平通常在正常范围。

缺碘地区在采用食盐加碘后 1～3 年内，碘性甲状腺亢进症发病率升高而后渐降至食盐加碘前水平。碘性甲亢多见于严重缺碘地区 45 岁以上人群，尤以女性和患有结节性甲状腺肿者。故对这些居民补碘不宜过快、过多。患有甲状腺疾病者应在医生指导下使用不加碘食盐。

通过尿碘测定如确定病人甲状腺肿是由于摄碘过多，应采取针对性措施。防治碘过多的原则是避免或少吃含碘过多的食物或药物和饮用水。

六、氟

正常人体含氟约2.6 g，随饮食摄入氟多少而变动。体内的氟约95%分布于骨和牙齿中，其次分布于指甲、毛发，极少量分布于其他器官、组织和体液中。长期生活于高氟地区的居民，体内含量可高于正常。

（一）氟的生理功能

主要是增强骨和牙齿的结构稳定性、保护骨和牙齿的健康。氟可部分地取代羟基磷灰石晶体中的羟基，形成溶解度更小、晶体颗粒更大和更稳定的含氟磷灰石，成为骨盐的组成成分。此外，适量的氟有利于钙和磷的利用、在骨中的沉积，加速骨骼的形成，保护骨骼健康。牙釉质牙本质的氟浓度可以高达每百克11 mg，因而有助于牙齿的坚硬度，有防止龋齿发生的作用。此外，氟是糖代谢中烯醇化酶的强抑制剂，因此，还有抑制口腔微生物的糖酵解、减少酸性物质生成的作用。所以外用含氟牙膏、氟化物涂布牙齿也是重要的防龋措施。

（二）氟的代谢

饮水中的可溶性氟主要由胃吸收。食物中的氟受其他化学成分影响，其吸收率为75%～90%，吸收方式属被动扩散。氟不仅可经口服吸收，其蒸汽和粉尘也可通过体表吸收。吸收后的氟以离子形式由血液输送，大部由骨骼摄取，氟离子与骨盐羟基磷灰石的羟基交换进入晶格，取代部分羟基，又可经离子交换或骨重建过程动员释放。正常人每天摄入的氟约50%经肾脏排出，少量由粪便和汗液排出。尿氟排出量随年龄增长而增加，长期相对恒定的摄入量，即排出量与摄入量大致平衡，酸性尿降低肾小管对氟的重吸收，使排出增多。

（三）氟的供给量和食物来源

氟的最低需要量每人每天约1 mg。中国营养学会推荐氟的参考摄入量（DRIs）中的适宜摄入量（AI）：成年人为1.5 mg/d，可耐受最高摄入量（UL）为3.0 mg/d。氟的饮水卫生标准定为1 mg/L。注意含氟牙膏可能是小儿体内氟的重要来源之一，因尚未能严格控制吞咽反射。

食物来源。因为天然氟化合物的水溶性高，所以饮用水是重要来源，但水中含量受地球化学环境影响，各地水的含氟量可有明显差异。食物中含氟量高的有茶叶、红枣、莲子、籼米、面、海带、紫菜、南苜蓿（草头）和苋菜等。

（四）氟缺乏和氟中毒

氟缺乏。低氟地区的居民自饮水和食物中摄入氟不足，可有骨、牙发育不全，龋齿发病率高等。如在饮水中加氟至百万分之0.5～1.5，即可以显著改善。

氟中毒。长期摄入过多氟（>5 mg/d），可引起人体代谢障碍、出现中毒症状。多见的是高氟地区居民的地方性氟中毒。主要表现在牙齿和骨骼。氟斑牙是最早出现的体征：釉面失去光泽，呈现白垩样改变，并有黄色的色素沉着，还可有小的凹陷甚至大片剥脱，牙齿变脆易碎和脱落。氟骨症发展缓慢，主要表现为腰腿和全身关节疼痛、关节活动受限、骨骼变形甚至瘫痪。上述病变的原因在于过多的氟干扰钙和磷的代谢，使正常的骨骼和牙齿结构受损害，并可发生韧带等软组织钙化和神经系统功能障碍。

水中适宜的含氟量为0.7～1.0 mg/L。氟中毒高发地区必须首先降低饮水的含氟量，减少居民氟摄入量，同时增加蛋白质和维生素C摄入量，以促进体内排出氟和保护机体。补充维生素D和钙可抑制肠道对氟的吸收。低脂肪可减少氟吸收。因此，高蛋白、高维生素、低脂肪饮食有利于防治氟中毒。

七、锰

人体内锰的总量为10～20 mg，分布于全身各组织器官。骨骼、肝、胰和肾的锰浓度为1.1～2.7 μg/g，比脑、心、肺和肌肉的锰浓度高。血液中浓度为11 ng/L。骨骼中的锰约占全身锰总量的25%。骨骼的锰含量随膳食锰摄入量变动而增减，因此，是锰的储存库。毛发的锰含量可反映机体的锰营养状况。

（一）锰的生理功能

锰在体内的生化作用，是作为金属酶的组成成分和酶的激活剂。含锰的酶有精氨酸酶、丙酮酸羧化酶和锰-超氧化物歧化酶（Mn-SOD）等。尚有许多酶虽不含锰，但作用时需有Mn^{2+}（或Mg^{2+}）。这类酶有水解酶、激酶、脱羧酶和转移酶。其中特异的只能由Mn^{2+}激活的有糖苷转移酶、磷酸烯醇式丙酮酸羧化酶和谷氨酰胺合成酶。

从上述与锰有关的酶所催化的反应和动物实验研究资料，可以把锰涉及的生理功能归纳为以下几方面。

1. 促进氨的代谢解毒

缺锰动物精氨酸酶活力降低50%，而且在脑组织中对解氨毒有直接作用的谷氨酰胺合成酶也可能受影响，因此，可以解释缺锰动物的某些行为异常。

2. 促进糖脂正常代谢

缺锰动物可有胰腺病变、胰腺细胞器发育不全；出现糖尿病样的糖耐量反应；脂代谢方面可见缺锰动物血中高密度脂蛋白（HDL）减少、HDL的载脂蛋白（apoE）降低、apoC增高，此外，还有细胞膜、内质网、线粒体的不规则和肿胀变形等。上述改变除了糖脂代谢有关酶变化外，还有Mn-SOD活力降低、膜脂质过氧化增强等原因。

3. 促进黏多糖合成和骨骼生长

缺锰动物糖苷转移酶活力显著降低，同时可见缺锰动物的骨骼、关节和内耳生长发育缺陷。因为糖苷转移酶是结缔组织基质黏多糖合成中的必需酶。

人体缺锰的典型病例尚未见报道，但发现某些疾病可能存在锰代谢紊乱。例如，癫痫病人血Mn降低，患苯丙酮尿症小儿可有组织Mn浓度降低。此外，锰缺乏还可能是关节疾病、精神抑郁、骨质疏松症和先天畸形等疾病发生的有关因素。

（二）锰的代谢

食物中的锰可由小肠吸收。临床发现缺铁病人锰吸收率高于不缺铁者。吸收率随食物锰摄取量增高而降低，也可因人体锰营养状况不良而增高。体内锰的稳态可能由调节吸收率维持。纤维素和植酸可干扰吸收，一般吸收率为2%～15%。

吸收后的锰与α_2-巨球蛋白结合，经门静脉至肝，几乎全部由肝摄取。少量入大循环，经氧化成Mn^{3+}与运铁蛋白结合，运送至肝外组织。细胞内锰主要集中于线粒体，因此，线粒体丰富的肝、肾和胰腺等的锰浓度高。

入肝内的锰，一部分入胞内合成含锰酶等，其余入胆汁排至肠道，少量锰经尿排出。

(三) 锰的供给量和食物来源

中国营养学会2000年推荐锰的膳食适宜摄入量(AI)：成人不分性别3.5 mg/d；借用外国资料将可耐受最高摄入量(UL)定为10 mg/d。

锰的食物来源广泛，如黑木耳、黄花菜、核桃、莲子和松子的锰含量每百克可以食用部分在2.0～6.5 mg；粳米、籼米、蚕豆和小白菜每百克可以食用部分含0.5～0.75 mg；动物性食物以肝、鱿鱼、海参含锰量最高，其中以海参为最高，每百克可以食用部分达12 mg。其他如绿叶蔬菜含锰也较多。

(四) 锰缺乏和锰中毒

人体对锰的需要量不多，日常食物普遍含锰，通常能满足需要。至今尚未有典型的缺锰病例报道。有关锰缺乏的资料几乎均来自动物实验。缺锰动物有多方面病理改变和表现，如骨骼生长发育缺陷、神经反射功能发育延缓、共济失调、生殖功能减退、糖氧化利用障碍、脂代谢异常等，已引起医学界营养学界重视，注意到某些疾病可能与锰代谢失常有关。发现某些骨代谢异常、骨骼发育不全疾病病人，低锰常与低铜和低锌同时存在，补充锰、铜和锌后，病情缓解。

锰中毒的动物，生长停滞、食欲减退、铁代谢异常、脑功能改变。

八、铬

(一) 铬在人体内的含量、分布和生理功能

人体的铬含量很低，约为6 mg。老年人体内铬含量降低。体内铬广泛分布于全身各组织器官，其中以皮肤、骨、大脑和肌肉的铬浓度较高，血清铬<10 ng/ml。

铬的生理功能是促进胰岛素的作用，因而影响糖、脂和蛋白质的代谢。铬是构成葡萄糖耐量因子的成分。

1. 对糖代谢的作用

一些接受胃肠外营养的病人存在糖尿病体征症状，给予铬后缓解，需要的外源胰岛素量减少。

2. 对脂代谢的作用

遗传性糖尿病大鼠，经补充铬后，不仅降低血糖并降低血脂。含铬饲料喂养的大鼠血清胆固醇和肝胆固醇合成的关键酶HMG-CoA还原酶活力低于对照组。临床研究发现补铬能增高血HDL。

3. 对蛋白质代谢的作用

缺铬动物生长发育停滞。缺铬的静脉营养病人有氨基酸利用障碍。

铬促进胰岛素作用的方式可能有直接和间接两种。前者指通过含铬的糖耐量因子，直接促进胰岛素与细胞膜上相应受体结合；后者指铬可能与DNA结合增加转录的起始点，促进基因表达，使胰岛素作用有关的生物分子增多。

(二) 铬的代谢

食物中的铬多数为Cr^{3+}。它与有机物形成复合物形式则吸收率增高，可达10%～

25%，无机铬吸收率<2%。铬由小肠吸收，包括主动转运和被动扩散两种机制。缺铬小鼠和化学药品造成糖尿病的大鼠，对铬的吸收显著增强。

铬吸收入血液后主要与运铁蛋白结合，部分与清蛋白结合，运输至全身组织利用和储存。

被吸收的无机 Cr^{3+} 迅速由肾脏经尿道排出，少量自汗、毛发、胆汁排出，有机铬主要自胆汁排出。

（三）铬的供给量和食物来源

供给量。中国营养学会制定的膳食铬参考摄入量(DRIs)中，适宜摄入量(AI)：成人为 50 μg/d；可耐受最高摄入量(UL)：成人为 500 μg/d，儿童按体重折算相应降低。

食物来源。动物性食物以肉类和海产品含铬最丰富，海参、鱿鱼、海鳗、鲳鱼和条虾等含量均在 300 μg/100 g 左右；植物性食物如谷物、豆类，硬果类的花生、核桃、黑枣、红枣、莲子，以及菌藻类中银耳、黑木耳、海带、黄花菜、紫菜等含铬量也很丰富。啤酒和肝中的铬以糖耐量因子形式存在，易于吸收。

（四）铬缺乏和铬中毒

尿铬和发铬可作为铬营养的评价指标。但由于铬的含量甚微，技术设备条件要求较高，临床判断铬缺乏可用补充铬剂对糖耐量的影响试验，如果补充铬剂后糖耐量改善，则表明铬缺乏。

铬缺乏。多发生在蛋白质能量营养不良的儿童和完全肠外营养的病人。病人可出现糖尿病的症状体征、生长发育停滞和血脂增高等，可以用 3 价铬 $CrCl_3 \cdot 6H_2O$ 纠正。啤酒酵母含有糖耐量因子形式的活性铬，使用后效果显著。

铬中毒。3 价铬 Cr^{3+} 毒性很低，未见有胃肠摄入过量中毒的报道。有人可因工业接触或家具铬化物接触发生过敏性皮炎，皮肤湿疹和支气管肉瘤。

第四节　其他微量元素

一、硼

（一）硼在人体内的含量、生理作用和代谢

1. 硼在人体中的含量和生理作用

硼广泛分布于人体各组织器官，一般含量为 0.05～0.6 μg/g 湿组织。硼含量最高的组织是骨、脾和甲状腺。

动物实验和体外实验资料提示硼的生理作用有以下几方面。

(1) 硼在细胞膜水平有某种调节功能：可能通过对第二信使——钙的作用。

(2) 硼在体外可竞争抑制两类酶：一类是需吡啶核苷酸或黄素核苷酸的氧化还原酶，包括醛脱氢酶、黄嘌呤脱氢酶和细胞色素 b_5 氧化酶；另一类是糜蛋白酶、3-磷酸甘油醛脱氢酶。竞争抑制的机制，前一类是硼与顺式羟基的高亲和力结合；后一类是由硼或硼酸的衍生物直接结合于酶的活性中心。

(3) 硼可能对常量矿物质钙、镁和磷的代谢有作用:低硼饲料使雌性大鼠尿中排出钙,镁的量增高。

临床研究发现膳食硼可增强外源性雌激素对更年期后妇女的某些作用。如:

(1) 影响铜、钙代谢:缺硼引起血浆钙离子、血清降钙素、25-羟 D_3 和铜蓝蛋白降低,红细胞内铜-锌-超氧化物歧化酶活力降低,血清肌酐、葡萄糖和尿素氮含量增高。

(2) 影响血红素、红细胞和血小板数:供给充分量硼的一试验组其血液血红素总量、平均红细胞血红素含量、红细胞和血小板计数均低于缺硼组。上述变化在男性和未口服雌激素的妇女则不明显。

2. 硼的代谢

食物中的硼,硼酸钠和硼酸能迅速吸收,吸收率约 90%,大部分自尿排出。

(二) 硼的供给量和食物来源

据已有资料,估计人体每天硼需要摄入量为 0.3～1.0 mg,安全适宜量为 1～3 mg。

植物性食物,如柑橘、叶菜、坚果类、豆类,以及苹果汁、啤酒、酒均含丰富的硼。通常不会缺乏。

(三) 硼的毒性

动物膳食中的硼>100 μg/g 食物或>150 mg/L 饮水,大鼠有生长抑制、生殖功能发育障碍。饮水中每升含硼 150 mg 以上,则大鼠血清中三酰甘油、蛋白质含量和碱性磷酶活力均降低,骨钙减少。猪摄入硼每天 8 mg/kg 体重,则可出现骨质疏松和甲状腺功能低下。

硼对人体的毒性一般认为较低。毒性研究发现,每天摄入 0.5 g 硼可致食欲减退、消化障碍。曾有报道两个孩子将假奶头误浸于硼砂制剂中,几星期后出现头发稀少、皮肤红斑和贫血等。

人的急性中毒可出现恶心、呕吐、腹泻、皮炎、嗜睡等症状。此外,尚可有核黄素尿。长期全胃肠外营养引起的常量矿物质代谢紊乱,可能发生骨质疏松、尿路结石等,可能与硼缺乏有关。

二、砷

(一) 砷在人体中的含量、生理功能和代谢

20 世纪 70 年代以来的研究结果提示,砷可能是人体的必需微量元素。生物体内存在三价和五价的砷,其中经甲基化的砷化合物具有重要生物学意义,如砷胆碱、二甲基砷酸、甘氨酸三甲基砷,以及不稳定的 6-砷酸葡萄糖、二磷酸砷酸腺嘌呤等,后两种是由砷酸代替磷酸所成的酯。如果摄入砷酸盐的量少则组织积聚量甚微,摄入量大则可以积聚于皮肤、毛发和指甲。

砷的生理功能。据近来实验发现,砷对甲硫氨酸、精氨酸和活性甲基的新陈代谢有作用。如大鼠缺砷时,即使饲以大量甲硫氨酸,肝生成腐胺、精胺和精脒的量仍显著减少,血浆牛磺酸含量降低。推测砷可能作为酶的激活剂,砷酸或砷酸盐可能作为磷酸或磷酸盐的代替物,对于有巯基参加的反应可能是一种抑制剂,也可能作用于基因表达。如实验发现亚砷酸可诱导离体的细胞生成热休克或应激蛋白。显然砷作用于转录水平,可能涉及核心组蛋白的甲基化。近年中国科学家研究发现，砷有促进人早幼粒白血病细胞凋亡的作用。

人和大多数实验动物均可由十二指肠吸收无机砷酸盐和亚砷酸盐，吸收率可达 90%。砷酸盐吸收机制为被动扩散。吸收后，无机砷在肝中部分可先还原成亚砷酸，再以 S-腺苷甲硫氨酸作为甲基供体进行甲基化。在人体，甲基化产物为二甲基砷酸，有机砷如甘氨酸三甲基砷酸盐，则可不经转变自尿中排出。砷胆碱可以部分参入磷脂，部分经尿排出。总之，口服砷酸盐可迅速自尿排出，仅少量经汗液、毛发、皮肤和胆汁排出。

（二）砷的需要量、食物来源和毒性

人体的砷需要量仅能从动物实验中估计。摄入能量 8 368 kJ(2 000 kcal)的人需要12～15 μg/d。鱼、谷物及其制品是日常的砷来源。

由于人体对砷具有较强的调节平衡能力，口服砷的毒性相对较低。三氯化砷致命急性中毒剂量为 70～180 mg，或 0.76～1.95 mg/kg 体重。亚急性和慢性中毒时，临床表现为皮肤病变，如色素增加、角化过程、脱屑、脱发、血色素生成障碍，肝损害，出现门静脉性肝硬化、腹水、黄疸，周围性神经炎，感觉异常，厌食和体重减轻。

此外，砷可能是一种未激活的或很弱的致分裂原，与肿瘤发生有关。

三、钼

（一）钼在人体内的含量、分布和生理作用

人体含钼总量约为 9 mg，分布于全身各组织器官，其中以肝、肾、骨骼和皮肤中含量最高。

钼的生理作用：①作为含钼酶的组成成分。如醛氧化酶催化吡啶、嘌呤、蝶啶，以及有关化合物的氧化解毒；黄嘌呤氧化酶（黄嘌呤脱氢酶）催化黄嘌呤转变成次黄嘌呤，并催化次黄嘌呤转变成尿酸；亚硫酸盐氧化酶催化亚硫酸转变成硫酸。上述三种含钼酶在缺乏钼时活性降低、体内发生含硫氨基酸代谢障碍、嘌呤代谢障碍等，可出现一系列的血液生化异常和严重的精神神经症状；②保护类固醇激素受体的作用。体外实验发现钼可促进甾类化合物(类固醇)受体，特别是糖类固醇激素受体的稳定性，防止失活，可能是一种具调变作用的因子。

（二）钼的代谢

食物中的可溶性钼复合物易于吸收，吸收率高达 88%～93%，受膳食中的含硫化合物干扰。

吸收入血的钼，部分疏松黏着于红细胞，部分则与 α_2 巨球蛋白结合输送。摄取钼最多的器官是肝、肾。肝中的钼均与大分子物质结合，部分存在于含钼酶中，其余则以含钼的辅因子形式存在。吸收后，大部分钼迅速更新，并以钼酸盐形式自肾脏排出。尿钼排出量是调节体内钼平衡的主要环节。此外，还有一定量的钼自胆汁排出。

（三）钼的供给量和食物来源

中国未发现钼缺乏或钼中毒的营养问题，也尚未开展有关钼的需要量和安全量的研究工作。目前，中国营养学会借用国外资料，将中国成人的钼适宜摄入量(AI)暂定为60 μg/d；可耐受最高摄入量(UL)暂定为 350 μg/d。

含钼量最丰富的食物有牛奶及其制品，干豆、谷类及其制品，肉类中的肝和肾等。含钼量少的有蔬菜、水果、糖、油脂和鱼。

（四）钼缺乏和钼中毒

长期胃肠外营养的病人，可以发生钼缺乏，称为获得性钼缺乏（acquired molybdenum deficiency）。特征是血中高甲硫氨酸、低尿酸、高黄嘌呤；尿中排出尿酸和硫酸盐均减少。病人可表现精神错乱甚至昏迷。给予甲硫氨酸可加剧病情；补充给予钼酸铵则可改善临床症状，逆转硫代谢和嘌呤代谢障碍。

钼的毒性对不同的物种，其敏感性存在差异：反刍类动物对钼毒性敏感；对于人体的毒性作用，通常以流行病学方法发现，多属职业性或因食物中含钼量过多而引起。如前苏联和美国某些地区痛风发病率高，可能与当地土壤中的含钼量高而造成农产品含钼量高有关。因此，钼属于相对无毒性元素。

四、镍

（一）镍在人体中的含量和代谢

对镍的认识主要基于1975年以来的研究结果。发现镍对于大鼠、猪、羊等动物的生长发育是必需的一种微量元素，推断也为人体所必需。人体含镍总量为6～10 mg，广泛分布于肝、肾、肺、皮肤和骨骼等组织器官。血清中的镍含量为1.1～4.6 μg/L。

镍在高等动物和人的生理生化作用中尚未清楚。它可能作为某些金属酶的结构成分或辅助因子，在较高等的植物和微生物中已证实。如尿酶、氢化酶、甲基辅酶M还原酶等均含镍。

口服镍在小肠吸收。镍水溶液服用后经12 h吸收量为20%～25%。牛乳、咖啡、茶、橘子汁、维生素C、乙二胺四乙酸（EDTA）可抑制吸收，妊娠、授乳和缺铁则可促进吸收。吸收机制可能是通过与氨基酸或其他低分子量物质结合后的被动扩散。

血中镍主要与血清白蛋白结合，少量镍与组氨酸和α_2-巨球蛋白结合。人体口服生理剂量镍后，甲状腺和肾上腺中的浓度较高，分别为141 μg/kg和132 μg/kg（干重），大多数器官中则在50 μg/kg（干重）以下。吸收的镍小部分以复合物形式迅速自尿排出，大部分自粪便排出，汗液排出少量。

（二）镍的需要量、食物来源、毒性和缺乏

从动物需要和某些人对硫酸镍发生过敏反应需要的剂量，推测人体每天安全适宜的镍摄入量为100～300 μg。

植物性食物含镍丰富，如硬果类、干豆、豌豆、谷类。如果进食上述食物多，每天摄入镍可＞900 μg；相反，进食这些食物少则可＜150 μg。

动物摄入镍250 μg/g食物，可发生生长抑制和贫血；人一天摄入可溶性镍250 mg，可发生中毒。口服硫酸镍溶液0.6 mg，可以很好吸收。但有的人可发生皮肤过敏，实际上此剂量仅为需要量的很小部分。

镍缺乏的表现，山羊和大鼠出现生长停滞、生殖功能障碍、血葡萄糖降低，以及动物体内的钙、铁、锌的分布发生变化。此外，发现大鼠饲料缺乏维生素B_{12}，可出现与镍缺乏同样的症状；大鼠饲料添加高奇数碳链脂肪酸，血中丙酸升高，如为缺镍大鼠丙酸增高更为显著。

五、硅

(一) 硅在人体内的含量、生理功能和代谢

硅是人体的必需微量元素,但每天需要量小。成人体内含量 15～18 g,已超过 1/10 000。硅主要存在于结缔组织中,主动脉、气管、肌腱、骨和皮肤均含有较多的硅。

根据动物实验研究资料,硅的生理功能有以下几方面:①对结缔组织的健全有重要作用:硅可增强结缔组织中 3 种对胶原成熟相关的酶的活力,促进胶原纤维、弹性纤维的分子间交联。缺硅动物可发生胶原成熟障碍。3 种酶为脯氨酰羟化酶、半乳糖苷羟赖氨酰糖基转移酶和赖氨酰氧化酶;② 硅促进胶原纤维与黏多糖的生物合成,间接地促进骨质钙化:缺硅动物骨质缺少纹状骨小梁,停留于成骨初期状态;③其他:近来发现硅可作用于某些藻类的基因表达,可能在高等动物中也存在这种作用。

对于硅的代谢,认识还很有限。食物和饮水中的硅可被迅速吸收,并迅速排出。大鼠和人每天自尿道排出的硅约为摄入量的 50%。硅的吸收受硅化合物形式影响外,还受到动物的年龄、性别和各种内分泌激素的影响。硅在血液中以 $Si(OH)_4$ 形式存在,不与血浆蛋白质结合,主要由肾脏排出。

(二) 硅的需要量和食物来源

人体的需要量为 5～20 mg/d,尚未有推荐供给量。人们的硅摄入量因膳食差别可有很大变动。含硅量丰富的食物有未经精加工的含纤维素多的谷类及其制品、根茎类蔬菜。

(三) 硅缺乏和硅的毒性

动物缺硅则生长缓慢,骨骼和牙齿生长发育不良。补充硅后可恢复生长。由于通常膳食摄取量可满足人体的需要,人的硅缺乏未见报道。

口服硅一般无毒性,如三硅酸镁是一种制酸药,已使用了 40 余年,尚未有毒性发现。此外,硅还作为食品添加剂用于防泡剂、膨松剂。

牛等反刍动物进食硅含量过高的植物后,可发生硅的肾结石。据查人的肾结石中亦含硅,是否与硅摄入过多有关尚待研究阐明。

六、钒

(一) 钒在人体内的含量、生理功能和新陈代谢

钒对动物来说是属于必需微量元素,其资料主要在 1987 年以后取得。生物体中的钒以 3 价和 5 价为重要。已发现钒可竞争磷酸水解酶、磷酸转移酶的活性部位,并可与其他过渡金属元素竞争金属硫蛋白的结合部位,在细胞内可被还原型谷胱甘肽等小分子还原,与细胞内氧化还原反应有关。

人体内含钒量约 25 mg。广泛分布于肝、肾、脾、肺和骨骼中,血液中钒浓度<1 μg/100 ml。

钒的生理功能,根据体外实验等研究发现,推测钒的作用可能参与调节钠(Na)、K-ATP 酶、磷酸转移酶、腺苷酸环化酶和蛋白激酶的活力,以及以氧钒基形式作酶的辅因子,此外它对激素、脂代谢和骨齿代谢也有作用。

食物中的钒吸收率<5%，大多数在胃中转变为氧钒基，至十二指肠吸收。其他食物成分如维生素C、铬、蛋白质、两价铁、氯和氢氧化铝可干扰钒的吸收，减轻其毒性。

血浆与体液中的钒与运铁蛋白或铁蛋白形成复合物。很少量的钒留在体内，大部分经尿液排出。

(二) 钒的需要量、食物来源、中毒和缺乏表现

如果钒为人体必需，其需要量也很小。根据动物需要量推测，人体每天安全适宜的钒摄入量为10～100 μg。日常食物含钒丰富的有贝壳类、双孢蘑菇、欧芹和黑胡椒等。饮料、油脂、新鲜蔬菜和水果含钒很少。

不同种属的动物和不同剂量可表现出不同的钒中毒症状。一般的表现为生长抑制、腹泻、食欲减退，以致死亡。临床人体研究发现，每天摄入钒10 mg以上，经数周后，可发生肠胃道症状，如痉挛、腹泻和舌面绿色等中毒表现。

实验性钒缺乏的山羊，流产发生率增高、产乳量减少、血清肌酐和β脂蛋白升高、血葡萄糖降低、骨骼发育不良，以及甲状腺的重量和功能发生变化。

七、锡

人体含锡量5～20 mg，骨和牙齿中的含量最高。1990年Yokoi等报道，摄入锡17 ng/g食物的大鼠与摄入2 μg/g食物的大鼠比较，前者生长缓慢，脱毛，对声音的反应迟钝，而且体内各器官的矿物质含量发生变化。锡的生物学作用可能对大分子物质的结构状态有影响。有人提出人体每天约需锡3.5 mg，吸收率很低，主要由粪便排出。脏腑类和谷类食物是锡的良好食物来源。

八、钴

(一) 钴在人体内的含量、生理功能和代谢

人体内含钴量很少，约1.1 mg，含量最高的组织是肝、肾和骨。血细胞的含钴量高于血浆。体内的钴主要存在于维生素B_{12}，人体不能利用钴合成维生素B_{12}。钴在人体内的生理功能由维生素B_{12}显示出来，至于维生素B_{12}以外的钴含量及其生理功能尚未确定。

人体需要的钴是其活性形式维生素B_{12}。人体从膳食中摄入的钴，在小肠可与铁共用同一主动转运机制吸收。留于肠道内的钴可由结肠内的细菌利用合成维生素B_{12}，但不能被人体吸收利用。小肠吸收的钴可从尿、粪便、汗液和毛发排出。

(二) 钴的食物来源

尚未有关于无机钴的推荐供给量的资料。人体需要的活性形式钴(维生素B_{12})，主要来自动物性食物。无机钴在绿叶蔬菜，动物肝、肾中含量丰富。

(潘碧霞)

第三章　维　生　素

第一节　概　　述

维生素是由 vitamin 一词翻译过来。维生素是“人和动物为维持正常的生理功能而必须从食物中获得的一类微量有机物质”。维生素彼此间没有内在的联系，它们并不是化学性质和结构相近似的一类化合物，之所以归为一类，乃基于其生理功能和营养意义有类似之处。它们都是以本体的形式或可被机体利用的前体形式存在于天然食物中。维生素与其他营养素不同之处在于它既不供应能量也不构成机体组织；只需少量即能满足需要；一般不能在人体内经自身的同化作用合成；其中有的以辅酶或辅酶前体的形式参与酶系统的作用。

在维生素刚刚被发现的时候，它们只是作为从食物中分离出来的一些必需的营养素，其名称一般是按发现的先后，在“维生素”之后加上 A、B、C、D 等拉丁字母来命名。维生素 A 是第一个被发现的维生素。继后由于技术进步，弄清各种维生素的化学本质，逐渐以化学名称之，如维生素 B_1 称为硫胺素，维生素 B_2 称为核黄素，维生素 C 称为抗坏血酸等。

维生素的种类很多，化学结构和生理功能各异，因此，无法按照化学结构或生理功能分类。现在采用的方法是根据溶解性能分为脂溶性维生素和水溶性维生素两大类。脂溶性维生素有维生素 A、维生素 D、维生素 E 和维生素 K 四大类。这些维生素因化学结构的差异又各自有两种或数种的异构体，如维生素 A 有维生素 A_1 和维生素 A_2 两种；维生素 D 有维生素 D_2、维生素 D_3、维生素 D_4 和维生素 D_5 四种；维生素 E 亦称生育酚，有 α-生育酚、β-生育酚、γ-生育酚、δ-生育酚等数种；维生素 K 有维生素 K_1 和维生素 K_2 两种。

水溶性维生素有 B 族维生素和维生素 C 两大类。其中 B 族维生素又分有维生素 B_1（硫胺素）、维生素 B_2（核黄素）、烟酸（尼克酸、维生素 B_5、维生素 PP）、维生素 B_6（吡哆醇）、维生素 B_{12}（氰钴胺）、叶酸、泛酸和维生素 H（生物素）8 种。

水溶性维生素均可溶于水。它们之间的共同特点是：①溶于水，不溶于脂肪和脂溶剂；②它们进入消化道后经血液吸收，过量时很快从尿中排出，因此，必须每天通过食物供给。由于排出较快，当供给不足时，就易出现缺乏症。这类维生素几乎无毒性，但摄入极大量，如 10 倍于 RDA 以上时例外；③绝大多数是以辅酶或酶基的形式参与各种酶系统工作的，在中间代谢的很多重要环节，如呼吸、羧化、一碳单位转移等中，起着重要的作用；④它们的营养水平多数都可在血和（或）尿中反映出来。因为它们的功能形式主要存在于各种组织的细胞中，故细胞中的含量可直接反映组织中该维生素的丰竭程度。血浆中的维生素虽然只能代表运输途中的维生素，但一般也可间接反映组织的丰竭程度，特别是浓度大量下降时，说明组织中的维生素已告枯竭。尿中的维生素含量严格来说只能反映血液中维生素超过肾阈值的程度，不能准确地反映营养水平。但若采用负荷试验，即可反映营养水平。由于受尿量多少的影响，故主张对收集部分时间或任意一次尿时，将测得值换算为1 g尿肌酐的相对含量来表示(维生素mg或μg/肌酐g)。由于这类维生素是溶于水的，故容易在加工中流失。

维生素的种类繁多又都有各自的独特生理功能，纵观脂溶性或水溶性两大组维生素的特性，又有一些不同的特点，详见表3-1。

表3-1 脂溶性维生素和水溶性维生素的特性

脂溶性维生素	水溶性维生素
1. 分子中含碳、氢、氧三种元素，均为异戊二烯衍生物	含碳、氢、氧，有时还含有钴、硫等其他元素
2. 溶于脂肪和脂溶剂，疏水	溶于水，亲水
3. 有前体和前维生素	一般无前体
4. 需在脂溶性环境和胆盐帮助下才易吸收	易吸收
5. 吸收入淋巴系统	吸收入血液
6. 体内可大量储存，过量积蓄可引起中毒	体内有一定周转存留量，但不储存，多余随尿排出，一般不会积蓄中毒
7. 不需要每天供给	宜每天供给
8. 缺乏时症状发展缓慢	缺乏时症状发展较明显

人体维生素不足或缺乏是一个渐进过程，当膳食中长期缺乏某种维生素，最初表现为组织中维生素的储备量下降，继则出现生化缺陷和生理功能异常，进而引起组织学上(即结构上)的缺陷，最后出现各种临床症状。

维生素缺乏的原因有原发性和继发性两种。膳食中含量不足属于原发性的，由于机体对维生素的吸收和储备发生障碍，或在体内破坏加速和病理上的对维生素的需要量升高而导致的维生素缺乏，属于继发性的。长期轻度缺乏，或称临界缺乏(marginal deficiency)维生素，并不一定出现临床症状；但可使劳动(包括脑力劳动)效率下降，引起不适的主观感觉和对疾病的抵抗力下降等。所以，我们不仅要预防缺乏症的发生，而且要时刻关注临界缺乏状态，使机体处于健康水平。

第二节 维生素A

(一) 维生素A的分类

维生素A(vitamin A)亦称视黄醇(retinol)。天然存在的维生素A有两种类型：维生素A_1(视黄醇)和维生素A_2(去氢视黄醇)。前者主要存在于海产鱼肝脏中；后者主要存在于淡水鱼中，但其生物活性仅为前者的40%。植物中的胡萝卜素具有与维生素A相似的化学结构，能在体内转化为维生素A。已知至少有10种以上胡萝卜素类异构体可转化为维生素A，故亦称维生素A原(provitamin A)，其中主要有α-胡萝卜素、β-胡萝卜素、γ-胡萝卜素和隐黄素四种，以β-胡萝卜素的活性最高。

(二) 维生素A的生化代谢

维生素A和胡萝卜素摄入人体后，即在小肠中与胆汁和脂肪消化的产物一起被乳化，由肠黏膜吸收。因此,小肠中有足够的胆汁和脂肪量是其吸收良好的重要条件。

维生素 A 为主动吸收,需要能量,速率比胡萝卜素要快 7～30 倍,摄取维生素 A 后 3～5 h,吸收达到高峰。维生素 A 渗入乳糜微粒由淋巴细胞输送到肝,由肝实质细胞摄取。一部分维生素 A 由实质细胞转入脂肪细胞(lipocyte)储存。这种细胞中有许多脂肪滴。如维生素 A 摄取量大,这些脂肪滴即大而多;维生素 A 摄入速度很快,可与脂蛋白的结合达到饱和,也可以酯的形式进入血浆中。高蛋白膳食可以增加维生素 A 的利用,肾脏内也能储存维生素 A,但其量仅为肝的 1%。影响肝脏储存的因素很多,主要包括摄入量、机体的储存效率,以及被储存的维生素 A 释放的效率。此外,它也受膳食构成和内分泌的影响。当靶组织需要维生素 A 时,维生素 A 从肝中释放出来,运输至靶组织。这个过程首先是将肝内储存的维生素 A 酯经酯酶水解为醇式,即与视黄醇结合蛋白(retinol binding protein, RBP)结合,再与前清蛋白(pre albumin, PA)结合,形成维生素 A-RBP-PA 复合体后离开肝脏,经血流入靶组织。靶组织的细胞膜上有 RBP 的特殊受体,可与 RBP 结合,并将维生素 A 释放出来,维生素 A 即进入细胞内。游离的 RBP 由肾皮质细胞的溶酶体分解为氨基酸。

维生素 A 的分解代谢,可能先由视黄醇氧化转变为维生素 A 酸,再进一步环氧化或羟基化。

肝内储存的和摄入的维生素 A 都可补充到需要维生素 A 的靶组织中去。因此,肝内维生素 A 储存量能影响维生素 A 的代谢率,储存量高,代谢率就高;摄入量高,代谢率也高。

(三) 维生素 A 的主要生理功能

维生素 A 具有维持正常生长、生殖、视觉和抗感染的功能,但其作用机制迄今尚未完全清楚。

1. 维生素 A 与正常视觉有密切关系

眼的光感受器的视网膜的杆状细胞和锥状细胞。在这两种细胞中都存在着对光敏感的色素,这些色素的形成和生理功能均有赖于适量维生素 A。如杆状细胞中的视紫红质(rhodopsin)就是一种由成为视蛋白(opsin)的糖蛋白与红色 11-顺式视黄醛所组成的复合蛋白质。这种在视网膜内对光敏感的色素如果合成不足,则可产生夜盲症以至最终全盲。另一方面,由于维生素 A 的缺乏还可引起角膜不透明。在人类,夜盲(即在暗处不能看到物体)是维生素 A 缺乏的早期症状之一。轻度缺乏可能只表现为暗适应时间延长。

何谓暗适应,即人体进入暗处,因对光敏感的视紫红质消失,故不能见物,但若有充足的全反式视黄醛,则可被存在于色素上皮细胞中的视黄醇异构酶(retinol isomerase)异构化为 11-顺式视黄醛,并再与视蛋白结合使视紫红质再生,恢复对光的敏感性,从而能在一定照度的暗处见物。暗适应的快慢决定于进入暗处前照射波的波长、强度和照射的时间,同时也决定于机体内维生素 A 的充足程度。故检查人群的暗适应时间,可大致了解维生素 A 的营养状况。

2. 维生素 A 与上皮细胞的正常形成有关

维生素 A 可能影响黏膜细胞中糖蛋白的生物合成,从而影响黏膜的正常结构。机体的上皮组织广泛分布在各处,其中包括表皮及呼吸、消化、泌尿系统和腺体等组织。在维生素 A 缺乏时,可以引起上皮组织的改变,如腺体分泌减少、上皮干燥、角化和增生,最终导致相应组织器官功能障碍。

维生素 A 可以促进动物生长和骨骼发育，其机制可能是促进蛋白质的生物合成和骨细胞的分化。维生素 A 缺乏对骨生长影响的主要表现是骨骼中的骨质向外增生，而不是正常地生长，从而干扰邻近器官尤其是神经组织。正常骨的生长需要成骨细胞与破骨细胞之间的平衡，当维生素 A 缺乏时这种平衡被破坏，成骨活动过盛而出现上述病变。

3. 维生素 A 缺乏也可影响动物的生殖功能

机制可能是维生素 A 缺乏引起多种酶活性下降，其中有些是合成类固醇所必需的。另外，也有人认为维生素 A 与生殖的关系是与其对生殖器官上皮组织的影响有关。缺乏时可以影响雄性动物的精索上皮产生精母细胞和雌性动物的胎盘上皮以至于影响胎儿的形成。

近年来的研究证明维生素 A 及其衍生物有防癌作用，目前，正在深入研究维生素 A 对机体活性分子的作用和对 RNA 与蛋白质合成的影响等。

(四) 维生素 A 的需要量和供给量

维生素 A 过去以国际单位(IU)表示，现在以视黄醇当量(RE)表示：1 μg 视黄醇当量(RE)=1 μg 维生素 A，1 000 IU 的维生素 A 相当于 300 μg 的视黄醇。

人体对维生素 A 的需要量取决于人的体重和生理状况。儿童生长发育时期和乳母的特殊生理状况，均需要较高的维生素 A。中国营养学会在 1988 年提出的每天视黄醇当量推荐供给量为：婴儿为 200RE，儿童 1～3 岁分别为 300、400 和 500RE，5～10 岁为 1 000RE，成人(不分性别)为 1 000RE，乳母为 1 200RE。在某些特殊的条件下，机体对维生素 A 的需要量增加。

值得注意的是：如果每天摄入 6 500～12 000 RE 达一个月以上时，有可能引起中毒症状的出现。因此，维生素 A 的正常供给量与中毒量之间的差距是很小的。在 2000 年 10 月北京召开的全国营养学代表大会上，在总结以往工作调查基础上，提出中国居民维生素 A 推荐摄入量(RNI)见表 3-2。

表 3-2　中国居民膳食维生素 A 推荐摄入量(RNI)

年龄(岁)	RNI* (μgRE)	年龄(岁)	RNI* (μgRE)
0～	400	14～	男 800　女 700
0.5～	400	18～	男 800　女 700
1～	500	妊娠早期	800
4～	600	妊娠中期	900
7～	700	妊娠晚期	900
11～	700	乳母	1 200

注：建议儿童和成人膳食维生素 A1/3～1/2 以上来自动物性食物；但孕妇膳食维生素 A 来源应以植物性食物为主。

为了确保绝大多数人维生素 A 的摄入量不会产生毒副作用，中国营养学会初步推荐维生素 A(不包括胡萝卜素)的 UL 值(可耐受最高摄入量)：成年人为 3 000 μgRE、孕妇为 2 400 μgRE、儿童为 2 000 μgRE。

(五) 维生素 A 的食物来源

1. 维生素 A 的食物来源

维生素 A 的食物来源：一是动物性食物，尤以肝、未脱脂乳和乳制品，以及蛋类的含量较高；二是植物性食物中的胡萝卜素，以绿色、黄色蔬菜的含量为最多，如菠菜、南苜蓿(草头)、豌豆苗、韭菜、红心甘薯、胡萝卜、甜椒和南瓜等。

2. 维生素 A 的吸收

β-胡萝卜素在人体内平均吸收率为摄入量的 1/3，在体内转化为维生素 A 的转换率为吸收量的 1/2，因此，胡萝卜素在体内的生物活性系数为 1/6。所以由公式算出：

$$1\ \mu g\beta\text{-胡萝卜素}=0.167\ \mu gRE。$$

考虑到胡萝卜素的利用率不很稳定，因此，建议供给量中至少应有 1/3 来自维生素 A_1（视黄醇），其余 2/3 为胡萝卜素。

（六）维生素 A 的营养状况评价

1. 个体维生素 A 的营养状况

个体维生素 A 的营养状况可分为 5 个等级：①缺乏；②临界状态；③适当；④过量；⑤中毒。除了缺乏和中毒以外，其余三种均无临床症状。在临界状态，机体不显示缺乏体征，但可能有一些下降的生理反应，如免疫反应。膳食中维生素 A 长期缺乏或不足，临床上首先出现暗适应能力降低和夜盲症，然后出现一系列上皮组织异常的症状，如皮肤干燥、形成鳞片、皮肤出现棘状丘疹、异常粗糙等，总称为毛囊角化过度症。这些症状多出现在上下肢的伸肌表面、肩部、背部、下腹部和臀部的皮肤。上皮细胞的角化不仅出现在皮肤，还发生于呼吸道、消化道、泌尿生殖器官的黏膜，以及眼的角膜和结膜上。其中最显著的是眼部，因角膜和结膜上皮组织的退变，泪液分泌减少而引起的干眼病。此病进一步发展，则可成为角膜软化和角膜溃疡，还可出现角膜皱褶和毕脱（Bitor's）斑。

2. 常用的评价维生素 A 营养状况的指标

（1）血清维生素 A 含量测定：成人血清维生素 A 参考值含量为 30～90 μg/100 ml。若＜12 μg/100 ml，即可出现缺乏维生素 A 的临床症状。但有时膳食中长期缺乏维生素 A，其营养水平已极差，肝脏中维生素 A 储存量已大为下降，而血清维生素 A 含量仍可维持正常一年以上。肝脏储存维生素 A 能力的个体差异很大，反映在血清维生素 A 的水平，以及缺乏后该水平的持续时间可有很大的不同。血清维生素 A 含量极低，可以确定为维生素 A 营养不良，但血清维生素 A 含量在参考值范围，并不能肯定维生素 A 营养状况一定良好。

（2）视觉暗适应功能测定：现场调查时可采用，但要注意，有些其他因素也能降低暗适应能力，如视神经萎缩、色素性视网膜炎、近视性视网膜脉络膜病变、血糖过低和睡眠不足等。

（3）血浆中视黄醇结合蛋白测定：近年来，有人认为血浆中视黄醇结合蛋白含量可反映人体维生素 A 的营养水平。但研究中发现，健康儿童和蛋白质热能营养不良儿童血浆中视黄醇结合蛋白含量与血浆维生素 A 含量有呈正相关的趋势。

第三节　维 生 素 D

（一）维生素 D 的来源

维生素 D 是环戊烷多氢菲类化合物，它是钙磷代谢的最重要调节因子之一，可由维生素 D 原（pro-vitamin D）经紫外线（270～300）nm 激活形成。动物皮下 7-脱氢胆固醇、酵母细胞中的麦角固醇都是维生素 D 原，经紫外线激活分别转化为维生素 D_3（cholecalciferol）和

维生素 D_2(ergocalciferol)。人和许多动物的皮肤和脂肪中都含 7-脱氢胆固醇，故皮肤经紫外线照射后，即可产生维生素 D_3，然后被运往肝、肾，转化为具有生理活性的形式后再发挥其生理作用。由于活性维生素 D_3 是在身体中一定部位产生，经血液运往一定的器官、组织中才能发挥生理作用，以及对细胞作用的方式与类固醇激素作用方式相似，故有人建议将维生素 D_3 作为激素看待。

维生素 D 溶于脂肪和脂溶剂，不溶于水，对酸碱和氧的作用较稳定，对热也稳定，但在酸性环境中加热，则逐渐分解，故通常的烹调加工不会引起维生素 D 的损失，但脂肪酸败可引起维生素 D 的破坏。

(二) 维生素 D 的生化代谢

人体可从两个途径获得维生素 D，即经口摄取和经皮肤内转化形成。膳食中的维生素 D_3 在胆汁的协助下，在小肠中乳化形成乳糜微粒被吸收入血浆，与内源性维生素 D_3 一起与 α-球蛋白结合并运送至肝脏。维生素 D_3 在肝内经 25-羟化酶(25-hydroxylase)催化氧化成 25-羟基 D_3(25-OHD3)，后者又被转运至肾脏，在 1-羟化酶(1-hydroxylase)催化下，进一步被氧化成 1，25-二羟 D_3[1，25-$(OH)_2D_3$]，最后由血循环输送到有关的组织器官中发挥生理作用。肾脏还可羟化 25-$(OH)D_3$ 为 24，25-$(OH)_2D_3$，但两者形成的作用恰好相反。1，25-$(OH)_2D_3$ 是受低血钙引起的甲状旁腺素上升刺激而产生的，而 24，25-$(OH)_2D_3$ 则是受高血钙引起的甲状旁腺素下降的刺激而产生的。前者的形成有利于纠正血钙过低，而后者的形成有利于纠正血钙过高，两者在调节钙的代谢上都有重要的作用。

转运至小肠组织的 1，25-$(OH)_2D_3$ 先进入黏膜上皮细胞，与胞质中的特异受体形成复合物，作用于核内染色质，诱发一种特异的钙结合蛋白的合成。这种蛋白质的作用是把钙从肠腔面的刷状缘处透过黏膜细胞进入血循环，引起血钙增高，促进骨中钙的沉积。1,25-$(OH)_2D_3$ 对肾脏也具有直接作用，能促进肾小管对磷酸盐的重吸收以减少磷的损失。

维生素 D_3 主要储存于脂肪组织，其次为肝脏，储存量比维生素 A 少。在肝中首先转化成为活性较强的代谢产物，再与葡萄糖醛酸结合形成葡萄糖醛酸苷(glucuronide)后，随同胆汁排入肠中，通过粪便排出体外。仅占摄入量的 2%～4%的维生素 D 由尿道排出。

(三) 维生素 D 的主要生理功能

维生素 D_3 对骨骼形成极为重要，促使骨和软骨骨化和正常生长，与甲状旁腺素一起防止低钙性手足抽搐症和骨质疏松症，保证维持血钙的正常水平。当维生素 D 在体内通过肝脏、肾脏转化为活性形式，并被运输至肠、骨、肾脏时，可通过不同的作用机制，增加钙、磷在肠内的吸收和肾脏对钙的重吸收，增加骨中钙和磷向血液的释放，从而维持血钙正常水平。维生素 D 还可防止氨基酸在通过肾脏时的丢失，缺少维生素 D 时，尿中的氨基酸排泄量就增加。

(四) 维生素 D 的需要量与供给量

由于日光照射皮肤可激活维生素 D 原产生维生素 D，故应予补充维生素 D 的量受日光照射的影响。同时，维生素 D 的供给量还与钙、磷的供给量有关。在钙、磷供给充足的条件下，成人每天获得 300～400 IU 的维生素 D 即可使钙的储留达到最高的程度。一般成年人如果不是生活或工作在不易接触日光的地方，则以上维生素 D 的数量很易通过紫外光的照射而获得，不必考虑由膳食供给维生素 D。妇女在妊娠期或哺乳期，由于对钙、磷的需要量增加，此时必须通过膳食补充维生素 D_3。

世界卫生组织建议 6 岁以下儿童、孕妇和乳母每人每天摄入维生素 D 为 400 IU，相当于 10 μg(100 IU=2.5 μg)。中国营养学会推荐量也是不论成人或儿童一律为 10 μg。若摄入 20 μg 没有更明显的预防佝偻病的作用，当>45 μg 时对人体可能有毒性危害。2000 年公布的中国居民维生素 D 推荐膳食摄入量(RNI)见表 3-3。

表 3-3　中国居民膳食维生素 D 推荐摄入量(RNI)

单位：μg/d (1 μg=40 IU)

年龄(岁)	RNI	年龄(岁)	RNI
0～	10	18～	5
0.5～	10	50～	10
1～	10	60～	10
4～	10	80～	10
7～	10	孕妇	10*
11～	5	乳母	10
14～	5		

注：* 表示妊娠中晚期，从第 4 个月开始。

婴儿最容易发生维生素 D 中毒，已有报道每天摄入 50 μg 维生素 D 可引起高维生素 D 血症。由于过量摄入维生素 D 有潜在的毒性，中国营养学会建议维生素 D 的 IU 值为 20 μg/d。

(五) 维生素 D 的食物来源

含维生素 D 较丰富的食物有动物肝脏、鱼肝油、禽蛋类等。乳类也含有少量的维生素 D，每 100 g 乳含量在 1 μg 以下。故以乳为主食的 6 岁以下儿童，补充适量的鱼肝油，对其生长发育有利。常见富含维生素 D 的食物见表 3-4。

表 3-4　常见富含维生素 D 的食物*

单位：IU/100 g

食物名称	含　量	食物名称	含　量
鱼肝油	8 500	奶油(脂肪含量 31.3%)	50
大马哈鱼和红鳟鱼罐头	500	鸡蛋(煎、煮、荷包)	49
金枪鱼罐头(油浸)	232	牛奶(脂肪含量 1%～3.7%)	41
奶油(脂肪含量 37.6%)	100	烤羊肝	23
脱脂牛奶(罐装)	88	煎牛肝	19
炖鸡肝	67	鲜碎肝午餐肉	15
人造黄油煎猪肝	51	煎小牛肝	14

注：* 引自美国《食物与营养百科全书》选辑(4)营养素。

对一般成年人而言，经常接受日照，是维生素 D_3 最好的来源，一般无须再行补充。而对于婴儿和儿童，日光浴则是使机体合成维生素 D_3 的一个重要途径。

(六) 维生素 D 的营养状况评价

1. 维生素 D 的缺乏可使早期血清碱性磷酸酶升高

血清中碱性磷酸酶增加比维生素 D 缺乏的临床症状出现要早一些，它的增加幅度也与维生素 D 缺乏的程度有关，故以往常用测定血清碱性磷酸酶活性的方法来鉴定维生素 D 的含量水平，但因血清碱性磷酸酶是非特异性指标、影响因素太多、不太可靠，现已废用。

2. 血浆中 1，25-$(OH)_2$ 维生素 D_3 的浓度

近来发现 25-OHD_3 是维生素 D_3 在血液循环中的主要运输形式，它的浓度高低可特异性地反映出机体的维生素 D_3 的储存量情况，从而可用作直接鉴定维生素 D_3 营养状况的指标。目前，多用高效液相色谱法测定血浆中 25-OHD_3，结果准确可靠。

第四节　维 生 素 E

（一）维生素 E 的分类

维生素 E 亦称生育酚，是所有具有 α-生育酚活性的生育酚和生育三烯酚及其衍生物的总称。已知有：四种生育酚（tocopherol），即 α-生育酚、β-生育酚、γ-生育酚和 δ-生育酚；四种生育三烯酚（tocotrienol），即 α-生育三烯酚、β-生育三烯酚、γ-生育三烯酚和 δ-生育三烯酚，它们具有维生素 E 的生物活性。四种生育酚之间的不同之处是环状结构上的甲基的数目和位置不同；四种生育酚与四种生育三烯酚的不同之处是：后者侧链上有 3 个双键而前者没有。如以 α-生育酚的生理活性为 100，则 β-生育酚和 γ-生育酚和 δ-生育三烯酚的活性分别为 40、8 和 20；其他形式的活性更小。通常以 α-生育酚作为维生素 E 的代表进行研究。

各种生育酚都可被氧化而成为氧化生育酚、生育酚氢醌和生育醌。这种氧化可受光的照射、热、碱，以及一些微量元素如铁和铜的存在而加速。但各种生育酚在酸性环境中比在碱性环境中稳定。在无氧的条件下，它们对热、光，以及对碱性环境也相对较为稳定。在有氧条件下，游离酚羟基的酯是稳定的，故市场上的生育酚常以它的醋酸酯的形式提供。

（二）维生素 E 的生化代谢

维生素 E 及其酯的体内吸收率仅占摄入量的 20%～40%。酯在消化道内一部分水解为游离形式，一部分仍为酯式。当维生素 E 摄入量大时（以 mg 计）吸收率低。生育酚酯被吸收之前在肠道中先被水解释出维生素 E 及其同类物，与脂类一起消化吸收。三酰甘油，尤以中链的三酰甘油能帮助吸收；相反，亚油酸却降低维生素 E 的吸收。

维生素 E 在血浆内的运载主要由 β-脂蛋白携带，组织对维生素 E 的摄取量与食入量的对数成比例。在各种组织中，以肾上腺、脑下垂体、睾丸和血小板等的浓度最高。脂肪组织、肝脏，以及肌肉为维生素 E 最大的储存场所。在细胞内，线粒体则是含量最高的细胞器。当膳食中维生素 E 缺乏时，机体先动用血浆和肝脏的维生素 E，其次为骨骼肌和心肌，脂肪组织的消耗最慢。

食物构成不同，人们每天取得维生素 E 的数量和种类亦不同。以植物性食物和植物油类为主的膳食，往往以 α-生育酚为其摄入的主要来源。

维生素 E 以非酯化的形式存在于组织内。维生素 E 主要通过粪便排出，少量由尿道排出体外。当人体大量摄入时，先转变成生育醌的内酯，并以葡萄糖醛酸苷的形式从尿中排出。

（三）维生素 E 的主要生理功能

在体外实验中早已发现维生素 E 有抗氧化作用。此作用的意义在于：①防止不饱和脂肪酸受到过氧化作用的损伤，从而维持含不饱和脂肪酸较多的细胞膜的完整和正常功能；

②由于预防了脂质过氧化，就消除了体内其他成分受到脂质过氧化物（氢过氧化物、各种有机自由基）的伤害。维生素 E 也能防止维生素 A、维生素 C 的氧化，保证它们在体内的营养功能。以下提到的很多维生素 E 的功能和缺乏病症状都可用上述机制解释。

1. 维生素 E 能保持红细胞的完整性

低维生素 E 膳食可引起红细胞数量减少、缩短红细胞的生存时间、发生大细胞性溶血性贫血和病人血液的维生素 E 含量低。临床上维生素 E 可用于治疗溶血性贫血。

2. 维生素 E 可以调节体内一些物质的合成

维生素 E 通过调节嘧啶碱基而参与 DNA 的生物合成过程。维生素 E 是辅酶 Q 合成的辅助因子，也与血红蛋白的合成有关。

3. 维生素 E 与精子的生成和繁殖能力有关

维生素 E 与精子的生成和繁殖能力有关，但与性激素分泌无关。根据对大鼠的试验，当维生素 E 缺乏时雄鼠睾丸不能生成精子，雌鼠的卵不能植入子宫内，胎儿被吸收。人的生殖功能是否也需要维生素 E，目前尚无可信的证据，但临床上常用于治疗不育症、习惯性流产和早产婴儿的异常情况，但其治疗效果有待观察。

4. 维生素 E 与衰老的关系

人的衰老与组织中脂褐质的堆积呈直接的比例关系，缺乏维生素 E 的动物，这种色素的堆积也比正常者高。有人认为这种色素是自由基作用的产物。一些学者认为，衰老过程是伴随着自由基对 DNA 和蛋白质破坏的积累所致。因此，维生素 E 等抗氧化剂，可能使衰老过程减慢，但尚未有确切的证据证明维生素 E 可以延长寿命。例如，有的间歇性跛行可以用大剂量维生素 E 使之缓解，提示对老年人的健康有用。

5. 维生素 E 的一些其他功能

维生素 E 的抗癌作用在动物试验中尚未确定。但维生素 E 可破坏亚硝基离子，在胃中阻断亚硝胺生成比维生素 C 更有效。

对实验动物而言，维生素 E 也是维持骨骼肌、心肌、平滑肌和外周血管系统的结构和功能所必需的，缺乏将导致肌肉营养不良，同时伴有肌肉的耗氧量增高、尿肌酸排出量增高，后一现象是由于营养不良的骨骼肌不能正常利用肌酸所致。

维生素 E 还可抑制含硒蛋白、含铁蛋白等的氧化，保护脱氢酶中的巯基不被氧化，或不与重金属离子发生化学反应而失去作用。许多环境因素可产生自由基，维生素 E 可减少其毒性。城市空气中二氧化氮和臭氧易使肺损伤，补充维生素 E 者，肺组织中维生素 E 水平上升，而缺乏维生素 E 者则无多余维生素 E 可输送至肺，必须依靠其他清除自由基的酶系统。维生素 E 对半乳糖胺或 CCl_4 所导致肝损伤的脂质过氧化也有一定的抑制作用，对甲基汞和铅中毒有一定解毒作用。大剂量维生素 E 可以减少高压氧对机体的损害、减轻眼晶体纤维化。早产儿呼吸困难给以氧，可能产生晶体后纤维组织形成，维生素 E 可以预防。

（四）维生素 E 的需要量和供给量

人体对维生素 E 的需要量受膳食中其他成分影响，影响因素一般可概括如下几方面。

1. 多不饱和脂肪酸(PUFA)增多

多不饱和脂肪酸因含有较多易被氧化的双键，故膳食中多不饱和脂肪酸摄入增多，作为抗氧化剂的维生素 E 的需要量就增加。膳食中维生素 E 与 PUFA 的比值应为 0.4～0.5。

2. 维生素E与维生素C的关系

两者都有抗氧化作用，但维生素 E 为脂溶性，其防止生物膜的脂类过氧化作用更有效。两者有协同作用，给缺维生素 E 者补充维生素 C 可使血浆维生素 E 水平升高，但不能减少脂类过氧化和红细胞溶血及其 GSSG 水平。维生素 C 可以节约维生素 E，但大剂量维生素 C 作用与之相反，可以降低维生素 E 抗氧化能力，相应地提高维生素 E 需要量。

3. 其他

硒和甲硫氨酸可以节约维生素 E；女性服用避孕药和长期口服阿司匹林都增加维生素 E 的需要量。

人乳的维生素 E 含量为 2～5 IU/kg。新生儿经母乳喂养 2～3 周后，达到成人水平。早产儿出生时维生素 E 水平低，由于通过胎盘到达胎儿的维生素 E 量有限，再加上早产儿消化系统不健全，维生素 E 不易吸收，因而缺乏维生素 E 而致贫血。这种贫血使用铁剂反而加重，必须补充维生素 E、铁才有效。早产儿从第 10 天开始补给维生素 E，可给予乳剂状补充以利吸收或注射。

一般认为 1 岁以下婴儿的需要量为 2～3 mg，牛乳中的含量仅为母乳的 1/10～1/2，因此，对人工喂养儿必须注意另行补充。此外，婴儿食品中常添加富含多不饱和脂肪酸的植物油，也需适量增加维生素 E。维生素 E 可以遏制脂肪酸的氧化，从而减少脂褐质的形成和保护细胞免受自由基损害，故老年人需要增加维生素 E 的供给量，但每天总摄入量宜在 300 mg 以下。中国营养学会在 1988 年推荐每天供给量成人为 10 mg；孕妇、乳母、老年人为 12 mg。2000 年公布的中国居民膳食维生素 E 适宜摄入量（AI）见表 3-5。

表 3-5 中国居民膳食维生素 E 适宜摄入量（AI） 单位：mg/d

年龄（岁）	体重（kg）		单位体重计算值（mg 总生育酚）		AI 男/女	年龄（岁）	体重（kg）		单位体重计算值（mg 总生育酚）		AI 男/女
	男	女	男	女	mg α-TE		男	女	男	女	mg α-TE
0～	6	6	1.4	1.4	3	14～	56.5	50	13.3	11.8	
0.5～	9	9	2.1	2.1	3	18～	63	56	14	12.6	14
1～	13.5	12.5	3.2	2.9	4	孕妇					14
4～	19	18.5	4.5	4.4	5	母乳					14
7～	28.5	25.5	6.7	6	7	50～					14
11～	42	41	9.9	9.6	10						

注：维生素 E 的活性以 RRR-α-生育酚当量（α-TEs）表示，1 mg α-TE 相当于 1 mg 的 RRR-α-生育酚的活性。估计混合膳食中天然维生素 E 的总 α-TE，β-生育酚的质量数（mg）需乘以 0.5，γ-生育酚的质量数（mg）乘以 0.1，α-生育三烯酚的质量数（mg）乘以 0.3。上述计算以生育酚的抗不孕生物活性为依据，而各型生育酚的抗氧化活性不一定具有相同的比例，如 α-生育三烯酚在细胞膜检测出的抗氧化活性大大高于 α-生育酚；合成的全消旋 α-生育酚（dl-α-生育酚）的相对活性为 RRR-α-生育酚的 74%，常以国际单位（IU）给出其剂量。按药典，1 IU 的维生素 E 的定义是 1 mg 全-消旋-α-生育酚醋酸酯的活性。以活性单位 IU 换算成以质量形式表达的 α-TEs 时，同时要计入 α-生育酚和 α-生育酚醋酸酯的分子质量差异，两者的比值约为 1∶1.1。因此，换算合成的全-消旋-α-生育酚或全-消旋-α-生育酚醋酸酯的 IU 值时，需乘以 0.74 或 0.67 才可转换成为 α-TE 的毫克数。

（五）维生素E的食物来源

维生素 E 主要存在于各种油料种子和植物油中，某些谷类、坚果类和绿叶菜中也含有一定数量；肉、奶油、乳、蛋和鱼肝油中也存在。许多因素可影响食物中的维生素 E 含量，因而每一种食物都有相当大的含量变化或差异。例如，乳中的 α-生育酚的含量上下波动达到

5 倍，且随着季节的变动而改变。天然的维生素 E 是不稳定的，在储存和烹调加工中可发生明显的破坏，植物油中的维生素 E 含量可因加热而明显降低。

（六）维生素 E 的营养状况的评价

维生素 E 的营养状况评价主要通过血浆或血清含量的生化分析。红细胞中维生素 E 的参考平均值为 230±13 μg/100 ml，血浆中为 784±91 μg/100 ml。若血浆维生素 E＜500 μg/100 ml 时则为缺乏。这是直接反映机体中维生素 E 储存量是否充足的一个指标。但维生素 E 血浆值与总脂类相关，血脂低时，血浆维生素 E 也低，维生素 E 可能并不缺乏。最合理的方法是采用血中维生素 E 与脂类比例来表示维生素 E 的营养情况，即每 g 脂类维生素 E 的含量不得＜0.8 mg。另一个是用过氧化氢作红细胞的体外溶血试验。红细胞与 2%～2.4%H_2O_2 保温后，溶血释放出来的血红蛋白的量与蒸馏水保温所溶出者相比较，用百分数来表示，其值与血浆维生素 E 水平有一定的关系，这是一种显示功能受损的指标，溶血释放血红蛋白的量与蒸馏水所溶出者比值＞20%为缺乏，10%～20%为低水平，＜10%为可接受的水平。

第五节　维 生 素 K

（一）维生素 K 的分类

维生素 K 是脂溶性维生素中含有 2-甲基-1，4-萘醌的一族同类物。一般有三种类型：① 在植物中的为叶绿醌（phylloquinone，K_1）；②在动物中分离出的为维生素 K_2（menaquinone，K_2），其侧链上的异戊二烯链的数目不等，许多细菌产物属于这一类型，又可简称为 MKn，n 代表异戊二烯链的数目。MK_4、MK_5、MK_7 与 K_1 生物活性相等。MK_1 只有维生素 K_1 的 1%活性，MK_{10}也只有 30%～49%的活性；③维生素 K_3（menadione，K_3）是人工合成产物，在哺乳类和鸟类体内可转变成 MK_4。

上述三种类型的维生素 K 都易被碱或光破坏。有些维生素 K 的衍生物，如甲基萘氢醌乙酸酯有较高的维生素 K 活性，并对光不敏感。维生素 K_3 或维生素 K_1 的 2，3 位环氧化合物虽不溶于水，但对光不敏感，在体内可变为相应的维生素 K。

（二）维生素 K 的生化代谢

维生素 K_1 和维生素 K_2 的吸收与其他脂溶性维生素一样，需要胆汁、胰液，并与乳糜微粒相结合，由淋巴系统运输。其吸收率为摄入量的 10%～70%。维生素 K 的储存部位是肝、皮肤和肌肉。维生素 K 经氧化，断侧链形成 γ-内酯，并以葡萄糖醛酸苷的形式自尿道排出，也可存在于肠肝循环中。

（三）维生素 K 的主要生理功能

维生素 K 是谷氨酸进行 γ-羧化的必需因子。肝脏产生的凝血因子Ⅱ、Ⅶ、Ⅸ、Ⅹ的分子中，含有较多的谷氨酸残基，经 γ-羧化成为 γ-羧化谷氨酸才能与 Ca^{2+} 结合，在凝血过程中发挥作用。缺乏维生素 K，肝脏不能合成正常的凝血因子，因为分子中的谷氨酸残基不能进行 γ-羧化，所以表现为凝血障碍。最近的研究结果发现维生素 K 辅助的谷氨酸残基 γ-羧化，还发生于骨、牙、肾、脾、肺和乳腺等组织的蛋白质分子，这种蛋白质在骨中称为骨钙蛋白，有调节钙在骨基质中沉积的作用；在肾中即与钙的重吸收功能有关。此外，维生素 K 还参与细胞氧化还原过程，是呼吸链的成员之一。

（四）维生素 K 的食物来源、需要量和供给量

人体维生素 K 的来源有两方面：①从肠道细菌合成，占总量维生素 K 的 50%～60%。维生素 K 在回肠内吸收，细菌必须在回肠内合成，才能为人体所利用。有些抗菌素能抑制上述消化道的细菌生长，影响维生素 K 的摄入；②从食物中来的，占总量的 40%～50%，绿叶蔬菜含量高，其次是内脏、肉类与乳类，水果和谷类含量低。估计人类每天总的需要量为 2 μg/kg 体重，如果有一半可以从肠道细菌取得，则从食物中所需的量为此值一半。中国的维生素 K 推荐摄入量，成年人为 120 μg/d，如有必要计算青少年的膳食适宜摄入量，可以根据 2 μg/(kg·d)计算。注意经常摄食蔬菜的人们每天从食物中摄入的量远＞1 μg/kg 体重，故可以满足需要。长期膳食不正常的个体或胆道梗阻、腹泻、慢性脂肪痢病人，需要经注射维生素 K 或口服维生素 K 给予补充。

（五）维生素 K 的营养状况的评价

评价指标有：①凝血酶原时间，用新鲜血加到一定量的促凝血酶原激酶溶液中，观察其凝固时间，正常为 25～40 s；②凝固时间，新鲜血凝固时间和形成凝块的时间。正常人血凝固时间约为 10 min。

第六节　维 生 素 C

（一）维生素 C 的分类

维生素 C 亦称抗坏血酸(ascorbic acid)。在组织中以两种形式存在，即还原型维生素 C 和脱氢型维生素 C。这两种形式可以通过氧化还原互变，因而都具有生理活性。而脱氢型维生素 C 继续氧化或加水分解变成二酮古乐糖酸或其他氧化产物，则其维生素活性丧失。故一般所测的总维生素 C 只是指还原型维生素 C 和脱氢型维生素 C。

维生素 C 极易溶于水，稍溶于丙酮和低级醇类，水溶液易氧化，遇空气、热、光、碱性物质，特别是在有氧化酶和微量铜、铁等重金属离子存在下，可促进其氧化破坏进程。蒸煮蔬菜，尤其是在碱性条件下蒸煮时，维生素 C 可被明显破坏。采取酸性处理、冷藏、隔氧等措施，则可使食品中维生素 C 的破坏延缓。

（二）维生素 C 的生化代谢

从食物中进入人体的维生素 C 在小肠内被吸收，吸收量与其摄入量有关。摄入＜100 mg，全部被吸收；而若增加至 180 mg 则仅吸收其中的 70%；剂量大至 1 500 mg 时，吸收量只有一半。维生素 C 主要经泌尿系统排出，汗、粪便中也排出少量。尿中排出量常受摄入量、体内储存量和肾功能的制约。草酸也是维生素 C 的代谢产物，摄入的维生素 C 到底有多少转变成为草酸而排出是一个有争论的问题。一般认为，大量进食维生素 C 是没有必要的。

（三）维生素 C 的生理功能

1. 维生素 C 是还原剂

维生素 C 作为还原剂，在体内可使亚铁保持还原状态，增进其吸收、转移，以及在体内的储存；同时，还可使钙在肠道中不形成不溶性化合物，从而改善其吸收率。维生素C还参与四氢叶酸的一碳单位转移和防止维生素A、维生素E、不饱和脂肪酸的氧化。维生素C有清除氧自由基的作用。某些化学物质对机体的损害，都涉及到自由基的作用，如氧、臭氧、二氧化氮、酒精、四氯化碳和抗癌药阿拉霉素对心脏的损伤。维生素C作为体内水溶性的抗氧化剂，可与脂溶性抗氧化剂协同作用，防止脂质过氧化。

2. 维生素C与某些药物代谢的关系

维生素C与某些药物代谢的关系如下：①维生素C缺乏，可使肝微粒体酶的活力下降，其中以细胞色素还原酶的减少为最多，从而影响一些脂溶性药物经羟基化和去甲基化代谢后排出体外。②维生素C影响组胺的分解代谢，有去组胺的作用。组胺有一定扩张血管作用，可增加血管的通透性。③维生素C可以防止联苯胺、萘胺和亚硝酸盐的致癌作用。④维生素C的营养状况与芳香族氨基酸代谢有关。此外，维生素C还可使环磷腺苷(cAMP)的量增高。

3. 人体严重缺乏维生素C可引起坏血病

主要临床表现为毛细血管脆性增强、牙龈和毛囊及其外周出血，重者还有皮下、肌肉和关节出血，血肿形成，黏膜部位也有出血现象，常有鼻出血、月经过多和便血等。婴幼儿往往由于人工喂养而又未注意维生素C的供给，可以造成缺乏，其症状比成人严重，有时可致胸腔和骨膜下出血。

4. 其他功能

维生素C在体内常作为酶激活剂、物质还原剂，或参与激素合成等而发挥作用。

维生素C是活化脯氨酸羟化酶和赖氨酸羟化酶的重要成分。羟脯氨酸和羟赖氨酸是胶原蛋白的重要成分，因此，维生素C不足将影响胶原合成，造成创伤愈合延缓、微血管壁脆弱而产生不同程度出血。

维生素C可促进肝内胆固醇转变为能溶于水的胆酸盐而增加排出、降低血胆固醇的含量。肾上腺皮质激素的合成和释放也需要维生素C的参与。

此外，牙龈肿胀，然后萎缩而引起牙根暴露甚至脱落，还可导致骨钙化不正常和伤口愈合缓慢等。所有以上临床症状都与维生素C缺乏，影响胶原的正常形成有关。

(四) 维生素C的需要量和供给量

人体每天究竟需要多少维生素C，有不同的认识。各个国家供给标准的差异也很大，为每天的20～200 mg。据研究，人体维生素C每天摄入量10 mg可预防坏血病，这是最低需要量。对于成人，一些国家提出的供给量为60 mg/d，主要是因为这一水平的摄入量，可使血浆的维生素C浓度达到0.75 mg/100 ml的水平，并能维持机体维生素C的总量为1 500 mg，还可促进膳食中铁的吸收。中国营养学会提出的供给量：成人每天为60 mg，少年男女为60 mg，1～3岁分别为30 mg、35 mg和40 mg，5～7岁为45 mg，10岁为50 mg，孕妇为80 mg，乳母为100 mg。此外，一些特殊人群，维生素C的供给量也需要增加，若是吸烟者，比正常量约增加50%；在寒冷条件和高温、急性应激状态下，如外科手术者，其维生素C的需要量增加；服用避孕药会使血浆维生素C的浓度下降；采用高营养浓度的全静脉营养也需增加维生素C的供给量，因为在这种情况下尿中的损失增加；老年人血浆的维生素C水平往往低于正常，也需要适当增加。

不适当地大量使用维生素C可以造成维生素C依赖症。如骤然停服大剂量、体内代谢仍停留在高水平，便会较快地将储存量用光。所以若停服维生素C或降低剂量时，应当逐渐地减少，使机体有个适应过程。大剂量服用维生素C，如每天剂量达2～8 g以上时，将会产生危害健康的作用，如恶心、腹部不适，甚至出现痉挛、腹泻、铁吸收过度、削弱粒细胞杀菌能力、破坏红细胞，以及形成肾、膀胱结石等。

（五）维生素C的食物来源

维生素C的主要来源为新鲜蔬菜和水果。气候、日照量、植物的成熟程度、部位、储藏条件和储存时间等因素，均可影响食物中维生素C的含量。植物中存在的氧化物可加速维生素C的破坏，如菠菜储存2 d后，维生素C损失约2/3。烹调加工也可增加维生素C损失，中国的烹调方法，维生素C保存率为50％～70％。青菜、韭菜、塌棵菜、菠菜、柿子椒等深色蔬菜和花椰菜，以及柑橘、红果、柚子和枣等的维生素C含量较高。野生的苋菜、刺梨、沙棘、猕猴桃、酸枣等维生素C含量尤其丰富。

（六）维生素C的营养状况的评价

1. 测定血浆中维生素C含量

人体维生素C饱和状况下，血浆维生素C浓度可达1.0～1.4 mg/100 ml，此指标只能显示近期摄入情况，不能反映机体储备水平。较好的评价指标为粒细胞维生素C含量，它能反映组织中维生素C的储备水平，而不受维生素C暂时摄入量的影响。一般以每10亿个粒细胞含维生素C＞20 μg以上，为维生素C营养充足的指征。

2. 负荷试验

口服500 mg维生素C收集4 h尿液，尿中排出维生素C 3 mg以上，即认为体内维生素C有相当储存量，1～3 mg为不足，1 mg以下为缺乏。在大规模人群调查中，也有人主张用任意一次尿样中维生素C排出量对肌酐比值作为评价标准。

第七节　维生素B_1

（一）维生素B_1的命名和理化性质

维生素B_1亦称硫胺素(thiamine)，抗神经炎因子或抗维生素B_1缺乏病(脚气病)因子。维生素B_1溶于水，不溶于脂肪和有机溶剂，在酸性溶液中很稳定，加热至120 ℃仍不分解，在碱性或中性环境中易被氧化而失去活性。一般烹调温度下破坏不多，但在碱性条件下不耐高热。具有还原性的化学物质，如二氧化硫，亚硫酸盐等在中性和碱性介质中能加速维生素B_1的分解破坏，故含维生素B_1多的食物，如谷类、豆类和肉类不宜使用二氧化硫或亚硫酸盐等化学物质以防维生素B_1破坏。维生素B_1在常温下暴露于空气中储藏时损失不大，但在煮粥、煮豆或蒸馒头时，若加入过量的碱，则会造成维生素B_1的大量损失。

（二）维生素B_1的生化代谢和生理功能

维生素B_1在小肠上部可被迅速吸收，但若有酒精存在且缺乏叶酸盐时，吸收将受影响。维生素B_1在高浓度时小肠的吸收为被动的扩散，而在低浓度时则为一种主动的吸收方式。吸收后的维生素B_1经血液运送至肝脏和其他细胞，经焦磷酸酶催化成为硫胺素焦磷酸(thiamine pyrophosphate，TPP)，这是它转化为具有生理功能的活性形式。TPP是羧化酶

(carboxylase)和转酮醇酶(trans ketolase)的辅酶。在前一酶系统中催化 α-酮酸的氧化脱羧反应,从而使来自糖酵解和氨基酸代谢产生的 α-酮酸进入三羧酸循环;在后一酶系统中起着转运二碳单位的作用。以上都属糖类代谢,是机体内整个物质代谢和能量代谢很关键的步骤。若机体维生素 B_1 不足,不仅丙酮酸不能继续代谢,而且还影响氨基酸、核酸和脂肪酸的合成代谢。此外,维生素 B_1 尚可抑制胆碱酯酶,因此,对于促进食欲、胃肠道的正常蠕动和消化液的分泌等也有重要作用。

体内维生素 B_1 的总量约有 80%为 TPP,约有 10%为三磷酸硫胺素(thiamin triphosphate, TTP)。此外,还有少量单磷酸硫胺素(thiamin monophos phate, TMP)和维生素 B_1。成人体内有维生素 B_1 25~30 mg,以心脏、肝脏、肾脏和脑中的含量较高,总量的 50%存于肌肉中。

(三) 维生素 B_1 的需要量和供给量

维生素 B_1 与整个物质和能量代谢关系密切,故它的需要量应与机体热量总摄入量成正比。一般都主张维生素 B_1 的供给量应以 4. 18 MJ(1 000 kcal)热量供给多少来表示。世界卫生组织的资料表明,膳食中维生素 B_1 含量每 4. 18MJ(1 000 kcal)<0. 3 mg 即可出现脚气病。以 0. 5 mg 较为安全,可使组织维生素 B_1 达到饱和。故目前,多数国家,包括中国在内,维生素 B_1 的供给量标准都定为 0. 5 mg/4. 18MJ(1 000 kcal)。2000 年公布的中国居民膳食维生素 B_1 参考摄入量(DRIs)见表 3-6。维生素 B_1 摄入过量的毒性,未见报道,根据美国等国家的研究和国内治疗维生素 B_1 缺乏的经验,中国营养学会认为维生素 B_1 的 UL 值可定为 50 mg。

表 3-6 中国居民膳食维生素 B_1 参考摄入量(DRIs) 单位: mg/d

年龄(岁)	RNI		UL
0~	0. 2(AI)		
0. 5~	0. 3(AI)		
1~	0. 6		50
4~	0. 7		50
7~	0. 9		50
11~	1. 2		50
	男性	女性	
14~	1. 5	1. 2	50
18~	1. 4	1. 3	50
孕妇		1. 5	
乳母		1. 8	

(四) 维生素 B_1 的食物来源

维生素 B_1 广泛存在于天然食物中,但含量随食物种类而异,且受收获、储藏、烹调等条件的影响。含量较丰富的有动物内脏(肝、心、肾)、瘦肉类、豆类、酵母、干果和硬果,以及不过度碾磨的粮谷类。蔬菜较水果含有较多的维生素 B_1,但都不是膳食维生素 B_1 的主要来源。其中,芹菜叶和莴苣叶含量较为丰富,可以利用。有些调味品和干菜中虽然含维生素 B_1 也很高,但在膳食中使用量少。谷类食物中,全粒谷物较富有维生素 B_1,杂粮的维生素 B_1 也较多。碾成精度很高的谷类,可使其中的维生素 B_1 损失 80%以上,现在已在面粉食用地区进行强化维生素 B_1 处理,恢复其原有含量是有益的。

一些食物中存在有抗维生素 B_1 因子,如某些生鱼或海产品(鲤鱼、鲱鱼、青蛤和虾)含有的硫胺素酶，能分解维生素 B_1，但这种酶在烹调加热时会被破坏，故人们不要生食鱼类和软体动物。茶叶中含有一种对热稳定的维生素 B_1 分解酶，故大量饮茶或咀嚼茶叶时，会影响维生素 B_1 的利用率。

(五) 维生素 B_1 的营养状况的评价

评价人体维生素 B_1 营养状况的方法有以下两种。

1. 尿中维生素 B_1 的排出量测定

常用的有负荷试验，即以口服 5 mg(儿童减半)维生素 B_1 后，4 小时内排出维生素 B_1 > 200 μg 者为正常，<100 μg 者为缺乏。也可测定空腹一次尿中维生素 B_1 和肌酐含量，计算出维生素 B_1(μg)/肌酐(g)之比值，并用它来评定维生素 B_1 的营养状况。一般大规模调查时可以采用此法。

2. 红细胞转酮酶活力和 TPP 活化试验

血液中的维生素 B_1 大多存在于红细胞内，部分以转酮醇酶的辅酶形式存在。因此，可借该酶的活力，早期灵敏地测知维生素 B_1 的营养状况。维生素 B_1 缺乏时，该酶活力降低，TPP 活力系数(activitycoefficient)增高。一般认为 TPP 活力系数<1.15 为正常，>1.25 为缺乏。

(蔡美琴)

第八节　维 生 素 B_2

(一) 维生素 B_2 的命名和理化性质

维生素 B_2 亦称核黄素(riboflavin)，是 7，8-二甲基异咯嗪与核醇的缩合物。呈黄棕色针状结晶，熔点为 275～282 ℃，在酸性溶液中稳定，碱性中不稳定，在日光或紫外光照射下降解生成光黄素(lumiflavin)、光色素(lumichrome)等，这些降解产物失去维生素 B_2 性质并可促进脂质过氧化，故储存维生素 B_2 必须避光。

在烹调肉类和各类食物时不宜加碱。

维生素 B_2 分子中的异咯嗪环上 5 位与 1 位两个氮原子可氧化还原，是体内发挥作用的结构基础。环上 3 位为亚氨基具荧光，常用于维生素 B_2 定量测定。

哺乳动物肠道中的微生物可以合成维生素 B_2 并被吸收，但其量甚微。

(二) 维生素 B_2 的生化代谢

大多数食物中的维生素 B_2 主要以辅酶形式与蛋白质形成复合物存在，在消化酶作用下水解释出维生素 B_2，由小肠近端吸收。主动吸收为主，酒精、咖啡因、铜、锌、铁离子可干扰吸收，未吸收的则被肠道细菌分解。维生素 B_2 在小肠黏膜、肝等组织细胞内，经维生素 B_2 激酶作用下其核醇 5 位磷酸化成维生素 B_2 5′-磷酸(FMP)，亦称黄素单核苷酸(FMN)。后者可在维生素 B_2 腺嘌呤二核苷酸合成酶催化下与三磷酸腺苷(ATP)作用生成黄素腺嘌呤二核苷酸(FAD)。FMP 与 FAD 经共价或非共价键与酶蛋白结合，发挥辅酶作用。

体内的维生素 B_2 主要以 FAD 存在于组织细胞内，如肝组织中 FAD 约占 74%，骨骼肌中 FAD 约占 85%，游离维生素 B_2 只占 3%，其余为 FMP。血液中维生素 B_2 含量低，而且

主要是游离维生素 B_2。组织中的维生素 B_2 辅酶几乎全部与酶蛋白结合。游离的 FMP 和 FAD 可迅速被焦磷酸核苷酶和磷酸酶催化水解释出游离维生素 B_2。组织维生素 B_2 含量主要取决于依赖维生素 B_2 的酶类(统称黄素酶)的合成和分解。甲状腺功能低下病人,黄素酶活力降低;在动物可见组织中维生素 B_2 含量减少。

维生素 B_2 及其代谢产物主要经尿排出。尿中约 25%为原形及其糖苷衍生物,其他还有黄素-8-α-组氨酸(或半胱氨酸),它是与酶蛋白共价结合的辅酶代谢产物,以及肠道细菌分解产物、光照分解产物。

(三) 维生素 B_2 的生理功能

维生素 B_2 的生理功能主要是以黄素辅酶参与体内多种物质的氧化还原反应,是担负转移电子和氢的载体,也是组成线粒体呼吸链的重要成员。脂肪酰辅酶 A 脱氢酶、*L*-氨基酸氧化酶、琥珀酸脱氢酶、黄嘌呤氧化酶、谷胱甘肽还原酶、NADH 脱氢酶、硫氧蛋白还原酶等均属黄素酶。此外,黄素腺嘌呤二核苷酸是谷胱甘肽还原酶的辅酶,因此,也是体内抗氧化防御系统的成员。由于维生素 B_2 辅酶涉及物质代谢和能量代谢等,功能广泛,因此,是一种重要的营养素。

(四) 维生素 B_2 的需要量和供给量

中国营养学会最近制定的膳食维生素 B_2 推荐摄入量(RNI):成人男性为 1.4 mg/d,女性为 1.2 mg/d;孕妇和乳母为 1.7 mg/d;11 岁儿童不分男女为 1.2 mg/d; 14 岁男童为 1.5 mg/d,女童为 1.2 mg/d;<7 岁的儿童自 0.4 渐增至 1.0 mg/d。

(五) 维生素 B_2 的食物来源

蛋、瘦肉、乳类是维生素 B_2 的主要食物来源。如果膳食结构中这些食物比例过低,则以谷类、豆类为重要来源。谷类食物的维生素 B_2 含量随加工和烹调方法而异。精白米中维生素 B_2 的留存量仅为糙米的 59%,小麦标准粉的维生素 B_2 仅留下原有量的 39%,精白粉中则更少。麦面制品加工中用碱可使所含的维生素 B_2 在加热时破坏。此外,淘米、煮面去汤均可使食物中的维生素 B_2 丢失。

(六) 维生素 B_2 的营养状况评价

一般维生素 B_2 缺乏的早期表现为全身疲倦、乏力、眼睛瘙痒,继而口腔阴囊病变。口角炎、舌炎、眼睑炎、角膜血管增生、鼻侧脂溢性皮炎等也认为是维生素 B_2 缺乏的表现,给予维生素 B_2 可以缓解。

近年来,营养调查发现维生素 B_2 营养状况处于低水平较为普遍,已引起重视。维生素 B_2 的营养状况评价目前多采用实验室指标,常用的实验室指标有以下几种。

1. 尿维生素 B_2 排出量

合理膳食条件下,24 h 维生素 B_2 排出量超过 120 μg(0.32 μmol)或≥80 μg/g 肌酐,如<27 μg/g 肌酐示缺乏。负氮平衡或服用抗生素和某些治疗精神病的药物等可见尿排出量增高。

2. 负荷试验

口服维生素 B_2 5 mg,4 小时尿中排出<400 μg 示缺乏,800～1 300 μg 为正常,400～800 μg 为不足,>1 300 μg 为充裕。

3. 红细胞维生素 B_2 含量

红细胞维生素 B_2 含量>400 nmol/L 或 150 μg/L 为正常;低于 270 nmol/L 或 100 μg/L 为缺乏。

4. 红细胞 FAD 依赖的 GSH 还原酶活力系数

测定加入与未加入 FAD 的红细胞 GSH 还原酶活力，求出活力系数(activity coefficient, AC)。AC<1.2 属正常，1.2～1.4 为低水平，>1.4 为缺乏。此指标不宜用于 6-磷酸葡萄糖脱氢酶(G_6PD)缺陷病人，因该病病人酶活力高于正常人。

第九节　烟　　酸

(一) 烟酸的命名和理化性质

烟酸亦称尼克酸(nicotinic acid)、维生素 B_5、维生素 PP。烟酸是吡啶-3-羧酸、对酸、碱和热均比较稳定的白色结晶。羧基易酰胺化而成为烟酰胺，于水、醇中的溶解度显著增大。吡啶环中第 4～5 碳原子间的双键可被还原，故有氧化型和还原型。在体内，烟酰胺与磷酸核糖焦磷酸结合成为烟酰胺-腺嘌呤二核苷酸(nicotinamide dinucleotide, NAD)，并可再被 ATP 磷酸化成为烟酰胺-腺嘌呤二核苷酸磷酸(NADP)。NAD 和 NADP 均为体内脱氢酶辅酶。色氨酸在体内可代谢转变为烟酸，是烟酸的体内来源。

(二) 烟酸的生化代谢

食物中的烟酸主要以辅酶形式存在，经消化酶作用释出烟酰胺，由小肠黏膜主动吸收。口服烟酸或烟酰胺可原形吸收。血浆中的烟酰胺能迅速被肝和红细胞摄取。进入细胞的烟酰胺，烟酸均可转变成辅酶形式，部分与酶蛋白结合，部分以游离形式储存。心、肝、肾、肌肉中烟酰胺辅酶含量较高，肝还是储存 NAD 的主要器官。

哺乳动物的肝、肾等组织存在由色氨酸代谢生成烟酰胺的酶系，体内必需的烟酸中部分来源于此。色氨酸转变成烟酸的效率个体差异较大，平均为 60 mg 色氨酸生成 1 mg 烟酸。由此途径供给烟酸的量受色氨酸摄入量影响，也受到转变过程辅助因子如维生素 B_2、维生素 B_6 的营养状况影响。妊娠晚期转变效率增高三倍，可能由于雌激素对关键酶色氨酸氧化酶的作用所致。

体内过多的烟酸在肝内经 N-甲基转移酶催化转变成 N′-甲基烟酰胺自肾排出，此为尿中排出的主要代谢产物。

(三) 烟酸的生理功能

1. 以辅酶形式参与物质代谢

已知 200 多种酶需要 NAD 和 NADP 作辅酶，依赖其分子中的烟酰胺作为电子或氢的受体或供体。大多数需 NAD 的酶催化分解代谢中的氧化脱氢反应，NADP 则大多数以还原型($NADPH+H^+$)在合成反应中供氢。

因此，烟酰胺辅酶的作用广泛，涉及糖、脂类和氨基酸等的合成代谢和分解代谢，并涉和某些激素的代谢。

2. NAD 经水解生成腺嘌呤二磷酸核苷

NAD 作为糖水解酶的底物，可水解释出烟酰胺生成腺嘌呤二磷酸核苷(ADPR)。真核细胞核中腺嘌呤二磷酸核苷聚合酶，可催化多个 ADPR 转移至受体蛋白如组蛋白。这种 ADP 核苷化的蛋白质在 DNA 修复，DNA 复制和细胞分化中有重要作用。

非辅酶形式的烟酸是糖耐量因子(GTF)的组成成分。

(四) 烟酸的需要量和供给量

人体研究发现采用缺烟酸膳食 50～60 d 后,出现癞皮病临床征象。因体内所需的烟酸部分由色氨酸转变生成,因此膳食中 PP 供给量多以烟酸当量(mgNE)表示。

烟酸当量(mgNE)=烟酸(mgNE)+1/60 色氨酸(mg)

烟酸需要量与能量消耗量相关。中国营养学会制定的中国居民膳食烟酸参考摄入量(DRIs),其中推荐摄入量成年男性为 14 mgNE/d,女性为 13 mgNE/d,孕妇为 15 mgNE/d,乳母为 18 mgNE/d,可耐受最高摄入量 35 mgNE/d。婴幼儿和少年儿童的推荐摄入量按体重计算相对高于成年人。

(五) 烟酸的食物来源

肉类、鱼类、乳类和蔬菜含有较多量烟酸。谷类含量居中,加工越精细丢失越多。动物性蛋白含色氨酸较多,烟酸当量值较高,如鸡肉的烟酸当量 48. 85 mgNE/4. 18 MJ(1 000 kcal);植物性蛋白则较低,大豆的烟酸当量为 23. 73 mg/4. 18 MJ(1 000 kcal)。谷类中存在人体难以利用的结合型烟酸,用碱处理后烟酸测定值增高。玉米中色氨酸含量低,而且结合型烟酸占 69%～73%,因此,以玉米为主食又缺少其他副食地区的居民易缺乏烟酸。近来通过科学处理玉米和培育出高色氨酸品种玉米,已有根本改善。

(六) 烟酸的营养状况的评价

临床上典型的单一烟酸缺乏症(癞皮病)已少见。膳食原因引起的烟酸缺乏多伴有其他水溶性维生素或蛋白质摄入不足。缺乏的早期症状为疲劳、记忆力减退和失眠等。典型的缺乏症状为皮炎腹泻和抑郁,尤以对称肢体、暴露部位的皮炎为多见。实验室检查有:①测定尿中烟酸代谢产物 N′-甲基烟酰胺(N′MN),24 h 尿中排出量<5. 8 μmol 为缺乏,5. 8～17. 5 μmol 为低水平。也可以用负荷实验,负荷剂量烟酰胺 50 mg 测定 4 h 尿中排出的 N′-甲基烟酰胺量,排出量<2. 0 mg 为缺乏,2. 0～2. 9 mg 为不足,3. 0～3. 9 mg 为正常;②尿 2-吡啶酮/N′MN 比值测定:正常 1. 3～4. 0,不足<1. 3;③红细胞 NAD 和红细胞 NAD/NADP 比值测定。

第十节　维 生 素 B_6

(一) 维生素 B_6 的命名和理化性质

维生素 B_6 的化学本质是 3-羟-5-羟甲基-1, 2-二甲基吡啶,4 位可以是甲羟基、醛基或甲氨基,故可有三种形式,即吡哆醇(pyridoxing, PN)、吡哆醛(pyridoxal, PL)和吡哆胺(pyridoxamine, PM)。在动物组织内多以吡哆醛和吡哆胺形式存在,植物中则以吡哆醇为多。磷酸吡哆醛(PLP)和磷酸吡哆胺(PMP)是维生素 B_6 的体内活性辅酶形式。

游离的维生素 B_6 在酸性溶液中对光、热均比较稳定,在碱性中易受光、热破坏。氯化吡哆醇为常用的药剂或食物强化剂。

PLP 与酶蛋白中的赖氨酰的-氨基形成 Schiff 碱而共价结合。此结构对有关酶发挥催化作用有重要意义。

(二)维生素 B_6 的生化代谢

食物中的维生素 B_6 主要以 PLP、PMP 和 PN 存在。PLP 和 PMP 需经消化酶作用水解脱磷酸后才能为小肠被动吸收。

血浆和红细胞均参与维生素 B_6 运输。血浆中 PLP 和 PL 占 75%～80%,其次为 PN,均与白蛋白结合运输,红细胞中则与血红蛋白结合。肝、脑、肾和红细胞等均可摄取维生素 B_6,并将非磷酸化形式维生素 B_6 经磷酸激酶催化磷酸化,但 PN 和 PMP 只有在肝中才能氧化成 PLP。由肝供给其他组织 PLP,肝内并有醛氧化酶将过多的 PL 转变成吡哆酸,然后入血经尿液排出。

PLP 易与蛋白质形成 Schiff 碱,是细胞内含量多、活性高的维生素 B_6 形式。维生素 B_6 缺乏的大鼠,肝 PL 激酶活力降低 50%,而脑中该酶活力仅下降 14%,表明维生素 B_6 对神经系统的重要性。

人体的维生素 B_6 代谢库估计有 1 000 μmol,其中 800～900 μmol 存在于肌肉,大多与糖原磷酸化酶结合。

(三)维生素 B_6 的生理功能

已知体内有 60 余种酶需维生素 B_6 作辅酶,所催化的反应和相关的生理功能主要有以下方面:

1. 转氨基酶的辅酶

这些酶参与催化氨基酸分解代谢、非必须氨基酸生物合成的反应,与血糖恒定和蛋白质更新有关。

2. 犬尿酸原酶的辅酶

该酶催化色氨酸转变为犬尿酸过程中的反应,维生素 B_6 缺乏时色氨酸生成烟酸的效率降低。

3. 氨基酸脱羧酶的辅酶

有关酶催化酪氨酸、组氨酸、多巴、色氨酸的脱羧反应,生成相应的酪胺、组胺、多巴胺和 5-羟色胺,这些胺类都具有特殊活性,对神经、血管和腺体活动有重要调节作用。

4. 某些氨基酸转羟甲基酶的辅酶

丝氨酸转羟甲基酶催化丝氨酸和苏氨酸分解,生成一碳基团。后者是提内嘌呤、嘧啶、肾上腺素、胆碱等的合成原料,故涉及细胞增殖、磷脂代谢、免疫等多种功能。

5. 胱硫醚酶的辅酶

20 世纪 90 年代以来,流行病学研究发现,血中同型半胱胺酸水平与颈动脉狭窄发生率呈正相关,认为高同型半胱氨酸血症是诱发动脉粥样硬化的一个独立危险因素,并发现高同型半胱氨酸血症的发生率与维生素 B_6、维生素 B_{12},以及叶酸的营养状况呈负相关。其中维生素 B_6 是胱硫醚酶的辅酶,该酶催化同型半胱氨酸具有神经毒与血管毒作用,可诱发心脑血管阻塞。

此外,维生素 B_6 是血红素合成有关酶的辅酶,因此还与造血功能有关。近年研究发现维生素 B_6 参与大脑的信息传递受体系统的组成,故缺乏维生素 B_6 可表现学习能力降低和行为改变等。此外,维生素 B_6 摄入不足,机体细胞免疫功能减弱等已受重视。

(四)维生素 B_6 的需要量和供给量

人体对维生素 B_6 的需要量随体力活动和代谢增强而提高,孕妇、乳母需要量增高。老年人随增龄 PLP 磷酸酶活力增强，血浆和肝 PLP 降低，故需要量增高。其他情况如服用异烟肼对维生素 B_6 的有拮抗作用，需给予补充。

2000 年中国营养学会制定的中国居民膳食维生素 B_6 适宜入量(AI)：成年人为 1.2 mg/d，>50 岁人为 1.5 mg/d，孕妇和乳母为 1.9 mg/d。

（五）维生素 B_6 的食物来源

维生素 B_6 在食物中分布较广，肉类、蔬菜、水果、硬果类和谷类食物都含有一定量。通常食物中维生素 B_6 利用率约为 75%。谷类加工、食物储存和烹调过程均可使维生素 B_6 丢失。过多纤维素也使利用率降低。

（六）维生素 B_6 的营养状况评价

由于维生素 B_6 的营养状况与人体多种生理功能有关，某些病理又影响维生素 B_6 的代谢，因此，维生素 B_6 的营养状况评价日益受重视。

人体缺乏维生素 B_6 可发生脂溢性皮炎、失眠、易激惹等；婴儿缺乏维生素 B_6 出现皮炎、生长发育不良、惊厥和贫血等；孕妇缺乏维生素 B_6 可影响胎儿的生长和神经系统发育等。实验室检查见表 3-7、表 3-8、表 3-9。近年血浆同型半胱氨酸含量测定，也用作维生素 B_6 营养状况评价指标，两者呈负相关。

表 3-7　直接测定血浆维生素 B_6 或尿代谢产物量

测定项目	参考值	判断结果
血浆 PLP	>30 nmol/L	属正常
血浆维生素 B_6 总量	>40 nmol/L	属正常
尿 4 吡哆酸	>3.0 μmol/d	属正常
尿维生素 B_6 总量	>0.5 μmol/d	属正常

表 3-8　间接测定红细胞转氨酶活性指数

测定项目	参考值	判断结果
红细胞谷草转氨酶(天冬氨酸转氨酶)	活性指数<1.60	属正常
红细胞谷丙转氨酶(丙氨酸转氨酶)	活性指数<1.25	属正常

表 3-9　色氨酸负荷试验和蛋氨酸负荷试验

剂　量	测定项目	参考值	判断结果
口服 2 g 色氨酸	尿黄尿酸	<65 μmol/24 h	属正常
口服 3 g 甲硫氨酸	尿胱硫醚	<350 μmol/24 h	属正常

第十一节　叶　酸

（一）叶酸的命名和理化性质

叶酸(folic acid)由蝶啶、对氨基苯甲酸和谷氨酸组成。天然存在的叶酸大多为多谷氨酸形式如三谷氨酸叶酸和七谷氨酸叶酸。叶酸为黄色结晶，不溶于冷水和乙醇，其钠盐易溶于水，但在水溶液中易被光破坏。

在生物体内，蝶啶环上5、6、7、8位可被还原。随还原程度不同形成7,8-二氢叶酸和5，6，7，8四氢叶酸(THFA)。THFA的N^5或N^{10}，或N^5与N^{10}一起可与一碳基团相连结，发挥携带一碳基团的生理作用，是叶酸的辅酶形式。

(二) 叶酸的生化代谢

食物中的叶酸大多为多谷氨酸形式。在小肠上部由肠黏膜上皮细胞的γ-L-谷氨酰羧肽酶催化，水解成单谷氨酸叶酸后主动吸收。

还原型叶酸易于吸收，因此，GSH、维生素C有利于叶酸吸收。肠壁、肝、骨髓等组织存在叶酸还原酶，在维生素C和NADPH参与下，催化叶酸转变成四氢叶酸(THFA)。血清中的叶酸主要为N^5-甲基THFA，大部分与白蛋白非特异结合运输，小部分由一种特异的糖蛋白结合运输。该糖蛋白分子量约40 000，可能由中性粒细胞产生，并经肝、肾加工而成，叶酸饱和度通常约67%，对肠道中叶酸的吸收以及体内叶酸的分配、降解和排出存在调节作用。血中的N^5-甲基THFA经耗能的载体转运机制进入骨髓、网状细胞、肝、脑脊液和肾小管细胞等。

叶酸由尿和胆汁排出。尿中主要为乙酰氨基苯甲酰谷氨酸，亦有少量活性形式。正常人体内储存的叶酸主要为多谷氨酸形式。储存量为5～10 mg(11.3～22.6 mmol)，肝内约占50%，每天肝肠循环的叶酸约0.1 mg，对维持血清叶酸水平有重要意义。

(三) 叶酸的生理功能

THFA的主要生理功能是作为一碳基团的载体，参与许多物质的合成代谢。

1. 嘌呤合成

体内自5-磷酸核糖焦磷酸合成嘌呤核苷酸，嘌呤的C_2、C_8均来源于THFA携带的一碳基团。

2. 胸腺嘧啶合成

由尿嘧啶合成胸腺嘧啶需由THFA携带一碳基团供给C_5甲基。

3. 甲硫氨酸循环

N^5-甲基THFA供甲基使同型半胱氨酸再生成蛋氨酸，以提供肌酸、肾上腺素、胆碱等合成所需的甲基供体。叶酸缺乏也可导致高同型半胱氨酸血症。

4. 丝氨酸与甘氨酸的相互转变

丝氨酸在THFA参与下，由羟甲基转移酶催化，生成甘氨酸和N^5，N^{10}-甲烯THFA，反应可逆。

此外，组氨酸代谢生成谷氨酸和部分tRNA甲基化等均需有THFA参与。由于叶酸与核酸和蛋白质的合成密切相关，故它对于正常血细胞生成，组织修复有重要意义，并与神经系统功能和脂代谢有关。

(四) 叶酸的需要量和供给量

生长发育期，细胞增殖合成代谢旺盛，因此，小儿、孕妇和乳母的需要量增高。某些病理状况如溶血性贫血、恶性肿瘤，以及某些药物干扰叶酸吸收。饮酒使叶酸利用率显著降低，应注意补充。

2000年中国营养学会制定的中国居民膳食叶酸参考摄入量，推荐14岁起至成年人摄入量(RNI)为400 μg/d；可耐受最高摄入量(UL)：<18岁者为800 μg/d，>18岁者为1 000

μg/d,孕妇为 600 μg/d,乳母为 500 μg/d。

(五)叶酸的食物来源

叶酸广泛存在于动、植物性食物,肝、肾、绿叶和黄叶蔬菜、酵母等含量丰富,如肝含叶酸约 300 μg/100 g,肉类、蛋、豆类、麦胚、谷类和水果等食物含叶酸也较多。食物经长时间储存和烹调损失较多。以非配方奶人工喂养的婴儿需注意添加。

(六)叶酸的营养状况评价

由于叶酸的食物来源丰富和人类肠道细菌能合成叶酸,故一般不易发生缺乏症,但吸收不良,或组织需要增多、长期服用抗菌素等情况下,可能发生缺乏。叶酸缺乏多见于婴儿,可因母亲膳食来源不足、吸收不良、乳汁中叶酸含量低、未及时添加辅食等所致。缺乏症状为衰弱、苍白、失眠等,严重时出现巨红细胞性贫血。妊娠早期缺乏叶酸是引起胎儿神经管畸形的主要原因,孕妇缺乏叶酸还增高先兆子痫、胎盘早期剥离的发生率,并可使胎儿发育滞后、新生儿低体重,甚至早产等。

实验室评价有以下指标:①血浆、红细胞的叶酸含量测定;②组氨酸耐量试验:组氨酸在体内转化为 N-亚氨基甲基谷氨酸,后者在 THFA 参与下降解为谷氨酸。如给病人一次组氨酸负荷后,尿中 N-亚氨基甲基谷氨酸排出量增加,反映叶酸缺乏。注意维生素 B_{12} 缺乏也可阳性;③血象检查。

第十二节 维生素 B_{12}

(一)维生素 B_{12} 的命名和理化性质

维生素 B_{12} 含钴(Co),故亦称钴胺素(cobalamin)、氰钴胺,是唯一含金属元素的维生素。化学结构较复杂,包含咕啉环,5,6-二甲基苯并咪唑核苷酸、丙醇和钴元素。钴与核苷酸的 N 以配价键相联系。由于与钴元素形成共价结合的基团不同,维生素 B_{12} 的形式有多种:主要有 5-脱氧腺苷钴胺素、甲基钴胺素、氰钴胺素、羟钴胺素。前两种是体内活性形式,亦称辅酶维生素 B_{12};后两种是药用维生素 B_{12} 的主要形式。天然存在的维生素 B_{12} 均由微生物合成。人体肠道细菌能合成维生素 B_{12},但结肠不能吸收维生素 B_{12}。维生素 B_{12} 为浅红色结晶,易溶于水和乙醇,在强酸、强碱和光照下不稳定,但短时间高压加热 120 ℃可不受影响。易受重金属、强氧化剂或还原剂作用而破坏,大量维生素 C 可破坏维生素 B_{12},因此,多种维生素制剂中的维生素 B_{12} 会因维生素 C 等抗氧化剂存在而受损失。

(二)维生素 B_{12} 的生化代谢

食物中的维生素 B_{12} 在胃酸和消化酶作用下释放,首先与唾液 R 蛋白结合。在碱性肠液与胰蛋白酶作用下,维生素 B_{12} 游离并与胃的内因子(intrinsic factor, IF)结合。IF 是正常胃黏膜壁细胞分泌的分子量为 50 000 的糖蛋白,可特异地与维生素 B_{12} 形成对蛋白酶稳定的复合物维生素 B_{12} · IF。维生素 B_{12} · IF 至回肠,与黏膜细胞的维生素 B_{12} · IF 受体结合,维生素 B_{12} 被吸收入细胞内。

血浆中的维生素 B_{12} 主要是甲基维生素 B_{12}。由特异的转钴胺素蛋白(transcobalamin, TC)结合运输。人血浆中有三种转钴胺素蛋白,TCⅠ、TCⅡ、TCⅢ。TCⅠ和 TCⅢ主要由中性粒细胞合成，是分子量约60 000的糖蛋白。结合维生素B_{12}的量多，可以通过与肝细胞的TCⅢ受体结合将维生素B_{12}储存于肝内。TCⅡ是由肝合成的β球蛋白，分子量38 000，其功能为运送分配维生素B_{12}至全身组织细胞。肝、骨髓细胞、网织细胞、淋巴母细胞等多种细胞均有TCⅡ·维生素B_{12}受体，可以摄取维生素B_{12}。先天性缺乏TCⅡ的病例，需长期补充大剂量维生素B_{12}。

正常人体维生素B_{12}储存量约2～3 mg，肝中占50%～90%，肝组织维生素B_{12}含量平均1 μg/g。维生素B_{12}每天更新率为0.1%～0.2%，每天肝肠循环0.6～6 μg。由回肠重吸收，经胆汁排出极少量。因此，缺乏维生素B_{12}膳食情况下，肝中储存量可维持5年以上才出现缺乏症状。当胃、肠、胰和肝等有病变时易发生维生素B_{12}缺乏。

（三）维生素B_{12}的生理功能

甲基钴胺素与5-脱氧腺苷钴胺素是体内活性辅酶形式，主要作用有：

1. 甲基钴胺素与THFA协同参加甲基转移作用

如在甲硫氨酸循环中作为蛋氨酸合成酶的辅酶。5-脱氧腺苷钴胺素从5-甲基THFA接受甲基交给同型半胱氨酸，使甲硫氨酸再生以利充分发挥甲基供体作用，并提高叶酸的利用率。维生素B_{12}缺乏时，叶酸陷于甲基叶酸的形式，使其他活性形式如5-亚甲基THFA缺乏、10-亚甲基THFA缺乏，而后者是DNA合成必需条件之一，故维生素B_{12}缺乏也可发生巨细胞型贫血。此外，维生素B_{12}缺乏致使同型半胱氨酸再生为甲硫氨酸受阻，也可引起高同型半胱氨酸血症。

2. 5-脱氧腺苷钴胺素作为甲基丙二酸单酰CoA变位酶的辅酶，使甲基丙二酸转变为琥珀酸单酰CoA

此反应与神经髓鞘物质代谢密切相关，故维生素B_{12}缺乏可表现出神经系统症状。

（四）维生素B_{12}的需要量和供给量

生理情况下每天需要量很小，据研究仅0.1 μg。发现轻度维生素B_{12}缺乏的病人，如给予维生素B_{12} 0.5～1 μg/d，可见血象迅速改善并维持正常水平。中国目前尚缺乏维生素B_{12}的研究数据，中国营养学会参照美国的调查资料（1989年RDA），提出中国居民膳食维生素B_{12}适宜摄入量（AI）：4～7岁为1.2 μg/d，14岁起至成人为2.4 μg/d，孕妇为2.6 μg/d，乳母为2.8 μg/d。

（五）维生素B_{12}的食物来源

自然界的维生素B_{12}均由微生物产生，故通常植物性食物不含维生素B_{12}，除非污染或特殊加工。动物性食物能产生维生素B_{12}的微生物，其生成量足以被吸收和储存于体内，所以肉类（包括内脏）、鱼类、贝壳类、禽蛋类和乳类是维生素B_{12}的日常食物来源。其中牛羊的肝肾、蛤、蠔等含量>10 μg/100 g。中国的豆腐乳、霉豆腐一类食品经细菌发酵，故也为维生素B_{12}的食物来源。烹调加热过程维生素B_{12}可受损失。肉经煎烤使表面和浅层的维生素B_{12}破坏，在170 ℃加热45 min损失达30%。牛奶煮沸2～5 min可损失30%。

（六）维生素B_{12}的营养状况评价

人体缺乏维生素B_{12}可由于膳食来源不足，小儿不合理喂养，病理原因如胃切除、胃酸分泌不足和某些药物干扰维生素B_{12}的吸收利用等。缺乏的临床表现一方面是与叶酸缺乏相似的巨红细胞型贫血，另外还有神经系统症状，初起为四肢末端麻木刺痛，以后可发展至脊髓侧索硬化和大脑功能异常，如嗅觉、味觉失常，记忆力减退，运动障碍等。实验室评价方法有血清全转钴胺素Ⅱ含量测定，是反映维生素 B_{12} 负平衡的早期指标。血象检查，以及血清维生素 B_{12} 浓度测定血清同型半胱氨酸含量测定和甲基丙二酸含量测定等。

第十三节　泛酸和生物素

（一）泛酸和生物素的命名和理化性质

1. 泛酸

泛酸(pantothenic acid)由食物中分布广泛而得名。其结构为丙氨酸经肽键与 α，γ-二羟-β，β-二甲基丁酸缩合而成。酸、碱和干热可使分解为 β-丙氨酸和其他氧化物。常用制剂为泛酸钙。在体内泛酸经磷酸化，并与半胱氨酸结合成磷酸泛酰巯基乙胺。

2. 生物素

生物素(biotin)亦称维生素 H，辅酶 R。其的结构为含硫的脲基环带一戊酸侧链。在体内由侧链上的羧基与酶蛋白的赖氨酸残基 ε-NH_2 结合，发挥辅酶作用。生物素易溶于热水，对热稳定，强酸、强碱和紫外线处理则破坏。

（二）泛酸和生物素的生化代谢和生理功能

食物中的泛酸由小肠主动吸收，高浓度时则通过被动扩散，由血液运输经载体转运进入细胞，然后经磷酸化并与半胱氨酸结合，生成磷酸泛酰巯基乙胺。磷酸泛酰巯基乙胺可从两方面发挥作用：①成为酰基载体蛋白的辅基。例如，在脂肪酸合成中的脂酰载体蛋白(ACP)，它与 7 种脂肪酸合成酶相连，自身处于复合体的中心。作用时磷酸泛酰巯基乙胺侧链似一长臂，通过巯基将酰基从一个酶分子转移到另一个酶分子；②与腺嘌呤核苷酸结合并经磷酸化成为辅酶 A(CoA)，辅酶 A 参与糖、脂和蛋白质代谢。

生物素在小肠上段主动吸收。结肠也可吸收由肠道细菌产生的生物素。生物素的主要生理功能是作为各种羧化酶的辅酶。羧化反应具有重要生理意义，例如，丙酮酸羧化为草酰乙酸为糖的彻底氧化(三羧酸循环)提供条件；乙酰 CoA 羧化为丙二酰 CoA，是脂肪酸合成必需步骤等。

（三）泛酸和生物素的供给量、食物来源和营养状况评价

中国营养学会 2000 年制定的中国居民膳食泛酸适宜摄入量(AI)，推荐 11 岁起至成年人为 5.0 mg/d，孕妇为 6.0 mg/d，乳母为 7.0 mg/d。食物中普遍存在，尤以动物性食物、谷类整粒和豆类含量丰富。单纯泛酸缺乏很少见，多种营养素不足时可伴有。实验室评价方法有血浆泛酸含量测定、口服泛酸负荷试验等。

生物素的可利用性不同，玉米和大豆中的生物素可全部利用，小麦中的则难以利用。动物组织、蛋黄、番茄、酵母、花椰菜等是生物素的丰富来源。中国营养学会推荐的每天生物素适宜摄入量(AI)：成年人为 30 μg/d，孕妇为 30 μg/d，乳母为 35 μg/d。

长期服用抗生素或食用生鸡蛋易患生物素缺乏症。因抗菌素可杀灭肠道微生物；生鸡蛋的蛋白含有不耐热的抗生物素蛋白(avidin)，能与生物素结合成不能消化吸收的物质。缺乏生物素可有生长延迟、皮炎、脱发、食欲减退、高胆固醇血症等。实验室评价有血清生物素含量测定、尿生物素测定等。

第十四节　牛　磺　酸

牛磺酸(taurine)亦称氨基乙磺酸。是具有一定生物学功能、体内可以合成的一种小分子有机化合物。一般能满足机体需要，所以不属维生素。婴幼儿、长期采用全胃肠外营养的病人，体内合成量不能满足需要时，需要膳食或其他途径给予补充。

牛磺酸最初从牛胆汁中分离得到，是牛磺胆酸的组成成分。1976 年确定牛磺酸为甲硫氨酸和半胱氨酸的代谢产物，Hayes 发现猫缺乏牛磺酸会失明。1989 年 Gaull 等提出牛磺酸为人体的条件必需氨基酸。

(一) 牛磺酸的体内分布和合成途径

牛磺酸广泛分布于中枢神经系统、视网膜、肝、骨骼肌、心肌、血细胞、胸腺和肾上腺等，其中以脑组织的浓度最高。胚胎脑组织牛磺酸浓度比成年脑组织高 3～4 倍，出生后迅速降低。牛磺酸主要以游离氨基酸形式存在，不参与蛋白质组成。有报道在脑与甲状旁腺组织可参与小肽组成。肝内可与胆汁酸结合成牛磺胆酸。

体内合成牛磺酸的原料是甲硫氨酸和半胱氨酸，甲硫氨酸需转变为半胱氨酸才能生成牛磺酸。一些食物中的牛磺酸含量见表 3-10。

表 3-10　一些食物中的牛磺酸含量

食物名称	含量 mg/100 g(湿重)	食物名称	含量 mg/100 g(湿重)
牛肉	36(15～47)	金枪鱼(罐头)	70(～)
牛肝	19(14～27)	牛乳	
猪腿	47(45～51)	初乳(1～3 d)	70(39～98)
猪肝	17(11～23)	早期乳(15～40 d)	12(3～37)
鸡腿	34(30～38)	中期乳(>100 d)	4(1～16)
鲤鱼(冷冻)	31(23～40)	巴氏消毒乳	6(3～11)
蛤肉(新鲜)	240(145～370)	人乳	54(24～85)
蛤肉(罐头)	152(～)		

半胱亚磺酸脱羧酶是催化半胱氨酸氧化脱羧成牛磺酸的关键酶。婴幼儿时期，半胱亚磺酸脱羧酶尚未发育成熟，体内合成的牛磺酸不能满足需要，需由母乳、辅助食品中得到补足。未成熟儿，更需注意补充。母乳含牛磺酸 337 ± 28 μmol/L，比牛奶和普通奶粉高 30 倍，人初乳中含量更高。体内大部分牛磺酸经肾脏排出。肾通过调节重吸收的量以维持体内牛磺酸水平相对恒定。妊娠期和授乳期的妇女，尿中牛磺酸排出减少。

(二) 牛磺酸的生理功能

牛磺酸的主要生理功能有以下几方面。

1. 保护视网膜

牛磺酸占视网膜中游离氨基酸总量的 50%。缺乏牛磺酸的猫，其视网膜电图显示杆细胞和锥细胞广泛变性。长期接受全胃肠外营养的病人，如营养液中未加牛磺酸(通常也未加甲硫氨酸和半胱氨酸，因这两种氨基酸在溶液中不稳定)，体内牛磺酸合成减少，当病人的血浆牛磺酸浓度降至 30 μmol/L(健康杂食者为 55～70 μmol/L),可出现与缺乏牛磺酸的猫相似的视网膜电图,给病人补充牛磺酸后可改善。

2. 促进中枢神经系统发育

已经证明脑组织的牛磺酸浓度为全身最高,胎儿发育中的脑组织的浓度又显著高于出生后,提示牛磺酸对中枢神经系统的发育,如细胞的增殖、移行和分化有作用。此种作用在体外实验中已部分得到证实。

3. 保护心肌的作用

缺乏牛磺酸的猫可有心肌病,甚至丧失收缩力。药理学研究发现牛磺酸可对抗毛地黄引起的心律不齐,可能与牛磺酸对膜通透性和离子流的作用、维持稳定的胞内钙离子浓度有关。此外,牛磺酸还有提高心肌耐缺氧能力的作用。

4. 抗氧化作用

中性粒细胞中的牛磺酸能与呼吸爆发生成的次氯酸形成稳定的氯胺,减少自由基的生成,并防止细胞自溶;无血清培养液培养的淋巴母细胞,加入牛磺酸可避免加入铁和维生素C引起的细胞溶解;金黄地鼠预先饮用含牛磺酸的水,则可避免吸入二氧化氮(NO_2)气体引起的细支气管上皮细胞变平、纤毛脱落和腺体细胞分泌颗粒减少等损伤。上述资料表明牛磺酸有抗氧化作用。但其抗氧化作用机制尚未完全阐明。

5. 促进免疫功能

缺乏牛磺酸的猫,血中粒细胞数降低、吞噬能力减弱、脾脏与淋巴结生发中心的网状细胞耗竭。有报道淋巴母细胞中牛磺酸占游离氨基酸总量的 60%;单核细胞和多核细胞的牛磺酸含量自新生儿至成年人随年龄增加,与细胞免疫吞噬功能增强一致。此外,有人在接种乙肝疫苗前口服牛磺酸,以提高 HBsAg 阳转率,改善低反应性,促进 IL-1、IgG、IgM 生成增加。

6. 促进脂类消化吸收

牛磺酸易溶解,易与脂类混合,是牛磺胆酸的原料之一。纤维囊性变病人口服牛磺酸后脂肪吸收改善。低体重儿补充牛磺酸 3 个月,其脂类吸收情况接近母乳喂养组。

(三) 牛磺酸的食物来源和需要量

至今尚未有需要量或供给量的资料。通常动物性食物含牛磺酸及其合成原料含硫氨基酸较丰富(见表 3-10)。植物性食物的牛磺酸含量很少,含硫氨基酸亦较少,因此,素食者血浆牛磺酸浓度较杂食者为低,素食者为 40～50 μmol/L,杂食者为 55～70 μmol/L。素食者所生的婴儿血浆牛磺酸浓度和尿中牛磺酸含量均低于杂食母亲所生的婴儿,但未发现素食者及其婴儿有缺乏牛磺酸的临床表现,表明体内合成量一般能满足需要。对于长期接受全胃肠外营养的病人和人工喂养小儿,尤其是早产儿、低体重儿等则需注意给予补充。目前,多种奶粉中均添加有牛磺酸。每天的补充量多以毫克为单位。有资料提出据尿排出量,成人的摄入量应为 125～500 μg/g 食物,但通常实际摄入量为 100～1 000 μg/g 食物,能满足需要。

第十五节　肉　　碱

肉碱(carnitine)亦称卡尼汀。是具有调节代谢功能、体内能够合成的一种小分子有机物。一般能满足机体需要，所以不属维生素，近年来有人认为属条件必需营养素。肉碱的化学名称为 L-β-羟-γ-三甲基氨基丁酸，分子式是 $(CH_3)_3N^+CH_2CH(OH)CH_2COO^-$。分布于各种组织，线粒体内含量最多。

（一）肉碱的代谢和生理功能

1. 代谢

人体可利用赖氨酸和蛋氨酸作原料，由肝与骨骼肌合成肉碱，合成过程尚需维生素 B_6 作辅助因子。机体摄入甲硫氨酸、赖氨酸，以及维生素 B_6 不足，则合成减少。食物中的肉碱不论游离的或酰化的都易于吸收。体内总量约为 100 mmol，每天大约更新 5%。血浆中有游离和乙酰化两种形式，含量男性为 36～83 μmol/L（游离肉碱 27～67 μmol/L），女性为 28～75 μmol/L（游离肉碱 21～59 μmol/L）。

游离肉碱和乙酰肉碱均可由尿排出，排出量男性为 300～530 μmol，女性为 200～320 μmol。其中游离肉碱占 30%～50%。

2. 生理功能

(1) 携带脂酰辅酶 A 通过线粒体膜进入线粒体的中介物：在线粒体内脂肪酸链可延长或去饱和，或者脂酰 CoA 经 β-氧化分解成乙酰 CoA，后者经三羧酸循环彻底氧化供能。由于肉碱的转运作用促进脂肪酸进入线粒体，而脂肪酸氧化可以提供较多的 ATP，因此，肉碱可以有抗疲劳、降低血脂和减体重的作用。

(2) 其他方面：近年研究发现肉碱尚有改善心肌功能和延缓脑细胞衰老的作用。

（二）肉碱的可能需要量

肉碱广泛存在于酵母、乳、肝，尤其是肉类食品。混合膳食的人每天摄入肉碱 100～300 mg，严格素食者可能仅前者的十分之一，但血浆水平仍可维持正常。素食引起肉碱缺乏一般在蛋白质热能营养不良时发生，因为此时体内缺乏蛋氨酸和赖氨酸作原料。先天性的肉碱缺乏症已有报道，是一种肉碱进入肌细胞、穿过肠黏膜，以及肾小管重吸收的转运障碍。早产儿、全人工喂养的婴儿，以及长期胃肠外营养的病人，由于合成酶系尚未发育完善，或合成原料不足而缺乏，血中三酰甘油（甘油三酯）和游离脂肪酸水平升高，必须注意补充。中国民间冬天进食狗肉可以御寒强身的说法，从营养学看有一定科学道理，已知狗肉的肉碱含量比猪肉高出许多倍，对于平日营养状况欠佳的人，进食狗肉不仅补充动物蛋白，还补充大量肉碱，促进体内物质代谢，因而能强壮身体。

（潘碧霞）

第四章　不同生理人群的营养

生命周期是一个连续的过程，不同生理阶段人群在生理状况和营养代谢方面有其各自的特点，因此，对营养的需求存在着差异。为便于认识和理解营养和生命发生发展的规律，常将生命的过程按照生理特点分成不同的阶段，如婴儿、幼儿、学龄前儿童、学龄儿童、青少年、成年和老年人。处于不同特定生理阶段的人群（包括孕妇、乳母、婴幼儿、儿童青少年、老年人）的营养需要有其特殊性，以下作一介绍。

第一节　孕妇营养

育龄妇女自妊娠开始到分娩均处于一个需要加强营养的特定生理过程。在此过程中，不仅需要满足母体自身的营养需求，而且需要满足胎儿生长发育和母体为分娩后乳汁分泌所必需的各种营养素，达到预防母体和胎儿营养缺乏、并发症发生的目的。与同龄的非孕妇女相比，孕妇需要更多的营养来满足自身和胎儿生长发育的需要。近年来的研究表明，妊娠期营养对胎儿、婴儿的生长发育，乃至子代成年后的健康状况都有重要影响。因此，妊娠期营养干预和指导是公共营养工作的重要内容。

（一）妊娠期生理特点

1. 内分泌和代谢的改变

（1）母体卵巢和胎盘激素分泌增加：受精卵在子宫着床后，孕妇的绒毛膜促性腺素分泌增多，黄体产生的孕酮刺激子宫内膜促使胎盘形成，胎盘随后生成大量雌激素和孕酮，刺激子宫和乳腺发育，而雌二醇可调节碳水化合物和脂类代谢，增加母体骨骼更新速率。有研究发现，钙的吸收、储留和妊娠期雌激素水平呈正相关。另外，随着胎盘的生长，绒毛膜生长催乳素（human chorionic somatomammotropin，HCS）分泌增多，促进胎盘和胎儿的生长、乳腺的发育和分泌；同时还可刺激母体脂肪的分解、增加血中游离脂肪酸和甘油的浓度，使更多的葡萄糖通过胎盘转运至胎儿，保证母体营养物质输送到胎儿体内。

（2）甲状腺素水平的改变：孕妇的血浆甲状腺素 T_3、T_4 水平升高，甲状腺功能增强，体内的合成代谢增高，基础代谢水平升高，需要消耗更多的能量和营养素。

（3）妊娠期激素水平的改变对孕妇的葡萄糖代谢的影响：绒毛膜生长催乳素可促进脂肪分解，皮质醇可促进由氨基酸合成葡萄糖的生化过程，两者均具有拮抗胰岛素的作用。孕妇血浆中的皮质醇随妊娠周数的增加而升高，而妊娠期绒毛膜生长催乳素在分泌高峰时可达每天 1 ～2 g，远高于其他激素。故孕妇对胰岛素的敏感性普遍下降，促使内源性胰岛素分泌增多以维持正常糖代谢，孕妇血浆胰岛素水平较高。有 2%～7%孕妇可发展为妊娠糖尿病(gestational diabetes mellitus，GDM)。研究表明，正常孕妇对胰岛素的敏感性比妊娠前降低44%，而GDM孕妇降低56%。尽管GDM病人产后葡萄糖代谢能逐渐恢复正常，但有GDM史的妇女以后发生2型糖尿病的危险性增大。

2. 消化系统功能变化

(1) 口腔：从妊娠8～12周起孕妇可出现牙龈充血、变软、肿胀，有时出现疼痛，易出血，即为妊娠牙龈炎。另外，牙齿易松动并出现龋齿。上述变化与妊娠期雌激素增加有关。

(2) 胃肠道：孕酮水平的升高可引起消化道平滑肌张力降低、肠蠕动减慢、消化液分泌降低，故孕妇容易发生胃肠胀气和便秘；由于贲门括约肌松弛导致胃内酸性内容物反流至食管下部产生"烧心感"，妊娠早期还常有恶心、呕吐等妊娠反应。但孕妇对钙、铁、维生素B_{12}、叶酸等营养素的吸收率增加，尤其是在妊娠后期。除体内需要量增加的因素外，也可能与食物在肠道内停留时间增加有关，与妊娠期对营养素的需要量增加相适应。

3. 血容量和血液成分的改变

孕妇的血容量自妊娠中期起明显增加，至妊娠晚期，其血容量可比妊娠前增加约40%。其中血浆容量增加50%，而红细胞只增加20%，虽然血红蛋白总量增加，但由于血液相对稀释，血液中血红蛋白的含量反而下降，呈现生理性贫血。妊娠20～30周时的生理性贫血现象最为明显。

孕妇血浆白蛋白含量下降，在妊娠晚期其白蛋白与球蛋白的比值有时可出现倒置现象。血中葡萄糖、氨基酸、铁、维生素C、维生素B_6、维生素B_{12}、生物素等的含量也降低。而血中三酰甘油(甘油三酯)和胆固醇含量上升，某些脂溶性维生素，如维生素E和类胡萝卜素的含量也较高，维生素E的血浆浓度约可升高50%，而血浆维生素A的浓度变化不大。这些变化难以用妊娠期血容量逐渐增加导致血液稀释来解释，可能与营养素在胎盘的转运机制有关。

4. 肾功能的改变

胎儿的代谢产物需经母体排出，故妊娠期肾功能出现明显的生理性调节，有效肾血浆流量和肾小球滤过率增高，但肾小管再吸收能力未发生相应的增加，排出尿素、尿酸、肌酐的功能明显增强。同时，与妊娠前相比，尿中葡萄糖、叶酸，以及其他水溶性维生素排出量亦增加，氨基酸排出量平均每天约2 g。但尿钙排出量较妊娠前减少。

5. 循环系统的改变

(1) 心排出量：自妊娠10周开始，心排出量增加，到妊娠32周时达到高峰，增加30%～50%。心排出量的增加主要是因为每次心搏量加大，其次是心率加快，心率平均增快约10次/min。

(2) 血压：妊娠早期和妊娠中期血压偏低，到妊娠晚期时血压轻度升高，舒张压因外周血管扩张、血液稀释和胎盘形成动静脉短路而轻度降低，收缩压没有明显变化，故脉压增宽。同时，外周血管扩张可使外周血流量增加，有利于母体代谢和母体与胎儿在胎盘的物质交换，保证胎儿营养的供给。

6. 肺功能的改变

从妊娠12周起，孕妇休息时的肺通气量有所增加，妊娠18周时，孕妇耗氧量增加10%～20%，而肺通气量可增加40%，因此，孕妇存在过度通气的现象。原因主要是孕酮和雌激素直接作用于呼吸中枢所引起的。过度通气使孕妇的动脉血的氧分压增高，二氧化碳分压降低，有利于满足孕妇自身和胎儿所需要的氧气的供给和二氧化碳的排出。

7. 体重增长及其成分

（1）妊娠期体重增加及其构成和增加模式：健康孕妇如不限制饮食，妊娠期平均增重约12 kg，其中胎儿3.4 kg、胎盘和羊水约1.5 kg、子宫和乳房增加约1.4 kg、血液增加1.2 kg、细胞外液增加1.5 kg、脂肪组织增加约3 kg。其中胎儿、胎盘、羊水、母体血浆容量、子宫和乳腺重量的增加称为必要性体重增加。妊娠期脂肪储存主要发生在妊娠10～30周，即胎儿快速生长期以前，可能更多是由于孕酮的作用而不是简单地由膳食摄入量增加所致，其生理意义是为妊娠晚期和哺乳期储备能量。

孕妇体重增长的速度随妊娠期的进展而不同，妊娠期一般划分为三期，即妊娠早期（1～12周）、妊娠中期（13～27周）和妊娠晚期（28～40周）。妊娠早期的体重增加不到2 kg，以后基本呈直线上升趋势，因此，大量的合成代谢主要发生在妊娠中期、妊娠晚期。妊娠期体重增加及构成见表4-1。

表4-1　妊娠期体重增加及构成

	体重增加(g)			
	第10周	第20周	第30周	第40周
胎儿、胎盘及羊水	55	720	2 530	4 750
子宫、乳房	170	765	1 170	1 300
血液	110	600	1 300	1 250
细胞外液	—	—	—	1 200
脂肪及其他	325	1 915	3 500	4 000
合计	650	4 000	8 500	12 500

（2）孕期适宜增重：

1）按妊娠前体重指数(BMI)[体重(kg)除以身高的平方(m^2)]推荐妊娠期增重：建立孕妇的适宜增重量需考虑多种因素。孕前BMI是一个重要的影响因素。据报道，在妊娠期体重增加相同的条件下，体形偏瘦的母亲分娩的新生儿体重往往小于体形偏胖母亲所分娩的新生儿的体重，故首先应根据妊娠前BMI来推荐适宜的妊娠期体重增加范围（见表4-2）。

表4-2　按妊娠前体重指数(BMI)推荐体重增长的适宜范围(美国)

	BMI	推荐体重增长范围(kg)
低	＜19.8	12.5～18
正常	19.8～26.0	11.5～16
超重	26～29	7～11.5
肥胖	＞29	6～6.8

2）影响妊娠期适宜增重的其他因素：推荐妊娠期适宜增重，需要除考虑妊娠前的身高体重因素外，还应考虑妊娠的年龄（尤其是青春期妊娠尤其应注意）、是否多胎妊娠和是否哺乳等因素。青春期妊娠期体重增加的目标值为14～15 kg，妊娠20周后每周增重500 g；双胎妊娠者妊娠期体重增加的目标值为18 kg，妊娠20周后每周增重650 g；计划哺乳，且妊娠前体重正常者，妊娠期体重增加的目标值为12 kg，妊娠20周后每周增重400 g；而不计划哺乳，且妊娠前体重正常者，妊娠期体重增加的目标值为10 kg，妊娠20周后每周增重350 g。

（二）妊娠期营养的重要性

孕妇的营养需要不仅要满足自身妊娠期的生理需要和各类活动的消耗，维持自身的健康，更重要的是要保证胎儿的生长发育、顺利分娩和产后的乳汁分泌。妊娠期营养不良可对妊娠结局和母体健康产生重要影响。

1. 妊娠期营养不良对母体健康的影响

(1) 孕妇营养缺乏症：为保证胎儿的正常发育，母体可发生代谢改变、生理性代偿，甚至消耗自身营养素的储存，因此，妊娠期需要大大增加营养素的摄入量，若孕妇膳食中营养素摄入不足，将影响母体健康。对母体健康的常见影响有：

1) 营养性贫血：WHO 报道，孕妇贫血患病率为 20%～80%不等，平均约为 51%。中国各地一些调查表明，孕妇贫血患病率为 20%～50%。2002 年中国居民营养和健康状况调查报告指出，孕妇贫血患病率为 22.5%，城市为 18.4%，农村为 24.5%。营养性贫血主要是由于膳食铁的吸收利用率低或摄入不足，不能满足母体和胎儿对铁的需求而发生的缺铁性贫血(iron deficiency anemia)，也有一些孕妇由于缺乏叶酸和维生素 B_{12} 而发生巨幼细胞贫血(megaloblastic anemia)。轻度贫血对孕妇影响不大，重度贫血时，可因心肌缺氧导致贫血性心脏病，如胎盘缺氧易发生妊娠高血压综合征(pregnancy-induced hypertension syndrome，PHS 简称妊高征)和妊高征性心脏病，贫血还可降低孕妇、产妇抵抗力，易并发产褥感染，甚至危及生命。

2) 其他营养缺乏病：①骨质软化症：因缺钙或维生素 D 而引起，为满足胎儿快速生长的需要而动用母体的骨骼钙所致；②营养不良性水肿：主要由于蛋白质严重缺乏而引起，多见于贫困地区或战争状态；③维生素缺乏症。

(2) 妊娠合并症：包括妊娠高血压综合征、妊娠糖尿病(gestational diabetes mellitus，GDM)等。营养不良和过剩均会使妊娠并发症的发病率增加。在对妊娠高血压综合征的流行病学研究中发现，营养不良(如贫血、低蛋白血症、缺钙)和体质指数(BMI)＞24，都是妊娠高血压综合征的重要危险因素。妊娠糖尿病的发生也与妊娠前肥胖、胎儿偏大，以及妊娠期体重增长过快等因素有关。

(3) 后果：造成分娩时子宫收缩乏力、难产，以及产后出血、感染和母乳不足等问题。

2. 妊娠期营养不良对胎儿和婴儿健康的影响

(1) 早产和新生儿低出生体重发生率增加：低出生体重儿是指新生儿出生体重＜2 500 g。近年来，低出生体重问题受到特别的关注。国外大量的流行病学研究发现，低出生体重与成年后慢性病的发生率增加有关。

1) 低出生体重与 2 型糖尿病：低出生体重人群成年后发生糖耐量减低、高胰岛素血症和胰岛素抵抗的危险性增高。有文献报道，成年后 2 型糖尿病与低出生体重相关，出生体重≤2.5 kg 者成年后 2 型糖尿病和葡萄糖不耐症发病率为 40%，而出生体重≥4.3 kg 者仅为 14%。

2) 低出生体重与高血压：血压与出生体重呈负相关关系，且这一相关性贯穿于儿童、青少年和成年期的各个阶段。

3) 低出生体重与冠心病：有文献报道出生体重为 2.5 kg 者的冠心病发病率为 18%，而出生体重为 3.0 kg 者冠心病发病率为 4%。

低出生体重的影响因素较多，与营养有关的主要有：妊娠期增重低、妊娠前体重低、孕妇血浆总蛋白和白蛋白低、维生素 A 和叶酸缺乏、孕妇贫血、孕妇大量饮酒、大量饮用咖啡和浓茶也可导致新生儿出生体重低。咖啡因是一种中枢神经兴奋剂，并可通过胎盘进入胎儿体内，影响胎儿的心率和呼吸。人体研究表明，中度咖啡因摄入量可降低胎儿的出生体重。因此，美国 FDA 建议妊娠期应避免或限制咖啡的摄入，每天咖啡因摄入量＜300 mg，即相当于 2～3 杯咖啡或 4 杯茶，或 6 杯可乐。

(2) 胎儿先天畸形(congenital malformation)发生率增加：近几十年来的研究发现，约25%的婴儿死亡由先天缺陷所引起。孕妇营养素缺乏或过多可导致先天畸形，如碘、锌、叶酸缺乏，维生素 A 过多或过少。碘缺乏可引起呆小病，叶酸缺乏主要和神经管畸形有关，而维生素 A 过多可致中枢神经系统畸形、心血管畸形和面部异常。另外，孕妇酗酒也可导致先天畸形的发生。据报道，孕妇每周饮酒量折合酒精超过 26 g，有娩出酒精综合征婴儿的危险性。胎儿酒精综合征表现为出生前和出生后的生长迟缓，中枢神经、心脏和泌尿系统缺陷，面部异常(包括颌骨发育不良、唇裂和腭裂等在内)等出生缺陷。妊娠期大量饮酒致畸作用的主要机制包括酒精代谢产物乙醛的直接细胞毒性作用和过量饮酒影响营养素的吸收。因此，建议孕妇不要饮酒。

(3) 围生期胎儿死亡率增高：妊娠期或妊娠期营养不良将影响母亲的体重。有研究发现，妊娠期体重增加与围生期胎儿死亡率呈反比。也有文献报道，围生期胎儿死亡率与长期维生素 C 水平偏低有关。

(4) 巨大儿：指新生儿出生体重＞4 000 g。中国一些大中城市巨大儿发生率呈逐渐上升趋势，有些地区已达 8%左右。巨大儿与孕妇营养的关系尚在研究之中，但已发现妊娠晚期血糖升高可引起巨大儿。可能因为孕妇血糖升高，可使胎儿血糖升高，并刺激胰岛素的分泌，而胎儿的高胰岛素水平具有生长因子样的作用。此外，孕妇盲目进食或进补，可能造成能量与某些营养素摄入过多，妊娠期增重过多，也可导致胎儿生长过度。巨大儿不仅在分娩中易造成产伤，给分娩带来困难，还与成年后慢性病(如肥胖、高血压和糖尿病)的发生密切相关。

(5) 对胎儿、婴儿智力发育的影响：妊娠最后 3 个月至出生后第 6 个月，不仅是胎儿、婴儿体格生长发育最为迅速的时期，也是大脑发育的关键时刻，是大脑细胞增殖的激增期，此时营养不良，如蛋白质摄入不足，可致胎脑发生永久性的解剖和生化方面变化，影响脑的成熟，以后难以弥补。脑细胞的增殖和体积的增大，分为增殖、增殖和体积增大同时进行、细胞体积增大三个阶段。而脑细胞的增殖，具有“一次性完成”的特点，如果在脑细胞增殖期缺乏营养，影响细胞的增殖，以后再也无法弥补。

(三) 妊娠期营养需要

1. 妊娠期能量

适宜的能量对孕妇机体和正在发育的胎儿都很重要。孕妇除了维持自身所需能量外，还要负担胎儿的生长发育以及胎盘和母体组织增长所需要的能量。妊娠早期孕妇的基础代谢并无明显变化，到妊娠中期时逐渐升高，妊娠晚期基础代谢约增高 15%～20%，因此，妊娠早期的能量摄入量与非孕妇女相同。2000 年中国营养学会制定的《中国居民膳食营养素参考摄入量》中孕妇能量推荐摄入量(RNI)为：妊娠中期、妊娠晚期在非孕妇女能量推荐摄入量的基础上每天增加 0.83 MJ(200 kcal)。由于不同地区、不同民族，以及气候、生活习惯、劳动强度等的不同，对能量的供给主要可根据体重增减来调整。

2. 妊娠期宏量营养素

(1) 蛋白质：孕妇必须摄入足够数量的蛋白质以满足自身和胎儿生长发育的需要。足月胎儿体内含蛋白质 400～800 g，加上胎盘和孕妇自身有关组织增长的需要，共需蛋白质 900 余克，这些蛋白质均需孕妇在妊娠期间不断从食物中获得。2000 年中国营养学会制定的《中国居民膳食营养素参考摄入量》中孕妇蛋白质推荐摄入量（RNI）为：在非孕妇女蛋白质推荐摄入量的基础上，妊娠早、中、晚三期分别增加 5、15、20 g。孕妇膳食中优质蛋白质宜占蛋白质总量的 1/2 以上。

(2) 脂肪：妊娠过程中孕妇平均需储存 2～4 kg 脂肪，胎儿储存的脂肪可为其体重的 5%～15%。脂类是胎儿神经系统的重要组成部分，构成其固体物质的 1/2 以上。在脑细胞增殖、生长过程中需要一定量的必需脂肪酸，脑和视网膜中主要的多不饱和脂肪酸是花生四烯酸和二十二碳六烯酸，它们可由膳食中亚油酸和 α-亚麻酸转化而来。此外，人体脑细胞髓鞘化过程自胎儿期开始，直到出生后 1 年左右完成。在髓鞘化过程中，饱和脂肪酸和多不饱和脂肪酸对髓鞘和细胞膜的形成都有重要作用。

孕妇膳食中应有适量脂肪，包括饱和脂肪酸、n-3 多不饱和脂肪酸和 n-6 多不饱和脂肪酸，以保证胎儿和自身的需要。但孕妇血脂较平时升高，脂肪摄入总量不宜过多。2000 年中国营养学会制定的《中国居民膳食营养素参考摄入量》中推荐孕妇膳食脂肪的供能百分率为 20%～30%，其中饱和脂肪酸、单不饱和脂肪酸和多不饱和脂肪酸分别为＜10%、10%和 10%。n-6 多不饱和脂肪酸和 n-3 多不饱和脂肪酸的比值为 4～6：1。

3. 妊娠期矿物质

(1) 钙：钙是构成骨骼、牙齿的主要成分，胎儿从母体摄取大量的钙以供生长发育的需要。当妊娠期钙摄入量轻度或短暂性不足时，母体血清钙浓度降低，继而甲状旁腺素的合成和分泌增加，加速母体骨骼和牙齿中钙盐的溶出，维持正常的血钙浓度，满足胎儿对钙的需要量；当缺钙严重或长期缺钙时，血钙浓度下降，母亲可发生小腿抽筋或手足抽搐，严重时导致骨质软化症，胎儿也可发生先天性佝偻病。胎儿约需储留 30 g 钙，以满足骨骼和牙齿生长发育的需要。妊娠早期胎儿储钙较少，平均每天仅为 7 mg；妊娠中期开始增加至每天 110 mg；妊娠晚期钙储留量大大增加，平均每天可储留 350 mg。除胎儿需要外，母体尚需储存部分钙以备泌乳需要，故妊娠期钙的需要量增加。尽管妊娠期发生一系列复杂的内分泌和生理变化使钙的吸收增加，但中国居民膳食中钙摄入量普遍不足，再加上影响钙吸收的因素较多，故中国孕妇易发生钙缺乏。因此，孕妇应增加含钙丰富的食物，膳食中摄入不足时亦可适当补充一些钙制剂。钙的最好食物来源是乳及其乳制品，另外，虾皮、豆类及其制品、芝麻、海带等也是钙的良好来源。2000 年中国营养学会制定的《中国居民膳食营养素参考摄入量》中孕妇钙每天适宜摄入量（AI）为：妊娠早期 800 mg，妊娠中期 1 000 mg，妊娠晚期 1 200 mg。

(2) 铁：妊娠期对铁的需要量大大增加：①由于妊娠期母体生理性变化，血红蛋白的增加量远低于血容量的增加，出现妊娠生理性贫血，这时为增加母体自身造血需要，需额外补充铁；②母体还要储备相当数量的铁，以补偿分娩时由于失血造成铁的损失；③胎儿除制造血液和肌肉组织需一定量的铁外，还必须在肝脏内储存一部分铁，以供婴儿出生后 6 个月之内对铁的需要量。因此，膳食铁摄入量不足，除易导致孕妇的缺铁性贫血外，妊娠期缺铁还可影响胎儿铁的储备，使婴儿期较早出现缺铁和缺铁性贫血。一些研究认为，妊娠早期缺铁还与早产和低出生体重有关。2002年的调查表明，中国妊娠早期、妊娠中期和妊娠晚期妇女的贫血患病率分别为：15.3%、22.5%和25.1%。

由于中国膳食中相当一部分铁来源于蔬菜、豆类等植物性食物中生物利用率较低的非血红素铁，因此，妊娠期应注意补充一定量健康动物的肝脏、血液、瘦肉等含有生物利用率较高的血红素铁的食物，必要时可在医生指导下加服铁剂。2000年中国营养学会制定的《中国居民膳食营养素参考摄入量》中孕妇铁每天适宜摄入量（AI）为：妊娠早期15 mg/d，妊娠中期25 mg/d，妊娠晚期35 mg/d。

（3）锌：孕妇体内锌一般比成年妇女多400 mg，总量达1 700 mg，其中足月胎儿体内可有60 mg。从妊娠早期起，胎儿锌的需要量就迅速增加，胎盘和胎儿每天平均需要锌量为0.75～1 mg。动物试验发现，母鼠缺锌时，仔鼠骨骼发育不良，并发生畸形。妊娠晚期缺锌仔鼠脑体积小、脑细胞数目少。埃及、伊朗等处于缺锌地区的国家，有性腺功能不足性侏儒症和中枢神经系统畸形发生率高的报道。近年来的流行病学调查表明，胎儿畸形发生率的增加与妊娠期锌营养不良和血清锌浓度降低有关。2000年中国营养学会制定的《中国居民膳食营养素参考摄入量》中孕妇锌推荐摄入量（RNI）为：妊娠早期11.5 mg/d，妊娠中期和妊娠晚期16.5 mg/d。动物性食物为锌的可靠来源，植物中的锌不易被吸收利用。

（4）碘：碘是甲状腺素T_3、T_4的成分，与蛋白质的合成有关，能促进胎儿生长发育。妊娠期碘需要量增加。妊娠期缺碘，易发生甲状腺肿大，还可导致胎儿甲状腺功能低下，并影响胎儿的生长发育，以及大脑的正常发育和成熟。婴儿出生后易患克汀病，表现为智力低下、生长迟缓、聋哑等。因此，孕妇应增加膳食中碘的摄入量。含碘丰富的食物有海产品，如海带、紫菜、海鱼等。2000年中国营养学会制定的《中国居民膳食营养素参考摄入量》中孕妇碘的每天推荐摄入量（RNI）比妊娠前增加50 μg/d，为200 μg/d。

4. 维生素

（1）维生素A：孕妇缺乏维生素A与胎儿宫内发育迟缓、低出生体重和早产有关。但妊娠早期增加维生素A摄入应注意不要过量，因为大剂量维生素A可能导致自发性流产和胎儿先天畸形。胡萝卜素在人体内可转化成维生素A，且相同剂量的胡萝卜素却无此不良作用。故中国营养学会和世界卫生组织（WHO）均建议孕妇通过摄取富含类胡萝卜素的食物来补充维生素A。2000年中国营养学会制定的《中国居民膳食营养素参考摄入量》中妊娠早期和妊娠中晚期维生素A的推荐摄入量（RNI）分别为：800 μgRE/d和900 μgRE/d，可耐受最高摄入量（UL）值为2 400 μgRE/d。

（2）维生素D：维生素D可促进钙的吸收和钙在骨骼中的沉积。故妊娠期对维生素D的需要量增加。这一时期缺乏维生素D与孕妇骨质软化症和新生儿低钙血症、手足搐搦有关；但过量也可导致婴儿发生高钙血症。维生素D主要来源于紫外光照射下皮肤的合成，而高纬度、缺少日照的北方地区在冬季几乎不能合成维生素D，导致母体和胎儿血中25-羟维生素D_3浓度降低，因此，维生素D的补充尤为重要。天然食物中富含维生素D的食物种类较少，故强化维生素D的乳制品是维生素D的良好来源。2000年中国营养学会制定的《中国居民膳食营养素参考摄入量》中妊娠早期维生素D的推荐摄入量（RNI）与非孕妇女相同，为5 μg/d（1 μg=40 IU），妊娠中期和晚期增加一倍，为10 μg/d，UL值为20 μg/d。

（3）维生素E：动物研究发现，维生素E具有维持生殖的作用。近年来随着对维生素E抗氧化作用研究的深入，发现维生素E可维持细胞结构和功能的完整性。由于维生素E具有维护细胞膜(尤其是红细胞膜)中长链多不饱和脂肪酸稳定性的作用,因此妊娠期给予充足的维生素E可能对新生儿红细胞膜产生保护作用,从而减少新生儿溶血和溶血性贫血的发生。妊娠期母体血浆中维生素E水平明显升高,且维生素E广泛存在于各种食物,尤其是坚果和植物油中。2000年中国营养学会制定的《中国居民膳食营养素参考摄入量》中孕妇维生素E的适宜摄入量(AI)为14 mg α-TE/d,与非孕妇女相同。

(4) 维生素K:维生素K是与凝血有关的脂溶性维生素。凝血过程中至少有4种因子依赖肝脏内维生素K的合成,故妊娠期维生素K的营养状况可能对婴儿早期维生素K缺乏性出血产生影响。由于维生素K的食物来源广泛且可通过肠道内细菌合成,一般人很少出现维生素K缺乏性出血症。维生素K缺乏的常见原因有:①妊娠期服用阿司匹林、抗癫痫药等维生素K抑制剂;②早产儿,由于维生素K不易通过胎盘,故胎儿肝脏中的储存量少,早产儿尤其如此;③新生儿由于初乳中维生素K含量少,且肠道功能未发育成熟,肠道内细菌无法有效合成维生素K。因此,产前或新生儿期补充维生素K均可有效预防维生素K缺乏性出血症的发生。

(5) B族维生素:

1) 维生素B_1:维生素B_1是脱羧酶和转酮醇酶的辅酶,与能量代谢有关。妊娠期缺乏或亚临床缺乏维生素B_1时可能孕妇不出现明显的脚气病症状,而是导致新生儿有脚气病表现。维生素B_1缺乏也可影响胃肠道功能,尤其在妊娠早期由于早孕反应使食物摄入减少,易引起维生素B_1缺乏,从而导致胃肠功能下降,进一步加重早孕反应。2000年中国营养学会制定的《中国居民膳食营养素参考摄入量》中孕妇维生素B_1的推荐摄入量(RNI)为1.5 mg/d。

2) 维生素B_2:维生素B_2参与三羧酸循环和呼吸链中氧化还原反应,与能量代谢有关。维生素B_2缺乏的典型症状为口腔生殖器综合征。妊娠期维生素B_2缺乏还与胎儿生长发育迟缓、缺铁性贫血有关。2000年中国营养学会制定的《中国居民膳食营养素参考摄入量》中孕妇维生素B_2的推荐摄入量(RNI)为1.7 mg/d。

3) 维生素B_6:维生素B_6参与体内氨基酸、脂肪酸和核酸的代谢。维生素B_6缺乏时还常伴有多种B族维生素缺乏的表现,对皮肤、神经和造血系统等产生影响。临床上常用维生素B_6辅助治疗早孕反应,维生素B_6还与叶酸、维生素B_{12}联用预防妊娠高血压综合征的发生。2000年中国营养学会制定的《中国居民膳食营养素参考摄入量》中孕妇维生素B_6的适宜摄入量(AI)为1.9 mg/d。

4) 叶酸:叶酸不足与新生儿神经管畸形(无脑儿、脊柱裂等)的关系近年来受到广泛关注。妊娠前几周是神经管形成和闭合的关键时期,神经管将最终发育成脑和脊髓。一般人要到妊娠6周时才会怀疑自己怀孕,而此时神经管可能已经闭合,神经管畸形可能已经发生。神经管上端不能闭合时发生无脑儿,无脑儿尽管较为罕见,但却是致命性疾病,无脑儿出生后很快死亡。神经管下端不能闭合时发生脊柱裂,脊柱裂是一种常见的神经管缺损,患儿的脊髓和脊柱都不能正常发育,脊髓膜往往突出呈囊状,有时还有部分脊髓包裹其中。根据神经管损伤程度,脊柱裂还经常伴有不同程度的神经麻痹,病情轻时可能不出现任何症状,严重时可导致死亡。常见的临床表现包括:足畸形、髋关节脱位、肾异常、脊柱弯曲、肌肉无力、智力障碍、运动和感觉功能丧失。补充叶酸可预防神经管畸形已得到多项研究的证实。一项对中国出生缺陷高危人群的应用性研究表明,妇女在妊娠前1个月和妊娠早期每天补充叶酸 400 μg 可有效地预防大多数神经管畸形的发生。需要注意的是，高剂量（>1 mg/d）的叶酸可掩盖维生素 B_{12} 缺乏的血液学指征，因此，并发维生素 B_{12} 缺乏的人不应高剂量补充叶酸。2000 年中国营养学会制定的《中国居民膳食营养素参考摄入量》中孕妇叶酸的推荐摄入量（RNI）为 600 μgDFE/d，UL 为 1 000 μgDFE/d。

（四）妊娠期的合理膳食

1. 妊娠期合理膳食原则

妊娠期膳食应随着妊娠期妇女的生理变化和胎体生长发育的状况而进行合理调配。妊娠过程中由于消化功能下降、抵抗力减弱，易发生腹泻或便秘，因此，应尽量食用新鲜和易消化的食物。为防止妊娠期便秘，可多选用含膳食纤维丰富的蔬菜、水果和薯类。

中国营养学会 1997 年版的《中国居民膳食指南》中，对孕妇的膳食特别提出了以下 3 条：①自妊娠第 4 个月起，保证充足的能量；②妊娠晚期保持体重的正常增长；③增加鱼、肉、蛋、乳、海产品的摄入。

2. 妊娠早期的合理膳食

（1）妊娠早期的膳食要点：在妊娠早期的 3 个月内，胎儿生长发育迟缓，每天约增重1 g，营养需要与妊娠前没有太大差别。但由于处于胚胎组织的分化增殖和主要器官系统的形成阶段，对环境因素（包括营养因素）在内的影响极为敏感，营养不当可导致畸形的发生。另外此时大多数孕妇又发生恶心、呕吐、食欲下降等妊娠反应，使孕妇的饮食习惯发生改变，并影响营养素的摄入。

妊娠早期应尤其注意以下几点：①选择清淡、易消化、增食欲的食物，不偏食。②少食多餐，保证正常的进食量。③早孕反应在晨起和饭后最为明显，可在起床前吃些干的碳水化合物；吃饭时少喝汤类，在两餐间喝水或饮料；多数孕妇在午后恶心、呕吐的现象消退。晚餐吃得丰富些，临睡前也可以吃少量食物。④每天摄入 150 g 以上的碳水化合物，以免因饥饿导致血中酮体蓄积。酮体可积聚于羊水中，而羊水中有氧化酮体的酶，故酮体可为胎儿所利用。有研究指出，胎儿利用酮体后，可能对大脑的发育有不良影响，发现这些胎儿出生至 4 岁时，其智商低于正常儿童的现象。建议每天服用适量叶酸和维生素 B_{12} 等，预防神经管畸形的发生。

（2）妊娠早期膳食构成和食谱举例：

1）膳食构成：能量和营养素的需要与妊娠前相似，谷类 300～400 g，豆制品 50 g，鱼、禽、瘦肉交替选用约 150 g，鸡蛋每天 1 个，蔬菜 400～500 g（其中绿叶菜 300 g），水果 100～200 g，牛乳或酸乳 250 g。

2）食谱举例：

早餐　牛奶：250 g；馒头：标准粉 100 g；酱猪肝：10 g；芝麻酱：10 g。

午餐　米饭：大米 100 g；豆腐干炒芹菜：芹菜 100 g，豆腐干 50 g；排骨烧白菜：排骨 50 g，大白菜 100 g；蛋花汤：鸡蛋 50 g，紫菜 5 g。

午点　草莓：100 g；面包：50 g。

晚餐　米饭：大米 50 g，小米 25 g；鲜菇鸡片：鸡胸肉 50 g，鲜蘑菇 50 g，花椰菜 50 g；清蒸鳊鱼：鳊鱼 100 g；炒菠菜：菠菜 100 g。

晚点　酸奶：100 g。

3. 妊娠中期的合理膳食

（1）妊娠中期的膳食要点：妊娠中期是胎儿生长发育和大脑发育迅速的阶段，对营养素的需要量显著增加，而且孕妇的妊娠反应开始消失或减轻，食欲好转。此期饮食的质和量都必须保证，要做到全面多样、荤素搭配，多吃富含多种营养素的食物，如猪肝、瘦肉、蛋类、海产品、鱼虾、乳制品、豆制品等，以及深色叶菜和水果，保证胎儿的正常生长。这一时期孕妇易发生便秘，应多食富含膳食纤维的食物。

(2) 妊娠中期膳食构成和食谱举例：

1) 膳食构成：谷类 350～450 g；大豆制品 50～100 g；鱼、禽、瘦肉交替选用约 150 g；鸡蛋每天 1 个；蔬菜 500 g(其中绿叶菜 300 g)；水果 150 ～200 g；牛乳或酸乳 250 g；每周进食 1 次海产品，补充碘、锌等微量元素；每周进食 1 次(约 25 g)动物肝，补充维生素 A 和铁；每周进食 1 次鸡血或鸭血。

2) 食谱举例：

早餐　鸡蛋饼：标准粉 100 g，鸡蛋 50 g；牛乳：250 g。

早点　苹果：100 g。

午餐　米饭：大米 150 g；炒三丝：瘦猪肉 50 g，豆腐丝 50 g，冬笋丝 50 g；拌海带丝：海带(水发)100 g；鱼汤：鲫鱼 100 g，木耳 10 g；炒生菜：100 g。

晚餐　玉米面粥：玉米面 50 g；烙饼：标准粉 100 g；盐水草虾：50 g；炒油菜薹：油菜薹 200 g，胡萝卜 30 g，辣椒 30 g。

晚点　橘子：100 g。

4. 妊娠晚期的合理膳食

(1) 妊娠晚期的膳食要点：妊娠晚期是胎儿生长最快的一个时期，也是胎儿肌肉、骨骼、脂肪和大脑等发育和功能完善的时期。这一时期除满足胎儿生长发育所需营养素外，孕妇和胎儿还需储存一些营养素，故这一时期对营养素的需要量增加。在增加摄入食物种类和数量的同时，应注意蛋白质和矿物质和维生素的摄入，如牛奶、鸡蛋、动物肝脏、鱼类、豆制品、新鲜蔬菜水果等，并适当限制高能量食物的摄入，以免造成孕妇过重、胎儿过大，给分娩带来困难。其中乳类的摄入量最好达到 500 ml，至少应达到 250 ml，以保证充足的钙摄入量。为保证大脑的正常发育，应补充长链多不饱和脂肪酸的摄入量，出现水肿的孕妇要控制食盐摄入量。

(2) 妊娠晚期膳食构成和食谱举例：

1) 膳食构成：产妇一天膳食应包括：粮谷类 400～500 g，牛奶 250～500 ml，鸡蛋 1 个，鱼、禽、瘦肉合计每天 200 g，动物内脏 50～100 g(每周 1～2)，每周至少 3 次鱼类(其中至少 1 次海产鱼类)，豆类及其豆制品 50 g，蔬菜、水果 500～750 g，植物油 20～30 g。

2) 食谱举例：

早餐　牛奶：250 g；芝麻酱烧饼：标准粉 100 g；芝麻酱：10 g。

早点　鸡蛋羹：鸡蛋 50 g。

午餐　米饭：大米 150 g；芹菜肉丝：瘦猪肉 70 g，芹菜 100 g，豆干 20 g；素炒油菜薹：油菜薹 150 g；鱼汤：鲫鱼 100 g，香菜 10 g。

午点　酸奶：150 g，苹果：150 g。

晚餐　米饭：大米 150 g；炒鳝鱼丝：黄鳝 100 g，柿子椒 50 g；素炒菜花：绿菜花 150 g，香菇 50 g、黑木耳 20 g；紫菜汤：紫菜 10 g，虾皮 10 g。

晚点　橘子：100 g。

（五）妊娠期常见营养问题

1. 妊娠性呕吐

（1）妊娠性呕吐：约半数的妊娠期妇女停经 6 周后出现畏寒、食欲不振、胃纳减退、恶心、呕吐等。大部分妇女只限于晨间起床后空腹状态和饭后发生呕吐，但也有部分妇女呕吐反复发作，进食即吐，甚至不能进食，导致体液平衡和新陈代谢紊乱，严重影响营养素的摄入，这种情况称为妊娠性呕吐。孕早期是胎儿器官形成和分化期，如果不及时纠正治疗，就会导致胎儿营养缺乏而发生胎儿畸形，如心脏畸形、无脑儿和脊柱裂等。妊娠性呕吐的原因至今还不清楚，一般认为与妊娠引起的内分泌失调和自主神经失调有关，如平日就有情绪不稳定和胃部疾病的人，容易发生呕吐且情况严重。

（2）减轻妊娠性呕吐的营养和膳食措施：应鼓励孕妇积极预防和治疗妊娠性呕吐，以保证营养素的摄入。以下是针对妊娠性呕吐提出的营养和膳食措施：①膳食应清淡、易消化，避免油腻食物、甜品，少食多餐；②多吃蔬菜、水果、牛奶等碱性食物；③早晨可进食感性食品，如馒头、面包干、饼干、鸡蛋等；④适当补充维生素 B_1、维生素 B_2、维生素 B_6、维生素 C 等，以减轻呕吐症状；⑤忌食不消化的煎炸食品、酒类和刺激性的辛辣食物；⑥呕吐严重不能进食或饮水者，应及时前往医院治疗；⑦可在中医师的指导下，试食一些食疗方，如生姜红糖茶、姜汁米汤、薯蓣（山药）饮等，以减轻呕吐症状。

2. 妊娠高血压综合征

妊娠高血压综合征简称妊高征。通常发生在妊娠 24 周后，妊娠晚期最常见。好发于年轻初产妇和高龄初产妇、体型肥胖者、双胎，以及有妊娠高血压综合征家族史者，发病率约 10%。主要表现为高血压、蛋白尿、水肿，严重时出现抽搐、昏迷，甚至母婴死亡。迄今为止，妊娠高血压综合征仍然是孕产妇和围产儿死亡的重要原因。

（1）妊娠高血压综合征对母体和胎儿的影响：妊娠期并发妊娠高血压综合征的产妇，病死率高，是围产期死亡的首要因素。妊娠高血压综合征的孕妇发生胎盘早剥的概率约为正常孕妇的 10 倍。胎盘早剥可引起弥漫性血管内凝血，产后出血率明显高于正常孕妇，导致产妇大出血和休克，也可发展至肾衰竭，导致死亡。此外，妊娠高血压综合征孕妇还可并发心脏病和脑血管疾病，伴心力衰竭，是产妇死亡的常见原因。

妊娠高血压综合征使胎儿的病死率增加。妊娠高血压综合征影响胎儿的程度主要取决于胎盘病变和功能异常的程度。重度妊娠高血压综合征对胎儿的影响主要是早产、胎儿宫内窘迫和死亡、新生儿窒息等为主。据统计，妊娠高血压综合征围产儿的死亡率为 13%～30%，因此，积极防治妊娠高血压综合征是保证母婴平安的必要措施，膳食防治妊娠高血压综合征是重要的治疗手段之一。

（2）妊娠高血压综合征的营养和膳食：妊娠高血压综合征与营养密切相关，膳食调查发现，妊娠高血压综合征病人能量、蛋白质、碳水化物摄入量与正常孕妇相似，但是，总脂肪和饱和脂肪酸摄入量较正常孕妇多，钙、铁、维生素 A、维生素 B_2 的摄入量较少，妊娠高血压综合征与钙的摄入量呈负相关。此外，妊娠高血压综合征病人血锌水平低，且存在低蛋白血症，这可能与尿中蛋白质排除量有关。调整病人的膳食结构是营养防治的重点，需要以下几方面的调整：

1）控制总能量的摄入：妊娠期要适当控制食物的量，不是“能吃就好”地无节制饮食，应以妊娠期正常体重增加为标准调整进食。

2）减少脂肪摄入量：脂肪占总能量的比例应为 30％，且饱和脂肪酸要少，相应增加不饱和脂肪酸的摄入。高脂肪含量的肉类，如肥肉、烧腊肉和动物的皮要避免。

3）减少盐的摄入：因钠盐摄入过多导致水钠潴留会使血压升高。一般建议病人每天的食盐摄入量应少于 5 g，酱油要少用，少吃盐腌渍食品，严重者避免食用含钠高的食品，如挂面、菠菜、干枣、豆腐干、紫菜等。

4）增加优质蛋白：因病人尿中排出大量蛋白质导致血清蛋白偏低，从而影响胎儿发育，故应增加优质蛋白的摄入。

5)补充足够的钙、镁、锌：膳食中钙、镁、锌的摄入能满足孕妇的需要可以降低妊娠高血压综合征的发病率和维持血压稳定。乳及其制品含钙丰富且易吸收，是钙的良好来源。豆类、绿叶蔬菜含丰富的镁，海产品含丰富的锌，如鱼、牡蛎是锌的良好来源，但贝壳类食物进食要适量。

3. 妊娠糖尿病

妊娠期发生或发现的糖尿病称为妊娠糖尿病（gestational diabetes mellitus，GDM）。有专家定义为妊娠期对碳水化物的不耐受性。妊娠期母体由于性激素、促生长素（生长激素）、甲状腺素和肾上腺皮质激素等分泌增加，拮抗胰岛素并导致胰岛素敏感性下降。为维持糖代谢的正常，孕妇必须增加胰岛素的分泌量，如孕妇胰岛素的分泌不能相应增加，就可能出现糖尿病症状或糖耐量异常。

（1）妊娠糖尿病对母体和胎儿的影响：妊娠糖尿病对母子影响的程度与糖尿病病情程度和血糖控制等因素密切相关。患糖尿病的孕妇自然流产率会增加 15％～30％，妊娠高血压综合征的发生率也会上升。此外，孕妇的抵抗力下降，易合并细菌或真菌性的泌尿系感染，引起肾盂肾炎，严重的引起感染性休克，而糖尿病一旦并发感染易导致胰岛素抵抗，迅速引起酮症酸中毒。妊娠糖尿病病人易发生手术产和产伤，发生酮症酸中毒时对母体和胎儿产生严重的影响，可引起胎死宫内、早产率增加，如血糖控制不理想可发生胎儿宫内发育迟缓。

妊娠糖尿病病人围生儿易发生宫内缺氧，致病死率增加，并发酮症酸中毒时病死率达到 30％～90％。而血糖控制不理想者，畸形胎儿的发生率增加至 6％～15％。人体胚胎发生畸形危险最大的时期是受孕后的前 7 周内，此期母体高血糖症危害最大。妊娠糖尿病可伴有胎儿生长加速或延缓，母体血糖控制和血管病变是主要的影响因素，以妊娠中期后影响最为明显，巨大儿的发生率为 15％～50％，占妊娠糖尿病的 25％。而严重妊娠糖尿病伴有微血管病变，子宫、胎盘血流量减少，引起胎儿宫内发育迟缓，会出现低体重。此外，妊娠糖尿病还会导致新生儿合并症增加，病死率增高。

（2）妊娠糖尿病的营养和膳食：饮食控制是糖尿病的基础，尤其是妊娠糖尿病。美国妇产科医师协会推荐，患妊娠糖尿病的超重、肥胖妇女，应降低能量摄入、自我检测血糖和尿酮并适当增加运动。当然，过分的能量限制可能加速脂肪分解而发生酮症酸中毒，应尽量避免，因为妊娠期酮症酸中毒会对胎儿的神经发育早产影响。以下是针对妊娠糖尿病提出的营养防治原则：

1）调整能量摄入至合理需要量：妊娠糖尿病病人虽然血糖低，但是糖的利用率低，机体需要较多的能量以满足母体和胎儿的需要。能量的需要量按照标准体重计算，一般每千克标准体重供给 125.52～167.36 KJ（30～40 kcal）/d，另外，加上不同的妊娠期胎儿生长发育所需的能量。妊娠早期一般不需增加能量，妊娠中晚期则每天增加 836.8 kJ(200 kcal)的能量，肥胖孕妇不应过分控制饮食，体重不足的孕妇可相应摄入较高的能量，但需以保持必要的体重增长，还需根据血糖的情况随时调整膳食的能量。

2) 饮食均衡，适宜的三大产能营养素的比例：碳水化合物的摄入占总能量的 50%～60%，即每天 200～300 g；增加蛋白质的量，占总能量的 15%～20%，每天 80～100 g；减少脂肪的摄入，占总能量的 25%～30%，每天 50～70 g。

3) 限制单糖和双糖的摄入量，选择血糖生成指数(GI)较低的食物，增加膳食纤维素摄入量。膳食纤维尤其是可溶性膳食纤维可降低食物的 GI 值，具有降血糖的作用。荞麦、黑米、黑麦、大麦、全麦及其制品、樱桃、李子、桃、柚、苹果等都是含可溶性膳食纤维较高的食物，而白大米、糯米、精白面制品、柑、猕猴桃、葡萄、菠萝和香瓜等 GI 值相对较高，尤其是糯米饭、去筋的白小麦面包、白小麦馒头、大米粥、熟香蕉、西瓜等 GI 值很高。对控制血糖不利。此外，根茎类食物如马铃薯的 GI 值较高，要小心选用。所以，妊娠糖尿病孕妇应多选用粗杂粮食为主食，多吃新鲜的蔬菜、适量的水果。

4) 选用低脂肪的瘦肉类食品：如鱼类、瘦猪、牛肉、鸡肉、兔肉，以及大豆类、低脂牛奶类作为优质蛋白质的来源，减少动物性脂肪的摄入量，烹调油选用植物油。饮食清淡少盐，进餐有规律。

5) 供给充足的维生素、矿物质：维生素 B_1、维生素 B_2 和烟酸对糖代谢有重要的作用，微量元素中的锌、铬、镁是体内多种酶的组成部分，锌参与蛋白质的合成，铬是胰岛素因子，能提高组织对胰岛素的敏感性，促进糖代谢和蛋白质的合成。动物性食物中含维生素和微量元素丰富，特别是牡蛎等海产品含锌高，蛋黄、啤酒酵母中含铬丰富。

4. 妊娠期营养性贫血

妊娠期母体的生理变化之一是血容量和血红蛋白的增加，由于血红蛋白的增加远低于血容量的增加，出现血红蛋白的相对性稀释，发生生理性贫血。因此，妊娠期贫血的判断标准是血红蛋白<110 g/L 血。此外，孕妇对铁的需要因血红蛋白合成和妊娠期为婴儿储备铁的需要而大大增加。尽管妊娠期机体通过调节增加对铁的吸收，但孕妇仍然是缺铁性贫血的高危人群，这是因为铁的吸收还受食物中铁的化学形式和膳食中多种相关因素的影响。

(1) 营养性贫血对母体和胎儿的影响：轻度贫血对怀孕、分娩没有很大的影响，如严重贫血则会使体质虚弱而引起临产时子宫收缩无力、滞产。由于贫血较重，即使分娩过程中失血并不多，也易引起虚脱甚至休克。如伴有贫血性心脏病，则在增加腹压时，可激发心力衰竭。由于母体贫血，对胎儿和胎盘供氧不足，常引起胎儿宫内发育迟缓，而且贫血孕妇的胎儿也容易发生早产或死产，所以应该重视贫血的早期预防和发生贫血后的营养治疗和纠正。

(2) 妊娠期缺铁性贫血的营养和膳食：预防和纠正缺铁性贫血是可能的，只要孕妇能重新调整和改善不合理的膳食结构，即可有效地预防和纠正贫血，措施如下：

1) 增加膳食铁特别是血红素铁的摄入量：血红素铁主要存在于动物性食物，如瘦肉类、动物内脏(如肝脏)和动物血等。因此，增加畜禽鱼肉、肝脏、动物血等的摄入可以增加血红素铁的摄入。血红素铁不受植物性食物中草酸、植酸等的影响，吸收率较高。此外，动物性食物中富含蛋白质和维生素 B_2 也可以促进铁的吸收。值得注意的是，有些食品，如牛奶、蛋类并不是铁的良好来源。

2) 增加维生素 C 的摄入量：维生素 C 与铁形成螯合物，促进铁的溶解，利于铁的吸收，所以孕妇要注意多进食富含维生素 C 的新鲜蔬菜水果，如菜心、西兰花、青椒、番茄(西红柿)、橙子、草莓、猕猴桃、鲜枣等。

3) 增加维生素 B_{12} 和叶酸的摄入：维生素 B_{12} 和叶酸是合成血红蛋白必需的物质，摄入量充足可保证红细胞的正常生长。维生素 B_{12} 主要存在于肝脏、肉类、海产品等动物性食物中；叶酸则广泛存在于各种动物性食品中，以肝脏、酵母、蛋类、豆类和绿叶蔬菜中含量丰富。

4) 保证每天摄入适宜数量的动物性食物：肉类可提供优质的蛋白质，以合成血红蛋白；肉类中还存在"肉类因子"，能促进铁的吸收。鱼、禽、瘦肉等的摄入量每天宜 200～300 g，每周可适量进食 1～2 次的猪肝(每次 50 g)或动物血(每次 100 g)。

5. 妊娠期骨质软化症

维生素 D 和钙磷缺乏会引起手足抽搐和痉挛等症状，严重缺乏可推迟钙磷在骨骼中的储存，导致骨质软化。骨质软化症是一种全身性病变，骨盆变形狭窄尤为显著，常引起难产，影响母子健康。骨质软化症多发生于经产妇。可有腰腿酸痛或手足麻木和抽搐，严重者行走不便、终日卧床，必要时可作 X 线摄影以确诊。目前，孕妇发生骨软化症者不常见，但仍需引起我们足够的重视。

(1) 骨质软化症对母体和胎儿的影响：妊娠期骨质软化症会影响胎儿骨骼和牙齿的发育，使胎儿畸形发病率上升，同时，婴儿维生素 D 缺乏病发病率也会增加。另一方面，为了满足胎儿生长的需要不得不动用母体骨钙，致使母体骨质钙不足，对于孕妇来说，其骨头的纵向生长已经停止，所以，骨中矿物质的缺乏不至于导致骨畸形，但是会引起骨折，特别是那些承受体重的骨骼，如骨盆、尾骨和足部的骨。有些病人可能不出现骨折，不过他们会出现腰痛，甚至脊柱、骨盆变形，造成难产。

(2) 妊娠期骨质软化症的营养和膳食：钙和维生素 D 缺乏是引起骨质软化症的主要原因，积极预防骨软化症非常重要，具体措施如下：

1) 增加钙的摄入量：为了使胎儿的骨骼和牙齿正常的发育，妊娠期需增加钙摄入以保证母亲骨骼的钙不至于被耗竭。中国营养学会建议每天摄入钙，妊娠中期 1 000 mg，妊娠晚期 1 500 mg。富含钙质的食物有乳及其乳制品、小虾皮，其次是海带、豆及其制品等。

2) 补充维生素 D：妊娠期维生素 D 缺乏一般较少见，主要发生在北方日照不足的地区，而且常常伴有钙的摄入不足。此外，患胃肠道疾病的病人，如胃切除术、肠道吸收不良综合征、小肠切除术，其体内维生素 D 的含量不会很高，因为这些疾病会降低食物中维生素 D 的吸收。由于过量摄入维生素 D 可引起中毒，故妊娠期补充维生素 D 亦需慎重。中国营养学会推荐的每天膳食维生素 D 摄入量孕妇为 10 μg。

3) 适量磷的摄入：孕妇体内磷缺乏也会导致骨质软化症。一般情况下，磷缺乏不是很常见，但是，某些疾病会降低体内磷的含量，如影响病人肾脏快速储存磷功能的疾病和影响磷在肾小管重吸收的疾病。此外，那些肾小管酸分泌存在缺陷的人和治疗过程中某些药物(干扰磷的吸收和骨骼矿物质化过程的药物大量，如含氢氧化铝的抗酸剂的药物)的使用也会引起磷缺乏，这些人群应注意磷的补充。

(蔡美琴)

第二节 乳 母 营 养

(一) 泌乳生理

泌乳过程是一种复杂的神经反射，受神经内分泌因素的影响。乳腺在妊娠晚期开始进一步发育和增大，主要受雌激素和孕酮的影响，前者作用于乳腺的导管系统，后者作用于乳腺囊泡的增生。另外，垂体的促生长激素、肾上腺皮质激素、甲状腺激素也有一定的作用。分娩后母体的内分泌开始出现明显的改变，孕酮消退，催乳激素升高，导致乳汁的分泌。乳汁的分泌受两个反射的控制，其一是产奶反射，婴儿吸吮乳头可刺激乳母垂体产生催乳素，引起乳腺腺泡分泌乳汁，并存集在乳腺导管内；另一个反射是下奶反射，婴儿吸吮乳头时，可反射性地引起乳母垂体后叶释放催产素，后者引起乳腺周围肌肉收缩而出现排乳。

(二) 乳母营养的重要性

1. 乳母营养状况对泌乳量和乳汁中营养成分的影响

(1) 乳母营养状况对泌乳量的影响：乳母对营养的需求主要用于两个方面：满足母体恢复健康的需要和为泌乳提供物质基础。产后第一天的泌乳量约为 50 ml，第二天约分泌 100 ml，到第二周增加到 500 ml 左右，正常乳汁分泌量为 750～850 ml。泌乳量少是母亲营养不良的一个指征。通常根据婴儿体重增长率作为乳量是否足够的指标。

(2) 乳母营养状况对乳汁中营养成分的影响：乳母膳食蛋白质质量差且摄入量严重不足时将会影响乳汁中蛋白质的含量和组成。母乳中脂肪酸、磷脂和脂溶性维生素含量也受乳母膳食营养素摄入量的影响。乳母微量营养素缺乏和补充对母乳和婴儿微量营养素状况的影响见表 4-3。总体而言，乳母营养状况的好坏将直接影响乳汁的营养素含量，从而影响婴儿的健康状况。

表 4-3 乳母微量营养素缺乏和补充对母乳和婴儿微量营养素状况的影响

营养素	正常母乳浓度	乳母缺乏后对乳汁中含量的影响	乳母缺乏后对婴儿的影响	乳母补充后对乳汁中含量的影响	乳母补充后对婴儿的影响
维生素 A(μgRE/L)	500	⬇至 170～500	低血清视黄醇，耗竭	⬆	大剂量补充后血清视黄醇和肝脏储备用于 2～3 个月
维生素 D(μg/L)	0.55	⬇至 0.25	佝偻病危险性⬆，依赖于 UV 暴露	⬆	如剂量＞2 000IU/d，血清 25(OH)D⬆
维生素 B_1(mg/L)	0.21	⬇至 0.11	脚气病	⬆至正常	婴儿脚气病⬇
维生素 B_2(mg/L)	0.35	⬇至 0.2	EGRAC⬆	⬆	母亲和婴儿的 EGRAC⬇

（续表）

营养素	正常母乳浓度	乳母缺乏后对乳汁中含量的影响	乳母缺乏后对婴儿的影响	乳母补充后对乳汁中含量的影响	乳母补充后对婴儿的影响
维生素 B_6(mg/L)	0.93	↓至 0.9	神经异常	↑	神经异常↓
叶酸(mg/L)	85	无变化	未知	↑	无,但母体营养状况 ↑
维生素 B_{12}(μg/L)	0.97	↓ 至<0.5	尿 MMA↑,神经异常,发育迟缓	↑	MMA↓
维生素 C(mg/L)	40	↓至 25	未知	↑(微)	未知
钙(mg/L)	280	↓至 215	骨矿物质↓,但相对于宫内对产后的影响尚不清楚	↑	无
铁(mg/L)	0.3	无变化	无	无	无
锌(mg/L)	1.2	无变化	无	无	无
铜(mg/L)	0.25	无变化	无	无	无
碘(μg/L)	110	无变化/轻度↓	不确定;妊娠期缺乏更为重要	↑	未知
硒(μg/L)	20	↓至≤10	血浆和红细胞含量↓	↑	未知

注:25(OH)D. 25-羟维生素 D;EGRAC. 红细胞谷胱甘肽还原酶活性系数;MMA. 甲基丙二酸;UV. 紫外线。

2. 哺乳对母亲健康的影响

(1) 近期影响

1) 减少产后子宫出血的危险性,促进子宫恢复:由于哺乳过程中婴儿对乳头的不断吸吮,刺激母体催产素的分泌而引起子宫收缩,有助于减少产后子宫出血的危险性,促进子宫恢复到妊娠前状态。

2) 避免发生乳房肿胀和乳腺炎:哺乳也可促进母体乳房中乳汁的排空,避免乳房肿胀和乳腺炎。

3) 延长恢复排卵的时间间隔:母乳喂养能够延长分娩后至恢复排卵的时间间隔,延迟生育。目前,一致认为婴儿吸吮乳汁的过程抑制了下丘脑促性腺素释放素的规律性释放,而后者对卵泡的成熟以及排卵又是必需的。通常婴儿吸吮的强度和持续时间似乎都可影响调节卵巢状态的内分泌反应。另外,乳母的营养状况可能也可影响闭经的持续时间。

(2) 远期影响

1) 哺乳与肥胖的关系:乳母在哺乳期分泌乳汁要消耗大量的能量,这将促使孕期所储存的脂肪被消耗,有利于乳母体重尽快复员,预防产后肥胖。

2) 哺乳与骨质疏松的关系:按每天泌乳 750 ml 计算,持续 6 个月哺乳的妇女乳汁中的钙丢失量约为 50 g,约占母体全身总钙量的 5%。由于哺乳期间钙的吸收率有所增加,但仍有约 30 g 钙通过乳汁从乳母转运至婴儿,因此,母体钙储存的重构建过程对于人群中降低骨质疏松危险性方面具有潜在性意义。

3）哺乳与乳腺癌的关系：大量研究结果表明，母乳喂养可降低乳母以后发生乳腺癌和卵巢癌的危险性，尤其是降低乳腺癌的发生危险性。

（三）乳母的营养需要和膳食营养素参考摄入量

1. 能量

乳母对能量的需要量较大，一方面要满足母体自身对能量的需要，另一方面要供给乳汁所含的能量和乳汁分泌过程本身消耗的能量。根据哺乳期每天泌乳量700～800 ml，每100 ml乳汁含能量280～320 kJ（67～77 kcal），母体转化乳汁的效率以80%计算，则母体为分泌乳汁应增加能量2 450～3 200 kJ（586～762 kcal）。由于妊娠期储存了一些脂肪，可用以补充部分能量。考虑到哺育婴儿的操劳和乳母基础代谢的增加，2000年中国营养学会制定的《中国居民膳食营养素参考摄入量》中乳母的每天能量推荐摄入量（RNI）应较正常妇女增加2 090 kJ（500 kcal）。

衡量乳母摄入能量是否充足，应以泌乳量和母亲体重为依据。适当的能量摄入所分泌的乳汁量应能使婴儿感到饱足，而母亲应逐步恢复到妊娠前体重。

2. 宏量营养素

（1）蛋白质：蛋白质摄入量的多少，对乳汁分泌的数量和质量的影响最为明显。乳母膳食中蛋白质的质和量不足时，乳汁分泌量将大为减少，并动用乳母组织蛋白以维持乳汁中蛋白质含量的恒定。正常情况下，每天从乳汁中排出的蛋白质约为10 g，母亲摄入的蛋白质变成乳汁中的蛋白质的转换率约为70%，蛋白质质量较差时，转换率更低。考虑到中国的膳食构成以植物性食物为主，膳食蛋白质的生物学价值不高，其转换率可能较低，2000年中国营养学会制定的《中国居民膳食营养素参考摄入量》中乳母蛋白质的推荐摄入量（RNI）为在非孕妇女基础上每天增加20 g。建议乳母多吃蛋类、乳类、瘦肉类、肝、肾、豆类及其制品，使蛋白质在量和质上能得到较好的保证。

（2）脂类：婴儿的生长发育需要乳汁中提供的能量，而脂肪的产能较高，再加上由于婴儿中枢神经系统发育和脂溶性维生素吸收等的需要，乳母膳食中必须有适量脂肪，尤其是多不饱和脂肪酸。每天脂肪的摄入量以占总能量的20%～25%为宜。

3. 微量营养素

（1）矿物质

1）钙：人乳中钙的含量较为稳定，每天从乳汁中排出的钙约为300 mg。当乳母的钙供给不足就会动用自身骨骼中的钙来满足乳汁中钙含量，导致产妇出现腰腿酸痛、抽搐，甚至发生骨质软化症。为保证乳汁中正常的钙含量，并维持母体钙平衡，应增加乳母钙的摄入量。2000年中国营养学会制定的《中国居民膳食营养素参考摄入量》中乳母的钙的适宜摄入量（AI）为1 200 mg。除多食用富含钙质的食物（如乳类及其制品）外，也可用钙剂、骨粉等补充。

2）铁：2002年的全国调查表明，中国乳母的贫血患病率为24.0%，其中城市为19.6%农村为21.3%。人乳中铁含量低，这是由于铁不能通过乳腺输送到乳汁，增加乳母铁的摄入可以补充母体分娩时的消耗，纠正或预防乳母贫血的状态。但对乳汁中铁的增加并不明显。故为预防乳母发生缺铁性贫血，乳母的膳食中应注意铁的补充。2000年中国营养学会制定的《中国居民膳食营养素参考摄入量》中铁的适宜摄入量为25 mg/d。

3）碘和锌：乳汁中碘和锌的含量受乳母膳食的影响，且这两种微量元素与婴儿神经系统的生长发育和免疫功能关系较为密切。2000年中国营养学会制定的《中国居民膳食营养素参考摄入量》中乳母碘和锌的推荐摄入量分别为：200 μg和21.5 mg，均高于一般妇女。

(2) 维生素

1) 维生素A：由于维生素A能部分通过乳腺，所以乳母维生素A的摄入量可影响乳汁中维生素A的含量，乳母膳食中维生素A含量丰富时，乳汁中维生素A含量也较高。但膳食中维生素A转移到乳汁中的数量有一定限度，超过这一限度则乳汁中的维生素A含量不再按比例增加。

2) 维生素D：维生素D几乎不能通过乳腺，故母乳中维生素D含量很低。婴儿必须多晒太阳或补充鱼肝油等维生素D制剂。维生素E还具有促进乳汁分泌的作用。2000年中国营养学会制定的《中国居民膳食营养素参考摄入量》中乳母维生素A、维生素D和维生素E的每天推荐摄入量(RNI)分别为：1 200 μgRE、10 μg和14 mgα-生育酚。

3) B族维生素和维生素C：水溶性维生素大多数能通过乳腺进入乳汁中，乳母膳食中维生素B_1含量较高时，则乳汁中含量也丰富，维生素B_1还能增加乳母食欲，促进乳汁分泌。乳母缺乏维生素B_1时可导致乳汁中这种维生素的缺乏，严重时可引起婴儿脚气病。膳食中的维生素B_1转化为乳汁中维生素B_1的转化率仅为50%，故乳母维生素B_1的需要量较高。维生素B_2、烟酸(尼克酸)和维生素C的情况与维生素B_1类似，也能通过乳腺进入乳汁。但当乳汁中水溶性维生素含量达到一定程度时乳腺似可控制其继续通过，因此，水溶性维生素在乳汁中的含量不会继续升高。2000年中国营养学会制定的《中国居民膳食营养素参考摄入量》中乳母维生素B_1、维生素B_2、烟酸和维生素C的推荐摄入量(RNI)分别为：1.8 mg、1.7 mg、18 mg和130 mg，高于一般妇女。

4. 水分

乳母摄入的水量与乳汁分泌量有密切关系，如水分摄入不足将直接影响乳汁的分泌量。通常成人平均每天饮水量约为1.2 L，全天食物中含水量约为1 L，体内营养素代谢所产生的内生水约0.3 L，而全天排出的水量为2.5 L。乳母平均每天泌乳量为0.8 L，故每天应从食物及饮水中比成人多摄入约1 L水。可通过多喝水和流质食物来补充乳汁中的水分。

(四) 乳母的膳食指南和合理膳食

乳母的营养需要量要远远大于孕妇，除了要满足自身营养的需求以外，还要提供婴儿的全部营养，而乳汁中的各种营养成分全部来自母体，因此，选择食物要做到品种多样、数量充足。《中国居民膳食指南》中关于乳母的膳食指南中特别强调：①保证供给充足的能量；②增加鱼、肉、蛋、乳、海产品摄入。

1. 产褥期的合理膳食

产妇自胎儿和附属物娩出到全身器官(除乳房外)恢复到非妊娠状态的6～8周时间，称为产褥期。正常分娩后产妇可进食易消化的半流质食物。一般以糖水煮荷包蛋、挂面卧鸡蛋、蒸鸡蛋羹、蛋花汤或甜藕粉为宜。以后可根据产妇的具体情况进食软食或普通饮食。分娩时若会阴撕伤Ⅲ度缝合，应给无渣膳食1周左右，保证肛门括约肌不会因排便导致再次撕裂。行剖宫产术者，术后胃肠功能已恢复(约在手术后24 h)，应采用术后流质1 d(忌用牛乳、豆浆、大量蔗糖等胀气食品)，情况好转后改用半流饮食1～2 d，再转为普通饮食。

产褥期需要足够的营养补偿妊娠和分娩的消耗、生殖器官的恢复、分泌乳汁等对营养的额外需要。因此，产褥期膳食应具备有充足能量、优质蛋白质、丰富的无机盐和维生素，以及充足的水分。尽管产妇对营养素的需要比孕妇还高，但在食物的数量上要吃得适当，不是吃得越多越好。中国习惯上特别注重产后一个月的乳母营养，特别是动物性食品摄入过多。但据报道，如果鱼肉蛋类每天的摄入量超过 200 g，对泌乳并无好处，反而影响其他食物的摄入。

2. 乳母的膳食要点

(1) 食物品种多样化：乳母的膳食不能太单一，不要偏食，保证摄入足够的营养素，在数量上也应相应增加。注意粗细搭配和主副食合理分配。

(2) 供给足够的优质蛋白质：动物性食物可提供优质蛋白，乳母每天摄入的蛋白质应保证 1/3 以上来源于动物蛋白。大豆及其制品也是优质蛋白的良好来源，特别是经济条件有限者更应充分利用这一资源来补充蛋白质。

(3) 多食含钙丰富食品：乳母对钙的需要量增加，应注意钙的补充。奶制品、豆类、小鱼和小虾都含丰富的钙质。

(4) 重视新鲜蔬菜、水果的摄入：新鲜的蔬菜、水果中含有多种维生素、矿物质、膳食纤维等，可促进食欲、防止便秘，并促进乳汁分泌。乳母每天应保证蔬菜、水果的摄入量，尤其是深色叶菜的摄入。

(5) 少吃盐、腌制品和刺激性强的食物：目的是避免进食这些食物后通过乳汁进入婴儿体内，对婴儿产生不利影响。

(6) 注意烹饪方式：烹调方法应多用炖、煮、炒，少用油煎、油炸。如动物性食物(畜禽肉类、鱼类)以炖或煮为宜，食用时要同时喝汤，这样既可增加营养，还可促进乳汁分泌。蔬菜的烹调应注意尽可能减少水溶性维生素的损失。

(蔡美琴)

第三节　婴、幼儿营养

0～3 岁婴幼儿处于生长发育的关键时期，这一时期的营养状况与生长对儿童及其以后的健康都有关键作用。因此，需要根据婴幼儿期的生理和生长发育特点，进行科学合理的喂养，为以后的生长发育打好基础。

(一) 婴儿营养

1. 婴儿生长发育特点

(1) 体格发育：小儿机体处于生长发育的动态变化过程中，但发育速度不均衡，年龄越小，体格生长速度越快，婴儿期尤其是出生后头 6 个月的生长最快。

1) 体重：婴儿出生体重平均为 3.3 kg(2.5～4.2 kg)左右，6 个月内每月增长 0.6 kg，到 4～6 个月时为出生体重的 2 倍；后 6 个月平均每月增长 0.5 kg，到 1 岁时增至 9 kg 以上，超过出生体重的 3 倍。

2) 身长：婴儿出生时约为 50 cm，出生后头 6 个月内增长 16 cm，后 6 个月增长约 9 cm，全年增长约 25 cm，1 岁时身长平均增至 75 cm。

3) 头围和胸围：头围的大小反映了脑和颅骨的发育，出生时头围平均为 34 cm，1 岁时增至 46 cm。胸围反映了胸廓和胸背肌肉的发育，比头围小 1～2 cm，但增长速度快，到 1 岁时与头围基本相等。

由此可见，婴儿的体格发育速度很快，而营养是保证其生长发育的重要物质基础。按每千克体重计算，婴儿的营养需要高于成人。

(2) 脏器功能发育

消化系统发育：

1) 口腔：婴儿的口腔黏膜相当柔嫩，且血管丰富，易受损伤，故应特别注意保持婴儿口腔的清洁，不宜进食过热过硬的食物，避免损伤婴儿的口腔黏膜。婴儿双颊有发育良好的脂肪垫，有助于其吸吮乳汁。新生儿的唾液腺发育尚不完善，唾液分泌量少，唾液中的淀粉酶的含量低，不利于消化淀粉。到 3～4 个月时唾液腺逐渐发育完善，故 4 个月以下婴儿不适宜喂以谷类食物。

2) 牙齿：乳牙 6～8 个月开始萌出，因牙齿的生长影响婴儿的咀嚼功能，故婴儿咀嚼食物的能力较差。对母乳以外的食物不易耐受。

3) 食管和胃：婴儿食管和胃壁的黏膜和肌层都较薄，弹性组织发育不完善，易受损伤。婴儿的食管较成人细且短，胃呈水平位，胃容量小，新生婴儿的胃容量仅 25～50 ml，6 个月时约为 200 ml，1 岁时约为 300～500 ml。由于胃幽门括约肌发育良好，而贲门括约肌发育不良，加之自主(植物)神经调节功能差，故易引起幽门痉挛而出现溢乳和呕吐。婴儿的基础胃酸分泌在出生后几分钟内即产生，随后数小时内逐渐接近较大儿童水平，同时，胃蛋白酶的分泌也随之升高，因此，尽管与成人相比，婴儿的胃分泌功能明显不全，但其功能完全可以消化人乳。

4) 肠道：肠道相对较长，超过自身长度的 6 倍(成人仅为 4 倍)，且固定性较差，易发生肠套叠。肠壁黏膜细嫩，血管和淋巴结丰富，透过性强，有利于营养物质的吸收。但肠壁肌肉较薄弱，肠蠕动较成人差，食物在肠腔内时间较长，一方面有利于食物的消化吸收，另一方面由于如大肠蠕动功能不能协调，可发生大便滞留或功能性肠梗阻。婴儿肠壁屏蔽功能较差，肠腔中微生物、毒素和过敏物质可渗入肠壁至血流而致病。婴儿出生时已有乳糖酶和蔗糖酶，有利于乳糖和蔗糖的吸收。肠壁刷状缘已能产生肠激酶和肽酶，有助于蛋白质的消化和吸收。胰淀粉酶要到 4 个月才能达到成人水平。胰腺脂肪酶的活力较低，肝脏分泌的胆盐较少，因此，脂肪的消化吸收较差。矿物质的吸收在出生时依赖被动吸收，出生后才逐渐发育为受体调节性主动吸收。

5) 胰腺：婴儿的胰腺发育尚不成熟，所分泌的消化酶活力低，5～6 个月以下婴儿只分泌少量胰淀粉酶，故需借助唾液中和母乳中的淀粉酶以消化淀粉类食物，因此 3～4 个月以前婴儿不宜添加淀粉类辅食。开始喂食淀粉食物后，胰淀粉酶迅速增加，胰脂酶出生时量少，第 1 周内增加 5 倍，1～9 个月增加 20 倍。故小婴儿脂肪消化能力较弱，但胰蛋白酶和胰凝乳酶在出生时已很充足。

6) 肝脏：婴儿肝脏相对较大，新生儿时肝重占体重的 4%(成人为体重的 2%)，10 个月时增加 1 倍，1 岁前肝脏常在右肋下 1～2 cm 处扪及。婴儿肝脏血管丰富，但肝细胞分化不全，肝功能较差、胆汁分泌较少，影响脂肪的消化吸收。

婴儿消化系统尚未发育成熟，胃容量小，各种消化酶活性较低，消化功能较弱，其消化功能与成人相比明显不全。若喂养不当，易发生腹泻而导致营养素丢失。

婴儿的肾脏浓缩和稀释不足，肾溶质负荷不能过高。

(3) 脑和神经系统发育：婴儿出生时的脑重量约为 370 g，占体重的 1/8 左右，6 个月时脑重 600～700 g。大脑的发育尤其是大脑皮层细胞的增殖、增大和分化主要是在妊娠后期和出生后第一年内，尤其是出生后头 6 个月内，是大脑和智力发育的关键时期。

2. 婴儿的营养需要

(1) 能量：婴幼儿的合成代谢旺盛，能量的需要量相对较高。婴儿的能量消耗主要用于以下五个方面：

1) 基础代谢：婴儿期的基础代谢所需能量约占总能量的 60%，以后随着年龄增长逐渐减少。

2) 食物特殊动力作用：婴儿期占能量消耗的 7%～8%，而较大儿童为 5%左右。

3) 活动所需：1 岁以内婴儿活动较少，故用于肌肉活动等的能量需要量相对较低，平均每天为 62.76～83.68 kJ(15～20 kcal)/kg(体重)，而 12 岁儿童可达 125.52 kJ(30 kcal)/kg(体重)。

4) 生长需要：为生长发育期小儿所特有的能量消耗，与生长速率成正比。每增加 1 g 新组织需要能量 18.41～23.85 kJ(4.4～5.7 kcal)，如能量供给不足，可导致生长发育迟缓。出生头几月，生长所需能量占总消耗的 25%～30%。

5) 排泄消耗：为部分未经消化吸收的食物排出体外所需能量，约占基础代谢的 10%。

2000 年中国营养学会制订的《中国居民膳食营养素参考摄入量》中婴儿能量的推荐摄入量(RNI)为：初生至 6 个月，不分性别，每天为 502.08 kJ(120 kcal)/kg；7～12 个月，不分性别，每天 418.4 kJ(100 kcal)/kg。能量摄入长期不足，可使生长迟缓或停滞；而能量摄入过多可导致肥胖。通常按婴儿的健康状况、是否出现饥饿的症状和婴儿的体重增加可判断能量供给量是否适宜。

(2) 宏量营养素

1) 蛋白质：婴儿期是儿童时期发育最快的阶段。婴儿越小，生长过程进行得越快，所需要的蛋白质也越多。出生头 2 个月，50%的蛋白质用于长身体。

婴儿摄入的蛋白质不仅要数量充足，而且质量要好，以满足对必需氨基酸的需要。婴儿对各种氨基酸的需要量，按单位体重计算较成人高。必需氨基酸包括异亮氨酸、亮氨酸、甲硫氨酸、苯丙氨酸、苏氨酸、赖氨酸、色氨酸、缬氨酸，此外，组氨酸也是婴儿必需氨基酸。人类婴儿早期体内半胱亚磺酸脱羧酶活性较低，牛磺酸的合成量不足，必须从膳食中补充。因此，牛磺酸为婴儿的条件必需氨基酸，它在体内有多种生理功能，如参与脂类消化吸收、维护细胞膜结构和功能、促进脑神经细胞和视网膜光感受器的成熟和分化等。

一方面，婴儿喂养不当，可发生蛋白质缺乏症，影响生长发育，特别是影响大脑的发育，可使婴儿体重增长缓慢、肌肉松弛、贫血、免疫功能降低，甚至发生营养不良性水肿，即夸希奥科(Kwashiorkor)病。另一方面，蛋白质代谢产物——尿素，构成肾溶质，婴儿的肾脏功能发育尚未完善，蛋白质摄入量过高，使肾溶质负荷增加，肾脏发育和功能受到损害。成熟母乳中蛋白质密度为 1.5～1.6 g/418.4 kJ(100 kcal)，婴儿配方奶和牛奶中蛋白质密度应控制在 1.8 g/418.4 kJ(100 kcal)为宜，以避免加重婴儿肾脏负荷。2000 年中国营养学会制定的《中国居民膳食营养素参考摄入量》中婴儿蛋白质的推荐摄入量(RNI)为每天每千克体重 1.5～3 g。

2) 脂类：脂肪是婴幼儿能量和必需脂肪酸的重要来源。人乳与牛乳的脂肪能满足婴儿的需要，尤其是人乳的脂肪容易为婴儿消化吸收。中国营养学会推荐每天脂肪摄入量占总能量比例为：初生至6个月占45%～50%，6个月之后的婴儿35%～40%。

必需脂肪酸为生长发育所必需，对婴幼儿神经髓鞘的形成、大脑和视网膜光感受器的发育和成熟具有非常重要的作用。婴、幼儿对必需脂肪酸缺乏较敏感。亚油酸和α-亚麻酸是两种必需脂肪酸。亚油酸的作用主要在促进生长发育、维持生殖功能和皮肤健康。α-亚麻酸在体内可转化为二十二碳六烯酸(DHA)，促进大脑发育和维持视觉功能。婴儿应供给数量充足和比例适宜的必需脂肪酸。婴幼儿缺乏必需脂肪酸，皮肤易干燥或发生脂溶性维生素缺乏。

花生四烯酸(AA)和二十二碳六烯酸(DHA)可分别由亚油酸和α-亚麻酸转化而来。越来越多的证据表明这两种长链多不饱和脂肪酸对婴幼儿的视觉和智力发育有益。DHA是大脑和视网膜中一种具有重要结构功能的长链多不饱和脂肪酸，在婴儿视觉和神经发育中发挥重要作用。婴儿缺乏DHA一方面可影响神经纤维和神经连接处突触的发育，导致注意力受损，认知障碍；另一方面可导致视力异常，对明暗辨别能力降低，看东西模糊，感光细胞变性、坏死。早产儿和人工喂养儿需要补充DHA，这是因为早产儿的脑中含量低，体内促使α-亚麻酸转变成DHA的去饱和酶活力较低，且生长较快需要量相对大；而人工喂养儿的食物来源重要是牛乳及其他代乳品，牛乳中的DHA含量较低，不能满足婴儿需要。

3）碳水化合物：碳水化合物是主要的供能营养素，有助于完成脂肪氧化和节约蛋白质作用，同时还是脑代谢的物质基础。婴儿的乳糖酶活性比成年人高，有利于对乳类所含乳糖的消化吸收。但缺乏淀粉酶，故淀粉类食物应在3～4个月后添加。婴儿碳水化合物供能占总能量的40%～50%，随着年龄增长，碳水化合物供能占总能量的比例上升至50%～60%。根据婴儿消化系统的发育特点，在选择碳水化合物种类方面有几点需注意：①4个月以内婴儿消化淀粉的能力尚未成熟，其碳水化合物以乳糖为主，母乳中90%的碳水化合物是乳糖，新生儿的乳糖酶活性可随喂养而增加，乳糖在小肠内被消化吸收，主要被乳糖酶分解为半乳糖和葡萄糖后被吸收，仅一小部分进入结肠，被双歧杆菌酵解为乳酸，使肠道的pH值下降，有利于抑制肠道内的致病菌；牛乳中的碳水化合物也以乳糖为主，但有些配方奶加入相当于碳水化合物一半的蔗糖，由于蔗糖的甜度高于乳糖，这可能是导致食用这种配方奶的婴儿食量过大的一个原因，另外，乳牙萌出后，蔗糖也会引起龋齿的发生。因此，起始配方奶中应以乳糖作为碳水化合物的主要来源，其次选择葡萄糖和糊精—麦芽糖；②4个月以后的婴儿能较好的消化淀粉类食品，此时可开始添加粮谷类食物。

（3）微量营养素

1）矿物质：钙、铁、锌是婴儿较容易缺乏的元素，不仅影响婴儿的体格发育，还可影响婴儿的行为和智能发育。

① 钙：初生婴儿体内钙含量约25 g(占体重的0.8%)，到成人时达900～1 200 g(相当于体重的1.5%)。说明生长过程中体内需要存留大量的钙。钙是骨骼和牙齿的重要成分，在骨骼和牙齿发育形成的关键时期，钙缺乏所导致的损害是不可逆转的。2000年中国营养学会制定的《中国居民膳食营养素参考摄入量》中钙的适宜摄入量(AI)为：出生后6个月内300 mg，7～12个月婴儿400 mg，1～3岁600 mg。

② 铁：铁是人体必需微量元素中含量最多的一种。在人体内主要参与红细胞的形成和成熟、氧和二氧化碳的交换运输等功能。出生后4个月以内的婴儿，体内有一定数量的铁储

存,4 个月后体内储存的铁逐渐耗尽,即应开始添加含铁辅助食品。人工喂养婴儿 3 个月后即应补充铁。适合婴幼儿食用的含铁丰富的食物包括强化铁的婴儿米粉、肝脏、蛋黄等。2000 年中国营养学会制定的《中国居民膳食营养素参考摄入量》中铁的适宜摄入量(AI)为:出生后 6 个月以内婴儿 0.3 mg/d,7～12 个月婴儿 10 mg/d。

③ 锌:锌是核酸代谢和蛋白质合成过程中重要的辅酶成分,参与机体 DNA 合成,因此,锌也是生长发育旺盛的婴儿所必需的营养素。但婴儿体内没有锌储备,需要从食物中供给充足的锌。母乳中锌含量及其生物利用率均高于牛奶,故母乳喂养儿血浆锌水平高于牛奶喂养者。海产品、肉禽蛋乳类等高蛋白食品含锌量都较高,且吸收利用率也高,是锌的良好食物来源。2000 年中国营养学会制定的《中国居民膳食营养素参考摄入量》中锌的推荐摄入量(RNI)为:出生后 6 个月以内婴儿 1.5 mg/d,7～12 个月婴儿 8 mg/d。

2) 维生素

维生素 A:与视觉的正常形成和上皮生长、分化有关,还有促进婴儿生长和骨骼发育的作用。缺乏时可引起视觉障碍、皮肤黏膜异常容易感染、骨细胞分化受阻等,从而导致生长发育不良。维生素 A 缺乏多见于 1～6 岁儿童,主要与断乳后缺乏动物性食物和新鲜绿叶蔬菜水果有关。为预防婴、幼儿维生素 A 缺乏,应提倡母乳喂养,必要时给予维生素 A 制剂,并适时添加富含维生素 A 的动物肝脏、乳及其乳制品,以及富含胡萝卜素的胡萝卜、菠菜、苜蓿、青椒、南瓜等食物。2000 年中国营养学会制定的《中国居民膳食营养素参考摄入量》中婴儿维生素 A 的适宜摄入量(AI)为 400 μgRE/d。

维生素 D:维生素 D 有助于钙的吸收,维生素 D 除食物来源外,也能通过皮肤合成。婴儿以乳类为主食,乳类中维生素 D 含量均低。因此,婴儿出生 2～4 周后应开始补充适量鱼肝油并经常晒太阳,以预防佝偻病的发生。2000 年中国营养学会制定的《中国居民膳食营养素参考摄入量》中婴儿维生素 D 的适宜摄入量(AI)均为 10 μg/d。

维生素 E:胎盘运转维生素 E 效率较低,胎儿和新生儿组织中维生素 E 储存少,早产儿的储存更少。婴儿体内维生素 E 水平低下,细胞膜上多不饱和脂肪酸易遭氧化破坏,细胞容易破裂,寿命缩短,发生溶血性贫血、水肿、皮肤损伤等。补充维生素 E 可减少溶血,使血红蛋白恢复到正常。2000 年中国营养学会制订的《中国居民膳食营养素参考摄入量》中婴儿维生素 E 适宜摄入量(AI)为 3 mg α-TE。

B 族维生素:B 族维生素多能通过乳腺分泌,如乳母膳食平衡,乳量充足,一般不会发生缺乏。但随生活水平提高,食用较多的精制米面,母亲可发生维生素 B_1 缺乏,造成乳汁中分泌量相应减少,导致婴儿脚气病的发生,严重者会出现心力衰竭、抽搐、昏迷等症状。因此,食物不可过分精细,种类要多样化。2000 年中国营养学会制定的《中国居民膳食营养素参考摄入量》中婴儿 B 族维生素的推荐摄入量(RNI)或适宜摄入量(AI)见表 4-4。

表 4-4　婴儿 B 族维生素的推荐摄入量(RNI)或适宜摄入量(AI)

年龄(岁)	维生素 B_1 AI (mg)	维生素 B_2 AI (mg)	维生素 B_6 AI (mg)	维生素 B_{12} AI	叶酸 AI (gDFE)	烟酸 RNI (mgNE)
0～0.5	0.2	0.4	0.1	0.4	65	2
0.5～1	0.3	0.5	0.3	0.5	80	3

维生素C：母乳喂养的婴儿一般不易缺乏维生素C，但因为牛乳中维生素C含量较低，牛乳喂养儿较易发生维生素C缺乏。因此，婴儿坏血病多见于在出生后的半年或1年中以单纯牛奶喂养的婴儿，所以要特别注意牛乳喂养儿维生素C的补充。婴儿4周后即可喂给菜汤和果汁等来补充维生素C。2000年中国营养学会制定的《中国居民膳食营养素参考摄入量》中婴儿维生素C的推荐摄入量(RNI)为：6个月以内40 mg/d，6个月至1岁50 mg/d。

(4) 水：水的需要量与婴儿的代谢率、饮食的质和量有关。蛋白质和电解质摄入多时，水的需要量也应增加，否则血浆将处于高渗状态，导致负水平衡。母乳的肾溶质负荷低，适合喂养小婴儿和早产儿。牛奶因含蛋白质和钠、钾、氯等电解质高，肾溶质高，因此，人工喂养婴儿，应多喂些水，或对牛奶进行适当稀释。

3. 婴儿喂养

(1) 婴儿喂养方式：婴儿喂养可分为3种方式：母乳喂养(breast feeding)、人工喂养(bottle feeding)和混合喂养(mixture feeding)。

1) 母乳喂养：母乳是4～6个月以内婴儿最适宜的天然食物，也是最能满足婴儿生长发育所需的营养品。母乳喂养是一种传统的喂养方式，但在20世纪80年代中期，随着改革开放和人口流动性的增大，母乳喂养曾一度被忽视，城市的母乳喂养率降至48.8%，有些大城市更低至20%左右。世界卫生组织(WHO)大力提倡母乳喂养，要求4个月以内婴儿的母乳喂养率达到80%以上。近20年来，随着中国《母婴保健法》的实施和爱婴医院的建立，母乳喂养率已有较大提高。2002年中国居民营养和健康状况调查显示，中国4个月以内婴儿的基本纯母乳喂养率为71.6%，农村(74.4%)明显高于城市(65.5%)。中国4个月后仍为为母乳喂养的比例为91.2%。

母乳分为三期：分娩后5 d内分泌的乳汁称为初乳，呈淡黄色，质地黏稠；以后第6～10天分泌的乳汁称为过渡乳；大约2周后分泌的乳汁称为成熟乳，呈乳白色。母乳喂养的优点包括：

一是营养成分最适合婴儿的需要，消化吸收利用率高：母乳蛋白质含量低于牛乳，但利用率高，母乳以乳清蛋白为主，与酪蛋白的比值为60∶40，而牛乳中为20∶80，乳清蛋白在胃酸作用下形成的乳凝块细小而柔软，容易为婴儿消化吸收。母乳中必需氨基酸组成好、各种氨基酸的比例适当、牛磺酸含量较高(是牛乳的10倍)；母乳中含有的脂肪颗粒小，并且含有乳脂酶，比牛奶中的脂肪更易被消化吸收，且含丰富的必需脂肪酸、长链多不饱和脂肪酸、卵磷脂和鞘磷脂等，比例适当，有利中枢神经系统和大脑发育；母乳中富含乳糖，有利于新生儿消化吸收；进入小肠后，促进乳酸杆菌生长，有效抑制大肠杆菌等的生长；进入肠道内的乳糖还有助于铁、钙、锌等吸收；母乳中的矿物质含量明显低于牛乳，可保护尚未发育完善的肾功能，钙磷比例适宜(2∶1)，钙的吸收率高，母乳铁和锌的生物利用率都高于牛奶，其中母乳中铁的吸收率高达50%～70%，而牛乳仅为10%。

二是含有大量免疫物质，有助于增强婴儿抗感染的能力：母乳中的免疫物质有：各种免疫球蛋白，包括IgG、IgM、IgD，IgA占总量的90%，多为与糖蛋白相结合的分泌型IgA，具有抗肠道微生物和异物的作用；乳铁蛋白，是存在于母乳中的一种能与3价铁离子结合的乳清蛋白，通过与在繁殖中需要游离铁离子的病原微生物竞争铁，从而抑制这些病原微生物的代谢和繁殖；溶菌酶是一种由上皮细胞、中性白细胞和单核巨噬细胞产生的低分子单链蛋白，其在母乳中的含量比牛乳中高300倍以上，可通过水解细胞壁中的乙酰氨基多糖而使易感菌溶解，发挥杀菌抗炎作用；免疫活性细胞，增强免疫功能；双歧杆菌因子，是一种存在于母乳中的含氮多糖，能促进双歧杆菌生长、降低肠道pH值、抑制腐败菌生长。母乳中的多种免疫物质在婴儿体内构成有效的防御系统，保护婴儿免受感染。

三是不容易发生过敏：牛乳中的蛋白质与人体蛋白质之间存在一定差异，再加上婴儿肠道功能的发育尚不完善，故牛乳蛋白被肠黏膜吸收后可作为过敏原而引起过敏反应。估计约有2%的婴儿对牛乳蛋白过敏，表现为湿疹、支气管哮喘和胃肠道症状，如呕吐和腹泻等。而母乳喂养儿极少发生过敏。

四是经济、方便、卫生：母乳自然产生，无须购买，故母乳喂养与人工喂养相比可节省大量的资源；母亲任何时间都可直接用温度适宜的乳汁喂哺婴儿，十分方便；母乳本身几乎是无菌的，且可直接喂哺，不易发生污染。

五是促进产后恢复、增进母婴交流：母亲产后即开始哺乳有利于自身产后的康复，如哺乳可帮助子宫收缩、推迟月经复潮和促使脂肪消耗等。哺乳过程中母亲通过与婴儿的皮肤接触、眼神交流、微笑、语言和爱抚等动作可增强母亲与婴儿间的情感交流，有助于促进婴儿的心理和智力发育。母乳喂养除对婴儿和母亲近期的健康产生促进作用以外，也对其产生远期效应。如母乳喂养的儿童肥胖、糖尿病等疾病的发病率较低；有研究表明，对母亲而言，哺乳可能降低母亲以后发生肥胖、骨质疏松症和乳腺癌的可能性。

2）人工喂养与婴儿配方奶：因疾病或其他原因不能进行母乳喂养时，则可采用牛乳或其他代乳品喂养婴儿。完全人工喂养的婴儿最好选择母乳化的配方奶粉。

婴儿配方奶粉是调整牛乳中营养成分使之接近母乳后制成的乳粉。调配的方法是在牛乳中加入乳清蛋白，降低酪蛋白的含量，使乳清蛋白∶酪蛋白 ＝ 8∶2；提高乳糖含量使接近母乳(7%)；去除牛乳中的脂肪，添加顺式亚油酸和α-亚麻酸，或直接添加AA和DHA，使n-6∶n-3的比例为5∶1～10∶1；降低矿物质含量，使K / Na比例和Ca / P比例分别为2.5～3.0和2，减少对肾脏的负担；添加多种维生素和微量元素使其尽量接近母乳。婴儿配方奶粉的营养成分与母乳比较接近，较易消化吸收，是人工喂养婴儿良好的营养来源。随着婴儿配方奶粉的不断发展和完善，目前，市售的配方奶粉中往往添加多种母乳中的免疫因子和生物活性物质，使其在成分和功能上与母乳越来越接近，如强化低聚糖、牛磺酸、核酸或肉碱。

对于一些患有先天缺陷而无法耐受母乳喂养的婴儿（如乳糖不耐症、乳类蛋白过敏、苯丙酮尿症等），需要在医生的指导下选择特殊婴儿配方食品：苯丙酮尿症患儿要选用限制苯丙氨酸的奶粉；乳糖不耐症的患儿要选用去乳糖的配方奶粉；对乳类蛋白质过敏的患儿则可选用以大豆为蛋白质来源的配方奶粉。

3）混合喂养：母乳不足时，可用牛奶或其他代乳品补充进行混合喂养，其原则是采用补授法，即先喂母乳，不足时再喂以其他乳品；每天必须喂乳3次以上。让婴儿按时吮吸乳头，刺激乳汁分泌，防止母乳分泌量的进一步减少。

表 4-5 人乳与牛乳营养成分的比较

成 分	人乳	牛乳	成 分	人乳	牛乳
水(ml/L)	871	872	主要矿物质(L)		
能量 4.184 kJ/L(1 kcal/L)	750	660	钙(mg)	340	1 170
总固体(g/L)	129	128	磷(mg)	140	920
蛋白质(g/L)	11	35	钠(mmol)	7	22
脂类(g/L)	45	37	钾(mmol)	13	35
乳糖(g/L)	68	49	氯(mmol)	11	29
灰分(g/L)	2	7	镁(mg)	40	120
蛋白质比例(%)			硫(mg)	140	300
酪蛋白	40	82	微量元素(L)		
乳清蛋白	60	18	铬(μg)	—	8～13
非蛋白氮(mg/L)	150	60	锰(μg)	7～15	20～40
氨基酸(mg/L)			铜(μg)	400	300
必需氨基酸			锌(mg)	3～5	3～5
组氨酸	220	950	碘(μg)	30	47
异亮氨酸	680	2 280	硒(μg)	13～15	5～50
亮氨酸	1 000	3 500	铁(mg)	0.5	0.5
赖氨酸	730	2 770	维生素(L)		
甲硫氨酸(蛋氨酸)	250	880	维生素 A(μg RE)	569.4	307.5
苯丙氨酸	480	1 720	维生素 B_1(μg)	160	440
苏氨酸	500	1 640	维生素 B_2(μg)	360	1 750
色氨酸	180	490	烟酸(μg)	1 470	940
缬氨酸	700	2 450	维生素 B_6(μg)	100	640
非必需氨基酸			泛酸	1.84	3.46
精氨酸	450	1 290	叶酸	52	55
丙氨酸	350	750	维生素 B_{12}(μg)	0.3	4
天冬氨酸	1 160	1 660	维生素 C(mg)	43	11
胱氨酸	220	320	维生素 D(IU)	22	14
丝氨酸	690	1 600	维生素 E(mg)	1.8	0.4
酪氨酸	810	1 790	维生素 K(μg)	15	60

(2) 婴儿辅助食品(断乳食品):断乳期是指母乳喂养的婴儿随着月龄的增大,逐渐添加其他食物,减少哺乳量和喂哺次数,直至完全停止母乳喂养而过渡到幼儿膳食的过程。断乳期的食品统称为婴儿辅助食品或断乳食品。

随着婴儿逐渐长大,母乳的量和质都无法满足他们的需要,而婴儿的消化吸收功能则日趋完善,乳牙萌出,咀嚼能力增强,已可逐渐适应半固体和固体食物,所以自 4～6 个月起就可添加一些辅助食品,补充他们的营养需要,也为断乳做好准备。

1) 添加辅助食品的目的:

① 补充母乳或代乳品中营养上的不足,满足婴儿生长发育需要:一方面,乳类中本身所含维生素和铁的量均不足,故不论母乳或人工喂养,均需及时添加维生素 D、维生素 K、维生素 C 和铁等,早产儿尤其如此;另一方面,随婴儿的逐渐长大,母乳分泌往往相对不足,光靠乳类食品难以满足婴儿生长发育对营养的需要,必须从其他食物中补充。

② 为断乳作准备:从母乳喂养到成人饮食需要一个过渡阶段和适应过程,大约为半年或更长。此阶段逐步增加食物的品种和形式,训练孩子的吞咽能力和咀嚼能力,促进牙齿的萌出,养成咀嚼习惯。

2) 辅食添加的时间:从 4～6 个月龄开始,至 8～12 个月龄完全取代母乳。据 2002 年中国居民营养与健康状况调查报告显示，中国过早添加辅食和未及时添加辅食的情况同时存在，30.4%的婴儿在出生后4个月内即添加辅食，6～8个月婴儿中有22.1%未添加辅食。过晚添加辅食，使孩子生长发育速度减慢。中国婴儿出生和出生后4个月内的体重增长曲线与发达国家的接近，但4～5个月后，曲线趋平，婴儿生长速度减慢，有些婴儿还可发生缺铁性贫血、锌、维生素A、维生素D等营养素缺乏。其主要原因与未能及时添加辅助食品有关。另一方面，婴儿消化器官和消化腺发育不完全，消化酶尚未形成，此时还不具备消化辅食的功能。如果辅食添加过早会增加婴儿消化功能的负担引起腹胀、便秘、腹泻等。因此，出生4个月以内的婴儿忌过早添加辅食。

3）辅食种类：婴儿辅助食品一般可分为4类，即补充主食的淀粉类食物，补充蛋白质的动物性食物和豆类、补充维生素和矿物质的蔬菜水果、补充能量的植物油和食糖。

淀粉类辅食：婴儿在4个月后随着唾液腺和肠内淀粉酶活力的增强而可以接受淀粉类食物。通常首先添加大米粉，因为大米蛋白不容易引起食物过敏，其蛋白质利用率也优于面粉。此外，由于乳类缺铁，4个月起婴儿需要补充铁质，大米粉可作为铁的载体。强化铁的米粉有助于预防缺铁性贫血，又可与水调制成不同比例的糊状，可适应不同月龄婴儿的食用，6个月后婴儿乳牙萌出，可喂食米粥、烂面，7个月起可给饼干或略烤黄的馒头或面包干，每次一片咬食，以训练咀嚼能力，助长出牙。

蛋白质类辅食：随着母乳的减少，必须给予其他优质蛋白质。蛋类是首选的补充蛋白质的辅食，但蛋白容易引起小月龄婴儿食物过敏，故一般先加蛋黄。蛋黄除可提供优质蛋白质外，又富含铁和维生素A、维生素D、维生素B_2，这些都是4～5个月婴儿十分需要的营养素。鱼和禽肝都富含优质蛋白质和铁，又较容易消化，可从5～6个月起添加。7～8月龄婴儿可添加肉类，包括由猪、牛、羊、禽肉制成的肉末。豆浆、嫩豆腐等豆制品和牛乳都富含优质蛋白质和钙，也是很好的蛋白质类辅食。

维生素、矿物质类辅食：主要是新鲜蔬菜和水果，它们含有丰富的胡萝卜素、维生素C、多种矿物质和膳食纤维。4～5月龄婴儿即可由菜水、果汁逐渐向菜泥、果泥过渡。蔬菜和水果的营养成分不完全相同，不能互相替代。6～7个月后可以食用切细的蔬菜，婴儿食后若大便中出现菜叶残渣属正常现象，可继续喂食。

能量类辅食：主要是植物油和糖，用来补充能量。可用于食量过小的婴儿。

4）辅助食品添加次序：新生儿2～4周起，首先添加鱼肝油1滴；5～6周添加含维生素C的果汁、菜汁。如人工喂养，应提前3～4周添加；3～4个月添加含铁丰富的食物如蛋黄，先用1/4只，以后逐渐增加摄入量；4～5个月添加米糊、奶糕，并逐渐加菜泥、果泥、鱼泥；6个月起，可加饼干，训练幼儿咀嚼食物的能力；8个月起，可加肝泥或肉末。具体见表4-6。

表4-6　婴儿辅助食品的添加顺序

月龄	添加辅食的种类	供给的营养素
2～3	鱼肝油（户外活动）	维生素A、维生素D
4～6	米粉糊、麦粉糊、粥等淀粉类 蛋黄、无刺鱼泥、动物血、肝泥、乳类、大豆蛋白粉、豆腐花或嫩豆腐 叶菜汁、果汁、叶菜泥、果泥 鱼肝油（户外活动）	能量（训练吞咽功能） 蛋白质、铁、锌、钙、B族维生素 维生素C、矿物质、膳食纤维 维生素A、维生素D

（续表）

月龄	添加辅食的种类	供给的营养素
7～9	稀粥、烂饭、饼干、面包、馒头等 无刺鱼、全蛋、肝泥、动物血、碎肉末、较大婴儿奶粉或全脂牛奶、大豆制品 蔬菜泥、水果泥 鱼肝油（户外活动）	能量（训练咀嚼功能） 蛋白质、铁、锌、钙等矿物质、B族维生素 维生素C、矿物质、膳食纤维 维生素A、维生素D
10～12	稠粥、烂饭、饼干、面条、面包、馒头等 无刺鱼、全蛋、肝、动物血、碎肉末、较大婴儿奶粉或全脂牛奶、大豆制品 鱼肝油（户外活动）	能量 蛋白质、铁、锌、钙等矿物质、B族维生素 维生素A、维生素D

婴儿首先添加的辅食通常是谷类及其制品，然后是蛋黄、细嫩的蔬菜、水果、鱼类，再后是肉类、全蛋、豆类等，最后过渡到较易消化的普通家庭食品。为避免喂养上的困难，蔬菜应在水果之先添加，这是因为婴儿喜爱甜味，如先加水果就会拒绝蔬菜。添加辅助食品并不需要终止哺乳，母乳喂养时间至少应持续6个月，然后开始减少哺乳次数，逐渐过渡至8～12个月时完全断乳。断乳后的婴幼儿应继续饮用牛乳或其他乳制品。

5）添加辅助食品的原则：①由少到多，由细到粗，由稀到稠，次数和数量逐渐增加，待适应数日（一般为1周）后再增加新的品种，使婴儿有一个适应的过程；②应在婴儿健康、消化功能正常时添加辅助食品；③避免调味过重的食物（如高糖、盐和调味品的食物）；④辅食应以小匙喂给婴儿。

需要指出的是，婴儿对食物的适应能力和爱好存在个体差异、辅食开始添加的时间，以及品种和数量增加的快慢应根据具体情况灵活掌握。

（3）婴儿喂养过程中常见的不良反应：有些婴儿可能由于对食物中某些成分过敏、疾病造成的暂时性的酶缺乏和先天性代谢性疾病等原因而出现胃肠道症状及其他代谢异常。其中大多数的不良反应可在保证营养充足的前提下通过合理喂养来避免发生。牛乳过敏和乳糖不耐受是两种常见的由食物引起的不良反应。

1）牛乳过敏：人工喂养儿中对牛乳蛋白过敏的发生率1%～3%，表现为特异性皮炎、支气管喘鸣和呕吐、腹泻等胃肠道症状。牛乳中所含的各种蛋白都可作为抗原导致特定的免疫反应，其中致敏性最强的是β-乳球蛋白。牛乳过敏常发生于出生后的前几个月，这是由于这一时期婴儿的胃肠道尚未发育完全。母乳喂养是预防牛乳蛋白过敏的最佳方法，另外，大多数对牛乳蛋白过敏的婴儿可耐受大豆蛋白。

2）乳糖不耐症：乳糖是哺乳动物乳汁中主要的二糖。乳糖不耐症是由于小肠刷状缘乳糖酶活力较低，不能将乳糖分解为葡萄糖和半乳糖，未被消化的乳糖在小肠内堆积，并被肠道细菌发酵而引起的恶心、呕吐、腹胀、腹泻等一系列症状。根据病因不同，乳糖不耐症通常分为三种：先天性乳糖不耐症、继发性乳糖不耐症和原发性乳糖不耐症。先天性乳糖不耐症是一种非常罕见的先天性异常，患儿出生时乳糖酶活性即缺乏或低下，即使摄取少量乳糖也不能被消化，一旦用乳类或以乳类为原料的配方奶喂哺婴儿后即可出现胃肠胀气、腹痛、腹泻、体重不增等症状。先天性乳糖酶缺乏对婴儿来说是致命的，因为婴儿的腹泻很快可引起脱水，若不及时供给无乳糖食品，会有生命危险。继发性乳糖不耐症是继发于小肠微绒毛受损（如腹泻等）等造成的乳糖酶消化能力降低。这些婴儿原先的乳糖酶含量正常，小肠黏膜受损后引起乳糖酶活性的暂时性下降。暂时性去除患儿膳食中所有含乳糖的食物后可逆转这一疾病。原发性乳糖不耐症在黑人和东方人中的发生率为30%～70%，在高加索白人种中的发生率约为15%，一般在2～3岁时开始出现。

(二) 幼儿营养

1. 幼儿的生长发育特点

(1) 体格发育：幼儿期(1～3岁)的生长发育速度较婴儿期减慢，但仍呈稳步增长趋势。1～2岁期间体重增加2.5～3.0 kg；2岁时体重约为12 kg，为出生时的4倍；这一时期身长增加10 cm。2岁后体重每年增长2 kg，身高每年增加5 cm，详见表4-7。因此，婴幼儿的体格生长的速度很快，需要大量的营养物质来满足生长发育的需要。

(2) 大脑和心智发育：2岁时大脑重量为900～1 000 g，达到成人脑重的75%，到3岁时脑重超过出生时的3倍。进入幼儿期后大脑发育速度已较婴儿期显著减慢，但并未结束，大脑皮质进一步发育，神经细胞间的联系逐渐复杂化，在神经纤维外层起绝缘作用的髓鞘在出生后4年才完全发育成熟。因此，幼儿期神经髓鞘的形成尚不完全，幼儿对外来刺激反应慢且易于泛化。

随着大脑皮质功能进一步完善，幼儿的语言表达能力逐渐增强，模仿性强，智能发育快，能独立行走和活动，接触事物增多，但仍缺乏自我识别能力。

WHO制定的幼儿体格和心智发育评价标准参考值，见表4-7。

表4-7　幼儿体格和心智发育评价标准参考值(WHO)

年　龄	体重(kg)	身高(cm)	心　智　发　育
12个月	8.5～10.6	71.5～77.1	独立行走，有意识叫爸爸、妈妈，用杯喝水，能辨别家人的称谓和家庭环境中的熟悉物体
15个月	9.1～11.3	74.8～80.7	走得稳，能说3个字的短语，模仿做家务，能叠两块积木，能体验与成人一起玩的愉快心情
18个月	9.7～12.0	77.9～84.0	能走梯，理解指出身体部分，能脱外套，自己能吃饭，能认识一种颜色
21个月	10.2～12.6	80.6～81.0	能踢球，举手过肩抛物，能叠4块积木，喜欢听故事，会用语言表示大小便
2岁	10.6～13.2	83.3～89.8	能两脚并跳，穿不系带的鞋，区别大小，能认识两种颜色，能认识简单形状
2.5岁	11.7～14.7	87.9～94.7	能独脚立，说出姓名，洗手会擦干，能叠8块积木，常提出“为什么”、试与同伴交流，相互模仿言行
3岁	12.6～16.1	90.2～98.1	能从高处往下跳，能双脚交替上楼，会扣钮扣，会折纸，会涂浆糊粘贴，懂饥、累、冷，会用筷，能一页页翻书

(3) 消化系统发育：1岁时萌出第一乳磨牙，1.5岁时出尖牙，2岁时出第二乳磨牙，到2岁时幼儿的乳牙共出18～20颗，2岁半前出齐全部20颗乳牙(见表4-8)。由于幼儿的牙齿还处于生长过程，咀嚼功能尚未发育完善，此时幼儿易发生消化不良和某些营养缺乏病。幼儿到1岁半时胃蛋白酶的分泌已达到成人水平，1岁后胰蛋白酶、糜蛋白酶、羧肽酶和脂酶的活性接近成人水平。

表 4-8　乳牙萌出的一般顺序

种　类	数量(颗)	出牙时间	总数(颗)
下中门齿	2	6～10 个月	2
上中门齿	2	8～10 个月	4
上侧门齿	2	10～13 个月	6
下侧门齿	2	10～14 个月	8
第一乳磨齿	4	13～17 个月	12
尖齿	4	18～24 个月	16
第二乳磨齿	4	20～28 个月	20

2. 幼儿的营养需要和膳食营养素参考摄入量

(1) 能量：幼儿对能量的需要通常用于基础代谢、生长发育、体力活动和食物特殊动力作用。

1) 基础代谢：由于幼儿的体表面积相对较大，其基础代谢率高于成人，但男女之间差别不大，幼儿用于基础代谢的需要量占总能量的 60%。

2) 生长发育：生长发育所需能量与生长速率成正比，每增加 1g 新组织约需要能量 18.4～23.8 kJ(4.4～5.7 kcal)。

3) 体力活动：好动多哭的幼儿用于体力活动的能量较多，可比同年龄安静的幼儿多 3～4 倍。

4) 食物特殊动力作用：幼儿期混合膳食的食物特殊动力作用一般占总能量摄入的 5%～6%。2000 年中国营养学会制定的《中国居民膳食营养素参考摄入量》中能量的推荐摄入量(RNI)1 岁男童和女童分别为 4 602.4 kJ(1 100 kcal)和 4 393.2 kJ(1 050 kcal)；2 岁男童和女童分别为 5 020.8 kJ(1 200 kcal) 和 4 811.6 kJ(1 150 kcal)；3 岁男童和女童分别为 5 857.6 kJ(1 400 kcal)和 5 648.4 kJ(1 350 kcal)。

(2) 宏量营养素：

1) 蛋白质：幼儿对蛋白质的需要不仅在量上相对需要量多于成人，而且质量要好。幼儿的生长发育速度越快，按每千克体重计需要的蛋白质越多。幼儿期约有 11%的蛋白质用于生长发育。2000 年中国营养学会制定的《中国居民膳食营养素参考摄入量》中 1 岁、2 岁和 3 岁幼儿的蛋白质推荐摄入量(RNI)分别为：35 g、40 g 和 45 g，其中有一半应是优质蛋白质。

2) 脂类：2000 年中国营养学会制定的《中国居民膳食营养素参考摄入量》中，2 岁以内幼儿脂肪的供能比为 35%～40%，2 岁以上为 30%～35%。适量的脂肪摄入可为幼儿提供能量，也是必需脂肪酸的来源。幼儿膳食中必需脂肪酸应占到总能量的 1%。

3) 碳水化合物：幼儿活动量增大，对碳水化合物的需要量增多。尽管幼儿已能产生消化各种碳水化合物的酶类，但富含碳水化合物的食物占体积较大，故 2 岁以下幼儿不宜用过多的淀粉和糖来提供能量。2 岁以后可逐渐增加碳水化合物的摄入量，占总能量的 50%～55%，同时相应地减少脂肪的供能比。

(3) 微量营养素：

1) 矿物质：

钙：幼儿骨骼和牙齿的发育都需要钙的潴留。2000 年中国营养学会制定的《中国居民膳食营养素参考摄入量》中 1～3 岁幼儿钙的适宜摄入量(AI)为 600 mg/d。乳及其制品是钙的最好来源。

铁:幼儿每天通过各种途径丢失的铁不超过 1 mg,加上生长发育的需要,每天需要 1.0 mg 的铁。由于中国(尤其是农村地区)膳食铁以植物性铁为主,吸收率低,故缺铁性贫血是常见病。2000 年中国营养学会制定的《中国居民膳食营养素参考摄入量》中 1～3 岁幼儿铁的适宜摄入量(AI)为 12 mg/d。

锌:幼儿缺锌可导致食欲不振、味觉异常、异食癖、生长发育迟缓、性发育不全、大脑和智力发育受损等。海产品、肉禽蛋乳类等高蛋白食品含锌量都较高,且吸收利用率也高,是锌的良好食物来源。2000 年中国营养学会制定的《中国居民膳食营养素参考摄入量》中 1～3 岁幼儿锌的推荐摄入量(RNI)为 9 mg/d。

2) 维生素:

维生素 A:维生素 A 在体内参与膜的结构和功能,与视觉、机体的生长、骨骼发育、生殖和抗感染有关。由于维生素 A 可在体内蓄积,过量时可发生中毒,不可给幼儿补充。2000 年中国营养学会制定的《中国居民膳食营养素参考摄入量》中 1～3 岁幼儿维生素 A 的适宜摄入量(AI)为 500 μgRE/d。

维生素 D:幼儿也是维生素 D 缺乏的易感人群。幼儿缺乏维生素 D 可引起佝偻病。维生素 D 的膳食来源较少,可通过户外活动皮肤接触紫外线照射合成维生素 D。2000 年中国营养学会制定的《中国居民膳食营养素参考摄入量》中 1～3 岁幼儿维生素 D 的推荐摄入量(RNI)为 10 μg/d。

B 族维生素和维生素 C:B 族维生素和维生素 C 是水溶性维生素,在体内储存量少,需每天由膳食提供。2000 年中国营养学会制定的《中国居民膳食营养素参考摄入量》中 1～3 岁幼儿维生素 B_1、维生素 B_2 和维生素 C 的推荐摄入量(RNI)分别为:0.6 mg/d、0.6 mg/d 和 60 mg/d。

3. 幼儿的合理膳食

根据中国的营养调查,幼儿的能量、蛋白质、钙、维生素 A、维生素 B_2 和维生素 C 的摄入量常偏低,缺铁性贫血、佝偻病、维生素 B_2 缺乏症,以及低体重、低身高等也较常见。因此,在幼儿的膳食组成和烹调加工方法上应作适当的调整和改进。

(1) 供给营养丰富的食物,保证充足的能量和优质蛋白:幼儿饮食在以谷类为主的基础上首先应强调乳制品,每天不少于 200～400 ml,除乳类外,幼儿每日膳食还应有一定量瘦肉、禽类、鱼类、大豆及其制品等蛋白质营养价值高的食物。优质蛋白质应占膳食中蛋白质总量的 1/2 以上。

(2) 为解决矿物质和维生素的不足,应特别强调饮食品种的多样性。尤其是多进食黄绿色蔬菜和新鲜水果,以增加 β-胡萝卜素、维生素 C 等营养素。各种水果和蔬菜的营养成分也有所不同,幼儿不宜经常以水果代替蔬菜。如水果中除柑橘类、柠檬、鲜枣等维生素 C 的含量较丰富外,其他常见水果如苹果、梨、西瓜、香蕉、葡萄等维生素 C 的含量较少。

(3) 纯糖和纯油脂食物不宜多吃。巧克力、糖果、含糖饮料、冰淇淋等摄入过多常是幼儿食欲下降的一个重要原因,特别在餐前要禁食。食糖过多还易引起龋齿。

(4) 合理的烹调方法。既要保持营养成分不被破坏,又要保证膳食的色、香、味、形多样化,以增进幼儿食欲。要避免油炸、质硬或刺激性强的食物,幼儿的食物应尽量碎、软、烂,易消化。软饭、麦糊、面条、面包、饺子等交替,蔬菜应切碎煮烂,硬果和种子应磨碎制成泥糊状。宜采用清蒸、切煮，不宜添加味精。

(5) 培养良好的饮食习惯：避免挑食、偏食，少吃零食，鼓励儿童进食各种不同的食物、规律用餐。1～2岁幼儿的进食次数为每天5次，即早中晚三餐加上两次点心，以后逐渐过渡到一天三餐加午点。各餐次的能量比例为早餐占总能量的25%，午餐占能量35%，晚餐占能量30%～35%，零食或点心占5%～10%。

4. 婴幼儿常见营养缺乏症

(1) 佝偻病：佝偻病发生在骨骼处于生长期的婴幼儿，以3个月至18个月婴幼儿最为多见。其主要原因是缺乏维生素D而引起钙磷代谢失调和骨骼钙化不全。佝偻病常严重影响儿童的正常生长发育。由于母乳和牛乳中维生素D含量都很低，为预防佝偻病，婴儿自2周起可补充维生素D，每日10 μg(400 IU)，一般可添加鱼肝油。此外，适当晒太阳可增加皮肤合成的维生素D，每天晒1 h可达到预防效果。

(2) 缺铁性贫血：由于乳类是贫铁食品，母乳和牛乳中的含铁量均不高，仅为1 mg/L或更低，故婴儿出生后主要依靠胎儿期体内储存的铁来满足需要。一般足月儿至4～6个月，早产和低出生体重儿至2～3个月时，体内储存铁已基本用完，此后必须从膳食中摄入足够的铁，否则就可能发生缺铁性贫血。婴幼儿贫血多见于出生5个月后，发病高峰在6～18个月。为预防缺铁性贫血的发生，婴幼儿从4个月起即应补充含铁食物，如蛋黄、肝泥、肉末等，同时应增加果汁、水果、蔬菜汁、蔬菜泥等富含维生素C的食物，以促进铁的吸收。

(3) 其他营养缺乏症：缺锌可导致生长发育迟缓、食欲不振、味觉减退和异食癖等症。锌缺乏可能与幼儿偏食、挑食而造成富含锌的动物性食物摄入不足有关。乳母维生素B_1摄入不足时，常可使乳汁中维生素B_1含量下降，严重时婴儿可因缺乏维生素B_1而患婴儿脚气病，表现为心力衰竭、抽搐和昏迷等症状。此外，幼儿蛋白质摄入不足时可导致蛋白质-能量营养不良(PEM)，但目前在中国已很少见。

(毛绚霞)

第四节 儿童、青少年营养

本节所涉及的儿童、青少年的年龄跨度为4～18岁。分为学龄前期儿童(4～6岁)、学龄期儿童(6～12岁)和青少年(13～18岁)。

(一) 学龄前儿童的营养

1. 学龄前儿童的生理特点

(1) 体格发育特点：与婴幼儿相比，学龄前儿童的体格发育速度相对减慢，但仍保持稳步地增长，这一时期体重每年约增长2 kg，身高每年约增加5 cm。

(2) 神经系统：3岁时神经系统的发育已基本完成，但脑细胞体积的增大和神经纤维的髓鞘化仍在继续。神经冲动的传导速度明显快于婴儿期。

(3) 消化系统：尽管3岁时乳牙已出齐，6岁时第一颗恒牙可能已萌出，但这一时期的咀嚼和消化能力仍有限，远低于成人，尤其是对固体食物需要较长时间适应。因此，这一时期还不能给予成人膳食，以免造成消化功能的紊乱。

(4) 心理发育特点：4～6 岁的儿童注意力分散，无法专心进食，在食物选择上有自我作主地倾向，且模仿能力极强，因此，这一时期应特别注意培养小儿良好的饮食习惯。

2. 学龄前儿童的营养需要

(1) 能量：与成人相比，儿童的能量消耗除用于基础代谢、食物的特殊动力作用和活动消耗外，还要满足生长发育的能量消耗，2000 年中国营养学会制定的《中国居民膳食营养素参考摄入量》中学龄前儿童能量的推荐摄入量(RNI)为：5 857.6～7 112.8 kJ(1 400～1 700 kcal)，男童要高于女童，见附录五。

(2) 宏量营养素：

1) 蛋白质：蛋白质是构成人体组织的成分，也是活性物质的构成成分。学龄前儿童生长发育每增加 1 kg 体重约需 160 g 的蛋白质的积累，由于学龄前儿童摄入蛋白质最主要的目的是满足人体细胞组织和器官的增长，因此，对氨基酸的构成有一定要求。2000 年中国营养学会制定的《中国居民膳食营养素参考摄入量》中学龄前儿童蛋白质的推荐摄入量(RNI)为 50～55 g/d，见附录五。蛋白质提供的能量为 14%～15%，其中来源于动物性的蛋白质应占到一半。

2) 脂肪：脂肪主要供给能量，提供必需脂肪酸和协助脂溶性维生素的吸收。必需脂肪酸(亚油酸、α-亚麻酸)及其衍生物(花生四烯酸、二十碳五烯酸和二十二碳六烯酸)对维持生物膜的功能具有重要作用，也是合成前列腺素、白三烯和血栓烷的前提物质。因此，必需脂肪酸对儿童免疫功能、炎症反应的维持，以及大脑和神经髓鞘的发育和形成具有重要作用。学龄前儿童由脂肪提供的能量由婴幼儿时期的 35%～40%减少到 30%～35%，但仍高于一般成年人。建议食用含亚油酸和 α-亚麻酸的植物油，动物性脂肪可选择富含 n-3 长链多不饱和脂肪酸的鱼类等水产品。

3) 碳水化合物：学龄前儿童已基本完成了由乳及其制品为主的膳食过渡到以谷类为主的膳食，谷类中丰富的碳水化合物是学龄前儿童能量的主要来源，其供能比为 50%～60%，且以复杂碳水化合物为主，避免糖和甜食的过多摄入。适量的碳水化合物是学龄前儿童所必需的。另外，适量的膳食纤维是维持学龄前儿童肠道健康所必需的。粗粮、水果和蔬菜是膳食纤维的良好来源。

(3) 微量营养素：

1) 矿物质：

钙：钙是人体中骨骼和牙齿的重要组成成分，学龄前儿童的骨骼生长需要充足的钙。据估计，为满足学龄前儿童的骨骼生长，日均钙需要量为 450 mg 左右，考虑到钙的吸收率在 35%～40%，2000 年中国营养学会制定的《中国居民膳食营养素参考摄入量》中学龄前儿童钙的适宜摄入量(AI)为 800 mg/d。

铁：铁参与构成血红蛋白、肌红蛋白，以及各种血色素酶，并与儿童正常的智力发育有关。缺铁性贫血是儿童期最常见的营养缺乏病之一。铁缺乏不仅影响儿童的生长发育，还对儿童的免疫力、行为和智力发育产生影响。2000 年中国营养学会制定的《中国居民膳食营养素参考摄入量》中学龄前儿童铁的适宜摄入量(AI)为 12 mg/d。

碘：碘是甲状腺素的合成原料，通过甲状腺素调节能量代谢、促进儿童的体格和智力发育。碘缺乏导致的克汀病和碘过多导致的高碘性甲状腺肿都会对学龄前儿童产生严重的危害。碘缺乏是地方病，与水土中缺碘有关。儿童期缺碘所引起的损害可导致成年后的劳动力下降。中国营养学会提出学龄前儿童碘的推荐摄入量(RNI)为 90 μg/d。

锌:锌是体内 100 多种酶的辅酶或激活剂,通过这些酶广泛参与核酸和蛋白质的代谢,从而与人体的体格发育、智力发育、性发育、维持正常的免疫功能等密切相关。儿童缺锌易导致生长迟缓。2000 年中国营养学会制定的《中国居民膳食营养素参考摄入量》中学龄前儿童锌的推荐摄入量为 12 mg/d。

4～6 岁学龄前儿童各种矿物质的参考摄入量(RNI 或 AI),见附录五。

2) 维生素:

维生素 A:对学龄前儿童而言,维生素 A 除维持正常的视觉功能外,还在促进骨骼生长、增强呼吸道和消化道抗感染能力方面具有重要作用。维生素 A 缺乏是发展中国家的普遍问题。随着中国经济的发展,由于维生素 A 缺乏所导致的失明几乎已见不到,但还有相当数量的亚临床缺乏或边缘缺乏的人群,尤其是在农村地区。根据 2002 年中国居民营养与健康状况调查,3～6 岁儿童维生素 A 缺乏率和边缘缺乏率分别为 10%～12.8%和 44.1%～51.4%,农村地区的维生素 A 缺乏率和边缘缺乏率都要高于城市地区。2000 年中国营养学会制定的《中国居民膳食营养素参考摄入量》中学龄前儿童的维生素 A 的推荐摄入量(RNI)为 600 μgRE/d。为达到这一推荐量,可每周摄入一次富含维生素 A 的肝脏,每天摄入一定量的鸡蛋、牛奶和深色蔬菜。

维生素 D:尽管维生素 D 缺乏导致的佝偻病常见于 3 岁以下的婴幼儿,但学龄前儿童骨骼的生长仍需要维生素 D 作用下钙的积累,故也有学龄前儿童钙缺乏所导致的迟发性佝偻病,因此,维生素 D 对学龄前儿童也很重要。2000 年中国营养学会制定的《中国居民膳食营养素参考摄入量》中学龄前儿童的维生素 D 的每天推荐摄入量为 10 μg/d(400 IU/d)。

B 族维生素:维生素 B_1、维生素 B_2 和烟酸是能量代谢过程中必需的营养素,因此,2000 年中国营养学会制定的《中国居民膳食营养素参考摄入量》中学龄前儿童维生素 B_1、维生素 B_2 和烟酸的推荐摄入量(RNI)分别是 0.7 mg/d、0.7 mg/d 和 7 mg/d。

4～6 岁学龄前儿童各种维生素的参考摄入量(RNI 或 AI),见附录五。

3. 学龄前儿童的合理膳食

(1) 食物种类多样化,并且搭配合理:学龄前儿童的食物种类与成年人相接近,包括谷类、畜禽水产类、蛋类、乳及其制品、大豆及其制品、蔬菜、水果、烹调油和食糖等。在食物搭配上尽量做到膳食多样化、合理搭配、营养全面。

(2) 选择易于消化的烹调方式:烹调方式要符合学龄前儿童的消化功能和特点,烹调注意色香味美,使孩子喜欢,促进食欲。食品的温度适宜、软硬适中,易被儿童接受。

(3) 合理的膳食制度和良好的膳食习惯:应养成自己进食的好习惯。同时定时、定量、定点进食,注意饮食卫生。餐次以一天 4～5 餐为宜,3 次正餐,2 次加餐,最好加一次牛奶。一天三餐的能量分配为:早餐占 30%,午餐占 35%～40%,晚餐占 25%,加餐点心占 10%左右。

(4) 避免或纠正吃零食、挑食、偏食或暴饮暴食、饥饱不匀等不良饮食习惯。

(二) 学龄儿童的营养

1. 学龄儿童的生理特点

(1) 生长迅速、代谢旺盛:处于学龄期儿童每年体重增加 2～3 kg,身高每年可增高 5～6 cm。身高在这阶段的后期增长快些,故往往凭直觉认为他们的身体是瘦长型的。

(2) 各系统器官的发育快慢不同:神经系统发育较早,生殖系统发育较晚,皮下脂肪年幼时较发达,肌肉组织到学龄期才发育加速。但从整体上讲是协调统一的。

2. 学龄儿童的营养需要

学龄儿童可以接受成人的大部分饮食,故在饮食上,往往被家长误看作小大人,其实他们仍应得到多方面的关心和呵护。

(1) 能量:学龄期儿童处于生长发育阶段,基础代谢率高,活泼爱动,体力脑力活动量大,故他们需要的能量(按每千克体重计)接近或超过成年人。各年龄组学龄儿童的能量推荐摄入量见附录五。

(2) 宏量营养素:

1) 蛋白质:由于学龄儿童合成新组织多、学习任务繁重、思维活跃、认识新事物多,必须保证供给充足的蛋白质。如果蛋白质供给不足,可导致生长发育迟缓、体格虚弱、学习成绩低下。各年龄组学龄儿童的蛋白质推荐摄入量见附录五。

2) 脂类:学龄儿童脂肪的适宜摄入量占总能量的25%~30%,其中饱和脂肪酸、单不饱和脂肪酸和多不饱和脂肪酸的比例为<1∶1∶1,n-6和n-3多不饱和脂肪酸的比例为(4~6)∶1。在脂肪种类的选择上要注意选择富含必需脂肪酸的植物油。

3) 碳水化合物:碳水化合物一直是人类膳食中提供能量的主要来源,与蛋白质和脂肪相比,碳水化合物是更容易被机体吸收的能量。学龄前儿童膳食中碳水化合物适宜摄入量占总能量的55%~65%为宜。

(3) 微量营养素:

1) 矿物质:此期间由于骨骼生长发育快,矿物质的需要量明显增加。机体中99%的钙、85%以上的磷、60%~65%的镁分布在骨骼、牙齿中,86%的锌分布在骨骼、肌肉中,75%以上的铁分布于血液和肌肉中,为使各组织器官达到正常的生长发育水平,必须保证供给充足的矿物质。铁缺乏除引起贫血外,还可降低学习能力和机体的抗感染能力。各年龄组矿物质的参考摄入量见附录五。

2) 维生素:此期间由于体内三大营养物质代谢反应十分活跃、学习任务重、用眼机会多,因此,与能量代谢,蛋白质代谢,维持正常视力、智力有关的维生素必须保证充足供给,比如维生素A、维生素E、维生素B_1、维生素B_2、维生素B_6、维生素B_{12}、叶酸和烟酸,尤其要重视维生素A和维生素B_2的供给。各年龄组维生素的参考摄入量见附录五。

3) 水:学龄期儿童水的需要量界于婴儿和成人之间,即每摄入4.184 kJ(1 kcal)能量需要1~1.5 ml水。当运动、夏天、发热、腹泻、失血等情况下体液丢失过多时,要注意主动补水。

(三) 青少年营养

1. 青少年的生理特点

1) 身高和体重的第二次突增期:通常女生的突增期开始于10~12岁,男生略晚,开始于12~15岁。体重每年增加2~5 kg,个别可达8~10 kg,所增加的体重占其成人时体重的一半;身高每年可增高2~8 cm,个别可达10~12 cm,所增加的身高可占其成人时身高的15%~20%。

2) 体成分发生变化:在青春期以前男生和女生的脂肪和肌肉占机体的比例是相似的,分别为15%和19%;进入青春期以后,女性脂肪增加到22%,男性仍为15%,而此时男生增加的瘦体质(即去脂体重)为女生的1.5～2倍。

3）性发育成熟：青春期性腺发育逐渐成熟，性激素促使生殖器官发育、出现第二性征。

4）心理发育成熟：青少年的抽象思维能力加强、思维活跃、记忆力强、心理发育成熟、追求独立愿望强烈。心理改变可导致饮食行为改变，如追求独立常导致对家庭膳食模式的否定，对美的追求引起盲目节食等。

2. 青少年的营养需要和膳食营养素参考摄入量

青少年时期对各营养素的需要量在突增期时达到最大值，随着机体发育的不断成熟需要量逐渐有所下降。

(1) 能量：生长发育中青少年的能量处于正平衡状态，且对能量的需要量都是与生长发育速率相一致的。13～18岁青少年膳食能量的推荐摄入量(RNI)见附录五。

(2) 宏量营养素：

1）蛋白质：青少年对蛋白质的需要量也与其生长发育速度相一致。13～18岁青少年膳食蛋白质的推荐摄入量(RNI)见附录五。蛋白质提供的能量占总能量的12%～14%。动物性食物和大豆都是优质蛋白质的来源。

2）脂类：青少年膳食脂肪的摄入量占总能量的25%～30%为宜。青春发育期的青少年处于第二次生长发育高峰，对能量的需要量也达到高峰，因此，这一时期一般不过度限制膳食脂肪的摄入。但青少年脂肪摄入量过多将增加肥胖和成年后慢性疾病的发病危险性。

3）碳水化合物：青少年膳食碳水化合物的适宜摄入量占总能量的55%～65%。保证适量碳水化合物摄入既可避免脂肪的过度摄入，同时作为碳水化合物来源的植物性食物还可提供膳食纤维，对肥胖、心血管疾病和糖尿病的预防起到重要作用。但要注意避免过量摄入食用糖，特别是含糖饮料。

(3) 微量营养素：

1）矿物质：

钙：一方面青少年骨骼生长迅速，这一时期骨量的增加量占到成年期的45%左右；另一方面，青少年期的钙营养状况决定成年后的峰值骨量，而后者是老年期发生骨质疏松的一个影响因素。每天钙摄入量高的青少年的骨量和骨密度高于钙摄入量低者，进入老年期后骨质疏松性骨折的发病危险性降低。因此，11～18岁青少年钙的适宜摄入量(AI)从儿童期的800 mg/d增加到1 000 mg/d。

铁：青春期男生比女孩在体内增加更多的肌肉、肌蛋白和血红蛋白需要铁来合成。而青春期女生还要从月经中丢失大量铁，需要通过膳食增加铁的摄入量。

锌：由于生长发育迅速，特别是肌肉组织的迅速增加和性的成熟，青少年体内锌的储存量增多，需要增加锌的摄入量，肉类、海产品、蛋类等都是锌的良好来源。

碘：青春期碘缺乏所致的甲状腺肿发病率较高，故这一时期应注意保证碘的摄入。碘含量最高的是海产品，包括海带、紫菜、海鱼等。但碘摄入过多也可对身体造成危害，引起高碘性甲状腺肿，因此，青少年碘的可耐受最高摄入量(UL)为800 μg/d。2000年中国营养学会制定的《中国居民膳食营养素参考摄入量》中13～18岁青少年膳食矿物质参考摄入量(RNI或AI)见附录五。

2）维生素：维生素A是维持正常视觉功能和骨骼生长所必需的营养素，并有助于提高机体的免疫力。B族维生素参与机体代谢，对酶的活力、细胞和神经组织的功能维护有重要作用。维生素C有利于合成红细胞和血红蛋白、扩增血容量。2000年中国营养学会制定的《中国居民膳食营养素参考摄入量》中13～18岁青少年膳食维生素参考摄入量(RNI或AI)见附录五。

3. 儿童青少年期可能存在的营养相关问题

(1) 神经性厌食：神经性厌食(anorexia nervosa，AN)是一种以显著的行为、精神、心理的紊乱、对食物强迫性偏食和厌食、体重显著下降为特征的疾病，并引起营养不良、代谢和内分泌紊乱。发病年龄在10岁以上，此病多见于青少年女性，男女性别之比为1∶7～20。若不及时治疗，可导致严重的营养不良和极度衰竭，影响青少年的身心健康和发育。

1) 发生原因：研究表明没有起决定性作用的因素，但一致的意见认为，行为和环境的影响可以起一定的作用。病人是受社会流行的理想身材标准是只要瘦就好的影响，因此，对食物的厌倦是一种有意识的控制。病因和发病机制尚未完全阐明，多数学者认为是一种精神内分泌疾病，由于特殊的精神心理变态而进食过少，造成严重的营养不良、体重减轻，以致下丘脑-垂体-性腺轴功能紊乱。在国外为常见病，病人绝大多数由于畏惧肥胖影响形体美，而有意识地限制饮食。根据中国医学界的研究，国内神经性厌食病人多数是由于慢性精神刺激或学习工作过度紧张而逐渐起病。有研究发现，本病的发生可能与某些遗传因素有一定关系，有肥胖史的家庭发生神经性厌食症的可能性增加。

2) 临床表现：明显的厌食是本病的首见症状，每天进食量较发病前减少2/3以上，病人体重下降超过原体重的20%。除厌食外并可见恶心、呕吐和顽固性便秘。由于长期的进食过少，病人可出现营养不良和低代谢症状，如体温降低、畏冷、心动过缓、低血压、皮肤粗糙等。已有月经的女孩，可出现继发性闭经。多数病例尚能支持一般室内活动、能上学念书等，但容易疲乏无力、情绪低落、注意力不集中；少数病例精神抑郁、反应淡漠，虽然已极度消瘦，但仍因惧怕发胖而否认饥饿感不思饮食，讳疾忌医。

目前，国外学者仍沿用1972年Feighner提出的诊断6条标准，认为其发病年龄在10～30岁。根据中国神经性厌食病例的特点，青少年神经性厌食诊断为：①年龄10岁以上；②多因精神刺激或学习、工作压力过大而发病；③体重减轻20%以上或同年龄身高标准体重减轻15%以上；④排除器质性疾病及精神疾病而引起的厌食；⑤少数病人以身材保持苗条为美，怕长胖而有意识地控制饮食，宁愿挨饿消瘦。

3) 治疗：住院期间给予综合治疗，包括：营养治疗、心理行为治疗，有时可采用药物治疗，特别是神经性厌食合并有严重并发症，而且体重减少30%以上者。以下从四方面叙述。

一是补充营养，纠正营养不良：神经性厌食治疗的首要目的就是恢复个体的营养状态。严重的营养不良病人可有生命危险，在严重营养不良状态下死亡率高达10%。由于病人长期不进食，胃肠功能极度衰弱，因此，不能急于求成，应逐渐增加进食量，鼓励病人少吃多餐、主动进食，补充营养丰富的食物和营养素。适当给予助消化药物，也可用小剂量胰岛素促进食欲和恢复消化功能。

如病人入院时常摄食困难，体重继续减少，但无法经管(鼻饲)或经口时，应考虑静脉给予肠外营养治疗。在静脉营养治疗过程中，根据病人病情和胃肠道的适应过程，每种营养液或膳食都从低浓度、少量开始逐渐增量，使摄食量与体重稳步增加。病人恢复目标体重只是治疗的第一阶段，而下一阶段的康复计划是逐步把治疗环境由医院转到半住院治疗状态，治疗时间逐渐缩短，待营养状态稳定后再进食，直至减至门诊治疗，逐渐使病人独立为自己的饮食负责，建立健康的饮食模式。

二是心理行为治疗：心理治疗中占主导地位的是认知行为治疗，包括疏导病人的心理压力，使其对环境和自身有客观的认识，帮助其找到适应社会的角度及处理和应对各种生活事件的能力。行为矫正是心理治疗的另一种类型，应给病人营造出既具有约束性，又具有治疗作用的环境。

三是药物治疗：大致分为两大类：第一类药物是试图影响与饥饿或餍足感有关的神经递质或神经肽，从而达到治疗目的。第二类药物是试图治疗与神经性厌食并存的其他精神障碍，从而达到治疗神经性厌食的目的。抗抑郁剂治疗神经性厌食可以改善食欲。有报道5-HT再摄取抑制剂(SSm)可使神经性厌食病人体重有所增加。有研究表明，心理治疗结合小剂量的精神药物疗效较好。

四是预防：慢性的精神刺激和过度紧张的学习负担是青少年发生本病的主要因素，以身材苗条为美，而有意节食者也占一定比例。因此，解除慢性刺激和负担过重的学习是预防或减少发病的主要措施。①情绪预防：本病青春期女性发病较多，表明这一时期性格的不稳定，易受外界刺激，或家中不睦，父母之间的矛盾，家中亲友重病或死亡者，或在学校学习成绩意外的受挫折者等，均易发生本病。因此，保持精神的乐观、心胸开阔是至关重要的。②劳逸结合：合理安排学习和生活，使脑力劳动与适当的体质锻炼、体力劳动相结合，适当安排娱乐活动和休息，可以防止因过分劳累引起下丘脑功能的紊乱。③进行正确人体美的教育，少数病例对进食与肥胖体重关系具有顽固偏见和病态心理，以致出现强烈的对变胖的恐惧而节制饮食，保持所谓体型的“美”。因此，对正确的健康的“美”的教育也是不可少的。

(2) 儿童青少年单纯性肥胖：

1) 发生原因：单纯肥胖症是遗传和环境因素共同作用的结果，最终是由于能量摄入与能量消耗的不平衡所造成的。

环境因素：肥胖是能量摄入与能量消耗不平衡的一种表现，多余的能量被机体转换为脂肪以体脂的形式储存在体内。因此，不良饮食行为和生活方式导致能量摄入过多而消耗过少。

有研究显示，儿童青少年肥胖与长期大量摄入动物性食物、脂肪等高能量食物有关。不合理的喂养方式，如妊娠期能量摄入过剩导致的婴儿出生体重较重、出生后人工喂养过量、过早添加固体辅食、进食速度过快、食量大以及偏食、喜食油腻和甜食、吃零食等均与肥胖密切相关。有调查表明，儿童青少年的早餐行为也与肥胖的发生有关，每周食用0～1次组的肥胖率为18.6%，每周食用2～4次组为13.5%。同时在经济发展过程中随着城市化、工业化发展的过程中，对体力活动的需求明显较少，再加上儿童青少年的课业负担较重，参加体育锻炼的时间减少，平时经常采取坐姿，尤其是长时间看电视、玩电脑等，缺乏运动，能量消耗明显不足。

遗传因素：以往通过双生子研究认为如果双亲都胖，其子女中的2/3将会发生肥胖，而单亲肥胖则仅有近一半的子女会肥胖。近年来有关肥胖相关基因的研究发现有近200种基因位点与肥胖有关，但没有一种具有单独作用致使脂肪在体内大量聚集的功能。因此，尽管基因在决定个体脂肪堆积的敏感性方面具有重要作用，但能量平衡最终取决于能量的摄入与体力活动消耗之间的平衡。已发现与人类进食和肥胖有关的物质有瘦素(leptin)、解偶联蛋白(uncoupling proteins,UCP)、神经肽 Y(NPY)、刺蛋白(agoutin protein)、黑色素皮质素(melancortin)等。

2) 儿童青少年肥胖的判定:判定人体是否肥胖和肥胖程度的方法有多种。但单一采用某种方法可能难以全面而准确地加以衡量,故实际应用中采用两种或两种以上的方法进行综合判断更为合理。

一是身高别体重参考值:长期以来身高别体重是判断儿童肥胖最常用的指标,将体重超过标准身高体重的 10%定为超重,超过 20%定为肥胖。

二是体质指数(BMI):体质指数(BMI)=体重(kg)/身高$(m)^2$。由于体质指数与体脂之间存在高度的相关性,能较好地反映机体的肥胖程度。因此,BMI 作为判断成人超重和肥胖的指标已被普遍应用。然而,由于儿童处于生长发育过程中,其身高和体重随年龄在不断变化,由于这一原因,儿童 BMI 需要根据年龄建立参照人群的标准曲线(年龄别百分位数)。因此,在 1990 年以前儿童很少采用 BMI 作为计算肥胖发生率的指标。近 10 年来利用儿童 BMI 判断肥胖程度得到越来越多研究的支持。世界卫生组织和中国肥胖问题肥胖工作组都已制定了适合中国儿童青少年的 BMI 值,见表 4-9 和 4-10。

表 4-9　WHO 推荐的判断儿童青少年肥胖的 BMI 标准

年龄(岁)	体质指数(BMI)			
	超　重		肥　胖	
	男	女	男	女
6	16.64	16.17	18.02	17.49
7	17.37	17.17	19.18	18.93
8	18.11	18.18	20.33	20.36
9	18.85	19.19	21.47	21.78
10	19.60	20.19	22.60	23.20
11	20.35	21.18	23.73	24.59
12	21.12	22.17	24.89	25.95
13	21.93	23.08	25.93	27.07
14	22.77	23.88	26.93	27.97
15	23.63	24.29	27.76	28.51
16	24.45	24.74	28.53	29.10
17	25.28	25.23	29.32	29.72
18	25.00	25.00	30.00	30.00

表 4-10　* WGOC 推荐的判断儿童青少年肥胖的 BMI 标准

年龄(岁)	体质指数(BMI)			
	超　重		肥　胖	
	男	女	男	女
7	17.4	17.2	19.2	18.9
8	18.1	18.1	20.3	19.9
9	18.9	19.0	21.4	21.0
10	19.6	20.0	22.5	22.1
11	20.3	21.1	23.6	23.3
12	21.0	21.9	24.7	24.5

（续表）

年龄（岁）	体质指数(BMI)			
	超　重		肥　胖	
	男	女	男	女
13	21.9	22.6	25.7	25.6
14	22.6	23.0	26.4	26.3
15	23.1	23.4	26.9	26.9
16	23.5	23.7	27.4	27.4
17	23.8	23.8	27.8	27.7
18	24.0	24.0	28.0	28.0

* WGOC(国际生命科学学会中国肥胖工作组)

三是体脂百分含量：肥胖是指身体脂肪含量的过多堆积，因此，对体内脂肪含量的测量是判定肥胖的重要依据。利用水下称重法、总体水法、双能X线吸收法(DEXA)、生物电阻抗、磁共振成像、X线计算机体层摄影等方法可较精确地测量体脂百分含量。不同年龄性别人群根据体脂百分含量判断肥胖程度的标准如表4-11所示。

表4-11　不同年龄性别人群根据体脂百分含量判断肥胖程度的标准

年龄（岁）	体脂百分含量(%)					
	轻度肥胖		中度肥胖		重度肥胖	
	男	女	男	女	男	女
6～14	20	25	25	30	30	35
15～18	20	30	25	35	30	40

3）对健康的危害：肥胖可严重危害儿童青少年的健康，可影响其心血管系统、内分泌系统的功能、免疫系统、呼吸系统的功能和运动能力、心理健康，并可增加成年后患慢性疾病的危险性。

对心血管功能、内分泌和免疫功能的影响：大量儿童肥胖率调查结果表明，肥胖可使儿童发生血脂和血压增高等心血管功能异常，提示肥胖儿童有心力衰竭、动脉粥样硬化的趋势。肥胖儿童的生长激素水平处于正常低值、甲状腺素 T_3 增高、性激素水平异常和糖代谢异常等。研究表明，肥胖儿童的骨龄均值大于对照组，男女第二性征发育早于对照组。

社会心理影响：儿童青少年时期肥胖最常见的后果是不良社会心理功能，肥胖的体形与社会适应功能不良、学习成绩差和性格缺陷有关。青春期对体型有了明显的自我意识，因此，与肥胖有关的负面社会信息对此阶段有重要影响，肥胖儿童和青少年的心理趋于抑郁、自卑和不协调。

运动能力：有研究表明，肥胖儿童单位体重肺活量低于正常体重儿童，提示肥胖儿童的呼吸功能有所降低。同时，肥胖儿童的运动速度、爆发力、耐力和运动协调性也都低于正常儿童。

并发症：承重骨关节的发育异常如学步推迟，膝内、外翻畸形、扁平足等；青春期易患股骨骺端滑脱等关节损伤。

对成年后的影响：儿童少年肥胖最严重的后果是到成年人的延续，延续内容包括肥胖体型的延续、引起肥胖的生活方式(高脂、高能量密度膳食、低体力活动和静态生活方式)的延续,以及儿童时期血清脂质和脂蛋白水平、血压和血浆胰岛素水平升高均可持续至成年期,而延续到成年的肥胖又与心血管疾病、2 型糖尿病等慢性非传染性疾病相互影响从而加剧其发生发展。

此外,肥胖还可导致月经初潮提早和月经异常,肥胖少女还容易出现多囊卵巢综合征。严重肥胖儿童中可见与睡眠有关的呼吸障碍。儿童睡眠阻塞性呼吸暂停可以影响儿童的学习和记忆功能。

4) 防治措施:

群体预防:儿童青少年肥胖的预防重点要抓住肥胖发生的关键期,即胎儿期、“脂肪重聚”期(4～5 岁)和青春期(11 岁左右)。有效的预防措施有:孕期避免母亲营养过度和体重增加过多,围生期保健应包括婴儿喂养的指导、强调母乳喂养的好处、给予母乳喂养的具体指导、宣传过度喂养的危害。在婴儿期,鼓励纯母乳喂养 4～6 个月,在生后前 4 个月不添加固体食物,每月测量并记录体重,如果发现婴儿体重增长过速,要给母亲及时指导,少给、晚给固体食物,尤其是谷类。在儿童早期要培养良好的进食习惯、建立规律的生活制度、避免过度喂养和过度保护。对学龄儿童和青春期少年,加强营养教育和健康教育十分重要,宣传营养知识、引导正确的食物选择,鼓励多吃水果和蔬菜、去除或减少饮食中多脂、含糖的食物,进行每天至少 30 min 的中等强度的体育运动或体力活动,控制看电视和玩电子游戏的时间并减轻学业负担。对已经肥胖和潜在肥胖的儿童和青少年要进行包括饮食调整、运动处方、行为改善、追踪监测和临床治疗的综合性干预措施。

超重和肥胖人群的针对性干预:合理膳食、体力活动和行为矫正是三项有效措施,具体包括:减少能量摄入量并提高膳食质量、增加体力活动、减少久坐时间、行为矫正、家庭成员和家庭环境的支持,同时尽量避免药物和手术治疗。

(毛绚霞)

第五节　老年人营养

随着社会经济和医学保健事业的发展,人类平均寿命的延长已成为总的趋势。据世界卫生组织公布,1998 年世界平均期望寿命已达到 66 岁,至 2000 年 60 岁以上人口约为 5.8 亿,占总人口的 9.6%,至 2025 年世界平均期望寿命可达 77 岁。2002 年统计结果表明,中国 60 岁以上的老龄人口已占总人口的 10%以上,可以认为中国已进入老龄化社会。社会的人口老龄化,要求从延年益寿转向增龄健康。老年人合理营养有助于延缓衰老进程、预防和治疗慢性退行性疾病,从而提高生命质量。

影响老年人长寿和健康的疾病有恶性肿瘤、脑血管疾病、心血管疾病、糖尿病、骨质疏松症、老年性痴呆、老年慢性支气管炎等疾病。这些疾病的发生和发展受遗传、环境(空气、水、营养、劳动等)、社会心理、免疫功能、抗氧化能力和体育锻炼等因素的影响,这些因素又相互联系、相互影响。营养因素在人体的健康、疾病和长寿中有着重要的关系,合理的营养可以减少疾病、增进健康和延长寿命。

（一）老年人的生理代谢特点及其对营养素的需要

1. 基础代谢率

老年人的基础代谢率较年轻时为低。美国调查表明 75 岁老年人的基础代谢率较 30 岁时下降 26%，基础代谢率随年龄的增长而降低。40 岁以后的热能供给量每增加 10 岁下降 5%。

因此，老年人的能量供给应适当减少，如能量摄入过多，会发生超重和肥胖，易发生恶性肿瘤（结肠癌、乳腺癌、前列腺癌、胰腺癌等）、心脑血管疾病、糖尿病等，但能量供给不足易发生消瘦，易得呼吸道疾病等，故应保持正常的体重和能量的平衡。

2. 心血管系统

老年人的脂质代谢能力降低，易出现血甘油三酯、总胆固醇升高、低密度脂蛋白胆固醇（LDL-C）升高、高密度脂蛋白胆固醇（HDL-C）下降的现象，加之老年人的抗氧化能力下降，LDL-C 易被氧自由基氧化成氧化型的低密度脂蛋白胆固醇，它能损伤动脉内皮细胞，造成动脉粥样硬化，使血管壁弹性降低、管腔变窄、血流阻力增加、肺活量和心搏量减少、组织供血供氧减少。老年人在营养素的供给上应适当控制脂肪和胆固醇的摄入量，重视脂肪酸的比例。单不饱和脂肪酸有改善血脂水平的作用，多不饱和脂肪酸中 n-3（ω-3）系的二十碳五烯酸（EPA）有改善血小板凝集、防止动脉粥样硬化的作用。饱和脂肪酸、单不饱和脂肪酸、多不饱和脂肪酸三者之间应有一定的比例；n-3 系脂肪酸与 n-6 系脂肪酸之间亦应有一定的比例。此外，增加抗氧化能力对减少 LDL-C 的产生也很重要。

3. 消化系统

老年人味觉功能减退、味蕾减少。老人味蕾数 75 岁比 30 岁下降 36%，因此老年人易不自觉地偏重咸口味。味蕾的生长与微量元素锌和维生素 A 有关，老年人容易不足，应当重视摄入充足。胃、肠、胰的消化酶分泌均趋减少，消化功能降低，宜选择柔软、易消化的食物。胃肠运动功能减退可引起老年性便秘。肠平滑肌纤维的萎缩易形成（食管、小肠、结肠）憩室，尤以结肠憩室为多见。增加膳食纤维的摄入，能增加容量、增加水分、刺激肠蠕动、防止便秘、减少憩室发生，亦有利于胆汁的分泌和排泄。肝脏的衰老主要是肝细胞数的减少，老年人的肝功能容易发生异常。重视抗氧化营养素的补充，可延缓肝细胞的衰老过程。

胆囊黏膜和肌层肥厚使弹力纤维弱化，导致含高胆固醇的稀薄胆汁排出不畅，易发生胆石，继而引起胆囊炎。胆汁分泌减少，使食物消化过程缓慢，对过多的脂肪不易消化，亦影响脂溶性维生素的吸收。老年人需控制脂肪的摄入量。

4. 抗氧化功能

成年后随年龄的增加，人体抗氧化酶的活性下降，表现在血中的超氧化物歧化酶（SOD）、过氧化氢酶（CAT）、谷胱甘肽过氧化酶（GSH-Px）的活性降低，使过多的氧自由基不能得到及时的清除、血中的脂质过氧化物（LPO）明显增加。自由基的学说表明人体的许多疾病和衰老与氧自由基作用有关，清除过多的氧自由基，有利于防病保健，除人体本身的抗氧化酶外，还有一些非酶的抗氧化物质，如抗氧化营养素的β-胡萝卜素、类胡萝卜素、维生素 C、维生素 E，以及形成抗氧化酶的微量元素，如 SOD 的锌、铜、锰和 GSH-Px 的硒等，增加这些抗氧化营养素有利于提高老年人的抗氧化能力和防病保健。

5. 免疫功能

老年人随年龄的增加免疫功能亦逐渐下降，老年人易感冒、呼吸道感染不易治愈、抵抗能力下降、体液免疫功能和细胞免疫功能均有下降、血中的抗体减少；T 细胞亚群 CD_4 细胞下降、CD_4/CD_8 比例下降；自然杀伤细胞（NK）的数量亦下降，故易发生肿瘤，因此，对老年人提高免疫功能尤为重要。增加食用菌类食物，不仅因为它是低脂、富含维生素和膳食纤维，且含有丰富的菌类多糖，如香菇含香菇多糖，有提高人体免疫功能的作用。

6. 神经系统

神经细胞自出生后就不再生，随着年龄增长，神经细胞数逐渐减少。脑重以 20～30 岁为最重，以后渐渐减轻，60 岁以后明显减轻。老年人的脑细胞一般减少 10%～17%，有的甚至减少 25%～30%，神经的传导速度也下降 10%。因此，老年人易出现精神活动能力降低、记忆力减退、易疲劳、动作缓慢等。脑电图可出现 α 波节律减慢，并可出现散在性的慢波。锌、二十二碳六烯酸（DHA）、牛磺酸、卵磷脂等都与脑的营养有关。卵磷脂中的胆碱，可合成乙酰胆碱，它是神经传导的介质，乙酰胆碱减少神经传导就缓慢。

7. 骨骼系统

老年人骨密度降低。据上海市老年医学研究所对 2 000 例老年人群调查发现，随年龄增高，骨质疏松症的发生率增高，尤其在女性，40～50 岁发生率为 15%～30%，60 岁以上可达 60%。

由于骨质疏松、牙槽骨的萎缩，老年人的牙齿容易摇动、脱落。骨质疏松的原因与内分泌激素的减少、钙和维生素 D 的摄入不足，以及缺少体育锻炼等多种因素有关。

（二）老年人的营养需要

老年人对各种营养素的需要，根据老年人的生理代谢的特点、参考各国的资料和对老年营养状况的调查，中国营养学会于 1988 年 10 月修定了“每天膳食中营养素供给量”（RDA）。但是，制定 RDA 标准的基础是以避免营养缺乏症为目标，而近年来的发展提出了更高的要求，以达到最佳健康水平和提高生活质量为目标，包括降低发生某些疾病的危险性和对特殊人群组、个体提供健康指南，因而 2000 年中国营养学会提出《中国居民膳食营养参考摄入量》（dictary reference intake, DRI）标准，它是用于计划和评估健康人群营养摄入的定量估算值。

《中国居民膳食营养参考摄入量》内容包括：估计平均需要量（EAR）、推荐营养素摄入量（RNI）、适宜摄入量（AI）和可耐受最高摄入量（UL）。它不仅能满足各种不同人群代谢的需要，还包括降低慢性病的危险性、估计高限摄入水平、保证营养素摄入的安全性。中国营养学会已于 2000 年 10 月公布老年人的 DRI 的标准。

1. 老年人的能量需求

老年人基础代谢率降低和活动量减少，其需要的能量供应也相应减少。当老年人的进食量大于维持能量代谢平衡的需要量时，会使体脂占体重的百分率不断增加，形成超重和肥胖。动物实验表明，限制进食对动物平均寿命有延长的作用。但人体和动物不同，人需要参与工作和社会活动，因此，不能单纯用限食来延长寿命。

老年人应维持理想的体重，使摄入的能量与消耗的能量保持平衡，理想体重的常用计算公式是：

$$\text{理想体重(kg)} = \text{身高(cm)} - 105$$

$$\text{或：理想体重(kg)} = [\text{身高(cm)} - 100] \times 0.9$$

实际体重与理想体重相差在10%以内的为正常，超过标准的10%以上属超重，超过20%以上属肥胖。相反，低于理想体重10%者属体重偏轻，低于标准20%者为消瘦。

近年来，国际国内对人体营养状况常用的指标是体质指数(body mass index, BMI)。公式为：体质指数=体重千克(kg)/身高米的平方(m^2)。体质指数分类见表4-12。

表4-12 体质指数(BMI)

分 类	中国成人的BMI	WHO成人的BMI	亚洲成人的BMI
体重过低	<18.5	<18.5	<18.5
正常范围	18.5～23.9	18.5～24.9	18.5～22.9
超 重	24.0～27.9	≥25.0	≥23.0
肥胖前期		25.0～29.9	23.0～24.9
Ⅰ度肥胖	≥28	30.0～34.9	25.0～29.9
Ⅱ度肥胖		35.0～39.9	≥30.0
Ⅲ度肥胖	≥40		

控制总能量的摄入和维持理想体重的同时、必须注意保持其他营养素的充足和平衡。中国推荐的中老年人每天能量摄入量见表4-13。

表4-13 中国推荐的中老年人每天能量摄入量(RNI)

性 别	年龄(岁)	能量[kcal(MJ)]		
		轻度劳动	中度劳动	重度劳动
男	50～	2 300(9.62)	2 600(10.87)	3 100(13.0)
	60～	1 900(7.94)	2 200(9.20)	
	70～	1 900(7.94)	2 100(8.80)	
	80～	1 900(7.94)		
女	50～	1 900(7.94)	2 000(8.36)	2 200(9.20)
	60～	1 800(7.53)	2 000(8.36)	
	70～	1 700(7.10)	1 900(7.94)	
	80～	1 700(7.10)		

2. 老年人的蛋白质需求

长期以来，素食和限制进食量被认为是长寿老人的基本准则。素食后，动物性食品摄入减少，饱和脂肪酸和胆固醇的含量也相应减少，但忽视营养素的全面平衡亦不利于健康长寿。长期素食的僧侣中长寿者亦不多见；限食，易影响蛋白质的供给量，造成机体负氮平衡、肌组织退化、酶的活性降低、内分泌系统的调节功能下降、对疾病的抵抗力降低，所以老年人在限食的同时，应重视蛋白质的需要量与其他营养的平衡甚为重要。

一般认为老年人体氮含量减少、机体蛋白质合成率降低。老年人(59～70岁)单位体重的蛋白质合成率仅相当于青年人的72%，以每天每千克体重计蛋白质合成率相当于青年人的63%。老年人的肌蛋白分解率也比青年人低。

对蛋白质的需要量有两种看法：①应高于青壮年，理由是机体对蛋白质的利用率低，分解大于合成。为补偿机体消耗、维持正常代谢、增强抵抗力，需要足够的量；②与青壮年没有差别，但氮平衡不能肯定随年龄增加而需要增加，高蛋白会增加胃肠道、肝、肾脏的负担。

一般认为老年人的蛋白质摄入量应高于一般成年人〔1.16 g/(kg·d)〕，老年人每天摄入量为 1.27 g/kg(体重),应占能量的 15%。因为蛋白质低易增加脑卒中的发病和胃癌的危险性,对牙周组织的修复也十分重要,且老年人的消化吸收率差,应增加优质蛋白质,如乳类、豆类、鱼虾类、肉类等,使之有利于吸收和利用。近年来,发现大豆中含有异黄酮,对预防老年人的心脑血管疾病更为适宜。

中国推荐的每天膳食中蛋白质摄入量见表 4-14,优质蛋白质应≥40%。

表 4-14　中国推荐的每天膳食中蛋白质摄入量

性　别	年龄(岁)	蛋白质 (g)		
		轻劳动	中等劳动	重劳动
男	18～	75	80	90
	60～	75		
女	18～	65	70	80
	60～	65		

3. 老年人的脂肪需求

随着年龄的增加,人体总脂肪明显增加,其中主要是胆固醇的增加,三酰甘油(甘油三酯)和非酯化脂肪酸(游离脂肪酸)亦有增加。脂肪和胆固醇的摄入过多,易增加血中的胆固醇,特别是氧化的低密度脂蛋白胆固醇的增加,会损伤内皮组织造成动脉粥样硬化,增加心脑血管疾病的发生。脂肪的摄入量亦与结肠癌、乳腺癌、前列腺癌、胰腺癌的病死率成正相关。近年来的研究表明:4～14 个碳的饱和脂肪酸易造成动脉粥样硬化;十六碳的饱和脂肪酸棕榈油酸盐不影响血清总胆固醇和低密度脂蛋白胆固醇。ω-3 系多不饱和脂肪酸,如鱼油中含二十碳五烯酸(EPA)和二十二碳六烯酸(DHA),有降血粘度、防止血栓形成和防止动脉粥样硬化的作用,鱼油还有一定的抑癌作用。因此,老年人的脂肪摄入量以占总热能的 20%～30%为宜。饱和脂肪酸、单不饱和脂肪酸、多不饱和脂肪酸之比例为 1∶1∶1, n-3 系脂肪酸与 n-6 系脂肪酸之比例为 1∶4 为宜。胆固醇的摄入量宜<300 mg/d。一些含胆固醇高的食物为动物脑子、鱼卵、蟹黄、蛋黄、肝、肾等食物,不宜多食。

4. 老年人的碳水化合物需求

老年人的糖耐量能力降低,血糖的调节作用减弱,容易发生血糖增高。所以碳水化合物中以淀粉为佳,而若食用蔗糖量大,则与老年人的发生动脉粥样硬化、心血管疾病和糖尿病等有关。Hecepu 报道淀粉能促进肠道中胆酸及胆固醇的排泄。

(1) 供给量标准:中国老年营养专业组建议碳水化合物能量应占总能量 55%～65%为宜。碳水化合物中有些不能被人体消化吸收的膳食纤维(果胶、半纤维素、纤维素、木质素、树胶和海藻酸盐等),可以增加粪便的体积、促进肠道蠕动,对降低血脂、血糖和预防结肠癌、乳腺癌有良好作用。

(2) 膳食纤维的适宜摄入量:中国推荐适宜摄入量为 30 g/d。美国、英国及亚洲学者所提出的建议值为 20～35 g/d。此外,不少食物中的多糖类物质,有提高机体免疫功能和促进肠内双歧杆菌生长的作用,如枸杞多糖、香菇多糖等,有益于老年人的健康长寿。膳食纤维的主要来源为新鲜蔬菜,每天需要 500 g 左右。

5. 老年人的维生素需求

老年人的生理机能下降,特别是抗氧化功能和免疫功能的下降,因此,维持充足的维生素需要量是十分重要的。人体老化的种种表现似乎与维生素缺乏有类似的表现。维生素A和类胡萝卜素的摄入量充足，有降低肺癌发生的作用；维生素D的补充有利于防止老年人的骨质疏松症；维生素E是一种天然的脂溶性抗氧化剂，能防止多不饱和脂肪酸氧化、预防体内过氧化物的生成、消除衰老的组织细胞中的脂质过氧化物——脂褐素有着积极的作用，且能改善皮肤的弹性、推迟性腺萎缩的发展，有延缓衰老的作用。最近，美国报道每天供给200 μg维生素E，可提高老年人的免疫功能。可耐受最高摄入量(UL)：维生素A为3 000 μgRE，β-胡萝卜素为25 mg，维生素E为800 mg(α-TE)。维生素K的未观察到不良反应的剂量(NOAEL)为30 mg。

维生素B_1、维生素B_2和烟酸(尼克酸)是构成体内生化代谢重要的辅酶。维生素B_1缺乏可发生多发性神经炎为特征的脚气病。维生素B_2在中国膳食中最易缺乏，可引起口炎、唇炎和舌炎。烟酸的缺乏可出现癞皮病，在神经系统也可有肌肉震颤，腱反射亢进或丧失的现象。维生素C是水溶性的抗氧化剂。维生素B_6和维生素C对保护血管壁的完整性、改善脂质代谢和预防动脉粥样硬化方面有良好的作用。维生素B_6还能提高硒的生物利用率。叶酸和维生素B_{12}能促进红细胞的生成，对防止老年性贫血有利。叶酸有利于胃肠黏膜正常生长，有利于预防消化道肿瘤。叶酸、维生素B_6及维生素B_{12}有降低血中同型半胱氨酸和防止动脉粥样硬化的作用。

可耐受最高摄入量(UL)：维生素B_1为50 mg，烟酸为35 mg，维生素C为1 000 mg，维生素B_6为100 mg，叶酸为1 000 μg，维生素B_{12}为3 000 μg。

6. 老年人的无机盐需求

无机盐中微量元素与心血管疾病及脑血管疾病的关系，近年来越来越引起人们的重视。其中铬和锰具有防脂质代谢的失常和动脉粥样硬化的作用。镁具有抗动脉粥样硬化的作用，这可能与改善脂质代谢和凝血机制，以及防止动脉壁损伤等功能有关。此外，镁对心肌的结构和功能也起良好的作用。钠与高血压发病有密切关系，也与脑卒中有关，而钾与钠有拮抗作用。食物中的钾/钠比例，一般主张1∶5。老年人容易发生骨质疏松及血红蛋白合成降低，因此，钙和铁的补充应适当充足。锌是组成多种金属酶的重要成分，锌的缺乏会影响酶的活性，影响生理功能，如味蕾生长和食欲等。铜/锌比例和锌/镉比例都会影响高血压和冠心病的发病。

(1) 钙：①老年人的钙吸收率低。哺乳期婴儿吸收率为60%、11～16岁为35%～40%、成年人为20%～30%、老年人<20%；②对钙的利用和储存能力低、容易发生负平衡。老年人易发生骨质疏松症。Ca∶P应合理，1∶2为宜；③老年人的AI值男女均为1 000 mg/d，UL值为2 000 mg/d。

(2) 铁：食物中铁的吸收率很低，仅10%。①铁的吸收率与蛋白质有关：动物性食物占能量10%以下时，铁的供给量标准每天为9 mg；动物性食物占能量10%～25%时，铁的供给量标准每天为6 mg；②铁的吸收利用与维生素C和维生素B_2的含量有关：在维生素C和维生素B_2充足时，吸收利用率好；③老年人铁的AI值男女均为15 mg/d，UL值为50 mg/d。

(3) 钠：老年人氯化钠摄入每天<6 g为宜，高血压、冠心病患者以5 g以下为宜。

(4) 锌：老年人的免疫功能低下与血锌含量低有关。中国老年人的RNI值男性为15.5 mg/d，女性为11.5 mg/d；锌的UL值男性为45 mg/d，女性为37 mg/d。

(5) 硒:硒与人的防癌抗衰老有关,口腔癌的病人血硒较正常对照组明显为低,手术后血硒可以上升,在复发时血硒又可下降。硒有抑制癌基因表达的作用,硒充足时有防癌、防复发的作用。中国的 RNI 值男女均为 50 μg。癌前病变和手术后的防复发可使剂量每天增至 150～200 μg, UL 值为 400 μg/d。

(6) 碘:碘与地方性甲状腺肿有关。碘 RNI 值男女均为每天 150 μg,UL 值为 1 000 μg/d。

(7) 镁:镁与血管紧张度和高血压有关。镁的 AI 值男女均为 350 mg/d,UL 值为 700 μg/d。

(8) 铬:铬为葡萄糖耐量因子的成分,有利于血脂和血糖的下降。铬 AI 值为 50 μg/d, UL 值为 500 μg/d(3 价铬)。

(9) 锰:锰与脂肪和糖代谢有关。锰 AI 值为 3.5 μg/d, UL 值为 10 μg/d。

(三) 老年人的膳食保健措施

老年人的膳食保健措施为:①控制总能量摄入,饮食饥饱适中,保持理想体重,防止肥胖。BMI 宜在 18.5～22.9;②控制脂肪摄入,脂肪占总能量的 20%～30%,饱和脂肪酸:单不饱和脂肪酸:多不饱和脂肪酸=1:1:1, n-3 系脂肪酸:n-6 系脂肪酸=1:4;③蛋白质要以优质蛋白质为主,荤素合理搭配,提倡多吃乳类、豆类和鱼类蛋白。每天宜一瓶牛乳,大豆或其制品 25～50 g;④碳水化合物以淀粉为主,重视膳食纤维和多糖类物质的摄入;⑤多吃新鲜蔬菜水果和抗氧化营养素(β-胡萝卜素、维生素 E、维生素 C 和硒等),宜食新鲜蔬菜 500 g/d;⑥重视钙、铁、锌的补充,食盐宜<6 g/d;⑦食物搭配要多样化,烹调要注意色香味、柔软,不吃油炸、烟熏、腌制的食物;⑧少食多餐,不暴饮暴食;⑨不吸烟,不饮烈性酒,情绪乐观,坚持锻炼。

(史奎雄)

第五章　营养状况评价

第一节　概　　述

营养调查(nutritional survey)是全面了解人群或个体膳食结构和营养状况的重要方法。目的是研究不同生理状况、生活环境、劳动条件下的各类人群营养是否合理,再根据调查结果对个人、家庭和集体按照合理营养的要求,提出改善措施,以确保人群健康。

全国营养调查是国家一项基础性工作,世界上许多国家都在有计划地开展全国营养调查。中国于1959年、1982年、1992年和2002年分别进行4次全国性的营养调查,2002年开展的第四次全国营养调查即"中国居民营养与健康状况调查",与慢性病的调查同时进行。通过营养调查取得的科学数据不仅对不同经济发展时期人们的膳食组成、营养状况进行全面的了解,为研究各时期人群膳食结构和营养状况的变化提供基础资料,同时也可以指导人群的合理膳食、改善营养状况、消除各种营养缺乏或营养过剩造成的疾病;营养调查的数据为指导国家的食物生产和加工、进行相关领域政策干预、引导群众合理消费等提供重要的理论依据。

营养调查内容,包括膳食调查、体格检查和生化检验三部分。

膳食调查:通过不同方法了解每人每天各种主副食摄入量,根据食物成分计算出每人每天从膳食中所摄入的热能和各种营养素是否达到供给量标准的要求。

体格检查:了解被调查者生长发育、健康状况,以及有无营养过剩或缺乏病。

生化检验:对被调查者血液和尿中所含营养素及其有关成分进行化验,了解体内营养素的储存和代谢情况。

第二节　膳　食　调　查

(一) 膳食调查一般要求

膳食调查主要是根据两方面的资料来评价调查结果:①调查期间各种主副食摄入量;②食入这些食物的总人数。

1. 调查对象

根据调查目的确定的调查对象,要有足够的代表性、要考虑到不同地区、不同生活水平和劳动强度等。数量上要保证占同类型人员10%以上,并不得少于15~25人。

2. 调查日期和天数

调查日期以一年四季各进行一次为宜，如因人力物力所限也可根据本地区食品生产供应情况，任选两个季度进行调查。每次调查 5～10 d，每天膳食情况变化不大者，可减少至 3～5 d 即可。

3. 特殊情况的膳食调查

为治疗和预防某些疾病，如冠心病、糖尿病、肝脏病、肿瘤等，可对不同病人进行膳食调查。根据情况在医院、病家或门诊部等采取不同方法，了解病人 3～5 天内各种主副食摄入情况。这种调查是临床医师和营养师的经常性工作。

（二）膳食调查方法

膳食调查通常有三种方法，即询问法、记账法和称重法。

1. 询问法

亦称 24 h 回顾法。它是通过询问，了解被调查者在一段时间内各种主副食品摄入情况。其方法简便易行，但所得资料比较粗略。有时也可结合其他方法进行，如对门诊病人，可了解其在最近一周内每天所吃食物的种类和数量，并进行计算和评价；同时也可对病人的膳食历史，有无忌食、偏食或食入特殊食物等进行全面了解和评价。

询问法可根据调查对象而设计不同的表格，如果对被调查者的年龄、劳动强度等相似的群体调查，可参考表 5-1。

表 5-1　膳食记录表

姓名________性别________出生年月________编号________

住址____________________联系电话____________________

日期	第一天（　月　日）		第二天（　月　日）		第三天（　月　日）		第四天（　月　日）		第五天（　月　日）		第六天（　月　日）	
	食物名称	重量（g）	食物名称	重量（g）	食物名称	重量（g）	食物名称	重量（g）	食物名称	重量（g）	食物名称	重量（g）
早餐												
午餐												
晚餐												
点心												

2. 记账法

本法手续简便、节省人力，适用于有详细账目的集体单位。通过查账或记录一定期间内各种食物消耗总量和用餐的人天数，可计算出每人每天的平均消耗量。一般可按一个月或适当缩短天数均可。一年四个季度各进行一次。具体步骤如下：

（1）登记调查期间食物消耗量：逐日查阅并登记调查期间所购买食物的发票和账目，将相同的食物累加，计算出一定时期内各种食物的总消耗量。调查开始前应登记库存食物量，并记录在调查表中（表 5-2）。库存食物加上调查期间所购入食物种类数量，减去调查结束时食物的剩余量，即为该调查期间食物的消耗量。调查期间要经常到就餐现场观察废弃食物的情况，以便在计算食物消耗量时加以扣除。

表 5-2　食物消耗量记录表　　单位：

食物名称：	
结存数量：	
每天购入食物量	月　日
	月　日
	⋮
	月　日
剩余数量：	
实际总消耗量：	
备注：	

（2）总人日数的统计：在调查过程中首先应准确登记各餐的就餐人数，然后再折算为总人日数。根据膳食习惯，三餐食物消耗量比例可按 1/5、2/5、2/5 进行换算。例如，某单位某天食堂早、中、晚的就餐人数分别是 3 300 人、4 200 人、3 900 人，那么该日的总人日数应为：

$$3\,300\times1/5+4\,200\times2/5+3\,900\times2/5=3\,900。$$

更准确的计算方法是根据各餐的就餐人数和各餐的主食消耗量来计算。例如，某食堂某天三餐的就餐人数分别是 100 人、130 人、120 人，三餐用粮分别是早餐 20 kg、中餐 55 kg、晚餐 45 kg，那么该日的总人日数如下：
人日数应为：

$$100\times20(20+45+55)+130\times55/(20+45+55)+120\times45/(20+45+55)=121.3。$$

计算总人日数可保留一位小数。计算平均每人每天食物消耗量。调查期间实际消耗的食物总量，除以调查期间总人日数即得每人每天摄入食物的量。

根据食物成分表进一步计算出平均每人每天各种营养素摄入量。

值得注意的是，如果调查对象中除性别外，还有年龄、劳动强度和生理状况等差异，那么不同类别的就餐人员的总人日数应分别登记。这样才能根据其不同的需要量，计算出被调查者平均每人每天的能量和各种营养素的平均供给标准，最后在统计时才能与实际量比较，作出合理的评价。例如，儿童膳食调查，因供给量不分性别、劳动强度，故设计用膳人数登记表就可简化成表 5-3。如果某集体单位用膳者年龄、劳动强度参差不齐，那应按表 5-4 登记。

表 5-3　某小学用餐人数登记表

年　龄	5 岁～	6 岁～	7 岁～
餐次	早　中　晚	早　中　晚	早　中　晚
时间			

（续表）

年　龄	5岁～	6岁～	7岁～
用餐总人数			
总人日数			
折合成年男子系数			
折合成年男子总人日数			

注:折合成年男子系数=折合成年男子总人日数各年龄组总人数。

表 5-4　调查期间总人日数登记表

年龄	性别	劳动强度	人　　数			平均每日总人日数
			早	中	晚	
成人	男	轻				
		中				
		重				
成人	女	轻				
		极轻				
60岁～	男	轻				
60岁～	女	轻				

3. 称重法

这种膳食调查方法细致准确,但耗费人力物力较大。用于个人(孕妇、乳母、病人)、家庭或集体单位均可。调查期间称量每天每餐所吃各种主副食的生重、熟重及熟食物的剩余重量,并统计每餐的用餐人数,计算出每餐平均每人的生食物重量。将一天各餐的结果加在一起,得出每人每天的进食量。一般可调查3～7 d。调查结果记录在食物消耗记录表内,见表5-5。

表 5-5　食物消耗记录表　　单位:

日期	餐别	食物名称	生重(kg)	熟重(kg)	生熟比	熟食剩余量(kg)	实际消耗量		就餐人数
							熟重(kg)	生重(kg)	
月 日	早 中 晚								
月 日	早 中 晚								
月 日	早 中 晚								
月 日	早 中 晚								

4. 具体调查步骤

（1）称重：称出每餐所用食物的生重，烹调后的熟重和用餐结束时剩余食物的重量。最后计算出各种食物的实际消耗重量（熟重）。

实际消耗量（熟重）＝烹调后熟食重量－熟食剩余量

（2）生熟折合率：根据烹调前、后食物的重量计算生熟折合率（生熟比）。即：

生熟比＝食物熟重/食物生重

例如，5 kg 大米（粳米）烧熟后重量为 9 kg，那么其生熟比是 9÷5＝1.8，最后根据生熟比计算出每种食物熟食重相当于生食物重量。

实际消耗食物生重＝实际消耗食物熟重/生熟比＝（熟食重－熟食剩余量）/生熟比

（3）统计每餐就餐人数：统计每餐就餐人数，并计算出总人日数，如果年龄、劳动强度相差很大应如上述提及的，将各类别的总人日数进行分别登记。

（4）计算出每人每天平均摄入的生食物重量：每人每天平均摄入的生食物重为：

平均摄入量＝各种食物实际消耗量（生重）÷总人日数

（三）膳食调查注意事项

调查期间所有主副食（包括零食）的名称、数量需详细记录。如要写出具体的食物品牌（如米、面），必须注明等级，最好还注明产地。

在称重法中，剩余量应包括厨房里剩余的食物及所有用膳者进食后所剩余的食物。

调味品和食用油不必每餐前后均称量，只要早餐前称一次，晚餐结束后再称一次，两者之差即为全天食用数量。

调查时间不应＜4 d，一般为 4～7 d（"记账法"应尽量保证 15～30 d），调查时间不应包括长的节假日，因节假日主副食均比平时有差别，不具代表性。

（四）膳食调查结果整理和评价

1. 膳食调查结果整理

无论采用哪种调查方法，其所得到的调查资料都要进行以下几个方面的统计。

（1）名称、数量：平均每人每天摄取主副食品的名称及数量。

（2）能量、营养素：根据食物成分表计算出每种食物的能量和各种营养素的含量，并记录，详见表 5-6。

表 5-6　营养素摄取量计算表

类别	食物名称	重量（g）	蛋白质（g）	脂肪（g）	碳水化合物	热量 kcal（kJ）	膳食纤维（g）	钙（mg）	磷（mg）	铁（mg）	维生素 A（μg）	胡萝卜素（mg）	维生素 B_1（mg）	维生素 B_2（mg）	烟（mg）	维生素 C（mg）

（续表）

类别	食物名称	重量(g)	蛋白质(g)	脂肪(g)	碳水化合物	热量 kcal (kJ)	膳食纤维(g)	钙(mg)	磷(mg)	铁(mg)	维生素 A (μg)	胡萝卜素(mg)	维生素 B_1 (mg)	维生素 B_2 (mg)	烟(mg)	维生素 C (mg)
平均摄入量/d/人																
供给量标准																
与 RDA 比较%																

注：* 为 μg 视黄醇当量。

(3) 求出平均每人每天各种营养素供给量标准：计算方法有两种：一种是按“各种营养素供给量标准”表中查出各组人群的营养素供给量标准，乘以该组的日平均总人日数，则得出各组的营养素需要量总和。将各组营养素需要量的总和相加，除以总人日数，则得出被调查者的平均供给量标准。例如，某调查结果的总人日数为 240，调查对象年龄、性别、劳动强度，以及计算平均供给量标准方法(以能量为例)。详见表 5-7。

表 5-7　年龄、性别和能量供给量情况表

年龄	性别	劳动强度	日平均总人日数		供给量标准(kcal)		需要量总和
成人	男	轻	80	×	2 600	=	208 000
	女	轻	80	×	2 400	=	192 000
2～3 岁			40	×	1 200	=	48 000
60 岁～	男	轻	40	×	2 400	=	96 000
			240			=	544 000

注：能量平均供给量标准=544 000/240=2 266.7 kcal。

(4) 计算营养素与总供给量的百分率：计算出平均每人每天营养素摄入量占平均供给量标准的百分率。并记录于表 5-6 中。如平均能量供给量标准为 9 384.71 kJ(2 243 kcal)，实际摄入食物的能量为 8 577.2 kJ(2 050 kcal)，那么：

能量摄入与供给量标准的百分率(%)=(2 050÷2 243)×100%=91.4%

(5) 计算出能量的食物来源百分率：按食物类别如粮谷类、豆类、薯类等，分别计算该类食物能量占总能量的百分率。详见表 5-8。例如，

谷类能量(%)=谷类所供能量(kcal)/膳食总能量(kcal)×100%

表 5-8　能量的食物来源分布表

	谷类	薯类	豆类	其他植物类	动物类	油脂类	食糖	其他
摄入量(kcal)								
占摄入量%								

(6) 三大营养素的比例:计算出三大营养素能量百分比:即膳食中蛋白质、脂肪、碳水化合物所供能量占总能量的百分比,详见表5-9。

蛋白质所供能量(%)=蛋白质所产能量/总能量×100%

脂肪所供能量(%)=脂肪所产能量/总能量×100%

碳水化合物所供能量(%)=碳水化合物所产能量/总能量×100%

表5-9 三大营养素能量百分比

	蛋白质	脂肪	碳水化合物
摄入量(g)			
占总能量百分比%			

(7) 计算三餐能量比例,公式如下。

早餐能量(%)=早餐能量/日平均摄入总能量×100%

中餐能量(%)=中餐能量/日平均摄入总能量×100%

晚餐能量(%)=晚餐能量/日平均摄入总能量×100%

(8) 计算出蛋白质的来源百分比:每天从粮食类、豆类、动物类食品中所摄入蛋白质,分别占该日蛋白质总量的百分比,详见表5-10。

动物蛋白质(%)=动物类蛋白质(g)/蛋白质总量(g)×100%

(9) 计算出脂肪的来源比例:每天摄入的动物性脂肪与植物脂肪,分别占该日脂肪总量的百分率,见表5-10。

表5-10 蛋白质及脂肪来源分布

来　源	食　物	摄　入　量	占总摄入能量(%)
能量的食物来源	谷类		
	豆类		
	薯类		
	动物性食物		
	纯能量食物		
	其他植物性食物		
能量的营养素来源	蛋白质		
	脂肪		
蛋白质的食物来源	谷类		
	豆类		
	动物性食物		
	其他食物		
脂肪的食物来源	动物性食物		
	植物性食物		

2. 膳食调查结果评价

膳食调查结果评价的依据主要看其是否能满足用膳者的热能及各种营养素的需求,同时要结合烹调加工方法的合理性。但膳食调查仅为短期调查,因而必须结合体格检查和生化检验进行全面分析。具体是将膳食调查结果与“每天膳食中营养素供给量标准”进行比较作出合理评价。评价项目主要有以下4方面。

(1) 食物构成：根据中国膳食结构模式进行评价。即以粮谷类食物为主，以蔬菜、动物性食物、豆类及其制品和乳类为辅，做到种类多样、比例合适、荤素合理搭配、能满足于不同生理状况和劳动条件者的需要。

(2) 评价能量和各种营养素占供给量标准的百分比：能量是三大生热营养素的综合体现，也是三大营养素发挥各项功能的基础和保障。所以在膳食营养评价中首先要对能量进行评价。

劳动强度中有关体力劳动、年龄、性别、气候和体型等因素均影响能量需要，但以劳动强度的影响为主要，在评价能量需要量时，应根据其劳动强度等级与相应的标准进行对比。

正常情况下，人的食量是与其能量需要量相一致的。当正常食欲得到满足时，其能量需要也得到满足，体重维持不变。如能量供给量过多或不足，则体重将增加或减轻。年龄，生长发育和体力劳动强度随年龄不同而改变。儿童和青少年正处在生长发育时期，其身高、体重和活动量与日俱增，因而能量的供给量必须随之增加才能满足需要。中年以后，基础代谢率逐渐下降，活动量逐渐减少，因而能量供给量可适当减低。一般认为能量和各种营养素的摄入量应占供给量标准的 90%以上，低于标准 80%为供给不足，长期供给不足会导致营养不良。如果低于标准 60%则认为是缺乏，对身体会造成严重影响。对能量的评价不仅看其总量，还要看其来源。一般认为能量来源于蛋白质、脂肪、碳水化合物的比例分别为：10%～12%(儿童 12%～14%)、20%～30%(儿童 25%～35%)、60%～70%。三餐的能量分配比例分别为：早餐 30%，中餐 40%，晚餐 30%。

(3) 蛋白质评价：成年人蛋白质供给量约为每天每千克体重 1 g。目前，中国膳食以植物性食物为主，蛋白质质量较差，以每千克体重供给 1.2 g 左右为宜。蛋白质供给量按能量计算占总能量 10%～14%。为保证儿童和青少年充足的蛋白质供给，蛋白质应占总能量 12%～14%，成年人为 10%～12%。特别要注意，当对蛋白质进行营养评价时，不仅要看其摄入总量是否满足，而且要对其质量进行分析评价。一般说来，合理的膳食应在总蛋白质满足供给量标准的基础上，保证优质蛋白质(动物性蛋白和豆类)的量占总蛋白质的量的 1/3 以上。在蛋白质的供给方面，要充分认识氨基酸的互补作用原理，用几种食物合理搭配混合使用，提高其蛋白质的生物价，满足机体代谢、生长发育的需要。

(4) 维生素和无机盐评价：①维生素 A：评价时要考虑到维生素 A 与胡萝卜素两者之间的关系。胡萝卜素吸收率仅为 1/3，而吸收部分的转化率也仅为 1/2。两者均折算为视黄醇当量后再行评价；②维生素 B_1、维生素 B_2 和烟酸：其供给量均随能量供给量而改变，按每4 184 kJ(1 000 kcal)表示，成年人维生素 B_1、维生素 B_2 供给量各为 0.5 mg，烟酸为5 mg，儿童和青少年维生素 B_1、维生素 B_2 供给量各为 0.6 mg，烟酸为 6 mg；③维生素 E：中国成年人供给量标准为 60 mg/d；④维生素 D：食物中含量极少。母乳中含量也很少，为防止佝偻病，两岁以下婴幼儿每天摄入 10 μg 维生素 D 为宜；⑤钙：儿童要保证充足钙的供给以满足生长需要，成年人每天摄入 400～500 mg 钙，即可不发生钙缺乏；⑥铁：成年人男子每天排出约 1.0 mg，妇女排出量平均每天 0.8 mg，但月经期损失较多，每天约 2 mg。故儿童和孕妇、乳母需铁量较多。膳食中铁的吸收率低，植物性食物中铁的吸收率多在 10%以下；大豆和动物性食品中铁吸收率较高，为 11%～22%。孕妇在妊娠期因胎儿发育，血容量逐渐增加，对铁的需要量增加。产后为补偿这期间丢失的铁，尚需持续补充2～3 个月。

用微型计算机进行膳食营养成分计算：膳食调查原始资料→食品(净重毛重换算)→输

入营养素摄入量→与 RDA 标准比较……对于已经编制好的软件程序，附有应用说明者，用户可根据该程序的说明和操作步骤，只需短期操作训练，即能运用自如。

计算所得数字的表示：统计食物消耗量，只要小数点后 1 位数字，例如，大米消耗量 863.78 kg，则可写为 863.8 kg。每人每天能量和各种营养素摄入量，如碳水化合物、热能、维生素 A、钙和磷等的克数、千卡数、国际单位和毫克数只要整数；蛋白质、脂肪、铁、烟酸、维生素 C 等的克数和毫克数要小数点后一位数字；胡萝卜素、维生素 B_1、维生素 E 等则要小数点后两位数字。

胡萝卜素、维生素 A 与视黄醇当量的折算：按每天膳食中营养素供给量，1981 年第三届全国营养学术会议修订值，维生素 A 用微克、视黄醇当量用 μgRE 表示。

1 μgRE 当量＝1 μgRE 或 6 μg β-胡萝卜素

1 IU 维生素 A＝0.3 μgRE 当量

1 μg 胡萝卜素＝0.167 μgRE 当量

例如，平均每人每天摄入维生素 A 1 650 IU 和胡萝卜素 3 mg，试计算共计摄入多少微克视黄醇当量？

解：

1 650 IU 维生素 A×0.3＝495 μg 视黄醇当量

3 mg 胡萝卜素×1 000×0.167＝501 μg 视黄醇当量

共计 495＋501＝996 μg 视黄醇当量

在进行膳食调查时，不仅要得到确切的数据、资料，同时还要善于发现问题，如食物的储存、加工烹调方法、饮食习惯、食物选购和搭配、就餐环境等结果进行总的评价，针对存在问题提出切实可行的建议，同时开展一些营养知识的普及工作，使全民族都能做到科学合理用膳，有利于身体健康。

第三节　体 格 检 查

在开展营养调查工作时，应对被调查者进行体格和营养状况检查，可包括身体测量、临床营养缺乏病体征检查二部分。身体测量主要是测量身长、体重、皮下脂肪厚度等项指标，了解身体发育情况；临床体格检查主要是检查与营养有关的疾病，如高血压、冠心病、糖尿病、肥胖病等；营养缺乏病体征检查则主要是检查有无营养缺乏病。

（一）体格检查内容

1. 身体测量

（1）项目和方法：包括身长、体重、皮褶厚度。

身长：清晨，赤脚，可使用特制身长计，亦可用墙壁刻度和长木尺的简便方法。要求被测者赤脚直立于地面上，双脚跟部靠紧，脚尖呈 40°～60°角；膝伸直，两上肢自然下垂，肩自然放松，头正，眼耳在同一水平面上。测量者立于被测者的右测，读数。

体重：清晨，空腹，排空大小便，着短裤，女子可着背心。用弹簧式体重计或杠杆式体重计，称重其感量（敏感度指标）和读数要求至 100 g；测量时被测者立于秤的中央。

皮褶厚度：采用皮脂计，压力要符合规定标准 10 g/cm²。在几个测量部位用左手拇指和食指将皮肤连同皮下脂肪轻轻捏起，然后用皮脂计测拇指下方约 1 cm 的皮脂厚度，读数记录至 0.5 mm。测量时应注意皮脂计与被测部位保持垂直，且不要用力加压，一般要求在一个部位测 3 次，取其平均值。

测量皮脂厚度的常用部位有：①三头肌部：左上臂背侧中点(即左肩峰至尺骨鹰嘴的中点)上约 2 cm。测量者站立于被测者后方，使被测者上肢自然下垂；②肩胛下部：左肩胛下角下方约 2 cm 处；③腹部：距脐左方 1 cm 处，将皮肤连同皮下组织与正中线平行捏起进行测量；④上臂围：上臂中点周长，用卷尺测量；⑤上臂肌围(cm)：等于上臂围(cm)－0.314×三头肌部皮脂厚度(mm)。

(2) 评价指标：包括体质指数、皮褶厚度。

体质指数(body mass index, BMI)：目前，评价机体营养状况和肥胖程度最常用的方法。

$$BMI=体重(kg)/身高^2(m^2)$$

东方成年人的标准：BMI 18.5～23.9 为正常，17～18.4 为轻度消瘦，16～16.9 为中度消瘦，＜16 为重度消瘦；24～27.9 为超重，＞28 为肥胖。

皮褶厚度(skin fold thickness)：估计体内脂肪含量的方法。三头肌皮脂厚度指标适用于各个年龄组。成年人参考标准值为：男 12.5(cm)，女 16.5(cm)。评价标准见表 5-11。

上臂肌围：上臂肌围＝上臂围(cm)－3.14×三头肌皮脂厚度(cm)。成年人参考标准值为：男 25.3(cm)，女 23.2(cm)。评价标准见表 5-11。

表 5-11　三头肌皮脂厚度和上臂肌围评价标准

营养状况	相当于正常标准值的百分率
正常	＞90％
轻度营养不良	80％～90％
中度营养不良	60％～80％
重度营养不良	＜60％

(二) 营养缺乏病体征检查

营养缺乏病的发生是一个渐进演变的过程，各种营养缺乏病的症状和体征也因发展阶段的不同而有所区别。每一种营养素长期摄入不足都会引起相应的特征性改变，但对某一个体来说，可能会同时存在一种或多种营养素摄入不足引起的症状和体征的变化。当检查发现缺乏病体征时，表明营养不足已经历一个过程。

营养缺乏病体征的检查比较简便，但准确诊断却比较困难。本节主要介绍几种常见的营养缺乏症的临床表现。

(1) 蛋白质与能量营养不良：成年人少见，主要发生于儿童，特别是学龄前儿童。发生早或持续时间长者，可造成精神上缺陷和身体生长发育障碍。

临床分两型：

1) 营养不良干瘦病(marasmus)：多见于 1 岁左右幼儿。可见体重降低、皮下脂肪减少或消失、肌肉萎缩，常有腹泻、腹胀，无水肿。血浆蛋白和清蛋白含量多为正常。

2) 恶性营养不良(kwashlokor)：常见于断奶后至 5 岁儿童。表现为水肿、体重不减少、肌肉萎缩、皮炎、肝大，一般有血浆蛋白和清蛋白含量降低。

小儿营养不良诊断的主要指标见表 5-12。

表 5-12 小儿营养不良诊断指标

观察项目	初生～3岁			3～7岁		7～14岁	
	Ⅰ度	Ⅱ度	Ⅲ度	轻度	重度	轻度	重度
体重低于正常	15%～25%	25%～40%	40%以上	15%～30%	30%以上	20%～30%	30%以上
身长	正常	稍减低	明显减低	正常	低于正常	正常	低于正常
腹部皮脂厚度	<0.8厘米	0.5厘米左右	消失	减少明显	减少或消失	减少明显	减少或消失

(2) 维生素A缺乏病

1) 表现:①暗适应能力减退,暗适应时间延长(>30 s);②夜盲;③结膜干燥,结膜皱褶;④角膜干燥,角膜软化,角膜穿孔;⑤毕脱斑;⑥皮肤干燥,鳞皮,毛囊角化。

2) 诊断:有皮肤干燥,暗适应时间延长等2个以上体征者即可诊断;角膜软化、毕脱斑单独出现即可诊断。

(3) 维生素B_1缺乏病(脚气病)

1) 表现:①食欲减退,倦怠无力;②多发性周围神经炎;③肌肉酸痛(腓肠肌压痛);④心悸、气短;⑤心脏扩大(右心显著);⑥水肿。

2) 诊断:下肢水肿、心脏扩大单独出现除外其他心、肾疾患,即可诊断;腓肠肌压痛、多发性神经炎(膝反射亢进或消失)单独出现除外其他神经系统疾患,即可诊断。

(4) 维生素B_2缺乏病(核黄素缺乏病)

1) 表现:①视力模糊、畏光;②睑缘炎;③角膜周围充血或血管形成;④口角炎(乳白色、糜烂、裂隙、结痂);⑤舌炎(肿胀、紫红、裂纹、乳头肥大或萎缩、地图舌);⑥口唇炎(唇红肿、唇裂、脱屑、糜烂);⑦阴囊皮炎、会阴皮炎;⑧脂溢性皮炎(好发在鼻唇沟、面颊、眉间、耳后、乳房下部等处)。

2) 诊断:①有脂溢性皮炎、角膜周围充血或血管形成、口角炎、口唇炎、舌炎等2个以上体征,即可诊断;②有舌炎、阴囊皮炎单一体征,亦可诊断。

(5) 烟酸缺乏病(癞皮病)

1) 表现:①暴露部位对称性皮炎;②舌炎(舌面光滑、猩红、乳头肿大或萎缩);③腹泻;④精神神经异常(烦躁、焦虑、抑郁、健忘、失眠、感觉异常)。

2) 诊断:有猩红色舌炎、对称性皮炎即可诊断。

(6) 维生素C缺乏病(坏血病)

1) 表现:①牙龈炎(牙龈紫红、肿胀、压疼、出血);②皮下出血(点状或斑状);③肋骨串珠(肋骨与肋软骨交接处扩大);④四肢长骨端肿胀;⑤毛囊角化(维生素A治疗无效)。

2) 诊断:牙龈炎(口腔卫生好),骨膜下出血(婴儿)单独出现即可诊断。

(7) 维生素D及钙缺乏症(佝偻病)

1) 表现:①兴奋不安,好哭多汗;②肌肉松软,蛙状腹;③前囟大,方颅;④肋骨串珠,赫氏沟,鸡胸;⑤手镯、X形或O形腿;⑥脊柱弯曲;⑦牙齿发育障碍。

2) 诊断:根据典型体征较易诊断。

(8) 营养性贫血

1) 表现:①疲乏无力,头晕眼花;②心悸,气短;③面色苍白,口唇、眼结膜苍白;④匙状指;⑤异食癖(泥土、墙土、纸等)。

2) 诊断:根据症状和血红蛋白化验确诊。

营养缺乏的体征见表5-13。

表5-13　营养缺乏的体征

部　位	体　　征	缺乏的营养素
全身	消瘦或水肿、发育不良	能量、蛋白质、锌
	贫血	蛋白质、铁、叶酸、维生素 B_{12}、维生素 B_6、维生素 B_2、维生素C
头发	失去光泽、稀少	蛋白质、维生素A
皮肤	毛囊角化症	维生素A
	癞皮病皮炎	烟酸
	脂溢性皮炎	维生素 B_2
	出血	维生素C、维生素K
眼	角膜干燥、夜盲、毕脱斑	维生素A、维生素 B_2
唇	口唇炎、口角炎、唇裂、口角结痂	维生素 B_2、烟酸
口腔	舌炎、舌猩红、舌肉红	维生素 B_2、烟酸
	地图舌	维生素 B_2、烟酸、锌
	舌水肿	维生素 B_2、烟酸
	牙龈炎、牙龈出血	维生素C
骨	鸡胸、串珠肋、方颅、骨骺肿大、O形腿、X形腿	维生素D
神经系统	多发性周围神经炎	维生素 B_1
	肌肉无力	
	四肢末端蚁行感	
	腓肠肌压痛	
	精神错乱	维生素 B_1、烟酸
循环系统	水肿、右心肥大	蛋白质、维生素 B_1
生殖系统	阴囊炎、阴唇炎	维生素 B_2
其他	甲状腺肿	碘

（三）体格检查注意事项

1. *病史*　对营养缺乏病病人，要着重询问进食情况，弄清其一天进食量、品种，估计各种营养素供给是否合理。

2. *发生营养缺乏病往往为多发性*　一种营养素缺乏表现中，常提示亦有其他营养素的不足，应全面观察。例如，舌炎，不仅缺乏维生素 B_2，同时也可能伴随烟酸不足。

3. *营养缺乏病一般为散发性，但也有地区性*　例如，中国南方以大米为主食，人们喜吃精制米，缺乏维生素 B_2 较多见。中国北方日照时间短，小儿易患佝偻病。有的民族以玉米为主食，副食品也少，易患烟酸缺乏病。

4. *体格检查前的准备工作*　体检前应做好准备工作：统一方法，准备体检表及器械。体检房间要光线充足，冬季室内要有取暖设备。

第四节　生 化 测 定

人体营养不良的发生有很多可能性，例如，营养素摄取不足、消化吸收不良、劳动或疾病引起的营养素消耗过高等。人体营养不良都需要经历一段时间后才能显示出明显的临床缺乏症状。在此时间内，人体往往处于营养不足状态。若能早期发现此种状态，即可及时采取防治措施。体内营养素含量或浓度降低往往是营养不足的一种主要表现，而实验室检查就是可测定被检者体液或排泄物中所含的营养素、营养素代谢产物或与之有关的化学成分，以判定其体内营养水平。膳食调查只能了解营养素摄取量，但体内实际情况是否充足或缺乏则不明得知。

营养素在人体内的含量不尽相同，从饱和到出现缺乏症状，大体可分为5个阶段：①饱和；②不饱和，尚不影响正常功能；③不饱和且功能已受影响，表现为潜在能力已低下；④潜在性营养素缺乏，出现非特异性的症状；⑤出现营养素缺乏病特有的临床体征。所以，实验室检查对于营养不足状态的早期发现和及时防治具有重要意义。

（一）蛋白质营养状况的检验与评价

1. 氮平衡测定

为较常用的方法，通过测定摄入氮与排出氮的水平即可评价人体蛋白质营养状况。能够维持氮平衡，表示所摄入蛋白质的量可满足基本需要。

2. 血清蛋白质含量测定

长期蛋白质摄入不足可使血清总蛋白与清蛋白含量降低。有感染或寄生虫病时，可因球蛋白增加而使血清总蛋白含量增加。因此，测定血清清蛋白浓度及清蛋白与球蛋白的比值更有意义。

3. 血红蛋白

人体中血红蛋白在健康成人中男性＞130 g/L，女性＞120 g/L；6个月至6岁＞110 g/L，6个月至14岁＞120 g/L。

4. 运铁蛋白测定

血清运铁蛋白含量，是评价蛋白质能量营养不良和缺铁性贫血的重要的生化指标，尚无正常标准，有人测定运铁蛋白值成人为2.72 g/L，1～16岁为2.65～4.30 g/L。

5. 肌酐身长指数

肌酐是机体由尿中排出的正常代谢产物，绝大部分是从肌肉组织中的肌酸脱水转变而来。其排出量常可反映机体肌肉组织的数量，蛋白质能量不足的儿童肌酐身长指数下降。

肌酐身长指数＝受试者排出的肌酐(mg/4 h)
÷相同身长正常儿童排出的肌酐(mg/4 h)

3个月至17岁的肌酐身长指数参考值＞0.9；＜0.5为缺乏，0.5～0.9为不足。

6. 尿羟脯氨酸指数测定

羟脯氨酸是胶原代谢产物，营养不良和蛋白质缺乏的儿童排出量减少，尿羟脯氨酸指数降低。其公式如下：

尿羟脯氨酸指数＝微摩尔羟脯氨酸/毫升尿×千克体重÷微摩尔肌酐/毫升尿

3个月至10岁儿童如尿羟脯氨酸指数＜1.0为缺乏，＞2.0为正常，1.0～2.0为不足。

（二）维生素A营养状况检验

1. 血清维生素A含量测定

成人血清维生素A的参考含量范围为每100 mg含100～300 IU(国际单位)，一般认为若每100 ml＜40 IU(国际单位)，即可出现缺乏维生素A的临床症状。

2. 视觉暗适应功能测定

维生素 A 缺乏症病人暗适应能力下降。现场调查时可以采用暗适应计测定。暗适应计性能必须良好，并以事先摄入大量维生素 A 的 10 名左右健康人对仪器进行标定，找出较稳定的正常值。暗适应时间一般在 30 s 以下。视神经萎缩、色素性视网膜炎、近视性视网膜脉络膜病变、血糖过低和睡眠不足，均能降低暗适应能力。

3. 血浆中视黄醇结合蛋白的测定

测定血浆中视黄醇结合蛋白含量可反映人体维生素 A 营养水平。国外有人测定健康儿童血浆维生素 A 为 224 μg/L，而视黄醇结合蛋白为 23.1 mg/L：蛋白质能量营养不良儿童血浆维生素 A 为 101 μg/L，而视黄醇结合蛋白为 15.2 mg/L。

（三）维生素 D 和钙营养状况检验

维生素 D 和钙缺乏时，血清钙多数可见降低。正常儿童血清钙参考值为 100～115 mg/L，佝偻病患儿为 90～100 mg/L。如血钙＜80 mg/L，可发生手足抽搐症。佝偻病早期由于甲状旁腺和碱性磷酸酶的作用，血钙可不降低，而血磷可降低。正常儿童血清磷为 40～60 mg/L，患儿可为 40 mg/L 以下。此外，血钙和磷的乘积也有诊断价值。如钙磷的乘积值在 30～40 为可疑，＜30 即可诊断缺乏。在维生素 D 和钙缺乏早期即可见血清碱性磷酸酶升高。

近年来发现维生素 D 进入肝脏后，首先转变为 25 羟维生素 D_3，然后进入血液，并在肾脏中进一步被羟化为 1，25-二羟维生素 D_3，是维生素 D 的主要活性形式。在正常情况下，血浆中 1，25-二羟维生素 D_3 的浓度为（62～156 pmol/L），患佝偻病时，浓度降低，经治疗后，可以升高。

（四）维生素 B_1、维生素 B_2、维生素 C 和烟酸营养状况检验

1. 尿负荷试验

对维生素 B_1、维生素 B_2、维生素 C 和烟酸营养水平进行鉴定时，多采用尿负荷试验方法，此法简单易行，是评价人体近期营养状况常用的生化检测项目。体内各种维生素的含量有一定范围，如摄入过多，多余的维生素会排泄到体外；反之，摄入不足，尿中排泄的量就减少。具体检测方法如下：受试者清晨空腹口服 5 mg 维生素 B_1、5 mg 维生素 B_2、50 mg 烟酸和 500 mg 维生素 C（14 岁以下儿童减半），收集 4 h 尿，测定尿中 4 种维生素排出量。如膳食中的维生素含量丰富，尿中维生素的排出量就高；反之就低。因此，可用此法间接判断维生素的营养状况。

2. 评价标准

成人 4 h 尿中排出的各种水溶性维生素见表 5-14。

表 5-14　尿负荷试验测定水溶性维生素的评价

维生素	缺　乏	不　足	正　常	充　裕
维生素 B_1（μg）	＜100	100～139	200～399	≥400
维生素 B_2（μg）	＜400	400～799	800～1 299	≥1 300
烟酸（mg）	＜2	2～3	3～4	＞4
总维生素 C（mg）		＜5	5～13	＞13
还原型维生素 C（mg）		2～3	3～10	＞10

（蔡美琴）

第六章　营养素标准、膳食结构和食物营养

营养学主张平衡膳食(balanced diet)或健康膳食(healthful diet),即保证供给符合机体生理状况、劳动强度和生活环境需要的各种营养素的膳食。营养素标准(nutrient standards)、膳食指南(dietary guidlines)和食物指导方案(food guides),都是从不同途径对平衡膳食的解释。

第一节　营养素标准

膳食营养素标准是必需营养素平均每天供给的数量,足以满足几乎所有健康者的生理需要。美国、欧洲国家、亚洲其他国家提出、制定和修订膳食营养素参考摄入量的历史和发展由来已久。

20 世纪中上半叶,随着许多必需营养素和功能的发现和进一步的被认识,营养素标准便应运而生。标准所确定的营养素的数量能维持生长、保持体重并能预防营养素缺乏症。营养素标准可作为计划膳食和评价人群膳食状况的依据。在许多国家中营养素标准基本上与推荐的膳食允许量(recommended dietary allowance, RDA)含义相同。也有人称它为营养素供给量标准。

中国最早制定的膳食营养素标准是 1938 年经中华医学会公共卫生委员会通过,并于同年在《中华医学会特刊》第 10 号发表"中国民众最低限度之营养需要"。以后于 1952、1955、1962、1980、1981、1988、2002 年相继修订过 7 次,1988 年到 2000 年之间执行的是在青岛中国营养学会第五届营养学术会议上修订并推荐的"每天膳食中营养素供给量标准(RDA)", RDA 规定了必需营养素的摄入量水平,它涵盖个体需要量的变化并能提供高于最小需要量的安全限度。

随着营养学的进展、新的营养素缺乏症的发生和新的营养素的发现,营养素标准需要不断地加以修订。为帮助个体和人群安全地摄入各种营养素,避免可能产生的营养缺乏或过多的危害,中国营养学会根据有关营养素需要量的知识,于 2000 年提出适用于各类人群的膳食营养素参考摄入量(DRIs),包括 4 个营养水平指标:①平均需要量(EAR);②推荐摄入量(RNI);③适宜摄入量(AI);④可耐受最高摄入量(UL)。

(一) 平均需要量

平均需要量(estimated average requirement, EAR)是根据个体需要量的研究资料制定的,根据某些指标判断可以满足某一特定性别、年龄和生理状况群体中 50%个体需要量的摄入水平。这一摄入水平不能满足群体中另外 50%个体对该营养素的需要。EAR 是制定

RNI 的基础。如果个体摄入量呈常态分布，一个人群的 RNI＝EAR＋2SD(SD：标准差)。针对人群，EAR 可以用于评估群体中摄入不足的发生率；针对个体，EAR 可以检查其摄入不足的可能性。

(二) 推荐摄入量

推荐摄入量(recommended nutrient intake, RNI)相当于传统使用的 RDA，是可以满足某一特定性别、年龄和生理状况群体中绝大多数(97％～98％)个体需要量的摄入水平。长期摄入 RNI 水平的膳食，可以满足身体对该营养素的需要、保持健康和维持组织中有适当的储备。RNI 的主要用途是作为个体每天摄入该营养素的目标值。

RNI 是以 EAR 为基础制定的。如果已知 EAR 的标准差，则 RNI＝EAR＋2SD。如果关于需要量变异的资料不够充分，不能计算 SD 时，一般设 EAR 的变异系数为 10％，这样 RNI＝1.2×EAR。

(三) 适宜摄入量

适宜摄入量(adequate intake, AI)是在个体需要量的研究资料不足而不能计算 EAR，因而不能求得 RNI 时，可设定 AI 来代替 RNI 的。AI 是通过观察或实验获得的健康人群某种营养素的摄入量。例如，纯母乳喂养的足月产健康婴儿，从出生到 4～6 个月，他们的营养素全部来自母乳。母乳中供给的营养素量就是他们的 AI 值。AI 的主要用途是作为个体营养素摄入量的目标。制定 AI 时不仅考虑到预防营养素缺乏的需要，而且也纳入减少某些疾病风险的概念。根据营养“适宜”的某些指标制定的 AI 值一般都超过 EAR，也有可能超过 RNI。

(四) 可耐受最高摄入量

可耐受最高摄入量(tolerable upper intake level, UL)是平均每天摄入营养素的最高限量。这个量对一般人群中的几乎所有个体似不致引起不利于健康的作用。当摄入量超过 UL 而进一步增加时，损害健康的危险性随之增大。UL 并不是一个建议的摄入水平。“可耐受”指这一剂量在生物学上大体是可以耐受的，但并不表示可能是有益的，健康个体摄入量超过 RNI 或 AI 是没有明确的益处的。鉴于营养素强化食品和膳食补充剂的日渐发展，需要制定 UL 来指导安全消费。如果某营养素的毒副作用与摄入总量有关，则该营养素的 UL 依据食物、饮水和补充剂提供的总量而定。如毒副作用仅与强化食物和补充剂有关，则 UL 依据这些来源而不是总摄入量来制定。对许多营养素来说还没有足够的资料来制定其 UL。所以未定 UL 并不意味着过多摄入没有潜在的危害。

多年来，世界各国对营养素需要量和摄入量等相关知识的研究、确定为制定膳食营养素参考摄入量提供大量理论依据。膳食营养素参考摄入量是在推荐的营养素供给量基础上发展起来的，与后者相比，它虽然在表达方式和应用范围等方面有了根本变化，但两者有一共同原则即都应用于健康人的膳食营养标准。它包括四项内容：平均需要量、推荐摄入量、适宜摄入量和可耐受最高摄入量。制定营养素推荐摄入量需要依据充足、可靠的营养素需要量研究资料，如动物实验、人体代谢、人群观测和随机临床研究等，并根据资料来源和质量选择适当的处理方法；特定人群营养素需要量的制定则需通过数学方法推演。营养素最高可耐受摄入量的制定要严格遵循一定原则，以确保参考值的科学合理。

膳食营养素参考摄入量是人群良好营养状况的目标，可用来衡量个体实际摄入的营养素与这一目标的距离，用于个体、群体膳食质量评价，以及个体或群体的计划膳食。

第二节　膳食结构和膳食指南

(一) 膳食结构

膳食结构亦称食物结构，是指消费的食物种类及其数量的相对构成。它表示膳食中各种食物间的组成关系。按照人体营养标准和食物营养成分，结合中国实际情况，提出合理的膳食结构和膳食指南，是实现中国营养标准最有效的途径。一个国家居民的膳食结构，必须与其食用作物的生产、居民的经济收入、身体素质和饮食习惯相协调。因此，膳食结构的调整涉及人口、营养、农业生产、食品加工、商业流通、民族风尚、饮食习惯、消费水平等一系列问题，是一个非常复杂的系统工程。如果要求过高，不但会加重国家负担，对人民的健康也不利。西方社会所倡导的“三高”即高蛋白、高脂肪、高能量膳食，导致一些“富裕病”如冠心病、糖尿病、肠癌和乳腺癌等大量发生，严重地威胁着居民的身体健康。与此相反，在第三世界不发达国家，由于膳食营养不能满足生理需要，导致许多人生长发育不良、抵抗力低，这也是易罹患多种疾病的原因。

1. 膳食结构分类

当今世界的膳食结构大体上可分为 3 种类型：第一种类型是西方“三高”型膳食，以欧美发达国家为代表。这些国家植物性食品消费量较少，动物性食品消费量很大，能量、蛋白质、脂肪摄入量均高，人均每天能量达 14.7 MJ(3 500 kcal)，蛋白质和脂肪分别达 100 g 和 150 g。它虽营养丰富，但也带来“富裕病”的不良后果；第二种类型是东方型膳食，以印度、印度尼西亚、巴基斯坦等多数发展中国家为代表。他们的膳食以植物性食品为主，能量基本上可满足人体的需要，约为 8.37～9.62 MJ(2 000～2 200 kcal)，但蛋白质仅 50 g 左右，脂肪仅 30～40 g，常可导致一些营养缺乏病；第三种类型是以日本为代表的膳食，它既保留东方膳食的一些特点，又吸取西方膳食的一些长处。植物性和动物性食品消费比较均衡，其中植物性食品占较大比重，但动物性食品仍有适当数量，动物性蛋白质占膳食蛋白质总量的 50%，并有丰富的鱼类、蔬菜、水果类等，能量供给约为 10.88 MJ(2 600 kcal)，蛋白质和脂肪均可达 80 g 左右，食物结构比较合理，基本符合营养要求。不过动物性食品仍稍偏高，“富裕病”也有增加趋势，但营养失调轻微。

2. 中国膳食结构现状

中国的膳食结构正在由温饱型向小康型过渡。2002 年 8～12 月，在卫生部、科技部和国家统计局的共同领导下，由卫生部具体组织各省、自治区、直辖市相关部门在全国范围内开展了“中国居民营养与健康状况调查”。调查结果显示最近 10 年中国城乡居民的膳食、营养状况有了明显改善，营养不良和营养缺乏患病率继续下降，同时中国仍面临着营养缺乏和营养过度的双重挑战。居民膳食质量明显提高，中国城乡居民能量和蛋白质摄入得到基本满足，肉、禽、蛋等动物性食物消费量明显增加，优质蛋白比例上升。城市居民和农村居民动物性食物分别由 1992 年的人均每天消费 210 g 和 69 g 上升到 248 g 和 126 g。与 1992 年相比，农村居民膳食结构趋向合理，优质蛋白质占蛋白质总量的比例从 17%增加到 31%、脂肪供能比由 19%增加到 28%，碳水化合物供能比由 70%下降到 61%。

但是，城市居民膳食结构不尽合理。畜肉类和油脂消费过多，谷类食物消费偏低。城市居民每人每天油脂消费量由1992年的37 g增加到2002年的44 g，脂肪供能比达到35%，超过世界卫生组织推荐的30%的上限。城市居民谷类食物供能比仅为47%，明显低于55%～65%的合理范围。此外，乳类、豆类制品摄入过低仍是全国普遍存在的问题。

一些营养缺乏病依然存在。儿童营养不良在农村地区仍然比较严重，5岁以下儿童生长迟缓率和低体重率分别为17.3%和9.3%，贫困农村分别高达29.3%和14.4%。生长迟缓率以1岁组最高，农村平均为20.9%，贫困农村则高达34.6%，说明农村地区婴儿辅食添加不合理的问题十分突出。

铁、维生素A等微量营养素缺乏是中国城乡居民普遍存在的问题。中国居民贫血患病率平均为15.2%；2岁以内婴幼儿、60岁以上老人、育龄妇女贫血患病率分别为24.2%、21.5%和20.6%。3～12岁儿童维生素A缺乏率为9.3%，其中城市为3.0%，农村为11.2%；维生素A边缘缺乏率为45.1%，其中城市为29.0%，农村为49.6%。全国城乡钙摄入量仅为391 mg，相当于推荐摄入量的41%。

慢性非传染性疾病患病率上升迅速，高血压患病率有较大幅度升高。中国18岁以及以上居民高血压患病率为18.8%，估计全国患病人数1.6亿多。中国成人超重率为22.8%，肥胖率为7.1%，估计人数分别为2.0亿和6 000多万。大城市成人超重率和肥胖现患率分别高达30.0%和12.3%，儿童肥胖率已达8.1%，应引起高度重视。与1992年全国营养调查资料相比，成人超重率上升39%，肥胖率上升97%，预计今后肥胖患病率将会有较大幅度增长。中国成人血脂异常患病率为18.6%，估计全国血脂异常现患人数1.6亿。不同类型的血脂异常现患率分别为：高胆固醇血症2.9%，高甘油三酯血症11.9%，低高密度脂蛋白血症7.4%。另有3.9%的人血胆固醇边缘升高。值得注意的是，血脂异常患病率中、老年人相近，城乡差别不大。

本次调查结果表明，膳食高能量、高脂肪和少体力活动与超重、肥胖、糖尿病和血脂异常的发生密切相关；高盐饮食与高血压的患病风险密切相关；饮酒与高血压和血脂异常的患病危险密切相关。特别应该指出的是脂肪摄入最多、体力活动最少的人，患上述各种慢性病的机会最多。

（二）膳食指南

膳食指南是营养工作者根据营养学原则，提出的一组以食物为基础的建议性陈述，以指导人们合理选择和搭配食物。它是倡导平衡膳食、合理营养，以期减少与膳食有关的疾病，达到促进健康目的的指导性意见。

1. 膳食指南原则

它是由早期食物目标，历经膳食供给量、膳食目标阶段演变而来的。其背景是在工业化社会后，体力活动减少、脂肪摄入量增多和其他营养素摄入量的改变，导致心血管疾病增加，而对膳食模式提出建议。因此，营养素的参考摄入量是针对缺乏病预防而言，而膳食目标和膳食指南是除预防缺乏病外还更多地考虑到慢性病的预防。

在一个国家可以有好几个膳食指南。它是用食物来表示的。在膳食指南中，没有表明你应该摄取多少能量，但在能量项目中，表明有蛋白质、脂肪、碳水化合物应占多少比例。指南中一般不用营养素而用食物组成、食物种类，甚至饮食习惯表示。在指南中不提营养素的数量而提何种食物应多吃，何种食物应少吃，同时还可提出未来的改进措施。它的对象是全体健康的人们，它的表述尽量少用科学名词术语，而用更深入浅出的通俗语言，尽量为人们所理解和接受。

2. 中国目前营养状况

根据中国营养调查结果和卫生部有关疾病状况的统计，发现中国人中既有因食物品种单调，或短缺、挑选不当，或食用方法不科学而引起的缺铁、缺钙、缺维生素 A 和维生素 B_2 等，也有由于膳食成分搭配不合理，以致由于成分不平衡而发生的营养失调性的疾病，如心血管疾病、脑血管疾病和恶性肿瘤，这些疾病已列居中国居民死因的前三位。而超重或肥胖则无论在儿童或成年人中均已成为中国经济比较发达地区居民中的较大的问题。概言之，中国目前的营养状况是“不足”与“过量”并存，营养不良依然存在，“富裕病”呈上升趋势。因此，对膳食进行科学的营养指导，已成为十分迫切的社会要求。经过多年的实践，1997 年 4 月 10 日中国营养学会常务理事会通过“中国居民膳食指南”，其副标题是“合理营养、平衡膳食、促进健康”。主要内容包括：①食物多样，谷类为主；②多吃蔬菜、水果和薯类；③常吃奶类、豆类或其制品；④经常吃适量鱼、禽、蛋、瘦肉，少吃肥肉和荤油；⑤食量与体力活动要平衡，保持适宜体重；⑥吃清淡少盐的膳食；⑦如饮酒应限量；⑧吃清洁卫生、不变质的食物。

（三）食物指导方案

食物指导方案是将营养素标准和膳食指南转变为每天食物摄入量的建议。它用以选择各类食物的种类和数量，能定量地指导人们调配平衡膳食，达到 RNI 的要求。食物指导方案是依据对营养素标准和膳食指南的研究，以及对食物成分、食物摄入模式和影响居民食物选择的因素的研究而制定的。经不断地发展完善的食物指导方案，希望通过各种途径广泛进行传播，从而有效地改变公众的饮食行为。

1.“中国居民平衡膳食宝塔”

为了帮助公众把膳食指南的原则具体应用于日常膳食实践，中国居民膳食指南专家委员会针对中国居民膳食的主要缺陷，按平衡膳食的原则，推荐了中国居民各类食物的适宜消费量，并以宝塔形状形象化地表达，称为“中国居民平衡膳食宝塔”。具体内容和结构图见附录二。

宝塔建议每人每天摄入谷类食物 300～500 g，豆类及其制品 50 g，蔬菜 400～500 g，水果 100～200 g，畜禽肉 50～100 g，鱼虾类 50 g，蛋类 25～50 g，乳及其制品 100 g，油 25 g。

宝塔建议的中等能量水平的食物摄入量可供给的能量和主要营养素量与标准人的 DRIs 相比，能量达到 94.8%，蛋白质达到 116.7%，视黄醇当量达到 93.2%，维生素 B_2 达到 92.5%，钙达到 97.5%，锌达到 87%。谷类能量占总能量的 56.8%，脂肪能量占总能量的 27.1%，豆类和动物性蛋白质占总蛋白质量的 62.5%，动物性铁占铁总量的 14.8%。这是一个营养比较合理的平衡膳食模式，优于以往的一些建议。

2. 对“宝塔”的解说

随着经济收入的增加，中国居民膳食趋于减少谷类而增加动物性食物的消费。宝塔分别推荐了不同种类的动物性食物的摄入量和较低的肉类摄入量，目的是引导居民多消费鱼类、乳类，不要过多消费禽肉类。这将有利于控制慢性病，包括肥胖等代谢性疾病。

宝塔建议的豆类及其制品、乳类及其制品的消费量比较高，是针对中国居民膳食中钙的供给普遍偏低等的缺陷提出的，并且把这两类不同的食物合并占据宝塔饮食结构图中的一层以引起重视。虽然它与当前大多数居民的膳食实际有相当距离，但这是改善中国居民膳食不可缺少的。应当采取特殊的措施推动豆类及其制品、乳类及其制品的生产和消费。

食物指导方案的表达并不拘于一种形式，可以按各国或各民族的传统习俗，创造出多种多样的群众喜闻乐见、通俗易懂的图形，来生动地表达三个关键的指导原则：多样、平衡、适宜，简单明了地显示五大类食物应有的种类和数量，保证“合理营养、平衡膳食、促进健康”。

（程五凤）

第三节 食物营养和食谱编制

食物的营养价值是指其所含营养素和能量可满足人体营养需要的程度而言，包括营养素种类是否齐全，含量多少和相互比例是否合适，是否易于被人体消化、吸收和利用。各种食物的营养素含量受不同品系、部位、产地、成熟程度、储存、加工、烹调方法等影响，故应用中应全面衡量。了解它们各自的营养价值，就可从中合理选择，合理利用，组成平衡膳食。

（一）食物分类和营养价值

1. 粮谷类

粮谷类包括小麦、稻米、玉米、高粱、小米等，是人体能量的主要来源。谷类中蛋白质含量8%～10%，约占膳食蛋白质来源的50%，谷类也是无机盐和B族维生素的良好来源。大部分谷类蛋白质所含的必需氨基酸中赖氨酸、苏氨酸较低；玉米含色氨酸量较低；小米含色氨酸和蛋氨酸量较多。一般谷类蛋白质的生物学价值在60%～70%。谷类中脂肪含量1%～2%，其中小米和玉米含脂肪量稍高，4%左右。谷类中碳水化合物含量达70%～80%，主要为淀粉；无机盐含量1.5%～3%，含丰富的维生素 B_1 和烟酸，但玉米中的烟酸为结合型的，不易被人体吸收；谷类不含维生素A、维生素C，谷胚含有较多的维生素E。

加工和烹调方法对粮谷类营养素含量影响较大。谷类结构可分为谷皮、糊粉层、内胚乳和谷胚四部分。无机盐、纤维素大量存在于谷皮，B族维生素和维生素E多集中在谷胚部，而谷粒的主体即内胚乳则含有大量淀粉、较多的蛋白质、少量脂肪和无机盐。粗加工的粮食留下纤维素、半纤维素较多，妨碍消化吸收；碾磨加工过细，谷胚部分去掉过多，将损失较多营养素。八五面与九五米的精度较适当。小麦制粉时，如采取合适工艺，可得到小麦胚芽。麦胚芽是各种营养素最集中的部位，蛋白质、维生素和矿物质的含量明显高于小麦粉，尤其富含维生素E、维生素 B_1、维生素 B_2、钙、锌、硒等，硒的含量约为小麦粉的10倍。脂肪酸多为不饱和脂肪酸。研究表明，麦胚芽具有增强细胞活力、改善人脑细胞功能，增强记忆、抗衰老和预防心血管疾病作用。小麦麸皮中也含有丰富的营养素，膳食纤维含量最为丰富，钙、铁、烟酸、锌的含量很高，但是，由于受膳食纤维和植酸的影响，吸收率较低。在麦麸中还含有较多的类胡萝卜素。做米饭时用捞蒸去汤的方法可损失很多B族维生素，水煮或油炸也造成B族维生素损失。合理储存可防止谷类霉烂变质、失去食用价值，故粮谷类应储存于避光、通风、干燥、阴凉的环境。

2. 豆类

豆类含蛋白质较多，如黑豆含50%，黄豆含35%～40%，绿豆、赤豆含20%左右。豆类蛋白质含蛋氨酸不足而赖氨酸较高，与粮谷类混合食用可起蛋白质互补作用。豆类脂肪含量以黄豆、黑豆最高可达18%，赤豆、绿豆仅1%左右。大豆中多不饱和脂肪酸含量较多，如豆油中亚油酸(C18:2)占51.7%，大豆的卵磷脂在β位上带有不饱和脂肪酸，在卵磷脂胆固醇酰基转移酶作用下，可使游离胆固醇酯化，从而使胆固醇不易在血管壁沉积或使血管壁上胆固醇经酯化后又移入血浆。故大豆卵磷脂有利于防止动脉粥样斑块的发生。大豆含碳水化合物20%～30%，其组成比较复杂，多为纤维素和可溶性糖，几乎完全不含淀粉或含量极微，在体内较难消化，其中的低聚糖如木苏糖、棉子糖等在大肠内被细菌发酵产气，而引起肠胀气。绿豆、赤豆含碳水化合物55%～65%。还含有丰富的维生素和矿物质，其中B族维生素和铁的含量较高。

豆类制成豆制品可提高蛋白质消化率，如整粒熟大豆蛋白质消化率为65.3%，豆腐蛋白质消化率为92%～96%、豆浆为85%，大豆经脱脂后可制成浓缩蛋白、分离蛋白及豆粕粉。生大豆中有抗胰蛋白酶因子可影响蛋白质消化，必须充分湿加热使其破坏后食用。干豆类几乎不含维生素C，但经发芽成豆芽后，其含量明显提高。

3. 蔬菜、水果与菌藻类

蔬菜按其结构和可食部分不同，可分为叶菜类、根茎类、瓜茄类和鲜豆类，所含的营养成分按其种类不同，差异较大。水果可分为鲜果、干果、坚果和野果。菌藻类食物包括食用菌和藻类食物，前者有蘑菇、香菇、银耳、木耳等品种；后者有海带、紫菜、发菜等。它们都是维生素和矿物质的主要来源，还含有较多的纤维素、果胶和有机酸，能刺激胃肠蠕动和消化液的分泌，促进食欲、帮助消化。绿叶菜中维生素B_2和胡萝卜素含量较高，胡萝卜和红薯中胡萝卜素含量较高，黄瓜、萝卜和莴苣等抗坏血酸含量虽不高，但可生吃，故为抗坏血酸的良好来源。新鲜豆荚类蛋白质含量较一般蔬菜多。一般瓜茄类营养素含量低，但辣椒中有丰富的胡萝卜素、抗坏血酸和维生素P。有些水果是抗坏血酸的良好来源，如红果、鲜枣等。菌藻类中的蘑菇含较多的维生素B_2，木耳、海带中有较多的铁和钙。值得提出的是某些野菜如苜蓿、刺儿菜、灰菜、荠菜中胡萝卜素、抗坏血酸、维生素B_2、钙和铁含量高于普通蔬菜数倍。某些野果，如刺梨、酸枣、猕猴桃中含抗坏血酸可比柑橘高数十倍。高温和日光暴晒可使食物中的维生素遭破坏，如小白菜和菠菜在0～2 ℃储存1个月时胡萝卜素可保存93%，在26 ℃存放3 d则仅保存73%。烹调方法不当可使水溶性维生素损失较多，例如，加碱可破坏B族维生素和维生素C，炒菜时如温度在0～70 ℃长时间不盖锅盖，菜中氧化酶可使抗坏血酸氧化；如急火快炒，使温度骤升到80 ℃以上，先将氧化酶破坏，可减少抗坏血酸氧化。

菌藻类食物除了提供丰富的营养素外，还具有明显的保健作用。研究发现，蘑菇、香菇和银耳中含有多糖物质，具有提高人体免疫功能和抗肿瘤作用。香菇中所含的香菇嘌呤，可抑制体内胆固醇形成和吸收，促进胆固醇分解和排泄，有降血脂作用。黑木耳能抗血小板聚集和降低血凝，防止血栓形成，有助于防治动脉粥样硬化。海带因含有大量的碘，临床上常用来治疗缺碘性甲状腺肿。

4. 蛋、肉、禽、鱼、乳类

动物性食物包括畜禽肉、禽蛋类、水产类和乳类，是人体优质蛋白、脂肪、脂溶性维生素、B族维生素和矿物质的主要来源。

鸡蛋蛋白质中必需氨基酸含量丰富，且其比值符合人体需要。蛋中脂肪绝大部分存在于蛋黄内，且分散成小颗粒易于吸收。蛋黄又为维生素A、维生素D和维生素B_2的良好来源，并富含钙、磷、铁，但铁主要与卵黄高磷蛋白结合，故吸收率为3%左右。蛋黄中胆固醇含量较高 1 510 mg/100 g。生蛋中有抗生物素蛋白，能妨碍生物素的吸收；又有抗胰蛋白酶因子，可抑制胰蛋白酶活力，故必须熟食。

肉类食品包括牲畜的肌肉、内脏及其制品，消化吸收率高，味美、饱腹作用强。肉类蛋白质含量为 10%～20%，其赖氨酸、苏氨酸、蛋氨酸高于粮谷类。肉类脂肪含量因品种、年龄、肥瘦程度和部位而异，一般在 10%～30%，以饱和脂肪酸为主。肉类无机盐含量 0.8%～1.2%，为铁、磷的良好来源，其中铁主要为卟啉铁，消化吸收率高。B 族维生素含量较多，肝中富含维生素 A、维生素 D。肉类烹调后味道鲜美，鲜味主要来自含氮浸出物，包括肌凝蛋白原、肌肽、肌酸、肌酐、嘌呤碱、氨基酸等。成年动物肌肉中含氮浸出物较幼小动物多，因此，成年动物肉汤味浓厚。

禽、鱼、虾、蟹蛋白质含量为 12%～22%，必需氨基酸比值接近肉、蛋类。一般鱼类脂肪含量 1%～5%，个别品种含量较高，如鳗鱼 10.8%，鱼贝类脂肪含多不饱和脂肪酸较多，尤其 C20:5 和 C22:6 的脂肪酸，近年来国内外用鱼油中的多不饱和脂肪酸(DHA、EPA)防治心血管疾病收到一定疗效。海鱼含碘较多，鱼肝中含大量维生素 A。乳类所含营养成分齐全，组成比例合适，易于消化吸收，能满足婴幼儿生长发育的需要。鲜乳含蛋白质 3%左右，消化率 92%。牛奶脂肪含量为 2.5%～7%，其颗粒小，易于消化吸收。乳中乳糖含量为 4.6%～6.8%，乳糖有调节胃酸，促进胃肠蠕动和消化腺的分泌，并可促使乳酸杆菌繁殖，有助于胃肠道功能。但有人缺乏乳糖酶，不能利用乳糖，从而发生腹泻，称为乳糖不耐受症(lactose intolerance)。乳中含钙、磷较多，但含铁量很少，属贫铁食品。乳中维生素 B_2 和维生素 A 含量较多，维生素 D 含量不高。

(二) 合理营养与平衡膳食

1. 合理营养与平衡膳食的概念

合理营养、平衡膳食是能保证供给符合机体生理状况、劳动条件和生活环境需要的各种营养素的膳食。应以数量充足、质地良好的不同食品，按照营养学原则，遵循正确的烹煮方法和膳食制度调配而成，为身体的发育、成长和健康、长寿服务。

人们对膳食与健康的关系的认识是在长期的生活实践中逐渐获得的。今天，由于生活的改善和医学的进步，传染性疾病逐渐退居次要地位，而与膳食有关的退行性疾病如内分泌疾病、遗传性疾病、心血管疾病和肿瘤等，则愈来愈为人们所关注。

平衡膳食就是既能满足生理上的营养需要，又可避免因膳食构成的比例失调和营养素供给过多或不足而引起代谢的紊乱。

2. 合理营养和平衡膳食的构成和要求

(1) 要有符合用膳者需要的营养素：供给的膳食要根据具体用膳者不同年龄、性别、劳动强度、生理状况等每人每天对各种营养素的需要量，同时要考虑到各营养素的质量、数量和相互之间比例要合理，每天膳食供给的各种营养素的量与用膳者对各种营养素需要量之间要达到平衡，即平衡膳食。

1) 足够热量：为满足机体活动的需要，应根据年龄、性别、劳动强度、不同生理状态等来决定热能的供给量。

2) 适量的蛋白质：以供生长发育、组织修补和更新、维持正常的生理功能，蛋白质的供给量占热量的 10%～14%，优质蛋白质应占膳食中总蛋白质的 1/3 以上为佳。

3) 适量的脂类：为维持正常生理功能，提供类脂质和不饱和脂肪酸。提供一定的脂类也有利于脂溶性维生素的吸收。成年人脂肪供给量占热量的20%～25%为宜，儿童可略高些。还应注意不饱和脂肪酸的供给量，最理想的比例是饱和脂肪酸：单不饱和脂肪酸：多不饱和脂肪酸＝1：1：1。

4）丰富的无机盐、维生素：人体对各种无机盐的需要量根据不同年龄及不同生理状况而有所差异。为保证身体健康，维持身体的正常生长发育，并增强身体的抵抗力，人体对各种维生素的需要量，因年龄、性别、生理状况及劳动强度不同而有所差异。

5）适量的食物纤维、充足的水分：食物纤维有助于肠道蠕动和正常排便，减少有害物质在肠道内积留，从而预防肠癌及某些肠道和肛门疾患，食物纤维还有利于防治糖尿病、冠心病等。水分可以维持体内各种生理活动的正常进行。

(2) 要有科学、合理的食谱：根据各种食物的营养价值和用膳者对营养素的需要，科学、合理地把各种食物安排到全天各餐中去，即制定食谱，这是保证用膳者能得到合理营养的重要措施。

目前所知，人体必需营养素有42种，而各种食物含有各自的营养素，至今没有一种单一天然食物能满足人体需要的全部营养素，因此，合理食谱必须要由多种食物恰当地组合，才能达到平衡膳食的目的。

各国营养工作者根据各种食物所含营养素的特点及各自的膳食结构，将食物归成若干大类。每天膳食构成必须包括这些大类的食物，才能保证得到所需要的营养素。

中国居民膳食指南中将食物分成五大类：

第一类为粮食类，包括谷类、薯类、干豆类。第二类为动物性食物，包括鱼、肉、禽、蛋、乳及其制品等。第三类为大豆及其制品。第四类为蔬菜、水果。第五类为纯能量食物，包括动植物油脂、各种食糖和酒类，主要提供能量。

每天膳食均应包括这五大类，在各类食物中要尽可能多选择几种不同食物品种，要保持中国传统膳食中以植物食物为主，动物食物为辅，能量来源以粮食类为主的基本特点，要注意荤素结合、粗细结合、食品种类多样化，以达到营养素供给平衡的目的。

(3) 要有合理的膳食制度：合理的膳食制度即合理地安排一天餐次。两餐之间的间隔和每餐的食物数量和质量与日常的生活制度和生理状况要相适应。膳食制度安排得合理、科学，有助于提高学习、工作效率以及身心健康，也是实施合理膳食的重要保障。

1）餐次及间隔：按照中国人民的生活习惯，正常情况下，一般每天三餐比较合理，两餐之间的间隔时间不应太长，饥饿过度对健康不利；间隔太短，则上餐食物在胃中尚未排空，消化器官得不到适当休息，功能不易恢复，必然影响食欲和消化。一般混合食物在胃中停留时间为4～6 h，所以两餐的间隔时间以4～6 h为适宜。儿童、孕产妇、老人和某些病人要根据具体情况而定。

2）数量分配：各餐数量的分配要考虑劳动强度和生理状况，适当照顾生活习惯。比较合理的分配如下：

早餐占全天总能量的25%～30%。

午餐占全天总能量的35%～40%。

晚餐占全天总能量的30%～35%。

早餐一般食欲较差，加之早晨时间紧张，故早餐最易被疏忽。为了满足上午工作的需要，尤其是从事体力劳动者和青少年，最好早餐能摄入足够的能量，而且还要适当注意质量，以免饥饿影响工作和学习效率。午餐前后都工作，所以午餐要多吃些富含蛋白质和脂肪的食物。晚餐的能量要低些，因夜间活动少，能量消耗不大。如过多的进食较难消化的脂肪和过多的能量，则会影响睡眠和体重增加，有人还认为容易使胆固醇沉积在血管壁，引起动脉硬化，故晚餐以清淡为宜。

关于三餐数量分配比例，也有人主张：早餐占总能量的30%，午餐占45%～50%，晚餐占20%～25%。总之，应根据劳动状况和生活习惯来安排。

根据具体情况和生活习惯在餐间适当安排点心，也是必要的。

(4) 要有科学的烹饪方法：科学的烹饪方法能引起食欲，减少营养素的损失。在编制食谱和烹调加工时考虑到食品的色、香、味、型和多样化，通过视觉、嗅觉、味觉促进消化液分泌，引起强烈的食欲，有利于食物的消化吸收。在烹调加工时要选择科学的方法，合理切配，减少营养素在加工过程中的损失，是保证用膳者能获得应有的营养素的重要一环。

(5) 要有良好的饮食习惯和生活规律：进食要定时、定量，不偏食、不挑食，不暴饮暴食，按食谱计划执行。进食时要细嚼慢咽，生活有规律，睡眠要充足，要有适当室外活动。保持正常排泄和良好的心情等有利于对食物的充分消化、吸收、利用。

(6) 要有严格的食品卫生制度和进食环境。

(三) 平衡膳食的食谱编制方法

食谱的基本内容应包括：用膳者对象，每天餐次，每餐饭菜的名称、食物的种类和数量等。

1. 食谱编制的步骤

首先根据用膳者集体或个人的年龄、性别、劳动强度以及生理状况等，对照DRIs标准，确定其每天对能量和各种营养素的需要量；根据用膳者具体情况确定全天安排餐数和各餐占全天总能量的百分比；并结合当地食品供应情况和经济条件，选择适当的食品种类进行科学搭配，确定每餐饭菜名称，进行计算确定每种食物的需要量。因营养素项目较多，食物中含量比较复杂，要考虑全部都符合标准较难，所以一般首先考虑三大产热营养素的比例、需要量和食物名称；然后安排好初步食谱的所有食物的名称和量；再计算出这个初步食谱所含各种营养素的量，并与DRIs作比较，若一天食谱各项营养素量仅相差±10%之内，优质蛋白质占到蛋白总数1/3以上，则尚可认为符合。但作为一周或某一段时间的食谱，则应总体达到平衡，否则还需进行调整，直到基本符合为止。

2. 食谱举例

根据每天膳食中营养素参考摄入量标准，成年男子中体力劳动者每天能量应是2 700 kcal(11.3 MJ)，计划蛋白质所产生能量占全天总能量14%，脂肪占全天总能量23%，碳水化合物占全天总能量63%左右。早餐占全天总能量25%，中餐占全天总能量的40%，晚餐占全天总能量的35%，详见表6-1。

根据经济状况、市场供应、生活习惯，以及合理营养要求排出各餐饭菜名称、食物用量，然后查食物成分表，算出各餐含蛋白质、脂肪、碳水化合物和能量的量。对照计划各餐应有含量，发现表6-1午餐和晚餐热量不足的主要是脂肪偏低，正好可用烧菜时植物油来补足(午餐6 g，晚餐16 g)，这样可达到较满意的能量，否则有关餐次食品的数量或品种还得调整，直至基本符合。同样道理应注意到其他各营养素的含量是否基本满足，特别是一周或更长时间的食谱，一定要基本平衡在±10%之内。

表 6-1　成年男子轻体力劳动一天食谱

餐次	饭菜名称	食物名称	重量(g)	含蛋白质(g)	含脂肪(g)	含碳水化合物(g)	含热量(kcal*)	计划热量(kcal*)
早餐	馒头	标准粉	100	11.2	1.5	71.5	344.0	
	牛奶	鲜牛乳	200	6.0	6.4	6.8	108.0	
	稀饭	大米	25	1.8	0.1	18.8	83.5	
	椒盐花生	花生仁	20	4.8	8.9	4.2	116.2	
		小计		23.8	16.9	101.3	651.7	650
午餐	米饭	大米	200	14.6	0.8	150.3	668.0	
	炒三片	猪肉	50	6.6	18.5	1.2	197.5	
		豆腐干	50	8.1	1.8	5.4	70.2	
		柿子椒	100	1.0	0.2	4.0	22.0	
	虾皮紫菜	虾皮	5	1.5	0.1	0.1	7.7	
	汤	紫菜	10	2.7	0.1	2.3	20.7	
		小计		34.5	21.5**	163.8	986.1	1 040
晚餐	米饭	大米	150	11.0	0.6	113.1	501.0	
	西红柿	西红柿	100	0.9	0.2	3.5	19.0	
	蛋汤	鸡蛋	50	6.4	4.5	0.8	69.0	
	豌豆炒腰	豌豆	100	7.4	0.3	18.2	105.0	
	花	猪腰	50	7.7	1.6	0.7	48.0	
	水果	西瓜	500	0.3	/	4.0	17.0	
	小计			33.7	7.2△	140.3	759.0	910
	合计			92.0	45.6	405.4		2 600

注：**.午餐炒菜加植物油 6 g △.晚餐炒菜加植物油 16 g *. 4.184 kJ=1 kcal

该食谱一天达到总能量 10.9 MJ(2 600 kcal)：其中蛋白质 92 g(优质蛋白质占 36%)，脂肪 45.6 g，碳水化合物 405.4 g，维生素 B_1 1.5 g，维生素 B_2 1.7 mg，烟酸 21 mg，维生素 C 116.2 mg，维生素 E 16.8 mg，铁 25.2 mg，锌 16.5 mg，硒 97 μg，碘大于 180 μg，这样能满足 RDA 要求。仅视黄醇当量和钙含量略偏低，若把食谱中牛奶改为 250 g，再增加 50 g 绿叶蔬菜，则全部可以得到满足。

3. *应用"食品交换份数法"编制食谱的方法*

将常用食品按其所含营养素相类似的食物归为一类，算出每类食品每个交换份所含营养素的量，然后列出每类食物含有每一个交换份所含营养素量所需各种食物的近似量表 6-2～6-4。供交换各类食物的交换份数和实际食品的重量，供选用。

(1) 把常用食品按其含营养素量相类似的食物归为 4 大类：①含碳水化合物较丰富的谷类等食物；②含维生素、无机盐和纤维素等丰富的水果和蔬菜类食物；③含优质蛋白质丰富的肉、鱼、乳、蛋、豆及其制品等类食物；④含能量丰富的油脂、纯糖和硬果等类食物。

表 6-2　肉、乳、豆类每份食品等值交换

食物名称	重量(g)	食物名称	重量(g)
瘦肉、牛、羊、鱼虾、家禽(食部)	50	老豆腐	100
肥瘦肉、牛、羊肉(食部)	25	豆腐干	50

（续表）

食物名称	重量(g)	食物名称	重量(g)
瘦香肠	20	油豆腐	40
大鸡蛋、小鸭蛋(约 9 个/500 g)	55	豆　浆	300
蛤蜊肉	100	干黄豆	40
嫩豆腐	125	牛　奶	250
酸　奶	1 瓶	牛奶粉	30

注：上表食品按每个交换份供能量约 376.6 kJ(90 kcal)，约含蛋白质 10 g、脂肪 5 g、碳水化合物 2 g 计算。

表 6-3　供能量的食品等值交换

食物名称	重量(g)	食物名称(g)	重量(g)	食物名称	重量(g)
各种油类	10	杏仁(可食部分)	15	芝麻酱	15
花生米	15	葵花子(市品)	15	白　糖	20
核桃(可食部分)	15	南瓜子(市品)	30	红　糖	20

注：上表食品按每个交换份供热量 334.7 kJ(80 kcal)，约含脂肪 9 g，纯糖类约含糖 20 g 计算。

表 6-4　不同热量所需的各类食品交换份数

热量 kcal(kJ)	交换份	谷类份	蔬果类份	肉、乳豆类份	供能量类食品份
1 200(5 020.8)	9.5	4	2	1.5	2
1 400(5 857.5)	11	5	2	2	2
1 600(6 694.4)	12	6	2	2	2
1 800(7 531.2)	13.5	7	2	2.5	2
2 000(8 368.0)	15	7.5	2	2.5	3
2 200(9 204.8)	16.5	8.5	2	3	3
2 400(10 041.6)	17.5	9.5	2	3	3
2 600(10 878.4)	19.5	10	2	4	3.5
2 800(11 715.2)	21	11	2	4.5	3.5
3 000(12 552.0)	22	12	2	4.5	3.5

注：上表所列各类食品单位是按蛋白质、脂肪和碳水化合物与能量总量的合理比例计算而得。

每类食品与每一个交换份中所含产热营养素的量见表 6-5。

表 6-5　每一交换份食品的产热营养素的量

类别	交换份	重量(g)	热量(kJ)	蛋白质(g)	脂肪(g)	碳水化合物(g)
谷类	1	50	740	4	1	38
蔬菜(食部)	1	350～500	334	5	—	15
水果(市品)	1	200～250	376	1	—	按水果含碳水化合物而定
瘦肉类(包括禽、鱼)	1	50	339	9	5	—
牛奶	1	250	376	10	5	2
油脂类	1	90	339	—	9	20

各类食品每一个交换份所需各种食物的近似量见表 6-6 和表 6-7。

表 6-6　谷类食品每一个等值交换

食物名称	重量(g)	食物名称	重量(g)
大米	50	咸面包	75
面粉	50	干粉丝(粉皮、粉条)	40
玉米粉	50	马铃薯	250
小米	50	薯蓣(食部)	250
高粱米	50	茨菇(食部)	150
干挂面	50	凉粉	750
湿生面条	75	生嫩玉米	750

注：所谓等值，就是每一份能供给热量 753 kJ(180 kcal)，含蛋白质 4 g、脂肪 1 g、碳水化合物 38 g 左右。

表 6-7　蔬菜、水果类食品每一个等值交换

食物名称	重量(g)	食物名称	重量(g)
含糖量 1%～3%的蔬菜食部		含糖量在 4%～10%的蔬菜和含糖量在 10%以上的水果(市售)	
大白菜、圆白菜、韭菜、油菜等		倭瓜、柿子椒、萝卜、海带	350
芹菜、苤菜、莴笋等	500～750	鲜豇豆、扁豆	250
西红柿、冬瓜、黄瓜、茄子、西瓜		橘子、橙、苹果、梨、葡萄	200～250
茭白、冬笋、花椰菜、绿豆芽、鲜蘑菇		胡萝卜、蒜苗、鲜豌豆	200

注：上表食品按每个交换份含热量 334.72 kJ(80 kcal)，约含碳水化合物 15 g、蛋白质 5 g 来计算。

(2)“食品交换份数法”编制食谱举例：如某人全天所需热能量 10 MJ(2 400 kcal)，查表 6-4，10 MJ(2 400 kcal)共需 17.5 个交换份数，其中谷类食品 9.5 份，蔬果类食品 2 份，肉、乳、蛋、豆类 3 份，供热量类食品 3 份。具体到每一类食品上则应吃谷类食物 475 g，蔬果类可以根据含糖不同安排蔬菜 500～750 g、水果 200～250 g，肉类、蛋、豆类食品可选用大鸡蛋 1 个，瘦牛肉 50 g，牛奶 1 瓶(250 g)，供热量食品可选食用植物油 20 g、食糖 20 g，把这些食物安排到一天三餐中去，制成食谱，可以这样安排如下：

早餐：甜牛奶：含牛奶 250 ml，糖 10 g

发糕：含米粉 100 g，糖 10 g

午餐：米饭：大米 225 g

牛肉丝炒芹菜：牛肉 50 g，芹菜 200 g

炒青菜：青菜 250 g

午茶：苹果 200 g

晚餐：丝瓜鸡蛋面条汤：含丝瓜 200 g，鸡蛋 1 个(50 克)，挂面 150 g

全天烹调油约 20 g。

(蔡美琴)

下　篇　常见疾病的营养防治

临床营养学是研究用营养的手段进行疾病的预防、治疗和康复的一门学问。营养与疾病密切相关，一方面营养素的缺乏可引起营养缺乏症；另一方面营养素的过多亦可导致疾病的发生。人体在患病时，必然会有新陈代谢方面的变化，也会影响到营养素的正常代谢，从而改变人体对各种营养素的需求。调整和补充相应的营养素的供给量，对改善患病时人体的代谢、促进病人的康复，起着重要的营养支持和辅助治疗作用。

“医食同源，药食同根”，表明饮食营养与药物治疗对于防治疾病有异曲同工之处。“虚则补之，药以祛之，食以随之”，更进一步指出疾病除了药物治疗外，还应重视饮食营养。“三分治，七分养”，饮食营养也在其中。

中国传统医学对食物治疗疾病早就有论述，东晋医学家葛洪(284～364)的《肘后备急方》就记述了用豆类、羊乳、牛奶治疗脚气病；唐代医学家孙思邈(581～682)的《千金要方》已提出治疗夜盲症、地方性甲状腺肿、糖尿病、脚气病等的食疗方；此后的历代医家对食物治疗疾病有很多的发展，至明代医药学家李时珍(1518～1593)的《本草纲目》即记述了食物1 518种，拓展了中国的食疗学。清代以后，西方医学传入中国，使人们逐渐认识到食物中营养素与疾病的关系及其对疾病的防治作用，为营养防病治病提供了现代的科学理论基础。因此，进一步研究食物中的“性味”与五脏的关系，以及研究营养素和植物中其他化学成分的功能，可以更好地发挥中国在临床营养科学领域的特色和创新。

近年来，随着医学模式的改变，临床营养学的内涵发生新的变化，涉及营养因素在发病过程中的机制，营养与机体对疾病抵抗力的关系，营养在预防、治疗、康复和保健中的作用等方面。在微观上，生物高技术推动营养研究向分子、基因水平发展，营养因素在发病机制中的地位更加明确，从而为防治这些疾病所采取的营养措施打下理论基础；在宏观上，结合流行病学的研究，使营养学在慢性非传染性疾病防治中的作用，提高到一个新的水平。

第七章　营养缺乏病

第一节　概　　述

“民以食为天”，合理的营养能够促进健康，减少疾病，反之，引起营养不良(malnutrition)或营养缺乏病(nutritional deficiency)。

营养不良包括营养低下(under-nutrition)和营养过剩(over-nutrition)。长期缺乏一种或多种营养素可造成营养低下，严重的营养低下并出现各种相应的临床表现或病症，称为营养缺乏病，如地方性甲状腺肿、坏血病、贫血、干眼病等都属于营养缺乏病。到目前为止，尽管营养不良已有比较明确的定义和区分，但是，营养不良与营养低下仍常常相互替代使用。因此，本章以后提到的营养不良主要是指营养低下或营养缺乏病。“营养缺乏病”既包括蛋白质能量营养不良(protein-energy malnutrition，PEM)，也包括特定的营养素缺乏(nutrient deficiency)。

近年来，由于经济发展和人民生活水平的提高，典型的临床营养缺乏病已很少见，但散在的、个别的营养素缺乏依然存在；明显的缺乏症状相对少了，但亚临床缺乏仍较常见。同时，营养过剩这一问题也已出现并日趋严重，主要是由于某些食物与某种营养物质过量摄入超过机体的生理需要而表现在体内过多堆积，如肥胖症或其他不良病症。

第二节　营养缺乏病病因

造成营养缺乏病的原因是由于膳食营养素的供给与组织需要之间的不平衡。可将其病因分为原发性和继发性两类：原发性病因指单纯摄入不足，可以是综合性的各种营养素摄入不足，也可以是个别营养素摄入不足，而以前者为多见；继发性病因指由于其他疾病过程而引起的营养素不足，除摄入不足外，还包括消化、吸收、利用、需要等因素的影响。临床上所见到的各种营养素缺乏绝大多数成为疾病过程的综合表现的一部分。

按营养素在体内的代谢途径，营养缺乏病的病因可以分为以下几种：

(一) 营养素摄入不足

1. 食物供给不足

最常见的原发性摄入不足中，由于灾害、战争等社会因素引起的食物不足，以及发展中国家人口增长、资金缺乏，造成没有足够的食物供应，这些引起营养素综合性缺乏，临床表现以蛋白质能量营养不良为主。

2. 食物中营养素缺乏

在食品供应量足够的情况下，因天然食物中营养物质缺乏或不足，以及饮食方式的不科学也可引起营养缺乏病。

天然食物中营养物质缺乏，如食物中缺乏矿物质与土壤中相应元素的缺乏有关。缺乏矿物质的土壤种植的作物能引起营养性缺乏病报道较多。中国在东北三省、河南、河北、山西等克山病流行地区的水和粮食中硒含量极低，在内蒙古、新疆、甘肃等内陆甲状腺肿流行地区粮食和土壤中碘缺乏尤为严重。长期食用缺乏营养元素的植物，很容易患营养缺乏病。

不科学的饮食方式，如素食、偏食引起的摄入食品种类单一，食物加工烹调不合理，过度食用精制食品等均能减少某些营养素的摄入而引起营养缺乏病。

3. 食物摄入不足的继发性原因

食物摄入不足的继发性原因是食欲缺乏、昏迷、精神失常或神经性厌食、口腔及颌面手术后、食管癌、贲门癌等引起肠胃道阻塞的疾病。在有些疾病治疗中常采用鼻饲或静脉营养的补给措施，当补给量不能满足病人需要时，会发生营养缺乏。

(二) 营养素的吸收不良

每一种营养素的吸收对一般健康个体有一个正常的生理性吸收范围，脂肪、蛋白质、碳水化合物、碘、硒、钠、钾、维生素C和水的吸收率大于90%，铁、镁和铬的吸收率约小于5%。一些营养素的吸收也受个体营养状态的影响，如果某种营养素缺乏时，机体吸收效率将提高，反之吸收降低，如铁、锌等。此外，妇女在妊娠和哺乳时营养素的吸收比平时要大得多。

1. 饮食因素

饮食因素可影响营养素的正常吸收。天然食物中存在干扰营养素吸收和利用的物质。如膳食纤维、肌醇六磷酸盐、植酸、草酸、多酚等会限制铁、锌和钙等矿物质的吸收；同时，某些营养素之间也有相互拮抗作用，如钙可以抑制铁、锌等的吸收。

2. 药物影响

药物可直接影响营养素的吸收，如磺胺类可对抗叶酸，并抑制其吸收；新霉素、秋水仙碱造成绒毛的结构缺陷和酶的损害，使脂肪、乳糖、维生素 B_{12}、无机盐等吸收不良；考来烯胺(消胆胺)通过与胆盐结合降低胆固醇，继发胆盐缺乏而致脂肪和脂溶性维生素的吸收不良。

3. 胃肠道功能

胃、胰腺、胆道等疾病或限制消化酶的分泌都将严重影响食物的消化，使脂肪、碳水化合物、肽或氨基酸，甚至维生素和无机盐无法吸收。胃部疾病胃酸分泌减少时，从中性到碱性的肠道环境，维生素和无机盐的吸收减少；相反，胰腺和胆道疾病减少了分泌到肠腔中的碱性液体数量，在低pH值条件下，消化酶分解它们的作用底物的效率减少。影响胃肠吸收的疾病，如周期性和持续性的感染性肠胃炎、放射性肠炎和淋巴瘤所引起的小肠疾病均可造成吸收不良而导致营养缺乏。

4. 食品卫生

食品的卫生状况对营养物质的消化吸收也是非常重要的。食物和水中所含的致病性微生物是发展中国家和贫困地区胃肠道疾病发病率高的原因。肠道寄生虫感染如蛔虫、钩虫等可使蛋白质能量营养不良、缺铁性贫血等营养缺乏病的发生率增加和病情加重。

(三) 营养素的利用减少

正常情况下，营养素吸收与营养素消耗的数量保持着平衡。当肝脏发生疾病时，使营养素的利用率或储备能力下降，如肝硬化时常合并维生素 A、B_6、B_{12}、叶酸的储存减少而出现缺乏症状；在严重的蛋白质能量营养不良时，机体优先利用蛋白质以维持大脑、肾脏、免疫系统等重要器官的功能。

先天性代谢缺陷一般也出现营养素利用的减少。有一些代谢缺陷病也可导致某些营养素利用减少。药物-营养素相互作用也可影响营养物质吸收和利用，如抗叶酸药物甲氨蝶呤（氨甲蝶呤）通常用于肿瘤化疗，它能限制叶酸代谢。

（四）营养素的消耗或排泄增加

营养素的排出途径主要有体表途径〔皮肤、汗液、毛发、指（趾）甲〕、肾（尿）和粪便。吸收过量的营养素可随粪便排出体外，胃肠呕吐、返流等可丢失无机盐（锌、铜、钙、镁）等大量营养物质。

营养素消耗和排泄增加有时是机体多方面损害的结果。长期发热、代谢功能亢进、各种癌症和其他消耗性疾病如糖尿病、结核病均明显地增加体内各种物质的消耗。创伤、大手术、大面积烧伤、脓毒血症等促使组织分解代谢加剧的情况使氮丢失增加，代谢率也显著增加。急性损伤期也可导致铁、锌、维生素 A 的丢失。铁消耗的增加可因外伤或身体其他部位的出血，如胃和十二指肠溃疡、肿瘤、寄生虫、腹泻、月经过多、分娩、肾外伤、血吸虫病等均可加速缺铁性贫血的发生。血液中红细胞的快速溶血（药物介导、铜过量、损伤、发热、疟疾）导致血红蛋白尿是另一个经肾丢失铁的途径。寄生虫感染可引起营养素损耗增加。

肾病引起的蛋白尿能使病人产生蛋白质缺乏，出汗过多或多尿能使病人产生低钠血症，也可以由于维生素排泄过多而引起维生素缺乏病。由于治疗的目的，增加尿的排泄，可能成为营养缺乏的另一种原因，如在某种泌尿系统感染时，让病人大量饮水，或在水肿时应用利尿剂而促使体液大量排出等，都能促使营养缺乏病的发生。

营养丢失的另一个途径是哺乳。哺乳丢失营养素可由于经常性、大量和时间过长的母乳喂养而引起。妊娠性多发性神经炎（维生素 B_1 缺乏）病人，在妊娠期仅有轻度的症状，但在分娩后第二周即有严重的症状发生，哺乳而引起的维生素 B_1 消耗，无疑是加重症状的主要因素。

（五）营养素需要量增加

在人体生长发育旺盛和妊娠、哺乳等生理过程中，营养需要量有明显的增加。妊娠是对营养素需求增加的典型例子：对营养素的需求是为了保证胎儿的正常生长、胎儿和母亲的能量代谢。

高能量代谢如甲状腺机能亢进和慢性阻塞性肺部疾病对营养的需要量增加，当能量摄入不足时可导致体重下降。肿瘤特别是生长速度较快的实体肿瘤，对细胞生长和增殖需要额外数量的营养素，特别是对叶酸和维生素 B_{12} 需要量增加，肿瘤生长对锌、能量、维生素的需求量也增加。垂体腺瘤产生大量的生长激素超过了青春前期或成年期的分泌量，刺激机体特别是骨骼和结缔组织的过度生长，引起巨人症或肢端肥大症，这是营养素额外增加的典型例子。

（六）营养素破坏增加

维生素破坏增加，可发生在消化道吸收之前或吸收之后。维生素 B_1（硫胺素）与维生素 C 在碱性溶液中不稳定，在胃酸缺乏或用碱性药物治疗时可造成此类维生素的大量破坏。有研究发现，维生素 C 在 pH7.95 的胃液中，3 小时有 65%被破坏。因此，胃酸不足的病人，虽然摄取大量的维生素 C，但仍有维生素 C 缺乏的症状发生。若给此种病人口服大剂量维生素 C 以后，效果仍属不良。若将维生素 B_1（硫胺素）置于 pH1.5～3.0 的胃液中，在 37 ℃保温 16 h，仍很稳定；若服用抗酸剂，则维生素 B_1（硫胺素）可完全被破坏；若有胆盐和胰液存在，其破坏程度可达 50%～90%。在口服维生素 B_1（硫胺素）的同时，若给予碱性药物，则病人尿中维生素 B_1（硫胺素）的排出量也因破坏而减少。另有报告证实，胃酸缺乏能阻碍维生素 B_1（硫胺素）的吸收。

第三节　营养缺乏病表现

营养缺乏病发病过程是缓慢的，按其程度和时间可分为轻度、中度和重度，急性、亚急性和慢性。其病理变化则经历储存不足、生化病变、功能变化和形态改变四个阶段，到了形态改变阶段，往往会形成一些不可逆的病变。不论原发性营养缺乏或继发性营养缺乏，在开始时并不立刻出现营养缺乏症状，因为体内尚有储存的营养素可以补偿此时的不足。如维生素 A 在营养良好的成年人肝中所储存的量，可供数月之用；但维生素 B_1（硫胺素）只要完全缺乏几天，即可将所储存的耗尽。此种储存的功用，能维持体内组织有相当稳定的营养素的供应。当肠道摄取的营养素暂时不足时，体内组织中所储存的营养素能迅速释放并通过血液输送到身体各处供给组织的需要；反之，当吸收的营养素暂时超过身体需要，机体即将多余的营养素储存起来；如果更富裕时，血液中的含量可暂时上升，继而大部分随尿排出体外。一般正常人在服用大剂量的某些营养素以后，若体内的储存已饱和，尿中可有大量的排出；若储存量很低或完全缺乏，则尿中排出量很少。因此，血中营养素的水平，仅能代表在体内运输过程中的营养素，如过去的营养状况良好，体内储存充足，虽然目前营养素的供给比较贫乏，但在空腹验血时，其中营养素的含量仍是正常。若过去营养状况不佳，体内无储存，而目前营养素供给量仍不足，则空腹的血中营养素含量一定低下。所以，血中营养素含量的水平仅能作为判断一个人营养状况好坏的参考，若要得到全面了解，则必须结合膳食历史和体格等方面的检查。兹将体内营养素缺乏时所发生的过程和表现叙述如下：

（一）饮食营养供给不足

每天从食物中摄入的某些营养素如果经常少于代谢过程分解，以及通过大便、尿和汗等排泄至体外所损失的这些营养素时，将出现营养缺乏症的最初阶段。

饮食中如缺乏一种特定的营养素，有时也可以从其他具有相似功效的营养素得到部分的补偿，如当饮食中含有足够量的必需微量元素硒时，就可以推迟维生素 E 缺乏症发展。某些营养物质之间具有一定的协同功效，如钙与维生素 D 联合补充能有效地防治佝偻病，叶酸和维生素 B_{12} 能有效地预防和治疗恶性贫血。

（二）组织中营养素缺乏

组织中营养素降低时，一般也不易立即发生营养缺乏症状，因为体内的储存量仍能供给各组织主要的营养素至相当时期。但若此时，营养素的供给仍继续不能满足组织的需要，则体内的储存逐渐耗竭，而仅能依靠每天所摄取的食物来供应。组织发生营养缺乏的快慢，决定于下列各因素：①营养不良的程度；②营养素储存量的多少；③身体对主要营养素的需要量。

(三) 生物化学变化

当组织中营养素消耗至一定水平时，会发生生物化学变化，如组织中缺乏某些营养素时所产生的酶系统的改变；维生素 B_1（硫胺素）缺乏时血中丙酮酸含量增加；烟酸（尼克酸）缺乏时尿中 N-甲基尼克酰胺排出减少等。

(四) 功能改变

机体营养素的缺乏，继上述生物化学变化后，即有各种生理功能改变。在临床上的表现有疲劳、失眠、注意力不集中、胸部沉闷、心悸，以及身体上有各种异常的感觉等症状，因此，被误诊为神经衰弱。遇到此种病人时应考虑到营养不良或营养缺乏病。客观的功能检查，更有助于确定某种营养素缺乏，在维生素 A 缺乏时有暗适应能力的降低，维生素 B_1（硫胺素）缺乏时有心跳过慢等。

(五) 形态改变

继功能改变之后，有形态改变的发生。在发病初期，表现为组织学上的改变，仅能在显微镜下看到，后来才有肉眼可见的病变发生。在体检时应首先检查适当的部位，如眼结膜、角膜、舌、牙龈等，例如，在维生素 A 缺乏时眼结膜出现比奥斑（毕脱氏斑）(Bito spots)；当维生素 B_2（核黄素）缺乏时角膜出现血管新生；多种营养素缺乏时舌表面可出现病变；维生素 C 缺乏时牙龈有出血的现象。

营养缺乏病的总体表现可概括为：生长发育不良、代谢调节异常、抗感染能力下降、组织的再生和恢复延缓、并发症较易发生、病死率增加。然而，营养缺乏的这些典型病征，多发生在营养缺乏病的晚期或严重时才出现，所以一般诊断出来的营养缺乏病大多数属于晚期。

第四节　营养缺乏病诊断

营养缺乏病的诊断依赖于膳食史、体格检查、生化检查、临床表现和治疗试验。

(一) 膳食史

详细了解病人患病前后的饮食习惯和每天的营养素摄入量，以判断各类营养素是否缺乏。食品消费情况的调查，在选定可能患有饮食营养缺乏症的个别居民作为调查对象之后，可通过列出过去 24 h 内所食用的食品种类和数量，计算出食物消耗量。并根据膳食推荐摄入量(RNIs)来评定每人每天的各种营养素的实际摄入水平。但是，只凭一个人的饮食消耗量没有达到 RNIs 水平就下结论是营养缺乏是不全面的。当临床症状明显时需要询问病人的饮食史来确立诊断。

(二) 体格检查

体格检查常用来评价儿童生长发育和营养状况，最常使用的人体测量指数有体重/身高。消瘦的尺度为年龄身高，发育不良的评价可用年龄体重。身体质量指数 BMI 可作为青少年、成人和老年人营养状况评价的指标：BMI $<$ 18.5 为营养不良，18.5～24 为正常，$>$ 24 为超重。

(三) 生化检查

检查血、尿中各种营养素的浓度和免疫功能检查。采用实验室检查的方法检测血液营养素水平对于发现营养低下是有用的，但血液中的营养水平与组织的营养水平可能是不同的。由于组织中的营养物质比血液中的营养物质消耗得快，测量红细胞和白细胞中的营养水平比测定血浆或血清的营养水平更能代表组织的营养状况。测定尿中营养水平意义不大，但如果测定尿中的某些标准物质如肌酸，则可能有意义；因为当饮食不发生变化时，尿中肌酸每人的含量基本上是稳定的。

用测量生理功能的方法来鉴定营养缺乏症的严重程度，比分析体液的营养素水平更有用，因为这种检测表明营养缺乏影响生化反应改变的程度。例如，红细胞对过氧化氢引起的溶血作用的抵抗力与红细胞膜上的维生素 E 的状态有相关性。但许多检测方法目前仍处于研究阶段，还需要确定正常生理功能的统计极限值。

（四）临床表现

营养缺乏病的临床表现可以较准确的判别各种特定营养素缺乏引起的临床特异表现，机体主要受影响的部位有：

头发：PEM 可使头发改变颜色、干、脆、变细、发根易断裂。

眼：维生素 A 缺乏时眼球结膜干燥，进一步角膜软化，可出现溃疡、穿孔，最后导致失明。

口腔：是对营养素缺乏最敏感的部位，但其表现是非特异性的。如缺铁性贫血和巨幼细胞贫血在口唇和口腔黏膜都出现苍白，维生素 C 缺乏可使齿龈充血肿胀、易流血，维生素 B_2（核黄素）缺乏时可出现口角炎、舌的颜色为紫红色。

颈部：碘缺乏时可出现甲状腺肿。

（五）治疗试验

试验性治疗有助于诊断。如维生素 B_2（核黄素）缺乏常与其他维生素的缺乏并存，所以临床诊断比较困难，加之唇炎、舌炎、口角炎和皮肤病变均无特异性；角膜血管增生虽是一项较好的维生素 B_2（核黄素）缺乏诊断指标，但如果与沙眼共存，诊断往往不易，若对病人采用补充适宜剂量的维生素 B_2（核黄素）的试验性治疗一段时间后，以上症状明显改善或消失，即可诊断为维生素 B_2（核黄素）缺乏。

第五节　营养缺乏病预防和治疗

营养缺乏病治疗应针对病因，补充剂量要适宜，要从营养素之间的相互关系综合考虑，循序渐进，充分利用各种食物来补充营养素的缺乏。因见效缓慢，治疗一般需坚持一段时间。效果应以病人营养状况的全面恢复、临床和亚临床征候消失、抵抗力增强等客观指标为依据。当肠胃吸收不良时可考虑采用注射方法而不用口服。

（一）原发性营养缺乏病预防和治疗

1. 预防

慢性营养不良是最常见的营养不良的表现形式。贫穷和失业、不良的家庭环境、健康、教育是影响营养的重要因素。

各种感染对营养状况也产生很大影响，故改善环境卫生状况可有效地阻断营养不良-感染恶性循环，这包括解决水污染问题、个人卫生、废物处理、食品卫生等。

健康服务有利于提高营养状况，包括计划免疫、防病治病、强化健康服务、促进母乳喂养、进行营养教育等都对预防微量营养素缺乏起到积极的作用。

提倡和支持母乳喂养、科学断奶、及时添加辅助食物是预防婴幼儿营养不良的重要因素，应重视从出生到 24 个月之间这一段重要时期。

2. 治疗

(1) 蛋白质-能量营养不良(PEM)治疗：严重 PEM 的治疗包括加强药物治疗和营养调理两方面，包括在初始阶段，纠正代谢紊乱和治疗感染很重要。所有严重营养不良的儿童都存在钾和镁不足，从而影响机体的代谢功能，包括水-电解质平衡，要常规补充这两种矿物质。可以通过食物中添加混合维生素来强化维生素 B_1、B_2、C、B_6、叶酸和脂溶性的维生素 A、D、E、K 等，这些对于受损组织的恢复很重要；几乎所有严重营养不良的儿童也都存在感染问题，最常见的是呼吸道感染、泌尿道感染、麻疹、胃肠道感染、疟疾、皮肤感染、败血症等。

早期对严重 PEM 的儿童和青少年饮食营养调理应该严格控制蛋白质和能量的摄入，以减轻心脏、肾脏和肠道的负担。

在康复阶段，对大多数较大的儿童适宜添加固体食物，并持续口服补充维生素和矿物质。

(2) 其他营养素缺乏的治疗：维生素 A 缺乏的治疗应考虑低维生素 A 储存的 PEM 儿童容易患角膜软化症。因此，应给住院的营养不良的儿童常规补充维生素 A。除了严重厌食症、水肿性营养不良或败血症休克外，提倡口服治疗，尽可能使用油剂，也可采用水溶性制剂。

3. 对儿童和青少年的膳食建议

儿童生长停滞主要发生在食物添加阶段，最常发生于出生后第 6～12 个月。4 个月后的婴儿需要及时添加辅食或断奶食品，从 6 个月到 12 个月，给婴儿添加食物的数量应该逐渐增加；到 12 个月时，添加的食物应该是能量的主要来源。

食物的安全性也是重要问题，每年约有 70%腹泻病例是由食物污染引起的。污染源可来自脏手、盛食物的罐子或盘子不干净、苍蝇、污水、食物制作过程中的交叉污染，以及熟食储存于适宜细菌生长的温度。所有这些因素通常发生于较差的生存环境。控制措施是：采用清洁餐具、饮用清洁(煮沸)水、清洁双手、采用适当蒸煮杀死病原体、避免将熟食置于常温。

(二) 继发性营养缺乏病预防和治疗

1. 治疗疾病，补充营养

营养不良是导致病人衰弱无力和死亡的主要原因。对于继发性营养不良或继发性营养缺乏病的治疗方案应包括：①治疗疾病；②适量补充营养素；③两者兼顾。这些方案适用于吸收减少、破坏和丢失增加，如在治疗钩虫感染的同时，增加铁的摄入量对于治疗缺铁性贫血是行之有效的措施。然而，营养水平恢复的速率取决于机体营养素的实际水平和补充营养素的数量，如果病人已处于营养缺乏状态，则营养素补充方案要包括提供日常需要量和额外补充量。一旦营养状况恢复正常，膳食只需提供日常需要量即可。

2. 临床营养支持

住院病人由于受所患疾病和其他多种因素的影响，营养不良的现象十分普遍。大量资料证明,病人营养不良是世界性问题。蛋白质-热量营养不良病人通常伴有维生素、微量元素缺乏。多种营养素缺乏必然导致病人免疫功能低下、病情恢复缓慢等。因此,要求临床医生在治疗疾病的同时,注意病人的营养状况,配合进行临床营养支持。

(1) 肠内营养支持:一般首选肠内营养。肠内营养的优越性主要体现在营养素的吸收、利用更符合生理,给药方便、费用低廉,而且有助于维持肠黏膜结构和屏障功能的完整性。肠内营养制剂要求易消化或不需消化即能吸收。肠内营养制剂根据其蛋白质预消化的程度可分为自然食品制剂(匀浆膳)、大分子聚合物制剂、要素膳、特殊配方制剂等。

凡不能经口摄入足量食物,但能通过喂养管将注入消化道的营养素消化和吸收的病人均可采取肠内营养治疗的措施。

(2) 肠外营养支持:肠外营养(parenteral nutrition, PN)是指通过静脉途径提供各种营养素,以达到维持机体代谢所需的目的。凡是营养不良或有营养不良可能,并且又无胃肠功能的病人,都是肠外营养的适应证。肠外营养可通过中心静脉或外周静脉途径供给病人所需的足够能量的氨基酸、维生素、微量元素、电解质和水,使病人在不进食的情况下仍可维持良好的营养状况,预防或纠正营养不良,促进病人康复。

营养缺乏病的治疗一般应充分利用食物,配制适合于疾病特点的治疗膳食。当病人摄食困难或神志不清,才考虑匀浆膳或要素膳的应用。当要素膳仍不能满足需要时,才考虑静脉营养。在病人病情好转以后,尽早恢复正常的膳食治疗。

(蔡美琴)

第八章 心血管疾病

由于各种因素影响心脏和全身血管功能而发生的疾病称为心脑血管疾病。最常见的有动脉粥样硬化、冠心病、高脂血症、高血压、心功能不全和脑卒中等。在中国随着经济的发展和生活水平的提高,心血管疾病已成为最主要的死亡原因,是严重危害人们身体健康的疾病,发病率逐年增高。心血管疾病范围较广,其中高脂血症、冠心病、心功能不全和高血压等与饮食关系密切,故饮食是防治心血管疾病的重要措施。

第一节 冠 心 病

冠心病全称冠状动脉粥样硬化性心脏病(coronary atherosclerotic heart disease),是冠状动脉粥样硬化使血管腔阻塞,导致心肌缺血缺氧而引起的心脏病。

冠心病的危险因素有高血压、高脂血症、糖尿病、肥胖、缺少身体锻炼、饮食(如喜食肥肉、重盐饮食等)、吸烟等。

(一) 营养因素与冠心病

1. 脂类

饮食脂肪的质和量对血脂水平有影响,流行病学调查结果表明膳食脂肪摄入总量与动脉粥样硬化症的发病率和死亡率呈明显正相关。故减少膳食脂肪的摄入是防止冠心病的有效措施。

膳食脂肪的质量相比脂肪的量来说,对动脉粥样硬化症的发病率影响更加重要:脂肪酸所起的作用取决于其饱和程度,当摄入饱和脂肪酸增高时,血液胆固醇水平上升;多不饱和脂肪酸(PUFA)可降低血清胆固醇浓度和抑制血凝,防止动脉粥样硬化形成,n-6 系列的 PUFA 主要是亚油酸,大部分来源于植物油,n-3 系列的 PUFA 主要来源于海产鱼类。吃鱼较多的日本人和中国舟山群岛渔民的冠心病发病率较低。PUFA 适量增加可降低低密度脂蛋白(LDL),对高密度脂蛋白(HDL)影响较小;而过多摄入多不饱和脂肪酸(主要是 n-6 型)不仅降低 LDL,还降低 HDL。因此,PUFA 不是越多越好。建议多不饱和脂肪酸(P)与饱和脂肪酸(S)之比,即 P/S 比值为 1∶1～2∶1 较适宜。

近年来研究发现,反式脂肪酸(天然食物中较少,植物油氢化制造人造奶油可形成较多的反式脂肪酸)可使低密度脂蛋白-胆固醇(LDL-C)水平升高,高密度脂蛋白-胆固醇(HDL-C)降低,使总胆固醇(TC)/HDL-C 和 LDL-C/HDL-C 比值增加,以及使载脂蛋白(a)升高,可明显增加动脉粥样硬化危险性。

磷脂在肝内合成,以结合蛋白的形式在血液中运输,卵磷脂是血浆主要成分。卵磷脂使胆固醇酯化形成胆固醇酯，酯化作用增强时，胆固醇不易在血管壁沉积，或使血管壁的胆固醇转入血浆而排出体外。黄豆卵磷脂有效地降低血胆固醇浓度，并能防止动脉粥样硬化。

2. 碳水化合物

肝脏能利用非酯化脂肪酸、糖类合成极低密度脂蛋白，故碳水化合物摄入过多也可引起血三酰甘油水平增高。果糖对三酰甘油影响比蔗糖大，说明果糖更易合成脂肪。其次是葡萄糖，淀粉更次之。

食物纤维可缩短食物通过小肠的时间，减少胆固醇的吸收；在肠道与胆酸形成络合物，减少胆酸重吸收。高纤维素饮食可使血浆胆固醇降低，因高纤维素可使胆固醇绝大部分转变成胆酸，少量进入血循环；而低纤维素饮食仅少量胆固醇变成胆酸，绝大部分进入血液，使血清胆固醇增高。

3. 蛋白质

膳食供给动物蛋白质越多，动脉粥样硬化形成所需要的时间越短，若已病变的机体血管情况会越严重。动物蛋白质升高血液胆固醇的作用比植物蛋白质明显得多。植物蛋白，尤其是大豆蛋白有降低血胆固醇和预防动脉粥样硬化作用；有研究表明，用大豆蛋白替代动物蛋白，可使血胆固醇下降19%左右。

4. 维生素

维生素C可降低血胆固醇，因胆固醇代谢过程中需要维生素C参与，如维生素C缺乏则胆固醇在血中堆积，而引起动脉粥样硬化。维生素C可增加血管韧性，使血管弹性增强、脆性减少，可预防出血。生物黄酮类有类似维生素C的功能，能保护维生素C和防止其降解的功能。

维生素E有抗氧化作用，防止多不饱和脂肪酸氧化，有助于维持细胞膜的完整性，提高氧利用率，使机体对缺氧耐受力增高，增强心肌对应激的适应能力。维生素E还能抗凝血、增强免疫力、改善血管末梢循环，防止动脉粥样硬化。

叶酸是半胱氨酸(cysteine)代谢过程中的重要辅助因子。研究发现，中度同型半胱氨酸升高(homocysteine，tHcy)是早发冠心病、脑血管病和周围血管病的独立危险因素，大规模人群流行病学追踪观察发现，心肌梗死和脑卒中病人血浆Hcy高于对照组。叶酸、维生素B_6有降血中同型半胱氨酸的作用，亦有降低动脉粥样硬化的作用。

5. 矿物质

矿物质对高脂血症和冠心病的发生有一定的影响，其中钙、镁、钠、锌、铜、铬、锰等元素与冠心病关系较为密切。钙缺乏时，血胆固醇和三酰甘油(甘油三酯)升高。镁具有降低血胆固醇含量的作用。锌过多或铜过低血清胆固醇含量增加，锌铜比值高时，血清胆固醇也增高。流行病学调查发现冠心病发病率高的国家锌铜比值也高。

(二)冠心病膳食营养治疗目的

膳食营养治疗目的是通过膳食中各营养素合理调整，预防动脉粥样硬化发生和发展，防止冠心病的病情恶化，对危险因子进行饮食干预治疗可防止疾病反复发作，减少死亡率，延长寿命。

(三)冠心病膳食营养防治原则

1. 控制总热量

膳食热量的摄入以维持理想体重为宜。40岁以上应注意预防肥胖，尤其对有肥胖症家族史者，超过标准体重者，应减少每天的总能量摄入，力求使体重接近或达到理想体重。在发生急性心肌梗死时，能量摄入应控制，每天供能一般在 4 184 kJ(1 000 kcal)以内。

2. 限制脂肪摄入量

控制膳食中的饱和脂肪和胆固醇的摄入是防止血清胆固醇升高，预防冠心病发病率上升的重要措施。不管对高脂血症病人还是血脂正常者，或是年龄 > 40 岁者，每天脂肪的摄入量应控制在总能量的 25%以内。其中动物脂肪量应 < 10%。每天胆固醇摄入量应控制在 300 mg 以下，多不饱和脂肪酸与饱和脂肪酸之比应保持在 P/S 比值 > 1，应避免食用过多的动物性脂肪和富含胆固醇的食物，如肥肉、动物内脏、螺肉、墨鱼、鱼子、蟹黄、油炸食品等。

3. 适量的碳水化合物和蛋白质

过多的碳水化合物摄入量，易导致血中的三酰甘油(甘油三酯)升高，碳水化合物应占总能量的 60%～70%，少用蔗糖和果糖。蛋白质供给要注意动物性蛋白质和植物性蛋白质的合理搭配。动物性蛋白质摄入时饱和脂肪酸和胆固醇也相应摄入增加。故提倡动物性蛋白质摄入量占总蛋白质摄入量的 50%。大豆制品可降低血胆固醇的水平，提倡食用。

4. 控制钠的摄入量

冠心病病人往往并发高血压，尤其在并发心功能不全时，由于肾血管有效循环血量减少，肾小球滤过率下降，导致水钠潴留、血容量增加、心脏负担加重，更应控制钠的摄入。一般应控制每天钠盐摄入 5 g 以下，中度以上心功能不全病人每天钠盐摄入量应控制在 3 g 以下。水的摄入量也应适当控制，特别对难治性心功能不全病人，每天水供应量应控制在 800 ml 左右。

5. 供给充足的维生素和矿物质

新鲜绿叶蔬菜，富含维生素、矿物质和膳食纤维素，建议摄入量每天 400～500 g；水果，能量低、含维生素 C 丰富、大量果胶，建议摄入量每天 100～200 g。

(四) 冠心病病人食谱举例

早餐：低脂牛奶 250 ml，燕麦片 25 g，香菇菜包 1 只，香蕉 100 g

午餐：米饭(大米 75 g)，清蒸鳊鱼 120 g，芹菜炒豆干(芹菜 100 g，豆干 50 g)
凉拌海带结(水发海带 75 g)

午点：苹果 150 g，豆浆 200 ml

晚餐：毛菜肉丝面(面条 100 g，毛菜 100 g，肉丝 50 g)
炒素(双孢蘑菇 25 g，干黑木耳 15 g，花椰菜 100 g，青椒 50 g)

(蔡美琴)

第二节　高脂血症

高脂血症(hyperlipemia)指血浆脂质浓度超过正常高限。血浆脂质主要有胆固醇和三酰甘油，两者主要是与载脂蛋白结合为复合体，以脂蛋白的形式进行运转，参与体内的脂类代谢。临床上高脂血症和高脂蛋白血症常同时存在，它们的治疗有所不同，在进行饮食治疗时也有差别，但有许多治疗原则是一致的。高脂血症通常分为单纯性三酰甘油增高(A型)、胆固醇增高(B型)、三酰甘油和胆固醇均高(C型)、预防型(D型)4种类型。

2002年中国营养和健康调查结果显示，成人血脂异常患病率为18.6%，估计全国血脂异常现患人数1.6亿。不同类型的血脂异常现患率分别为：高胆固醇血症2.9%，高三酰甘油血症11.9%，低高密度脂蛋白血症7.4%。另有3.9%的人血胆固醇边缘升高。值得注意的是，血脂异常患病率中，老年人的城乡差别不大。

(一) 高脂血症营养治疗目的

高脂血症是冠心病的危险因素之一，不管哪一类型，营养治疗的目的是通过饮食的调理，限制膳食中脂肪、胆固醇的摄入，配合降脂药物的治疗，使血胆固醇、三酰甘油浓度恢复或接近正常。对于高脂血症伴肥胖症病人，还应控制每天的能量摄入，力求使体重达到或接近正常体重。

(二) 高脂血症营养防治原则

1. 膳食注意能量平衡

部分合并肥胖的高脂血症病人，尤其是A型，高三酰甘油血症合并肥胖者，可通过限制能量，同时增加运动，以促进体脂分解，使能量消耗、血脂下降，达到理想体重。一般每天供给能量约8 400 kJ(2 000 kcal)，具体能量供应根据病人的年龄、性别、工作性质而定，每天碳水化合物占总能量的比例在50%～55%。

2. 限制富含胆固醇的膳食

血浆中的胆固醇，部分来自富含胆固醇的食物，如经常食用这些食物，尤其与含饱和脂肪酸较多的食物同时进食时，因三酰甘油能促进胆固醇的吸收，其血胆固醇浓度常常增高。每天膳食胆固醇供给量一般在300 mg左右。对B型，高胆固醇血症病人，拟采用低胆固醇饮食，轻度增高者，每天胆固醇应＜300 mg，中度和重度增高者每天为200 mg。如果每天膳食胆固醇摄入量＞700～800 mg，血胆固醇增高的可能性很大。富含胆固醇食物有蛋黄、奶油、动物脑、鱼子、动物内脏等，特别是肝脏。

3. 限制高脂肪膳食

食物中脂肪都是三酰甘油，摄入后90%由肠道吸收。血浆三酰甘油水平与膳食中脂肪摄入量直接有关，波动也大。三酰甘油中的脂肪酸分为饱和脂肪酸和不饱和脂肪酸。动物脂肪含较多的饱和脂肪酸，植物油含较多的不饱和脂肪酸。每天脂肪摄入量应控制在总能量的30%以内，每天为40～60 g左右。膳食要坚持以不饱和脂肪酸为主，不饱和脂肪酸和饱和脂肪酸的比例应＞1.5。

4. 其他营养素

1) 蛋白质：适当增加蛋白质的摄入，约占总能量15%～20%，尤其是豆类及其制品，适量进食鱼类。

2) 碳水化合物：适当减少碳水化合物的摄入，不宜吃蔗糖、果糖、蜂蜜和含糖点心等甜食。

3) 瓜果蔬菜：多食新鲜蔬菜和瓜果，增加膳食纤维，以利胆固醇的排出。多食洋葱、大蒜、香菇、木耳等能降低胆固醇的食物。

(四) 高脂血症食谱举例

早餐：低脂或脱脂牛奶250 ml，小米粥(小米25 g)，麸皮面包1只

午餐：米饭（大米 75 g），木耳鲈鱼片（干黑木耳 15 g，鲈鱼 100 g）

荠菜豆腐羹（荠菜 100 g，豆腐 100 g）

午点：苹果 150 g

晚餐：南瓜饭（南瓜 100 g，大米 50 g）

青菜炒香菇（毛菜 100 g，香菇 25 g）

豆芽青椒肉片（豆芽 100 g，青椒 100 g，猪精肉 25 g）

（蔡美琴）

第三节　高 血 压 病

高血压（hypertension）一般指收缩压 ≥ 140 mmHg 和（或）舒张压 ≥ 90 mmHg，它是一种常见的全身性慢性疾病，以体循环动脉血持续增高为特征的临床综合征，亦称原发性高血压病。而继发于肾脏、内分泌和神经系统疾病引起高血压，多为暂时的，在原发病治愈后，高血压会随之消失，称为继发性高血压或症状性高血压。

2002 年中国全国营养和健康调查结果显示，18 岁以及以上的居民高血压病患病率为 18.8%，估计全国患病人数 1.6 亿多。与 1991 年相比，患病率上升 31%，患病人数增加 7 000 多万人。农村患病率上升迅速，城乡差距已不明显。大城市、中小城市、一至四类农村高血压病患病率依次为 20.4%、18.8%、21.0%、19.0%、20.2%和 12.6%。中国人群高血压病知晓率为 30.2%，治疗率为 24.7%，控制率为 6.1%；与 1991 年的 26.6%、12.2%和 2.9%相比有所提高，但仍处于较差水平。

许多高血压病病人伴有脂质代谢紊乱，另一方面，许多高脂血症也常合并高血压病，两者呈因果关系，但何为因何为果，目前尚不十分清楚。高血压病与高脂血症同属冠心病的重要危险因素，两者并存时，冠心病的发病率远较一项者高，因此，两项并存时更应积极治疗。

（一）高血压病的危险因素

高血压病与食盐的过量摄取、大量的酒精摄取、肥胖、能量过剩、失眠等多种因素有关。体重超重是高血压发病的危险因素之一。肥胖往往与摄入能量过多有关。当体重超出标准体重的 10%，血压将会升高 0.88 kPa（6.6 mmHg）。肥胖病人限制热量摄入，体重将会降低，血压也随之下降。肥胖病人除因每天摄入食物量过多，钠盐摄入量增加外，与其高胰升糖素血症促使肾小管对钠的吸收增强亦有一定的关系。膳食高钠低钾和长期持续过度饮酒（每天饮酒量 > 30 克，约相当于每天一两以上白酒）也是高血压发病的危险因素。人体摄入含钠量较高的食物会增加钠吸收和钠在体内积蓄，导致血容量增加，从而增加心脏收缩、血管平滑肌细胞反应增强，同时增加肾脏负荷。当肾脏功能有限时，心脏负荷加强。另外，钠还会增加血管对升压物质的敏感性引起小动脉痉挛，外周血管阻力增高，而导致高血压乃至并发症的发生和发展。

中国人群每天摄入的盐普遍偏高，尤其在农村，每天摄入的食盐 10～15 g，这对防治高血压病很不利。世界卫生组织提倡每天盐摄入量 < 6 g，而且需长期坚持，否则降压效果不

好。另外，过多地摄入盐会影响降压药的效果和增加药物的用量。钾能阻止过高食盐引起的血压升高，对轻型高血压病还具有降压作用，其机制可能与肾素释放减少有关。增加钾摄入量有利于钠和水的排出，有利于高血压病的防治。

多数流行病学研究表明，膳食钙摄入量与血压呈负相关关系，钙摄入量不足时细胞外液中钙含量降低，导致血管壁平滑肌细胞膜的通透性增加、细胞外钙内流、细胞内钙增高，使平滑肌细胞收缩、血管阻力增高、血压上升。提高钙的摄入量，可以增加体内钠的排泄，亦有利于降低血压。

膳食蛋白质的质和量与血压关系，是近年来研究关注的焦点。流行病学研究和一些动物实验资料表明，蛋白质及其所含的某些氨基酸对血压调节有重要作用。日本和中国的渔民调查发现，渔民的血压和心血管病的发病率都低于其他人群。浙江渔民食盐摄入量高，饮酒量也大，为什么血压水平低？中国三组蛋白质来源差异很大的人群研究表明，个体的膳食动物蛋白质摄入量、尿中硫酸盐排出量（反映膳食中含硫氨基酸的量），以及血中牛磺酸、赖氨酸的浓度和它们在尿中的排出量，都与血压呈显著负相关。

（二）高血压病营养治疗目的

通常高血压病接受药物治疗的同时，应重视饮食治疗。营养治疗的目的是通过控制能量和钠盐的摄入，控制体重，防止或纠正肥胖，调节血容量，保护心、脑、肾血管系统功能，减少药物用量，最终达到血压恢复正常和减少高血压并发症的目的。

（三）高血压病营养防治原则

1. 膳食限制钠盐，适当补钾

钠盐摄入每天控制在 2～5 g，增加钾的摄入，使钾钠比例至少为 1.5∶1。

2. 膳食限制总能量和增加体力活动

对肥胖或超重的高血压病病人，限制能量的摄入是控制高血压病的重要措施。肥胖者需限制脂肪、糖类量的摄入，使总能量摄入低于消耗量。同时增加体力活动，使每周的体重下降 0.5～1 kg，直至体重达到或接近标准体重。

3. 膳食补充足量的钙和镁

钙/镁与血管的收缩和舒张有关。钙对高血压病治疗有一定的作用，摄入富含钙的食物，能减少患高血压病的可能。补钙有利于血压降低，但对慢性肾功能不全的病人摄入过多的钙是不妥的。镁能使外周血管扩张。镁缺乏时，血管紧张肽和血管收缩因子增加，可引起血管收缩，导致外周阻力增加。尤其在病人使用利尿剂时，尿镁排泄亦增多，更应注意补镁。富含钙的食物有牛奶、虾、鱼类、蛋类等，每天建议摄入量为 1 000 mg。富含镁的食物有香菇、菠菜、豆制品类、龙眼（桂圆）等。

4. 限制饮酒量

酒精摄入量多的人群，高血压病发病率增多。高血压病病人多饮酒，还会增加脑卒中、心力衰竭的危险。应提倡少饮酒或戒酒。

5. 提倡平衡膳食、补充足量维生素、多吃新鲜的蔬菜和水果。

（四）高血压病病人食谱举例

早餐：低脂牛奶 250 ml，麦片粥 25 g，香蕉 100 g

午餐：米饭（大米 75 g），白灼虾 100 g，西芹百合（西芹 100 g，百合 50 g）

凉拌番茄（75 g）

午点:橘子 100 g

晚餐:小米饭

清蒸三文鱼片(100 g)

炒三丝(芹菜 100 g,豆干 25 g,青椒 50 g)

蒜泥炒菠菜(100 g)

(蔡美琴)

第九章　胃肠道疾病

胃肠道是食物消化吸收的场所，胃肠道的功能受损会影响食物的消化和营养素的吸收，引起营养不良；而营养缺乏又可导致机体的功能紊乱，不利于疾病的恢复。因此，营养与胃肠道疾病有密切的关系。对大多数病人来说，膳食治疗不能代替药物治疗，但它对改善机体状况、纠正营养素缺乏是必不可少的。恰当的营养治疗还可能增强药物疗效、减轻临床症状。

胃肠道疾病病人进行营养调控的目的是为了缓解临床症状和纠正营养缺乏的状况。在进行营养调控时，要慎重选择膳食食物，重视食物的膳食纤维素含量、粗糙程度和残渣成分等。

第一节　胃　　炎

胃炎(gastritis)是指由各种病因导致的胃黏膜炎症。按病程长短可分急性胃炎和慢性胃炎两类。急性胃炎可因化学因素(吸烟、喝酒、浓茶、咖啡、刺激胃黏膜的药品如阿司匹林和消炎痛等)、物理因素(过冷、过烫、过于粗糙的食物或暴饮暴食等)、细菌或细菌毒素等刺激作用所致。临床以感染或细菌毒素所致为多见。往往起病急、症状重，并带有恶心、呕吐、肠鸣、腹泻、下腹部不适，有时出现发热、虚脱。食物污染细菌或细菌毒素引起的急性胃炎，则有短暂潜伏期。如葡萄球菌的潜伏期为1～8 h、沙门氏菌为4～24 h、嗜盐菌9～12 h。食物中毒常同时伴急性肠炎，故腹泻也是突出症状；严重者可有发烧、脱水、酸中毒和休克等中毒症状。病程一般有限，时间短，预后良好。

(一) 急性胃炎的饮食治疗

急性胃炎的营养治疗目的是严格限制食物产生的机械性、化学性对胃黏膜的刺激作用，供给机体所需营养素，促进康复。

饮食治疗原则为：

急性发作期：去除致病因素对胃黏膜的继续刺激和损伤，卧床休息，药物治疗。腹痛和呕吐剧烈者可暂时禁食，由静脉补充足够的水分、能量和电解质。

急性炎症稍缓解后：可给予清淡流质，如新鲜果汁、米汤、蛋汤、果子冻等，并多饮水或口服补充盐溶液，稀释毒素，促其排出体外，若有失水、酸中毒应静脉注射葡萄糖盐水和碳酸氢钠溶液。

急性期应禁饮用牛奶、酒精类饮料和产气饮料(如汽水)，减少蔗糖的摄入，以免发酵、胀气。少食多餐，尽量减少胃的负担，使胃得到充分休息。

病情好转后：给予易消化和无刺激的少渣半流质饮食，如大米粥、皮蛋肉末粥、蒸蛋羹等。

进一步恢复后改用少渣饮饭，可采用米饭，汤面等，也可食用鱼类、瘦肉类、纤维细软的蔬菜和嫩的瓜果。

（二）慢性胃炎的饮食营养治疗

由于各种刺激因素长期或反复作用所致慢性胃黏膜炎症称为慢性胃炎。

按病理学特征可分慢性浅表性胃炎和慢性萎缩性胃炎。慢性萎缩性胃炎的发病可能与免疫、慢性酒精中毒、胆汁反流、药物、年龄等因素有关；按病变部位不同可分胃体炎（A型胃炎）和胃窦炎（B型胃炎）两类，其中慢性胃窦炎最常见，绝大多数（90%）由幽门螺杆菌感染引起。

慢性胃炎的病因还不完全清楚，可能的致病因素有：急性胃炎反复发作，迁延不愈，转为慢性；饮食不当，如长期食入过于粗糙的或刺激性食物，饭菜过冷过热，吃的过快等不良影响饮食习惯所致胃黏膜损伤；长期酗酒和吸烟；长期服用对胃有刺激的食物如阿司匹林、消炎痛等。慢性胃炎主要临床表现为食欲不良、上腹不适、疼痛，饭后饱胀、嗳气等消化不良症状。慢性萎缩性胃炎还通常表现为胃酸减少，部分病人可伴有缺铁性贫血或恶性贫血。

营养治疗是防止胃炎的主要措施，如能长期坚持治疗，往往能使慢性浅表性胃炎趋向痊愈。营养治疗的目的是限制对胃黏膜有强烈刺激的饮食，并利用饮食以减少或增加胃酸分泌，调节胃功能，促进炎症的修复。

饮食治疗原则如下：

去除病因：彻底治疗急性胃炎，戒烟、酒、咖啡，避免对胃黏膜有损害作用的食物和药物，如阿司匹林。

提供平衡膳食：饮食中所供能量和各种营养素充足、均衡，能维持或促进机体健康，要注意维生素C和维生素B族的补充，对伴有缺铁性或恶性贫血的病人，饮食中应增加猪肝、蛋黄等含铁较多的食品，并补充蔬菜、水果，以供给维生素C，促进铁的吸收。恶性贫血病人体内维生素B_{12}吸收障碍，必须以肌内注射方式供给维生素B_{12}。

维持酸碱平衡：对于胃酸分泌过少或缺乏的病人，可给予浓的鱼汤、鸡汤、双孢蘑菇汤等刺激胃酸分泌。胃酸分泌过多的病人则应避免上述原汁浓汤，采用煮过的鱼虾、鸡肉、瘦肉等烹饪菜肴如烩鱼片等，并可食用鲜牛奶、豆浆、带碱的馒头干以中和胃酸。

合理食物选择：饮食宜选择清淡、少油腻、少刺激性、易消化的食物，避免生冷酸辣和硬质食品，刺激性食物如辣椒、洋葱、大蒜、胡椒多者不利于胃黏膜炎症的恢复，应禁食。切忌吃油炸食品和未发酵的面食如烙饼。

养成良好的饮食习惯：细嚼慢咽，少量多餐，尽量减轻胃的负担。

胃炎病人的食谱举例

胃炎的食谱举例见表9-1，食物对胃分泌兴奋性的强弱度见表9-2。

表9-1　胃炎的食谱举例

(1) 慢性浅表性胃炎食谱举例	(2) 慢性萎缩性胃炎食谱举例
早餐：牛乳，面包，煮蛋一个	早餐：粥，肉松，香干
加餐：藕粉，馒头	加餐：鸡汤蒸蛋
中餐：青菜肉丝面	中餐：西红柿排骨汤面，炒菠菜
加餐：梳打饼干，豆浆	加餐：橙汁，果酱涂面包
晚餐：粥，馒头，清蒸鳊鱼	晚餐：米饭，木耳炒肉片，青菜蘑菇

表 9-2　食物对胃分泌兴奋性的强弱度

强　弱	饮料名称	调味品	食物名称
胃分泌兴奋性弱	开水和淡茶 不含碳酸的盐汽水 全脂可可 全乳 乳脂	食盐水 （浓度在 0.9%以下）	溶解的蛋清（白蛋白） 乳蛋白、酪蛋白、脂肪、黄油 主粮：米、面、淀粉、白面包、甜水果泥、菜泥、薯泥、瓜类、萝卜、麦片糊
胃分泌兴奋性强	含碳酸饮料、啤酒 含酒精饮料、咖啡、 低脂牛乳	食盐水 （浓度在 0.9%以上） 香辛料、芥末、胡椒、桂皮、香油、醋、味精	各种烧烤肉类、咸肉、鱼 咸菜、酸菜 火腿、腊肠

（沈秀华　蔡美琴）

第二节　消化性溃疡

消化性溃疡主要指发生在胃和十二指肠球部的慢性溃疡。一般认为与遗传、环境、精神、饮食、药物和化学品、吸烟，以及其他因素有关。近来的研究认为溃疡病与幽门螺旋杆菌的感染有密切的关系。其病因和发病机制较为复杂，迄今尚未完全明了。比较明确的是本病是胃和十二指肠局部黏膜损害（致溃疡）因素与黏膜保护（黏膜抵抗）因素之间失去平衡所致。当损害因素（主要是胃酸、胃蛋白酸的消化作用）增多和（或）保护因素（主要是黏液—黏膜屏障）削弱时，就可出现溃疡。

典型的消化性溃疡的临床症状，绝大多数病人具有长期性、周期性和节律性的上腹疼痛。胃溃疡疼痛一般常在进食后 0.5 h 到 1.5 h 发生，至下次餐前已消失；十二指肠溃疡则是空腹痛和夜间痛。因此，胃和十二指肠发病的规律截然不同，前者出现的规律是："进食、舒适、痛、舒适"；后者疼痛的规律是："进食、舒适、痛"。本病如不及时彻底治疗，往往反复发作。病情恶化，以致便血、大吐血，甚至胃肠穿孔导致弥散性腹膜炎，有危及生命的可能。对本病的治疗，不但要使病灶愈合，更重要的是预防其反复发作。因此，坚持饮食疗法具有重要意义。

（一）营养与消化性溃疡的关系

在正常人，致溃疡的侵蚀因素与抗溃疡的保护因素之间处于后者占优势的平衡状态。这一平衡若受到破坏，则可发生消化性溃疡。胃溃疡的形成因素着重于胃黏膜屏障的削弱；十二指肠溃疡的形成因素则着重于胃酸分泌增强。

吸烟能使胃黏膜血管收缩造成其营养缺乏，能减少胰腺分泌胰液，香烟所含的尼古丁能降低幽门括约肌张力，引起胆汁向胃内返流，返流的胆汁不仅对胃黏膜有侵蚀作用，而且能使胃酸分泌增多。因此，吸烟是引起消化性溃疡的一个重要因素。

饮食中脂肪能强烈刺激胆囊收缩素的分泌，此激素抑制胃的排空，这样就会使食物在胃内停留过久，促进过多的胃酸分泌；同时脂肪能加剧胆汁返流，因此，对消化性溃疡治疗最好采用低脂饮食。

粗糙的、过冷、过热的食物，浓茶、咖啡和强烈的香料（如大蒜、辣椒等）均可刺激胃酸分泌增多或直接损伤胃黏膜。因酒精内含有的乙醛对胃黏膜有直接损害作用，加上酒精能消耗机体大量的能量，造成胃黏膜的营养障碍。因此，长期的酗酒和饮食不当均会削弱胃黏膜的屏障作用。食物和饮料对胃黏膜可起物理性或化学性的损伤作用，如过分粗糙的食物、骨刺或过热、过冷的食物都能对胃黏膜产生机械性损伤。长期服用某些药物，如水杨酸类、抗癌药、肾上腺皮质激素和某些抗生素可损害胃黏膜屏障。

（二）饮食营养治疗

饮食营养治疗是消化性溃疡治疗的重要内容。胃和十二指肠溃疡发生部位和症状有所不同，但饮食治疗的原则相同，其目的是减少和中和胃酸分泌，维持胃肠道上皮组织的抵抗力，减轻病人不适感，促进溃疡愈合，防止复发和并发症的发生。

消化性溃疡的饮食营养治疗的主要原则是：

膳食定时定量，少食多餐：不规则进食可破坏胃分泌物的节律，削弱胃黏膜正常的屏障作用。少食可避免胃窦的过分膨胀，减少胃分泌素的分泌，从而减少胃酸分泌，多餐可弥补“少食”之不足，且使胃内经常保持适量食物以中和胃酸，利于溃疡愈合。

饮食宜清淡细软：饮食中去除一切对胃黏膜有刺激的物质，如香料、调味品（胡椒、辣椒）、咖啡、可可、浓茶、酒精和刺激性的药品阿司匹林等。吸烟的病人尽量戒烟。禁忌易产酸食物，如番薯（地瓜）、马铃薯（土豆）、过甜点心和糖醋食品等；禁忌易产气食物，如生葱、生蒜、生萝卜、蒜苗、洋葱等；禁忌生冷食物，如大量的冷饮、凉拌菜等。

粗糙的食物适当去除：机械性刺激会增加对胃黏膜损伤，不吃粗糙的食物如芹菜、韭菜等，但高纤维饮食在口腔中被充分咀嚼而刺激唾液分泌，对胃黏膜起保护作用。饮食中某些食物，可诱发溃疡病，如经常吃泡菜，可引起严重的胃炎或溃疡，应尽量少吃。

脂肪限制有度：因为脂肪能抑制胃酸的分泌，但溃疡病病人胃消化能力下降，应少食肥肉等动物脂肪，可选择植物油类。

足量蛋白质：蛋白质对胃酸起缓冲作用，可中和胃酸。因为多数溃疡病人胃酸和胃蛋白酶都有不同程度的增高，饮食中适当增加一些蛋白质就能与胃酸和胃蛋白酶相结合，中和、消耗这两种物质。牛奶有中和胃酸的作用，以前曾广泛用于溃疡的治疗。但近来有人发现，牛奶中所含钙质吸收后反过来刺激胃酸的分泌，故是否饮用牛奶，需视病人的喜好和耐受能力来定，量不宜过多。动物性的食品尤其是鱼虾类，不仅含有丰富的易消化的优质蛋白质，而且富含人体所必需的微量元素——锌，锌是修复溃疡黏膜的重要因子。一般每天每千克体重供给蛋白质不低于 1 g。

碳水化合物多食：碳水化合物既无刺激胃酸分泌作用，也不抑制胃酸分泌，每天可供给 300～350 g。选择易消化食物如厚粥、面条、馄饨等。蔗糖不宜摄入太多，因它可使机体胃酸分泌增加，且易胀气。

维生素、矿物质供给丰富：选富含 B 族维生素、维生素 A 和维生素 C 的食物。维生素 A、维生素 B、维生素 C 有增强身体抵抗力和促进溃疡愈合作用，所以溃疡病病人要多吃绿叶蔬菜、胡萝卜、马铃薯、动物肝脏，以满足机体对维生素的需要。

消化性溃疡病病人服用镁、铝制剂的抗酸药时，能影响磷的吸收，因此，应提供富含磷的食物，同时每天至少摄入 1 g 钙，以防止发生骨质疏松。H_2 受体阻滞剂如西咪替丁（甲氰脒胍）、雷尼替丁等可减少铁的吸收，应提供富含铁的食物。

养成良好的饮食习惯：细嚼慢咽，保持情绪稳定、愉快。食物经充分咀嚼，可减少消化道的机械刺激，保护消化道黏膜，而且充分咀嚼可增加唾液分泌，中和胃酸。同时注意就餐情绪，避免精神紧张和情绪抑郁，焦虑、忧伤等不良情绪可影响胃酸的分泌和运动功能，使本病复发或症状加剧。

（三）消化性溃疡的营养饮食分期治疗

溃疡病情轻重不一，通常饮食治疗可以根据病情轻重分为Ⅰ、Ⅱ、Ⅲ、Ⅳ四个阶段。

1. 溃疡病Ⅰ期饮食治疗

适用于溃疡病急性发作或出血刚停止后。进流质饮食，每天 6～7 餐。每天两次牛奶；若牛奶不习惯或腹部胀气者，用豆浆代替，或加米汤稀释。限用肉汤、鱼汤、鸡汤、浓茶、咖啡、酒，以及含有酒精的饮料等。全天饮食中营养素的供给量标准为：蛋白质 52～65 g、脂肪 40～45 g、碳水化合物 200～300 g、能量 5 858～7 782 kJ（1 400～1 860 kcal）。

2. 溃疡病Ⅱ期饮食治疗

适用于无消化道出血、疼痛较轻、自觉症状缓解、食欲尚可者。宜进厚流质饮食或细软易消化的少渣半流质软食，如鸡蛋粥、肉泥碎烂面条等，每天 6 餐，每餐主食 50 g；加餐可用牛奶、蛋花汤等。禁食碎菜和含渣较多的食物。每天营养素供给量为：蛋白质 78～91 g、脂肪 78～91 g、碳水化合物 200～300 g、能量 7 531～10 042 kJ（1 800～2 400 kcal）。

3. 溃疡病Ⅲ期饮食治疗

适用于病情稳定、自觉症状明显减轻或基本消失者。饮食仍以细软易消化的半流质饮食为主。每天 6 餐，每餐主食不超过 100 g，仍禁食含食物纤维较多的蔬菜，避免过咸等。

4. 溃疡病Ⅳ期饮食治疗

适用于病情稳定、溃疡基本愈合并逐渐康复的病人。本饮食为食物细软、清淡少油腻、弱刺激、营养全面易消化的抗溃疡病饮食。主食不限量，除 3 餐外另增加两餐点心。除溃疡前三期可食用的食物外，还可采用一些含纤维少的瓜菜和水果，要切细煮烂或做成泥状。禁用含纤维素多的蔬菜，以及含有挥发油的蔬菜如葱头、生蒜、生葱和小茴香等。成熟的水果如苹果、桃、梨等，主要含单糖、二糖、苹果酸和柠檬酸，并含有可溶性的植物纤维素和果胶，煮熟后更易消化，可以减少对胃的机械性刺激。每天 5 餐。其营养素供给量为：蛋白质 85～95 g、脂肪 85～95 g、碳水化合物 300～350 g，能量 9 623～11 297 kJ（2 300～2 700 kcal）。

（四）消化性溃疡病病人食谱举例

消化性溃疡病病人食谱举例见表 9-3。

表 9-3　消化性溃疡病病人食谱举例

（1）流质食谱举例	（2）少渣半流质食谱举例
7:00 米汤冲蛋	早餐：粥，发糕，肉松
9:00 豆腐脑	加餐：豆腐脑或饼干
11:00 牛奶	中餐：粥，馒头片，红烧鱼块
13:00 藕粉	加餐：牛奶
15:00 菜汁米糊	晚餐：馄饨
17:00 水煮蛋	加餐：牛奶，蛋糕
19:00 牛奶	

（五）有关消化性溃疡病营养治疗中争论的问题

1. 关于温和饮食和自由选择饮食问题

传统的溃疡病膳食要求病人坚持温和饮食，但近来认为温和饮食所要求的无机械性刺激和无化学性刺激，实际上是缺乏充分科学依据的。例如，食物中的纤维经过仔细咀嚼后，唾液大量分泌，唾液中的碳酸氢盐可中和部分胃酸，因此，不仅不会损伤溃疡面，还有一定的防护作用。关于食物的化学性刺激问题，与个人的饮食习惯有很大关系，个体差异较大，事实上，在通常所使用的香料中，只有黑胡椒可使胃黏膜受到损害。因此，对于无并发症的病人，应允许他们自由选择食谱。由于对食物不耐受性的个体差异很大，医生和病人都应弄清疾病复发或症状恶化的食品是哪些，并在病人饮食中予以避免。对于确已证实有刺激胃酸大量分泌的食物，如酒精饮料和咖啡应严格控制。

2. 关于少食多餐和通常有规律性进餐问题

鉴于食物能缓冲胃酸，并能暂时减轻溃疡的疼痛，所以传统膳食要求病人采用少食多餐的进餐方式。食物虽然有缓冲胃酸的作用，但也能刺激胃酸分泌。典型的十二指肠溃疡病人对食物刺激的胃酸分泌反应更为强烈，在进食数小时后会出现“酸分泌反跳”现象。因此，对典型的消化性溃疡病人，与平常一样，采用有规律的进餐方式更有利。并适当给予抗酸剂或 H_2 受体阻滞剂药物。

（沈秀华　蔡美琴）

第三节　腹　　泻

腹泻是许多疾病的症状，腹泻时肠蠕动加快，食物通过胃肠道时间缩短，水的重吸收减少，致使大便稀溏，排便次数增加。根据腹泻的病理生理机制，腹泻可分四类：①肠腔内渗透压增加，超过血浆渗透压，引起高渗性腹泻；②吸收功能障碍引起的吸收障碍性腹泻；③肠分泌增多引起的分泌性腹泻；④肠运动功能失调，蠕动亢进，引起运动性腹泻。有些腹泻的发生机制往往是综合性因素引起的，即有肠吸收障碍，又有肠分泌增多。

根据病程长短，腹泻可分急性腹泻和慢性腹泻两种。急性腹泻多为细菌或病毒感染、饮食不当、食物中毒、食物过敏等引起。病程持续两个月以上的称慢性腹泻，多数是由于肠的功能性（由于刺激或应激）或器质性（由于肠道损害）病变，一部分与全身性疾病有关。如慢性炎症性肠病（溃疡性结肠炎和克隆病）、肠结核、肠道乳酶缺乏和慢性胰腺炎等均可引起慢性腹泻。

在腹泻中最常见的是消化不良的原因引起的。消化不良一般可分为三种：①发酵性消化不良：肠道内嗜酸性细菌增多，肠腔内碳水化合物食物或发酵食物增多，如白薯、马铃薯、大豆、葱头等，超过肠所能负担时，便引起腹泻；②腐败性消化不良：蛋白质食物消化障碍，因病人缺乏胃酸，肠内腐败作用增强，有时对蛋白质丰富的食物咀嚼不充分、吃饭过快等都可引起腹泻；③脂肪性消化不良：由于脂肪消化受到障碍，食物通过过快，胰液和胆汁进入肠内受阻。

食物中的营养物质大部分需经肠道消化和吸收，以维持机体的新陈代谢和生命活动。腹泻影响了营养素的消化和吸收，急性腹泻常可并发脱水、酸中毒和休克。长期慢性腹泻可引起严重的营养缺乏和水、电解质平衡失调。

饮食营养治疗的目的是预防并纠正水和电解质平衡失调、防止或减轻脱水、保证营养素供给、改变大便的稠度、使胃肠道休息。

（一）急性腹泻治疗原则

急性水泻期间禁食 24 h，使肠道完全休息；脱水过多时需静脉注射补液，补充水和电解质。不需禁食者也可口服补液。进而给予清淡流质饮食，如米汤，薄面汤，果汁等，但宜以咸味为主，且早期应禁食牛乳（有些病人对牛奶不适应，服牛奶后常加重腹泻）、蔗糖等易产气的流质。此后逐渐供给低脂少渣半流质饮食，如面条、粥、馒头、烂米饭等，但宜少食多餐，以利于消化。此时可选用各类果汁、蔬菜汁来补充维生素，但应适当限制含食物纤维较多的蔬菜、水果等食物。以后可逐渐过渡到普食。

适当选用含有鞣酸的食物，如红茶、苹果（去皮）、石榴（去仁）等。因鞣酸有收敛作用，能在肠黏膜表面结合蛋白质形成保护膜，减轻有害物质对神经末梢的刺激，抑制肠蠕动，有助于止泻。

饮食应禁酒，忌食肥肉、坚硬和含粗纤维较多的蔬菜、生冷瓜果、油脂多的点心、冷饮等。

（二）慢性腹泻治疗原则

首先要积极寻找病因，治疗原发病。营养方面应注意如下几方面。

1. 低脂少渣饮食

每天脂肪供应 40 g 左右，过多不仅会加重消化道负担，而且其润滑作用可加剧腹泻。植物油也应限制。烹调方式采用蒸、煮、烧为主，禁用油炸、爆炒、滑溜等。可选用瘦肉、鸡、鱼、虾、豆制品等。多渣蔬菜如青菜、菠菜、豆芽菜可增加粪量，增加肠蠕动，故应尽量选用少渣饮食如面条、粥、烂饭。

2. 高蛋白、高热量

慢性腹泻病程长，影响消化、吸收，容易引起体内热量和营养素缺乏，导致消瘦和体质下降，不利康复，故应给予高热量、高蛋白的饮食。瘦肉、鱼、禽蛋和豆制品等蛋白含量高，又是低脂少渣饮食，是提供蛋白质的佳品。面条、粥、软饭等主食中的碳水化合物也是很好的热量来源。

3. 补充充足的维生素、矿物质

可选用菜汤、果汁和苹果等。

4. 饮食禁忌

忌食粗粮，生冷瓜果，凉拌菜，含粗纤维多的韭菜、芹菜、榨菜等；对于乳糖不耐受所引起的渗透性腹泻，要去掉饮食中乳糖或加用乳糖酶；对吸收不良综合征所引起的脂肪泻，需避免脂肪摄入；牛奶不宜选用；忌食易产气食物如豆类、萝卜、番薯、南瓜等，坚硬不易消化的肉类如火腿、香肠、腊肉等，刺激性食物如辣椒、烈酒、芥末、辣椒等。

（三）腹泻食谱举例

腹泻病人食谱举例见表 9-4。

表 9-4　腹泻病人食谱举例

(1) 急性腹泻流质食谱举例	(2) 慢性腹泻少渣低脂半流质食谱举例
早餐:咸米汤	早餐:粥,煮鸡蛋
加餐:红枣汤	加餐:甜牛奶,饼干
午餐:水煮蛋	中餐:粥,花椰菜鸡末
加餐:豆腐脑	加餐:菜末面片,果汁
晚餐:面片汤	晚餐:粥,清蒸鱼块,豆腐羹
加餐:薄藕粉	

（沈秀华　蔡美琴）

第四节　便　　秘

便秘是一种常见症状,当粪便在肠道停留时间过长,所含水分被吸收,粪便干硬不易排出,正常排便频率消失时称为便秘。通常食物通过胃肠道,消化、吸收后,所剩余的残渣在24～48 h后排出,若排便间隔超过48 h,可视为便秘。

(一) 便秘的临床分型和原因

便秘在临床上可分为三种类型。

1. 弛缓性便秘(无力性便秘)

此型便秘最常见于老年人、肥胖者、妊娠妇女、久病体弱者。产生原因是排便动力缺乏(即包括排便所涉及的肌肉松弛、肠蠕动减弱)所致,如饮食中长期缺乏食物纤维和维生素B_1、进食量少,不能形成足量粪便刺激肠蠕动;饮水不足、食物中缺乏适量脂肪、长期坐位工作、缺乏运动,滥用药物如泻药、麻醉药、镇静药等也可引起便秘。

2. 痉挛性便秘

由于肠蠕动过度所引起,如使用泻剂、调味品、吸烟过多,过量摄入粗糙食物、饮用浓茶、咖啡和酒精,使自主(植物)神经过度兴奋,肠道肌肉痉挛而致。

3. 梗阻性便秘

由各种病因所致肠梗阻引起。

饮食中缺少足够的纤维素是引起便秘的重要原因。大肠的主要功能是吸收水分和储存食物残渣,形成粪便排出。食物残渣主要是未消化的植物性食物如蔬菜、水果和谷类。残渣中纤维素通过结肠时,像海绵一样吸收水分,增加粪便容量,而使粪便容易通过结肠排出体外。因此,长期饮食内纤维素不足将会导致便秘。另外,维生素B_1缺乏时,影响神经传导,胃肠蠕动慢,也可引起便秘。

(二) 饮食治疗

应针对不同类型的便秘,选用相应的适当饮食,并养成良好定时排便的习惯,适当增加体力活动。

1. 弛缓性便秘(无力性便秘)的饮食治疗原则

(1) 采用增加粪便量和刺激肠道,促进肠蠕动的方法:可选用高纤维(包括可溶性和不可溶性纤维)食物如粗粮、带皮水果、蔬菜等,刺激肠道,促进胃肠蠕动,增强排便能力。

(2) 多饮水和饮料:早餐前饮一杯冷开水或温凉淡盐水,使肠道保持足够的水分,有利粪便排出。

(3) 多食用含B族维生素丰富的食物:如粗粮、酵母、豆类及其制品等,可促进消化液分泌,维持和促进肠道蠕动,有利于排便。

(4) 多食番薯、萝卜、洋葱、蒜苗等产气食物:促进肠蠕动加快,有利于排便。饮料中加入蜂蜜、饴糖、果汁、蔗糖、乳糖等,都是能在肠内发酵的物质,可使肠蠕动亢进,有利通便。其中乳糖比蔗糖有更强的催便作用。对于乳幼儿的便秘,可用5%稀释蜂蜜液,或含2%~10%乳糖的米糊,1天2次,每次给予5~10 g。

(5) 可增加进食高脂肪食物:如选用花生、芝麻、核桃和各类植物油能直接润肠,且它们的分解产物脂肪酸有刺激肠蠕动的作用,每天总量可达100 g。也可供给润肠道通便的香蕉、蜂蜜、银耳等食物。

(6) 禁食辣椒、姜、酒、糯米、薯蓣(山药)、芡实等不利于排便食物。

2. 痉挛性便秘的饮食治疗原则

需减少对肠道的刺激,因此,可选用无粗纤维的低渣半流质饮食,禁食蔬菜和水果,待病情缓解后改为低渣软饭。适当增加脂肪,但不宜过多,每天应少于100 g。

上述两类便秘均可多饮水以利通便,但禁忌烟酒、辛辣食物、浓茶、咖啡,特别是从中医角度诊断为燥热内结所致便秘更应忌食此类食物。

3. 梗阻性便秘的饮食治疗原则

着重治疗原发病,去除梗阻因素。若为不完全梗阻,可考虑给予清流质。饮食治疗只能提供营养,并最低限度地降低食物残渣。以胃肠外营养为供给热量和营养素的主要方式。

(三) 便秘的食谱举例

便秘的食谱举例见表9-5。

表9-5 便秘病人食谱举例

(1) 高纤维多脂肪治便秘食谱举例	(2) 痉挛性便秘少渣半流质食谱举例
早餐:粥,烙饼,茭白炒蛋	早餐:粥,肉松,豆腐干
加餐:牛奶	加餐:牛奶
中餐:米饭,洋葱炒牛肉丝,菜心肉丝汤	中餐:肉末鸡蛋面条
加餐:果汁	加餐:藕粉
晚餐:米饭,芹菜炒肉丝,苋菜香菇汤	晚餐:粥,鸡茸蒸鸡蛋

(沈秀华　蔡美琴)

第十章　肝胆胰疾病

肝胆胰脏器是体内物质代谢最活跃的器官，参与糖类（碳水化合物）、脂类、蛋白质、维生素、矿物质等的新陈代谢。例如：肝脏的主要功能：①参与糖原的合成、异生和分解；②参与脂肪、胆固醇、磷脂、脂蛋白的合成和分解；③参与清（白）蛋白、球蛋白、纤维蛋白原、肝素的合成，氨基酸脱羧转化，尿素的形成；④使铜、铁等无机盐辅酶化，脂溶性维生素A、维生素D、维生素E、维生素K和B族维生素等均在肝脏储存；⑤产生胆汁、胆盐排入肠内，促进蛋白质、脂肪的消化吸收。胆囊有浓缩和储存来自肝脏胆汁的功能。胰腺是脂肪酶的主要生产场所，胰岛的β细胞还可分泌胰岛素以参与人体血糖的调节。所以，肝胆胰脏器在保持人体健康中起着十分重要的作用。

合理的营养是维持肝胆胰脏器正常结构和功能的物质基础，结构完善、功能健全的肝胆胰脏器又是发挥营养效能的必要条件，在肝胆胰脏器疾病的防治措施中，营养治疗具有特殊的意义。

第一节　病毒性肝炎

病毒性肝炎是由肝炎病毒引起的、以肝实质细胞变性坏死为主要病变的传染病。病理变化以肝细胞的炎症、变性、坏死为主。主要症状是乏力、食欲减退、厌油腻、肝区不适、腹胀等。病毒性肝炎根据病程长短分急性肝炎（病程不超过半年）和慢性肝炎（病程在半年以上）。

（一）病毒性肝炎的新陈代谢改变

病毒可引起肝细胞损害，导致营养素的新陈代谢紊乱。

1. 碳水化合物代谢障碍

由于肝糖原合成减少，加上病人进食少而处于饥饿状态，易出现低血糖；还由于肝脏将乳酸转变为糖原的功能减弱，易引起乳酸在体内蓄积，病人感到四肢酸痛，重者可出现酸中毒。

2. 蛋白质代谢障碍

肝细胞合成蛋白质障碍，进而导致血浆清（白）蛋白水平下降；凝血酶原和纤维蛋白原等多种凝血因子合成障碍，重症者可发生皮肤和黏膜出血不止；肝内鸟氨酸循环受影响，尿素合成能力下降，使血氨水平增高。

3. 脂肪代谢障碍

由于肝脏受损，进入肝内的各种脂肪转变为血浆中磷脂、胆固醇、胆固醇脂与脂蛋白的合成过程也就发生障碍，脂肪不能释出肝脏以供人体组织利用，因此，脂肪就淤积于肝内而形成脂肪肝，进而肝内结缔组织增生而导致肝硬化。

4. 维生素和矿物质代谢障碍

维生素与肝脏的关系密切。如肝内有胡萝卜素酶，可使胡萝卜素转变成维生素 A。95%的维生素 A 和大量维生素 D 储存于肝内，B 族维生素，维生素 C、维生素 E、维生素 K 亦大量储藏在肝内，维生素 B 族在肝内形成辅酶而参与新陈代谢，维生素 C 能促使肝糖原形成、保护肝内酶系统、增加肝细胞抵抗力和促进肝细胞再生。此外，矿物质如铁和铜在肝内储存亦甚多。因此，肝细胞受损后，上述维生素和矿物质代谢均受影响。

由于许多药物需要在肝中代谢，而病变肝脏对其解毒能力下降，肝细胞反受其害，因此，肝炎治疗多主张慎用药、少用药，而适当休息和营养治疗为肝炎治疗的重要措施。

(二) 病毒性肝炎的营养治疗

营养治疗的目的是避免加重肝脏的负担和损伤，同时给予充分营养以保护肝脏、促进肝脏细胞的再生和功能的恢复。

急性肝炎初期或慢性肝炎进展性恶化时，病人常出现厌食、纳差、脂肪吸收障碍，此时不可强迫进食。食物供应宜量少、质精、易消化，尽可能照顾病人口味，并注意其吸收利用情况。如进食过少，可通过静脉补液提供必需营养素，满足病人的生理需要。

慢性肝炎和急性肝炎恢复期病人基本是采用平衡膳食，其基本原则包括如下几方面。

1. 供应合适的能量

给予肝炎病人充足的能量，可以保证肝脏对能量的需要，补充发病后的能量消耗，也减少了蛋白质的消耗，有利于组织蛋白的合成，增强体力，恢复健康。但过多的能量，对肝炎病人也是不利的。因为高能量容易引起肥胖，肥胖常常是肝炎病人发展为脂肪肝的主要原因。国外曾报道以高能量膳食治疗肝炎，每天给予 16 736～20 920 kJ(4 000～5 000 kcal)热量，结果 1/2 的急性肝炎和 1/3 的慢性肝炎病人发生脂肪肝。临床上观察到有些肝炎病人，在发病早期恢复顺利，但由于供给能量过高，往往在体重增加的情况下，肝脏肿大，肝功能恶化，有脂肪肝倾向。因此，肝炎病人的能量供给应尽量保持平衡，维持理想体重。一般成人每天以 8 368～10 460 kJ(2 000～2 500 kcal)为宜，并结合病人的具体情况作相应的能量摄入调整。

2. 供给足量优质蛋白质

肝脏是蛋白质代谢的主要场所，一方面肝脏本身蛋白质含量很高，约占肝重量的 1/2，更新又快；另一方面肝脏是蛋白质合成和分解的主要场所，能合成清(白)蛋白、转铁蛋白等多种血浆蛋白和凝血因子，因此，蛋白质是肝细胞再生、肝功能恢复所需要的主要原料。肝病时，酶量减少，活性降低，使蛋白质的消化、吸收出现障碍，加之肝细胞变性、坏死，蛋白质损耗加大，转化受阻，其合成减少，分解加强，易出现负氮平衡。供给足量优质蛋白质有利于肝的修复和再生，弥补因肝功能差造成的蛋白质利用不足，也有利于纠正负氮平衡，同时增加甲硫氨酸(蛋氨酸)和胆碱等趋脂物质，可防止脂肪肝的产生。对于肝炎病人，蛋白质的供给量应相对高于健康人。国外有报道，黄疸性肝炎病人给予蛋白质较高的膳食，分每千克体重 1 g、1.5 g、2 g 三组，经 10～12 周观察，肝细胞浆疏松程度的恢复以 2 g 为最佳，从而提出肝炎饮食营养治疗时，蛋白质供应标准为每千克体重每天 2 g 或占总热量 15%～16%，并且必需氨基酸供应量的比例要恰当。国内有人研究认为，在肝炎急性发作期，胃肠道有炎症，每天每千克体重给1 g蛋白质已足够，过多则加重消化系统负担。需等黄疸出现后15天至1个月才可逐渐增加蛋白质，以修复被破坏的肝细胞，同时还有助于防止肝细胞的脂肪浸润。但过量蛋白质摄入也会加重肝肾负担。慢性肝炎病人蛋白质的供应量应占总热量的15%，并以质优、量足、产氨少的蛋白质为主。采用高蛋白饮食治疗肝炎时，蛋白质代谢过程产生大量废物，增加肝、肾负担。如超出肝脏的解毒能力，可使血氨升高，成为肝昏迷的潜在诱因。

对食物，应选择富含必需氨基酸，且种类齐全的，特别要多供给鱼、虾、鸭、去皮鸡肉、牛奶、大豆、玉米、小米、糯米、花椰菜、小红枣等支链氨基酸多的食物；要少吃带皮鸡肉、猪肉、牛肉、羊肉、兔肉等含芳香族氨基酸多的食物。甲硫氨酸(蛋氨酸)、胆碱、卵磷脂称为抗脂肪肝物质，因此，每天供给适量的动物性蛋白和甲硫氨酸(蛋氨酸)食物，如瘦肉、蛋、鱼、豆类及其制品等。

3. 供应适量的碳水化合物

肝病时易出现低血糖和乳酸堆积情况。因为糖原储存减少，病人食欲差，摄食减少，常出现无力、面色苍白、心悸、出虚汗等低血糖症状。正常人肌肉运动产生的乳酸可以在肝脏转化成葡萄糖入血，若肝病时，这一过程受阻，则乳酸在体内堆积，因而病人出现乏力、肌肉酸痛，重者可出现酸中毒。

碳水化合物有节约蛋白质的作用，并能增加肝糖原储备，对维持肝微粒体酶的活性、增强肝细胞对毒素的抵抗力有十分重要的意义。每天供应量应占总热量的60%～70%为宜。碳水化合物来源主要从米、面、谷类食物中摄取，若病人食欲过分减退，仅能进食流质或半流质，而影响碳水化合物摄入量，此时则可在主食外适当补充些葡萄糖、麦芽糖、蔗糖和蜂蜜，必要时还可静脉注射葡萄糖，以补充糖源不足。根据肝炎病人的全身情况，按病情发展的不同时期给予的糖是不同的。急性肝炎恢复期或慢性肝炎病人，如进食过多的糖，一方面会妨碍胃肠道酶的分泌而影响食欲，发酵后又可加重胃肠胀气，另一方面过多的糖在体内氧化产生热量容易加速脂肪储存，促使病人体重增大，引起肥胖，不利于肝炎治疗和恢复，且可能发展为脂肪肝。故对急性肝炎恢复期或慢性肝炎病人，碳水化合物的供给不能过高，不需在饮食之外加服过多的葡萄糖、果糖、蔗糖。

4. 不必过分限制脂类

脂肪代谢在肝脏中进行，如脂蛋白的合成、脂肪酸的氧化和酮体的生成。脂类也是肝脏修复所必需的物质，脂肪又是脂溶性维生素的溶解和携带者，缺乏脂肪就限制维生素A、维生素D、维生素E和维生素K的供应。对慢性肝炎病人，不应特别限制脂肪用量。肝炎病人供给脂肪可刺激胆汁分泌、促进脂溶性维生素吸收、提供必需脂肪酸，而必需脂肪酸的作用之一是参与磷脂的合成，使脂肪从肝脏顺利运出，故对预防脂肪肝的形成有利。某些必需脂肪酸，如亚油酸对受损肝细胞的修复和新生肝组织的生长是一种必需的原料。故在肝炎膳食中过分“忌油”、限制脂肪的摄入量对肝病的恢复是不利的。一般情况下每天供给50～60 g脂肪(包括烹调用油和食物本身所含的脂肪都计算在内)。当然脂肪供给量要因人、因病情而异：急性期病人，一般都厌油腻，脂肪摄入量很少；恢复期病人，肝功能趋向正常，食欲好转，脂肪供给量可占总热量的20%～25%，以本人能够耐受，又不影响其消化功能为度。脂肪的供给宜采用易消化的植物油，因为即使是病变的肝脏，仍能对植物油进行正常代谢。胆固醇高的食物，如猪油、动物内脏、蛋黄、乌贼鱼、贝类等应予限制，目的在于减轻肝脏的负担，改善胆固醇的代谢障碍。

5. 补充足够的维生素

维生素对肝细胞的解毒、再生和提高免疫力等方面有特殊意义；一些抗氧化营养素如维生素E、维生素A、维生素C等有保护肝脏免受损伤的作用。用维生素K、维生素C、维生素E与药物协同作用可快速降低转氨酶，注射维生素K_3可减轻肝炎的肝区疼痛，维生素K可降低血清胆红素和胆固醇、缓解黄疸病人的皮肤瘙痒症状。除给病人提供富含维生素的膳食外，还应适时、适量供给维生素制剂。应注意，脂溶性维生素供给过量，也会引起蓄积中毒现象。

(1) B族维生素：肝脏含维生素B_1最丰富，约十倍于其他肌肉组织的含量，以磷酸硫胺素的形式进行各种新陈代谢活动。肝脏受损伤时，氧化磷酸化受阻、食欲下降、外源供应减少、吸收障碍，如再大量摄入葡萄糖，则维生素B_1的消耗更多。除选食含维生素B_1较多的全麦、花生、豆芽、新鲜蔬菜、水果外，必要时可增服合成制剂。肝含维生素B_6也较多，它是氨基酸代谢的辅酶，有转氨作用，并能促进脂肪代谢。

(2) 维生素A：肝储存的维生素A占体内总量的90%，当机体组织需要时，肝脏释放维生素A入血液，保持一定浓度。肝炎病人肠道吸收维生素A缓慢，而肝储存的维生素A则移向肝脏本身受损组织，以致释出减少，失去调节血浆维生素A浓度的功能。富含维生素A的食物，主要为胡萝卜、深绿色菜叶、牛奶、蛋黄和肝脏。近年来有用鱼肝油协助治疗肝炎的，因鱼肝油富含维生素A和维生素E，对促使黄疸的消退有一定效果。

(3) 维生素C：是参与机体生理氧化还原的重要物质，并与肝糖原的合成分解有关。肝炎病人对维生素C的需要量增加，而存量却减少，故需及时补充。有研究认为，维生素C对于传染性肝炎有类似抗菌素的作用，对肝炎治疗具有特别意义。其主要来源为新鲜蔬菜。

6. 供应丰富的膳食纤维和水分

食物纤维，有刺激胃肠蠕动，引起胃液分泌功能，有利于消化、吸收和排泄。肝炎病人，如未发现腹水或水肿，应进食大量含纤维素的煮软蔬菜和每天总进水为1 500～2 000 ml。

7. 培养良好的饮食习惯

少食多餐，每天4～5餐；定时定量；食物应清淡、可口、易消化；原料必须新鲜；严禁暴饮暴食；酒精有损肝细胞，应戒酒。

8. 饮食禁忌和相宜

忌食肉汤，因肉汤含较多脂肪和蛋白质的水解物，如嘌呤、肽等，可刺激胃液分泌，增加心、肝、肾脏的负担。

禁食煎炸食物。高温油产生丙烯醛，可损害肝实质细胞，刺激胆囊、胆管引起痉挛性收缩。

宜食煮、蒸后去汤的瘦肉，先少量后逐渐增加。

宜食水果，补充无机盐和可溶性果胶。

（沈秀华　蔡美琴）

第二节 脂 肪 肝

肝脏是脂类合成代谢和分解代谢的中心器官，但它不大储存脂肪。正常人肝脏脂类总量约占肝湿重的5％，其中磷脂占50％，三酰甘油（甘油三酯）和非酯化（游离）脂肪酸各占20％，胆固醇仅占少量。当肝内脂肪分解和合成失去平衡，或脂肪运出障碍（因脂蛋白合成减少或释放障碍导致），三酰甘油便会在肝内积聚。当脂类在肝内蓄积超过肝重的5％，或50％以上的肝实质脂肪化时称为脂肪肝。据日本、美国等国学者统计，脂肪肝的发病率在10％左右。脂肪肝的病因多样，但与饮食的关系相当密切。

在中国脂肪肝以肥胖、糖尿病、高脂血症、肝炎而引起的较多，其他类型的如乙醇性脂肪肝、妊娠急性脂肪肝、药物中毒和营养不良性脂肪肝则相对少见。其临床表现随原发病而异。大多病人无自觉症状，常在体检或冠心病、胆石症等其他疾病就诊时发现。部分病例有食欲不振、乏力、腹部不适等，肝脏常呈轻度肿大。重症病例可有血浆蛋白过低，电解质紊乱，出现水肿和腹水。进一步恶化可以发生肝细胞坏死、纤维性变和肝硬化。

（一）促进脂肪肝形成的有关饮食营养因素

1. 进入肝脏的脂肪酸过多，高脂膳食是脂肪肝患病率升高的原因之一

肝脏是脂代谢的主要场所，长期高脂膳食，外源性脂肪吸收增加，出现高脂血症，肝脏摄取脂肪和酯化作用就会增强。而载脂蛋白-β(Apo-β)与磷脂的合作相对减少，三酰甘油合成超过其转运而在肝内沉积下来。

2. 肝内形成的三酰甘油增多或氧化减少

长期高糖膳食或输注糖液而又缺少适当体力活动时，摄取的糖在满足糖原合成后，其代谢生成的三碳化合物被肝细胞摄取转化为脂肪酸，而后酯化为大量的三酰甘油沉积在肝内。

3. 药物

由于长期服用肾上腺皮质激素等药物，促进体内储存的脂肪水解与非酯化（游离）脂肪酸进入肝脏。

4. 脂蛋白合成障碍

肝脏磷脂合成减少、膳食中必需脂肪酸供给不足或氨基酸摄入不平衡时，则会出现脂蛋白合成障碍，也会导致脂肪在肝脏沉积。脂肪的运输依赖于脂蛋白，脂蛋白在肝内合成，卵磷脂是合成脂蛋白的重要原料，当卵磷脂不足时，或当脂蛋白合成减少或释放障碍，致使脂蛋白短缺，不能将脂肪运出肝脏形成脂肪肝。

（二）脂肪肝的饮食营养治疗

脂肪肝的饮食营养治疗以针对病因治疗为主，并注意调整膳食结构、减轻体重和适当增加体力活动。营养治疗目的在于控制脂肪和糖的摄入量，阻止脂肪肝发展和恶化。

其营养治疗原则是：

1. 控制过多热量摄入

热量供应不宜太高，以免体重增加。对有肥胖或超重者要控制或减轻体重。对热量的控制不能骤然剧减，以免病人不适应，过度限制饮食会导致脂肪性肝炎和肝纤维化，并

有高尿酸血症和酮症等不良后果。正常体形者宜 125.52 kJ(30 kcal)kg/体重；肥胖者宜 83.68～104.60 kJ(20～25 kcal)kg/体重。体重下降有利于肝功能恢复。腹部皮下脂肪的厚度可以作为预测脂肪肝的良好指标。

2. 适当提高蛋白质量

适当补充蛋白质对治疗脂肪肝有很大意义，可以使脂肪转变为脂蛋白，有利于将脂肪顺利运出肝脏，防止脂肪在肝内淤积。同时使血浆清(白)蛋白升高，纠正重症病人的血浆清(白)蛋白值过低，防止水肿和腹水。对脂肪肝病人来说，蛋白质是主要的营养素。因此，供给病人蛋白质 1.5～2 g/kg/体重，蛋白质中许多氨基酸如甲硫氨酸(蛋氨酸)、胱氨酸、色氨酸、苏氨酸和赖氨酸还具有抗脂肪肝作用。

3. 减少碳水化合物和甜食的摄入

少摄入精制碳水化合物、蜂蜜、果汁、果酱、蜜饯等甜食和甜点心，以避免过多的碳水化合物转变为脂肪。

4. 控制脂肪和胆固醇

植物油不含胆固醇，所含谷固醇或豆固醇和必需脂肪酸，可以阻止或消除肝细胞的脂肪变性。

5. 其他营养素和注意事项

(1) 补充维生素、矿物质和食物纤维，对肝脏功能明显障碍、伴有腹水或水肿者应限制钠盐的摄入。

(2) 饮食不宜过分精细，主食应粗细杂粮搭配，多用蔬菜、水果和藻类，以保证摄入足够数量的食物纤维。

(3) 膳食安排应按标准体重计算热能需要量，主食减量，鱼、肉、蛋、豆制品适当增加；脂肪少量；适量蔬菜、水果；禁酒。每天定时适量运动，以消耗能量，减轻体重。

对肥胖病人应注意减少钠盐摄入量(2～3 g/d)，不过量饮水；每餐保证有 200 g 有色蔬菜和水果；饭后不宜马上坐或躺；采用多运动加饮食控制的方法缓慢减轻体重。

(三) 脂肪肝病人食谱举例

脂肪肝宜低糖类、脂类和软饭，食谱举例见表 10-1。

表 10-1　脂肪肝低糖低脂软饭食谱

餐　别	食　物　名　称
早餐	大米粥(大米 50 g)1 碗，馒头 1 个(富强粉 50 g)，煮鸡蛋 2 个(白皮鸡蛋净重 96 g)，炒萝卜丝(萝卜 100 g，盐 0.5 g)
午餐	清蒸鱼(鱼 250 g，食盐 1.5 g，香油 2 g)，西红柿豆腐汤(西红柿 75 g，豆腐 50 g，瘦肉片 25 g，香油 3 g)，大米饭(大米 100 g)1 碗
晚餐	炒猪肝加胡萝卜和黄瓜(猪肝 100 g，胡萝卜 50 g，黄瓜 50 g，花生油 10 g)，花卷 2 个(富强粉 100 g)，白菜虾皮汤(大白菜 100 g，干虾皮 5 g，花生油 3 g，食盐 0.5 g)

绝大多数慢性脂肪肝预后良好，通过对戒酒、逐步减轻体重、治疗糖尿病和脂质代谢紊乱、避免肝毒性药物和化学物质等病因的治疗，大多数脂肪肝病人可以逆转。均衡营养可以预防脂肪肝和脂肪肝有关的慢性疾病，如肥胖、糖尿病、高脂血症、动脉粥样硬化、高血压等的发生，也是改善肝内脂肪沉积、加强机体抗氧化能力的主要手段之一。

(沈秀华　蔡美琴)

第三节　肝　硬　化

肝硬化(liver cirrhosis)是由于肝细胞慢性退化变性、肝细胞周围组织增生引起。临床上表现为多系统受累,以肝功能损害和门脉高压为主要表现,并有脾功能亢进、胃底静脉曲张、轻度或中度黄疸,75%以上的病人晚期出现腹水,并有出血倾向和凝血缺陷。早期的肝硬化属肝功能代偿期,以恶心呕吐、消化不良、右上腹痛、大便不成形等症状为主,病情继续发展则出现水肿、黄疸、发热、食管静脉曲张、消化道出血、明显营养不良,晚期的肝硬化常出现消化道出血、肝性昏迷、继发感染等严重并发症。本病除了对腹水和上消化道出血、肝性脑病、自发性腹膜炎等一些并发症采取对症治疗外,并无特效的治愈性治疗,主要通过合理营养和适当休息等缓解病情,延长其肝功能代偿期,防止病情恶化。

(一)使肝硬化有关的饮食营养因素

1. 酒精

每天摄入酒精 40～80 ml,10 年后就有可能发生肝硬化。若长期大量摄入酒精,将会影响肝脏对脂肪的正常代谢,从而使脂肪在肝内蓄积而形成脂肪肝,最终导致肝硬化。这是因为,酒精只是一种纯热量的物质,大量的酒精摄入会导致高热量的摄入[1 g 酒精热量为 29.71 kJ(7.1 kcal)]。但酒精与其他能源物质不同,它不能储存于体内,当它进入体内后,必须迅速地被代谢处理。而摄入的酒精中,90%～95%均在肝内被氧化,其结果就会影响肝脏对其他营养素特别是蛋白质和脂肪的代谢,致使这些营养物质储存于肝内,引起大量脂肪在肝内积聚,形成脂肪肝,日积月累,逐渐使有活力的肝组织被无活力的纤维组织所取代,最终形成肝硬化。

2. 营养失调

动物实验证明,若食物中长期缺乏蛋白质、维生素 B 族、维生素 E 和抗脂肪因子(主要是胆碱)等就会导致脂肪肝、肝细胞坏死,乃至肝硬变。亦有人认为长期营养失调,降低肝对某些毒性物质的抵抗力,肝脏在毒性物质作用下细胞坏死,最终发展为肝硬化。

3. 肝硬化时的代谢障碍

肝硬化可引起蛋白质、碳水化合物、脂类与胆汁酸和电解质的代谢障碍,出现蛋白质合成障碍、凝血障碍、氨基酸代谢紊乱,血浆中支链氨基酸(BCAA)(亮氨酸、异亮氨酸、缬氨酸)的水平通常低于正常,而芳香族氨基酸的浓度明显增高。血浆中的 BCAA 与芳香族氨基酸(亮氨酸＋异亮氨酸/苯丙氨酸＋酪氨酸)的比值曾被用来指导这类病人的临床治疗。肝脏是清蛋白合成场所,每天肝脏合成清蛋白约 11～14 g,由于肝硬化病人消化吸收不良,蛋白质的分解代谢大于合成代谢,蛋白质丢失等因素使血浆蛋白明显降低,从而出现负氮平衡和蛋白质-热量营养不良。由于肝硬化并发胰腺功能不全、胆盐量减少、肝门脉充血和淋巴循环障碍,故出现脂肪吸收不良、内源性胆固醇合成减少、胆固醇含量减少,以及低钠血症,低钾血症和代谢性碱中毒。

(二)肝硬化病人营养治疗

肝硬化病人营养治疗的目的是增进食欲、改善肝脏功能、提高免疫力、促进肝细胞的再生和修复、改善肝脏的纤维变性的状况、防止脂肪淤滞、纠正营养不良。从而防止病情进一步发展，预防出现并发症。可采用“三高一适量”饮食，即高能量、高蛋白质、高维生素，适量脂肪的饮食。其主要原则是：

1. 高蛋白饮食治疗

高蛋白饮食对于已受损害的肝细胞具有促进修复作用。肝硬化病人肝合成血浆蛋白能力下降，晚期出现腹水又丧失大量蛋白，故常有低蛋白血症，因此充足的蛋白质供应有助于腹水、水肿等症状的改善、免疫力的提高等。按病人的理想体重每天每千克供应 1.5～1.8 g 蛋白质比较稳妥，并保证一定数量的优质蛋白质，蛋白质的供给量以病人能够耐受、足以维持氮平衡、并能促进肝细胞再生而又不致诱发肝性脑病为度。伴有顽固性腹水者，食欲极度减退，必要时可采用要素膳、经肠营养或静脉营养等措施，其特点是支链氨基酸含量高，芳香族氨基酸含量低。但当肝功能严重衰竭出现肝昏迷先兆时，应严格限制蛋白质的摄入量，以免血氨升高，加重病情。

2. 高能量，适量碳水化合物饮食治疗

每天供给碳水化合物 350～500 g。碳水化合物保证肝脏有足够的肝糖原储备，以利于解毒、保肝，并可节省蛋白质，还可补偿消耗，改善营养状态以利康复。可补充一定食物纤维以利胆、通便，但要烹调或加工成细软食物，或选择含膳食纤维量较少的食物如果冻、杏仁豆腐等。

3. 适当控制脂肪的摄入量

每天摄入 40～50 克为宜。过多的脂肪对于胆汁合成和分泌能力下降的肝硬化病人难以消化吸收，且造成肝内脂肪沉积，使肝功能减退。过少的脂肪会影响食物口味，使病人食欲减退，而且中链三酰甘油对肝功能的恢复有促进作用，因此，脂肪供应虽不宜太高，但也不必过分限制。

4. 充足的维生素

补充足量的复合维生素 B、维生素 C、维生素 E、维生素 K 对提高病人抗氧化能力、修复损伤的肝脏细胞有益。肝脏是多种维生素储存和代谢的场所，肝硬化病人的这种储存能力下降，易致维生素缺乏，应予补充。

5. 矿物质

肝硬化病人常有贫血、缺锌，应注意铁和锌的补充。凡有水肿和腹水的病人，应少用食盐和少摄入含钠多的食物，根据限盐或限钠程度，大致可分为“少盐”、“低盐”、“无盐”、“低钠”四种。调整或补充其他电解质，服用排钾利尿剂时应补充钾盐。

6. 培养良好的饮食习惯

少食多餐，食物应细软、易消化。禁忌饮酒。由于肝硬化时肝脏解毒能力差，对含有食物添加剂或含铅的食品，附有残效农药的水果、蔬菜应特别慎用，以免加重肝细胞的损伤。肝硬化病人常有食道与胃底静脉曲张，易破裂引起上消化道出血，宜饮用酥软、易消化的食物，避免一切生、硬、脆和粗糙的食物，如带碎骨的肉类、带刺的鱼类、未煮软的芹菜等，以及辛辣刺激性食品、调味品应尽量少用或不用；不食油炸食品。对有食管静脉曲张者应供应流食、半流食或软食。

（三）脂肪肝病人膳食调配和膳食举例

1. 膳食调配

主食中，谷类除玉米、高粱等粗粮外均可食用。副食中，蛋类除油煎外均可食用，瘦猪肉、牛肉、内脏、乳类、鱼虾类、禽类、豆制品等,以及水果、果汁等均可选用。忌油炸和多油食品,洋葱、韭菜、大豆等易胀气食物,硬壳类如花生、核桃等,刺激性食物如葱、蒜、胡椒、芥末、辣椒等,尤其忌用带鱼刺、鸡骨的菜肴和干燥硬食,以免损伤食道曲张静脉,引起上消化道出血。

2. 膳食举例

早餐:粥,豆沙包,肉松

加餐:牛奶

中餐:米饭,清蒸鲳鱼,炒青菜

加餐:藕粉

晚餐:米饭,白切鸡,番茄蛋汤

中医认为许多食物如鲜鲤鱼、甲鱼、杨桃、赤豆、丝瓜、冬瓜等对治疗肝硬化腹水有效,可用于食疗。

(沈秀华　蔡美琴)

第四节　肝　昏　迷

肝昏迷(hepatic coma)又称肝性脑病,它是由严重肝病引起的以代谢紊乱为基础的中枢神经系统的综合征。临床上以意识障碍和昏迷为主要表现。主要病因为肝硬变、原发性肝癌、重症肝炎、急性肝功能衰竭或慢性肝功能衰竭等。一般认为,产生肝昏迷的病理生理基础是肝功能衰竭,门腔静脉之间有手术分流或自然形成的侧支循环。由于肝功能衰竭,肝细胞解毒作用下降,使肠内毒性分解产物(主要是含氮物质如氨)得不到肝脏有效解毒;又由于门腔静脉之间存在分流,门静脉中的有毒物质可绕过肝脏直接进入体循环而至脑部,毒害神经系统,引起一系列神经精神症状,并进行性发展。肝昏迷的症状为早期轻度精神错乱、口齿不清、行为异常、定向障碍、扑翼样震颤,发展到明显精神错乱、终日昏睡直至昏迷。它是急性肝病和慢性肝病的危重或最终表现。

肝性脑病时体内的代谢紊乱是多方面的。脑病的发生是多种因素综合作用的结果,但蛋白质代谢障碍包括氨、硫醇、假性神经递质的积聚,和氨基酸不平衡,脂肪代谢异常,特别是短链脂肪酸的增多等可能是其主要作用。糖代谢、水和电解质代谢的紊乱,以及缺氧可加重肝性脑病。因此,营养治疗对于预防和控制肝昏迷的发生、发展有十分重要的意义。

营养治疗的目的是控制总能量和蛋白质,减少氨等毒性代谢产物的产生,同时供给机体代谢需要的热量、减轻和防止肝昏迷的发生。

肝昏迷主要的治疗原则和措施。

(一) 严格控制蛋白质摄入的量和质

对昏迷状态的病人应严禁蛋白质的供给,对未昏迷的病人每天供应量应控制在15～50 g之内,根据其病情变化,对蛋白质的耐受程度,逐步调整其蛋白质供应量,既要注意蛋白质对肝脏的影响,又要避免负氮平衡的发生。选用的蛋白质应是量少质优、产氨少的食物。形成氨最少的氨基酸是精氨酸、天冬氨酸、谷氨酸和色氨酸。豆制品不仅产氨少,且富含亮氨酸、异亮氨酸等支链氨基酸，很适合肝昏迷病人选用。其次是植物性蛋白质。病情好转后可适量增加产氨较少的动物蛋白质，如牛奶，肉类、蛋类产氨较高，不宜选用(表 10-2)。

(二) 热量和碳水化合物供应

充足的热量可以满足脑组织能量代谢和其他生理需要，避免发生低血糖而使组织蛋白质分解增加。

每天供给 6 720 kJ(1 600 kcal)热量，以高碳水化合物形式给予，主要由葡萄糖供给。能进食者可选用葡萄糖、米汤、藕粉、果汁、果酱、果冻等；不能进食者可通过静脉或鼻饲输入葡萄糖、维生素、能量合剂、电解质；同时可由脂肪供给一小部分热量。

表 10-2　一些常用食物的产氨量

食物名称	含氮量(g·100 g^{-1})	氨氮/总氮(%)	食物名称	含氮量(g·100 g^{-1})	氨氮/总氮(%)
大米	0.320	0.04	长豇豆	0.160	0.46
面包	0.320	0.94	甜薯	0.288	0.61
玉米屑	0.192	0	洋白菜	0.208	0.82
咸肉	4.864	0.33	胡萝卜	0.176	0.81
鸡肉	3.808	0.45	花椰菜	0.302	1.41
火腿	2.704	0.58	芹菜	0.144	0
汉堡包	3.872	0.26	黄瓜	0.144	3.27
意大利香肠	2.800	3.97	菠菜	0.480	0.20
乳酪	0.576	2.75	青豆	1.008	0.60
牛奶	0.560	0.35	番茄	0.167	2.09
牛奶+奶油(各半)	0.512	2.27	南瓜	0.192	4.28
蛋清	0.744	0.05	马铃薯	0.416	2.33
蛋黄	2.560	0.16	莴苣	0.144	0.55
各式干酪	3.44—4.0	1.75—4.00	扁豆	1.344	0.21
苹果	0.032	0.36	鲜双孢蘑菇	0.304	2.18
香蕉	0.176	0	葱头	0.240	11.20
葡萄柚	0.80	2.07	小萝卜	0.160	2.77
葡萄	0.208	4.20	法式色拉酱	0.096	14.00
桃子	0.064	3.78	人造黄油	0.096	21.96
梨	0.112	2.67	蛋黄酱	0.176	23.33
柠檬汁	0.080	2.90	葡萄酒	0.016	11.20
橘汁	0.112	3.16	明胶	13.096	0.25
葡萄干	0.400	2.37	啤酒	0.048	1.62
花生酱	4.48	1.10	酵母	6.208	0.35

(沈秀华)

第五节　胆囊炎和胆结石

胆囊浓缩和储存物质来自肝脏的胆汁。肝脏每天可分泌 600～1 000 ml 胆汁，胆囊可将其浓缩到 4～10 倍。胆汁成分复杂，主要由水、胆盐、胆固醇和磷脂等组成，其功能为促进脂肪消化和吸收，并能促进脂溶性维生素的吸收。胆囊炎和胆结石是胆道疾病中最为常见的两种，往往互为因果，又常同时存在，故同时叙述。胆绞痛是最常见的症状，痛呈右上腹阵发性疼痛，并向右肩背放射。饱餐或进高脂肪餐、剧烈运动等常可诱发。

胆囊炎是胆囊发生的炎症。急性胆囊炎常由结石引起；慢性胆囊炎可由细菌感染、化学刺激物或结石引起。许多慢性传染病都可引起胆囊炎，胆囊黏膜发生变化，吸收胆汁中物质的能力发生改变，胆汁中的胆固醇、胆色素和其他物质容易发生沉淀，形成胆结石。长期食用高脂肪饮食或饮食中含有较多的胆固醇，容易发生胆石症。胆结石按所含成分可分胆固醇结石和色素性结石。前者以胆固醇为主；后者主要含胆红素钙。两者发病和发病机制各不相同，目前有胆红素或胆固醇代谢障碍、胆道感染、异物核心等理论，但尚不十分清楚。

(一) 胆囊炎的饮食营养治疗

饮食因素与本病的发生、发展和防治有着密切的关系。饮食营养治疗目的是限制脂肪摄入，以避免因胆囊收缩而引起的疼痛。对于肥胖病人，应适当节食以逐步改善超重状态。对于胆石症病人，应纠正因胆道阻塞引起的吸收不良，防止因胆汁分泌减少、胆汁郁积、细菌或霉菌感染、激素作用等引起的胆囊功能减弱。

1. 急性期胆囊炎和胆结石营养治疗

急性发作期应禁食，使胆囊得到充分休息，以缓解疼痛。由静脉补充营养。但可多饮水，在饮料中注意补充钠和钾盐，可有利于治疗疾病。疼痛缓解后，根据病情循序渐进地调配饮食，可给予清淡流质饮食或低脂肪、低胆固醇、高碳水化合物流质，如米汤、藕粉、豆浆等食物。病情好转后可给予低脂半流或低脂少渣软饭饮食。

2. 慢性期胆囊炎和胆结石营养治疗

(1) 控制能量：胆结石多见于肥胖且伴有高血脂的人，因此，对肥胖病人应限制热量的摄入，一般每天给予 8 400 kJ(2 000 kcal)，使体重逐步降低(建议以每周 0.5 kg 的速度进行)，且保持相对稳定，不能操之过急，否则，过度减肥引起脂肪代谢显著改变对本病有不利影响，同时，体重波动和低热量减肥饮食也会增加肥胖人群胆石症的患病危险。当然，能量的供应要视病人具体情况而定，对于消瘦病人应酌量增加，以利康复。

(2) 低脂：

1) 适当限制胆固醇：胆结石的形成与食物胆固醇摄入过多有关。胆固醇在胆汁中是溶解在胆盐和卵磷脂所形成的微胶粒，胆汁酸减少或胆固醇增加，都会导致胆固醇呈过饱和状态而沉淀析出，而致胆固醇结石。因此，适当限制胆固醇摄入对本病的防治颇为重要。对已患胆结石病人，每天的胆固醇供应以低于 300 mg 为宜。限制胆固醇高的食物，如动物内脏、蛋黄、鱼子、松花蛋、蟹黄、肥肉等，可多选用大豆及其制品。

2) 限制脂肪：膳食中饱和脂肪是胆石症的危险因素之一，特别是在男性。每天脂肪摄入量以 30～40 g 为宜，约占总能量的 20%～25%，并应平均分配到三餐中，切忌集中于一餐，高脂肪餐刺激胆囊强烈收缩，常可诱发胆囊炎和胆结石的发作。供应的脂肪中，多不饱和脂肪酸：单不饱和脂肪酸：饱和脂肪酸的比例以 1：1：1 为好，多不饱和脂肪酸摄入过多，可使血胆固醇含量降低，但却使胆石症发病率增高，这可能与多不饱和脂肪酸促进胆固醇排入胆道和肠道有关。

3) 补充卵磷脂：磷脂占胆汁的 25%～35%，胆固醇、胆汁酸和卵磷脂三者保持一定比例，才能使胆固醇保持溶解状态而不致析出沉淀。临床试验表明，每天口服10 g

卵磷脂可增加胆汁溶解胆固醇的能力。此外,卵磷脂能促进脂肪的代谢、分解多余脂肪、防止肥胖。卵磷脂对人体有健脑、降胆固醇等多方面的功能而日益受到人们的重视。

(3) 足量的碳水化合物和食物纤维:低聚糖与胆石的发生呈正相关。胆固醇结石病人血糖值偏高,葡萄糖转化成胆固醇和脂肪酸的过程加强;动物试验也发现,摄入大量蔗糖、果糖等简单碳水化合物可致胆固醇合成亢进。因此,应以吃复杂碳水化合物,如米面、玉米、马铃薯等为宜。

膳食纤维能吸附肠道内胆汁酸,抑制肠内胆固醇的吸收,又能促进肠蠕动,增加胆固醇和胆汁的排泄,有利于本病的防治。建议多选用粗粮、新鲜蔬菜和水果,以及大蒜、洋葱、香菇、木耳等具有降胆固醇作用的食物。

(4) 适量蛋白质:每人每天供应量以每千克(kg)体重 1～1.2 g 为宜,可选用大豆及其制品和低脂肪高蛋白的动物性食品,如鱼、虾、瘦肉、鸡肉、兔肉等。

(5) 供给丰富矿物质和维生素:钙的摄入与胆石发生呈负相关,因为钙能阻止胆盐的结肠重吸收。缺铁被认为是女性胆结石的发病因素,主要基于缺铁导致肝酶系活性改变,增加胆囊中胆汁胆固醇饱和度,并促进胆固醇结晶形成。增加钙、铁、镁、锌、叶酸、维生素 A、维生素 C 等有利于防治胆石症。

(6) 培养良好的饮食习惯:饮食要有规律,避免过饱、过饥,饱餐易致胆囊强烈收缩而引起病人疼痛不适,而饥饿时间过长,胆汁淤积,易发生感染,甚至胆病复发。饮食宜清淡、温热适中、易于消化,以利胆汁排出,避免胃肠胀气。戒酒、忌辛辣刺激性食物。多饮水,每天至少 2 000 ml 以上,以防胆汁淤滞。注意饮食卫生、防治肠道和胆道的细菌感染和寄生虫病(如蛔虫、中华支睾吸虫等)。

(二) 胆囊炎和胆结石病人的膳食安排

1. 急性发作期和手术后

胆囊炎和胆结石病人的以碳水化合物为主的流食,如米汤、果汁冻、藕粉、杏仁茶等;症状缓解可用低脂半流食,如各种粥类、面条、面片、面包、饼干、豆浆、脱脂牛奶,以及少量菜叶、水果、鸡蛋、豆制品等。

2. 缓解期和慢性胆囊炎病人膳食

宜用低脂膳食,脂肪控制在 30～40 g/d,忌用油炸食物、肥肉和动物脂肪,慎用含胆固醇高的食品,如蛋黄、动物内脏,食品制作以炖、卤、拌为主。

(沈秀华　蔡美琴)

第六节　胰　腺　炎

胰腺是人体重要的消化器官之一,为第二大消化腺体,具有内、外分泌功能,所分泌的胰液是最重要的消化液,参与蛋白质、脂肪、碳水化合物消化和代谢。胰腺液中有淀粉酶、蛋白酶、脂肪酶。胰腺是脂肪酶的主要生产场所,脂肪又可刺激胰腺分泌增加,胰腺发生炎症时脂肪代谢严重受阻。胰岛的 β 细胞还可分泌胰岛素,以参与人体血糖的调节。慢性胰腺炎病人，胰岛素分泌减少，伴有糖尿病。胰腺炎是一种胰腺炎症，表现为胰腺与周围组织水肿、细胞渗出和脂肪坏死。

（一）胰腺炎的病因和新陈代谢改变

急性胰腺炎和慢性胰腺炎的病因尚不清楚，可能的原因包括长期酗酒、暴食暴饮、胆道疾病、胆结石、某些药物、外伤、高三酰甘油血症，以及一些感染如病毒感染等。

急性胰腺炎是一种由于胰腺酶消化腺体自身引起的急性炎症。病理变化是胰腺水肿、出血、坏死，严重时可消化周边组织器官，致使坏死并引起腹膜炎。其症状为：中上腹剧烈疼痛、恶心、呕吐、发热、脉快，继而出现腹胀、腹肌紧张，有压痛、反跳痛等腹膜炎症状，严重者可休克，轻者可有便秘或腹泻症状。慢性胰腺炎是指胰腺炎症状反复发作或持续性炎症病变。胰腺纤维化，出现病灶性坏死、腺泡和腺岛消失、消化液和胰岛素的分泌不足。由于脂肪和蛋白质不能消化吸收，而发生脂肪泻，脂溶性维生素和无机盐消化难、吸收差，病人可出现腹胀、厌油、黄疸、腹泻等，并出现糖耐量异常。

胰腺炎时的营养素代谢紊乱，胰腺炎时除由于消化酶不足而影响脂肪和脂溶性维生素的吸收外，急性出血坏死性胰腺炎由于胰岛细胞的破坏、肾上腺皮质激素和儿茶酚胺产生过多而引起血糖升高；再者由于脂肪坏死，血钙与脂肪酸结合形成脂肪酸钙，以及胰高血糖素释放和降钙素的增加而使血钙下降。此外，重症胰腺炎易并发低钾血症。

（二）胰腺炎的饮食营养治疗

饮食不慎是引起胰腺炎发作的重要原因，故饮食营养治疗对胰腺炎的预防和治疗十分重要。治疗目的是，胰腺炎病人由于胰腺分泌减少而造成代谢紊乱，饮食必须避免过多的脂肪和刺激性食物，以利于胰腺的休息：由胰腺炎引起的疼痛部分是与胰腺酶和胆汁的分泌机制有关，营养调控就是要尽可能减少对这些酶的刺激、纠正体液和电解质失调、减轻脂肪痢，以及预防或控制继发性糖尿病营养治疗。

1. *急性胰腺炎的饮食营养治疗*

急性胰腺炎病人开始禁食，通过静脉补充营养物质，进而可用清流质和全流质补给，逐渐再改为低脂、清淡、易消化膳食，每天5～6餐。

（1）供应充足的能量：以碳水化合物为主要来源，因剧痛、呕吐、发热等症状耗能很大。

（2）严格控制脂肪：急性胰腺炎病人要停用一切含脂肪食物。病愈后也要控制在30 g/d以内。

（3）结合病情控制蛋白质摄入量：急性胰腺炎病人应严格控制蛋白质的摄入量，恢复期应循序渐进加量，达到1 g/kg（体重）/d。蛋白质长期供应不足也影响胰腺的修复和病体的康复。对长期不能进食者可给予要素膳，由氨基酸、葡萄糖、矿物质组成，不会刺激胰腺分泌。

（4）供应丰富的维生素：充足的维生素A、维生素D、维生素E、维生素K对胰腺修复有利。

（5）无机盐：禁食后常出现电解质紊乱，如钾、镁、钠、钙易下降，膳食应配合临床治疗加以调节。

（6）少食多餐：少食多餐既能提高热能供给量，又能减轻胰腺负担。每天5～6餐，每餐给予1～2种食物，注意选用酥软而易消化的食物。宜采用烧、煮、卤、炖等方法，禁用油煎、炸、烙、烤等烹调方法。烹调时不用或少用植物油。

(7) 禁饮酒，禁暴饮暴食，以免复发。

2. 急性胰腺炎病人的膳食安排

(1) 急性期：在急性应激期，应严格执行禁食制度，禁止经口摄食，通过静脉补充营养素。禁食一般不少于 3 天，切忌过早进食。

(2) 恢复期：在应激情况轻微的情况下，几天后可以经口给予不含脂肪、高碳水化合物的清流质饮食，如果汁、果冻、藕粉、米汤、菜汁、绿豆汤等食物。禁食浓鸡汤、浓鱼汤、肉汤、牛奶、豆浆、蛋黄等食物。

待病情逐渐稳定之后，饮食量可增加，改为低脂肪半流质饮食，从脂肪含量很低的易消化食物开始，逐渐过度。蛋白质不宜过多，供给充足的碳水化合物。禁食含脂肪多的和有刺激性的食物。

3. 慢性胰腺炎的营养治疗

慢性胰腺炎的营养治疗基本上与急性胰腺炎的营养治疗相同，在急性发作期禁食；待病情缓解后，可给予高碳水化合物、低脂少渣半流质饮食。

(1) 限制脂肪摄入量，病情好转后，每天可增至 40～50 g。必要时可用中链三酰甘油(MCT)代替某些膳食脂肪。

(2) 适量供应蛋白质，每天供给蛋白质 50～70 g，注意选用含脂肪少、高生物价蛋白食品，如鸡蛋清、鸡肉、虾、鱼、豆腐、瘦牛肉等。

(3) 适量供应碳水化合物，每天可供给 300 g 以上，可选用谷类、蔗糖、红糖、蜂蜜等食物。

(4) 限制供应胆固醇，慢性胰腺炎多伴有胆道病或胰腺动脉硬化，胆固醇供给量每天以 $<$ 300 mg 为宜。

(5) 供给充足的维生素，多选用富含 B 族维生素和维生素 A、维生素 C 的食物，特别是维生素 C 每天供给 300 mg 以上，必要时给予片剂口服。

4. 慢性胰腺炎病人食物选择

忌用化学性和机械性刺激的食物，禁用含脂肪多的食物，如油炸食品。采用少食多餐的进食方式。戒酒。食谱参见表 10-3。

表 10-3　胆、胰疾病低脂、低纤维、少胀气膳食食品宜忌表

可用食物	限用或忌用食物
主粮：精白米，面包 油脂：植物油(少量) 肉类：瘦的禽畜肉 蔬菜：浅绿色菜(煮软) 水果：熟透，不粗硬，去皮核 甜食：食糖，蜂蜜，果酱 饮料：脱脂奶，果汁	含油脂类糕饼，煎炸馅饼 猪油，花生酱，黄油 肥肉，腊肠，内脏 胀气类：洋葱，萝卜，花椰菜，干豆类 未熟透苹果，桃李，带核果类 巧克力，冰淇淋，奶糖，浓茶，咖啡 胡椒，山椒，咖喱，醋，芥末 烟，酒

（蔡美琴）

第十一章　肾 脏 疾 病

第一节　概　　述

肾脏是人体的主要排泄器官之一。体内的各种代谢产物、剩余的水和电解质，以及某些有害物质大部分都由肾脏排出。它对调节和维持人体水、电解质、酸碱平衡等人体的内环境稳定起了主要作用。肾脏疾病的发病率占人口的1%以上，是危害人类健康、造成死亡的主要原因之一。

肾脏疾病与营养因素关系密切，近二十年来在饮食治疗上有很大进展，饮食疗法在配合肾脏疾病的治疗上起到了一定的作用，使许多病人的病情得到缓解，延长了生命。

(一) 肾脏疾病的病因

1. 变态反应性疾病引起

如过敏性紫癜、系统性红斑狼疮或其他结缔组织疾病引起的急慢性肾小球肾炎。

2. 感染引起

包括细菌、病毒、寄生虫等感染而引起肾脏病变。

3. 肾本身血管病变

如肾动脉硬化、肾动脉栓塞、肾血管性高血压等所致的肾病。

4. 代谢异常或先天疾患引起

如肾结石、糖尿病性肾病、肾淀粉样变、尿酸性痛风症等。先天畸形，如多囊肾、海绵肾、马蹄肾等，引起代谢紊乱而发生肾脏病变。

5. 药物和毒素引起

药物，如异烟肼、巴比妥类、磺胺类和某些抗生素类药物使用不当或过量。毒素，如食入有毒蘑菇、生鱼胆等，或工业铅、汞中毒、毒蛇咬伤等均可引起肾衰竭。

(二) 肾脏疾病营养治疗主要内容

1. 掌握膳食总热能和总蛋白质的摄入量

根据病情和病人营养状况，在设计膳食时，首先应制定总热量和总蛋白质的摄入量。热量与蛋白质在体内代谢过程中关系密切。若热量供给不足，摄入的蛋白质可能通过糖异生途径而提供热量。同时身体组织中的氨基酸也被消耗，造成非蛋白氮含量增加，加重氮质血症，且组织蛋白质的合成只有在足够热量供给时才能顺利进行。

蛋白质的代谢产物，如尿素、尿酸、肌酐等含氮废料均从尿液中排出。肾脏病变，排泄功能障碍，使含氮废物潴留体内造成中毒。或因代谢不完全产生蛋白尿。蛋白尿的丢失多以清蛋白为主，可使胶体渗透压下降造成水肿，身体抵抗力降低。

一般来说，肾脏疾病病人体内氨基酸比例失调，必需氨基酸(EAA)水平下降，非必需氨基酸(NEAA)水平升高。因此,蛋白质的种类选择也很重要,在限制蛋白质摄入量时应设法提高 EAA 量,降低 NEAA 量,即在膳食中设法多采用优质蛋白质食品以增加 EAA 量。当病情逐渐恢复后再逐渐增加蛋白质摄入量,达到维持氮平衡的目的。

2. 调节膳食中电解质含量

主要包括钾、钠、钙、镁、磷等。当病人出现水肿、高血压或心力衰竭时,膳食中应限制钠盐,防止水分潴留、血容量增加,使心脏负担加重。但当肾小管的钠回吸收功能减退或并发严重腹泻、呕吐时,为了防止出现低钠血症应及时补充钠盐。

对膳食中的钾含量,要根据病人血钾检查结果进行调整。若病人保钾能力差或排尿钾含量增多时,为防止出现低钾血症,可选食含钾丰富的食物,食物的含钾量见表 11-1。若病人出现少尿或无尿,体内细胞分解加剧时,为了防止出现高钾血症,应限制钾盐摄入。高钾血症往往是肾衰竭病人致死的原因,故限钾比限钠更为重要。

表 11-1　食物的钾含量(每 100 g 食物的钾含量)

含钾量低的食物(mg)				含钾量高的食物(mg)			
菜瓜	88	面粉	120	牛肉	330	春笋	480
南瓜	69	挂面	46	猪肉	330	百合	490
藕粉	0	干菜	100	鸡肉	340	紫萝卜头	440
鸡蛋	60	梨	110	黄豆芽	330	干红枣	430
鸭蛋	60	白葡萄	71	韭菜	380	鲜蘑菇	280
皮蛋	70	紫葡萄	42	青蒜	300	紫菜	1 640
团粉(干)	15	西瓜	22	红苋菜	320	榨菜	1 260
白薯	110	橙子	160	绿苋菜	410	川冬菜	1 240
芝麻酱	140	柿子	170	芹菜	370	干玉兰片	2 260
空心菜	150			油菜	430	干蘑菇	4 660
冬瓜	170			塌棵菜	450	冬菇	1 320
夜开花	180			花椰菜	390	杏子	370
白萝卜	170			荠菜	470	藕	350
嫩豆腐	84			香椿	400	红高粱	440
蒜头	130			香菜	570	玉米(黄)	270
蒜苗	150			黄花菜	380	豇豆	210
绿豆芽	160			菠菜	350	扁豆	200
青菜	130			洋芋	590	番茄	250
大米	90			荸荠	370	丝瓜	220
面条	11			冬笋	490	苦瓜	200

磷在低蛋白膳食中已无形得到限制。若病人血磷仍升高时,临床常给予氢氧化铝乳胶口服,使磷与之结合从肠道排出,降低血磷。

肾脏疾病病人有时会出现高镁血症,可导致肌无力或轻度昏迷。一般多在临床设法处理。

晚期病人可有出血倾向和贫血。膳食中除补充含铁丰富的食物以外,临床常采用输血补救。

3. 水分的控制

当肾浓缩能力减退时尿量可成倍增加,此时应增加液体摄入量以防止脱水。反之,如水肿、少尿或无尿时应限制液体摄入量。液体控制计算公式如下:

总入液量=不显性失水－内生水＋显性失水＋前一日尿量

不显性失水=经肺和皮肤丢失的水分,约(700～1 000)ml/d

内生水＝体内代谢过程中产生的水分，约(300～400)ml/d

显性失水＝呕吐、腹泻或引流的失水量

例如：病人无显性失水则每天液体入量约为 500 ml，其公式为：(不显性失水－内生水)＋前一日尿量。

若病人出现发烧，体温每升高 1 ℃时不显性失水应增加 10%～15%。

4. 掌握膳食的成酸性及成碱性

此项与泌尿系统结石有关。尿液的酸碱度有助于某些结石的治疗。有些食物代谢产物为成酸性又有些为成碱性。多食成酸性食物，尿液可呈酸性反应。多食成碱性食物尿液可呈碱性反应。食物中牛奶、蔬菜、水果类为成碱性食品，肉、鱼、蛋、谷类为成酸性食品。根据结石性质选择食品有助于结石治疗。

(蔡美琴)

第二节　肾　　炎

一、急 性 肾 炎

急性肾炎亦称急性肾小球肾炎(acute glomerulonephritis)。一般认为是机体对某些致病因素(最常见为溶血性链球菌感染)产生免疫反应后，抗原抗体复合物沉积在肾小球所引起的一系列反应，它同时造成肾小球的炎症和创伤。此病可发生于任何年龄，但以儿童为多见。临床表现为少尿、血尿、蛋白尿、水肿、高血压等。此病起病较急，宜卧床休息，合理饮食。虽然急性肾炎一般预后较好，4～6 周内逐渐恢复，仅约 2%可能转为慢性，但若在饮食方面未加调控，很可能使病程延长，甚至病情恶化。

(一) 营养因素改变

1. 水钠潴留

由于肾小球内皮细胞肿胀增殖毛细血管管腔狭小，肾血管阻力增加，引起毛细血管静脉压增高、肾小球滤过率下降、水钠潴留、血容量增加，这是造成循环充血(肺水肿)和高血压的原因之一。

2. 氮质潴留

由于肾小球滤过率下降，导致主要经肾脏过滤排泄的溶质(尿素、肌酐)在体内潴留，并使血浆浓度上升。

3. 电解质紊乱

持续少尿，可出现高钾血症。

病人进行饮食治疗的目的是：减轻肾脏负担，减少因内源性蛋白质分解而引起的血清氮水平升高，减轻水肿，使升高了的血压下降；节约膳食蛋白质，以利于组织的修复。

饮食治疗原则根据病人蛋白尿的程度和肾功能状况而定，同时兼顾病人的水肿、高血压等情况。营养治疗根据临床病程分期处理。

(二) 急性肾炎营养治疗原则

1. 控制液体的摄入量

按照尿量多少决定每天入液量。一般以补充前一天排尿量外,再摄入 500 ml。若病人少尿,每天入液量应限制在 500～700 ml。

2. 控制蛋白质的摄入量

蛋白质每天每千克体重不超过 0.5 g,并多选用牛奶、鸡蛋等优质蛋白。当病人尿量增多至每天 1 000 ml 以上时,可逐渐增加饮食中蛋白质的量,但最好不超过每天每千克体重 0.8 g 蛋白质。

3. 低盐饮食

每天食盐量控制在 2～3 g 内(酱油 10～15 ml)。凡含钠盐丰富的食品,如咸菜、泡菜、酱菜、乳腐、咸蛋、皮蛋、咸肉等,以及其他罐头食品均应忌食。如果病情严重,则要采取无钠盐或少钠盐饮食。无钠盐饮食除全天不加食盐和酱油外,并应避免食用含钠高的食品,如加碱或苏打粉的馒头、糕点、挂面、饼干等。蔬菜中凡每百克含钠量在 200 mg 以上者均应忌食,全天含钠量以不超过 500 mg 为宜。食物的每 100 g 含钠量见表 11-2。

表 11-2　每 100 g 食物含钠量(mg)

食物名称	含钠量	食物名称	含钠量	食物名称	含钠量	食物名称	含钠量
西　瓜	2.6	丝　瓜	19	蘼儿菜	44	芹　菜	120
花　生	5.0	芋　头	19	红　枣	44	根甜菜(紫菜头)	130
白葡萄	8.1	猪　肝	20	黄豆芽	47	干香菌	130
倭　瓜	8.2	对　虾	20	牛　奶	51	葡萄干	133
龙须菜	8.4	菜　瓜	20	香　椿	53	高　粱	140
甜柿椒	9.4	藕　粉	21	大白菜	55	莴苣(生菜)	140
西葫芦	9.5	牛　肝	22	生菜(团菜)	57	白萝卜	140
桃	9.8	花椰菜(菜花)	22	稻米(次)	58	绿苋菜	160
鸭　梨	10	荸　荠	22	北豆腐	59	油　菜	170
柠　檬	10	橘　子	23	可　可	59	结球甘蓝(洋白菜)	170
蔛　子	10	核　桃	23	心里美萝卜	59	胡萝卜	170
番　茄	10	杏	24	精白面	60	菠　菜	200
牛　肉	11	大　葱	25	青甜瓜	61	甘蓝菜	200
猪　肉	11	黄　瓜	26	杏　干	62	红苋菜	220
南　瓜	11	茄　子	26	萝　卜	68	蕹(空心菜)	240
鸡	12	苤　兰	27	梅	69	香　菜	260
紫葡萄	12	黄金瓜	28	鸡　蛋	73	萝卜缨	260
柿　子	13	杏　仁	29	金花菜	73	干酸枣	260
鲜香菇	13	冬　菇	31	稻米(高)	78	莒子杆	270
苹　果	14	白　薯	31	白　菜	80	大　豆	310
珍珠笋	14	藕	32	嘎嘎菜	81	雪里红(咸)	360
冬　瓜	14	紫菜苔	33	鸭　蛋	82	紫　菜	670
莴　笋	14	马铃薯(土豆)	34	盖　菜	83	松花蛋	740
菠　萝	14	慈　姑	34	扁　豆	84	五香芥菜头	3 340
薯蓣(山药)	15	豇　豆	36	塌棵菜	100	稀酱油	3 880
角　瓜	16	韭　菜	36	黄玉米	110		
豌　豆	18	鲜蚕豆	36	小米(细)	120		
绿豆芽	19	黄花菜	43	南豆腐	120		

4. 热量的供应主要靠碳水化合物和脂肪

可增加容易消化的蜂蜜、白糖、果汁等食物。病人卧床休息，热量不宜过高，每天供给6 276～8 368 kJ/kg(体重)(1 500～2 000 kcal)或(104.6～125.5)kJ/kg(体重)[(25～30)kcal/kg]即可。如若无尿或少尿，应限制钾的摄入，避免食用含钾量高的食品，如蔬菜、水果等。

5. 忌辛辣、刺激性食物

如辣椒、姜、蒜，以及烟、酒、茶、咖啡等。

6. 多食用新鲜蔬菜、水果，补充维生素A、维生素C和维生素B族

少吃菠菜、竹笋、苋菜，它们草酸盐含量较多，排泄通过肾脏，加重肾脏负担。少吃动物肝、肾等内脏，以及豆类及其豆制品，因其代谢产物嘌呤碱通过肾脏排泄，加重肾脏负担。病人可多吃些糖粥、藕粉、水果、海参、黑木耳、胡桃、莲子等。在恢复期，吃些薯蓣(山药)、红枣、龙眼(桂圆)、甲鱼、鸭等，以利康复。

中医食疗认为羊乳、冬瓜、西瓜、鲤鱼等具有消肿利尿作用，可多食用。表11-3简单介绍了不同病情病人的营养治疗方法。

表11-3 急性肾炎不同病情病人的营养治疗

项　目	轻型或恢复期	中度型、重度型或少尿、无尿期
蛋白质	稍限制，约0.8 g/(kg·d)[约(50～60)g/d]	(0.3～0.5)g/(kg·d)[约(20～40)g/d]
食　盐	(4～5)g/d	无盐或低盐饮食(2～3)g/d，约含钠(500～700)mg/d
水　分	不限制	500～1 000 mg+前一天尿量
热　量	(125.5～146.4)kJ/(kg·d)[(30～35)kcal/(kg·d)](轻体力劳动标准)	(104.6～125.5)kJ/(kg·d)[(25～30)kcal/(kg·d)](卧床休息)
维生素	均应丰富，其中维生素C>300 mg/d	均应丰富，其中维生素C>300 mg/d

二、慢性肾炎

慢性肾炎亦称慢性肾小球肾炎(chronic glomerulonephritis)。它是一种常见的泌尿系统疾病。病程在一年以上，有的甚至可达数十年。临床表现为蛋白尿、镜下血尿、高血压、水肿和肾功能损害。大部分病人起病隐伏，病情发展缓慢。有些病人可因蛋白尿逐渐加重而发生肾病综合征；或者血压逐渐升高，促使肾功能恶化；少数病人病情发展较快，经数月后即进入尿毒症期。病情轻者也可自行痊愈；某些慢性肾炎病人病情可持续20～30年，呈相对稳定或缓慢发展状态。该病在临床上可分为三种类型：普通型慢性肾炎、肾病型慢性肾炎和高血压型慢性肾炎。本病有不同程度的肾功能损害，贫血也是最常见的症状，好发于成人，小儿较少见。

(一) 营养因素改变

1. 蛋白质代谢紊乱

持久大量蛋白尿，使血浆蛋白质浓度降低。病人常伴有营养不良，一般呈负氮平衡。

2. 水代谢和电解质紊乱

肾小球滤过率下降，同时伴肾小管功能障碍，丧失浓缩和稀释功能，出现夜尿、等张尿、水肿，也可出现低钠血症、低钾血症或高钾血症。

3. 铁利用障碍和贫血

肾功能损害，氮质潴留，可使铁利用障碍；促红细胞生成素分泌减少，引起贫血。

饮食营养治疗目的是控制高血压，纠正代谢异常，减轻水肿和防止蛋白质进一步分解，以减少尿素和其他蛋白质代谢废物的产生。为此，应根据病情的发展调整病人膳食。

(二) 慢性肾炎饮食营养治疗原则

1. 根据肾功能损害情况决定蛋白质摄入量

若肾功能损害情况尚不严重时，饮食内容可暂不作严格限制，蛋白质摄入量一般以不超过每天每千克体重 1 g 为宜，饮食中应选用富含各种维生素的食品。如病人血中尿素氮升高或血肌酐＞221 μmol/L 时，应限制蛋白质摄入量至每天 40 g 以下，这有利于残余肾功能的保留。蛋白质宜多选用牛奶、鸡蛋等优质蛋白质。

肾病型慢性肾炎病人有大量蛋白尿，应补充大量优质蛋白，如牛奶、鸡蛋等。

2. 能量供给以维持正常体重为原则

以碳水化合物、脂肪为能量供给的主要来源。成年病人每天热能供给量为 8.40～9.24 MJ(2 000～2 200 kcal)，即每千克体重约 0.126～0.146 MJ(30～35 kcal)。

3. 病人常有水肿，应采用低钠盐饮食

高血压型慢性肾炎病人更应严格限制盐的摄入量，减轻水钠潴留。但慢性肾炎多尿期可能会发生钠排出增多，造成体内钠含量不足；同时也应注意检查体内钾的水平。

4. 中医中药治疗

病人久病损伤正气，体质虚弱，宜进食滋补营养品，补脾益肾扶正固本，如人参、麦乳精、木耳、蜂蜜等。病人中贫血也是常见症状，应多补充含铁、含维生素 B 族、维生素 C 丰富的食品，如木耳、红枣、龙眼、赤豆、西红柿、萝卜等。同时宜进食清淡食物，避免辛辣、刺激性食物或海产品，如辣椒、姜、蒜、海鱼、海虾等。病情恶化或急性发作时，应立即按急性肾炎饮食营养治疗原则处理。

(蔡美琴)

第三节 肾　　病

肾病分为急性肾病和慢性肾病两种。前者亦称“急性肾功能衰竭”，是指中毒、严重循环障碍等因素引起的伴有功能衰竭的急性肾脏疾病；后者亦称“肾病综合征”，是指以全身水肿、大量蛋白尿、血浆蛋白降低、血胆固醇增高为特征的慢性肾脏疾病。下面所讲述的多指慢性肾病。慢性肾病又分为原发性肾病综合征和继发性肾病综合征两大类。慢性肾病并无血尿、高血压和肾功能损害。多见于幼儿和少年儿童，可能是急性肾小球肾炎、红斑狼疮、变态反应、糖尿病、遗传性肾炎或汞中毒的后果。病人除了出现上述所说的特征外，还有体重增加、胸痛、疲乏无力等临床表现。

(一) 营养因素改变

1. 负氮平衡

持久大量蛋白尿造成蛋白质丢失从数克至十多克或更多；全身水肿包括胃肠道水肿，使食欲和吸收受影响。

2. 脂类代谢紊乱

由于清蛋白分子量较小，故在微小病变型，漏出的蛋白质90%是清蛋白。肝脏是唯一合成清蛋白的场所，当血中清蛋白降低时，促使肝脏清蛋白合成增加，从12 g/d增加至18 g/d；与此同时，肝脏脂蛋白合成也增加，加上脂蛋白酶从尿中丢失，使血中脂蛋白升高，胆固醇增加。若这种情况长期得不到纠正，可促使动脉硬化，增加患冠心病的危险性。

3. 水钠潴留

由于清蛋白降低、胶体渗透压下降和血容量减少，引起继发性醛固酮增多症和抗利尿激素增加，加重水钠潴留。

4. 电解质和微量元素缺乏

由于疾病反复发作、长期忌盐和经常因水肿接受利尿剂，常出现低电解质血症，如低钾血症、低钠血症、低钙血症和低锌血症，这可进一步影响食欲和生长发育。

病人进行饮食营养治疗的目的是：补偿失去的蛋白质，尤其是清蛋白；减轻水肿；限制钠摄入量；防止高胆固醇血症和三酰甘油的升高。对使用某些利尿剂的病人，应注意观察是否缺钾，以便酌情补充。

（二）肾病饮食营养治疗原则

1. 适当增加蛋白质供给

近年来研究表明，高蛋白饮食(1.6 g/kg)使蛋白质合成有所增加，但尿液中丢失也相应增加，且能加重肾小球系膜细胞负担，有促进肾小球硬化之潜在威胁。因而主张每天补充蛋白质0.8 g/kg(体重)为宜，一般不超过(1.5～1.8) g/kg(体重)，尽量选用优质蛋白，如乳类、肉类、鱼类和豆制品等。

2. 限制钠盐的摄入

根据水肿的严重程度决定烹调时不加盐(氯化钠)或每天加盐2～3 g(相当于酱油10～15 ml)；凡含钠盐丰富的食物，如咸菜、泡菜、咸蛋、皮蛋、腌肉、海味等均应忌食。烹调时不宜用味精(谷氨酸钠)，可用醋、芝麻酱、番茄汁等调味品来增进食欲，也可多食含钠低的牛奶及其制品。

3. 不必限制液体摄入

汤、饮料中可加入西瓜皮、冬瓜子、冬瓜皮、橘皮等同煮，以利尿消肿。

4. 多食含铁、钙、维生素A、维生素B_2和维生素C的食物

如动物肝、胡萝卜、绿色蔬菜等。由于大量尿蛋白被排出后易使体内缺钙而导致骨质疏松，饮食中还应补充钙质。

5. 增加营养措施

选用开胃的食物促使病人增加食欲，必要时可采用管饲方法，以保证病人每天能量摄入量达到8.40～9.24 MJ(2 000～2 200 kcal)或(0.126～0.146) MJ/kg[(30～35) kcal/kg]体重。也可根据营养不良情况，酌情给予水解蛋白、复方氨基酸等，同时佐以富含维生素的食物以增强对疾病的抵抗力。

6. 限制脂肪摄入量

对于胆固醇、三酰甘油升高的病人，每天胆固醇摄入量应限制在300～500 mg以内，少吃富含胆固醇的食物，如蛋黄、肝、肾、脑、皮蛋、鱼子等，同时，限制脂肪摄入，限制吃肥肉、蹄髈等。

表 11-4 列出每 100 g 食物含胆固醇量。

表 11-4　每 100 g 食物含胆固醇量(mg)

食物名称	含胆固醇量	食物名称	含胆固醇量	食物名称	含胆固醇量	食物名称	含胆固醇量
蛋白	0	鲫鱼	93	螺肉	161	鸭肝	515
海参	0	鲢鱼	97	猪肉松	163	虾米	608
奶酪	11	带鱼	97	奶油	168	鸭蛋	634
酸牛奶	12	火腿	100	蛋糕	172	松花蛋	649
牛奶	13～24	牛舌	102	羊肉(肥)	173	鸡蛋	450～680
海蜇皮	16～24	干酪	104～140	牛肉松	178	小虾米	738
脱脂奶粉	28	全脂奶粉	104	青蛤	180	咸鸭蛋	742
羊奶	34	排骨	105	鸭肫	180	虾子	896
炼乳	39	鸡油(炼)	107	鳗鱼	186	蟹子	985
冰淇淋(1 杯)	51	猪肉(肥)	107～126	猪肠	150	鸭蛋黄	1 522
牛奶冰棍(1 支)	53	鸽	110	牛肚	150	鸡蛋黄	1 705～2 000
麻蛤	55	羊肉(炼)	110	牛肉(肥)	194	羊脑	2 099
鸭油(炼)	55	猪舌	116	鸡肫	229	牛脑	2 300～2 670
小肚	58	黄鳝	117	牛肺	234	猪脑	3 100
鸡	60～90	鸡	60～117	河蟹	235	鹌鹑蛋	3 640
蒜肠	61	鲳鱼	120	鱼松	240	大腊肠	72
牛肉(瘦)	63～106	广东香肠	123～150	牛肝	257～376	羊肝	323
羊肉(瘦)	65～100	羊肚	124	鸡血	149	羊肾	354
猪肉(瘦)	77	比目鱼	87	对虾	150	猪肝	368～420
甲鱼	77	牛油(炼)	89	青虾	158	牛肾	400
大黄鱼	79～98	青鱼	90	猪心	158	猪肾	380～405
鸭	80～101	牛心	125～145	鱿鱼	265	鸡肝	429
草鱼	81	梭鱼	128	墨鱼	275	蚬	454
鲤鱼	83	沙丁鱼	130	黄油	227～295	鲫鱼子	460
兔肉	65～83	羊心	140	猪肺	314		
猪油(炼)	85～110	羊舌	143	蟹黄	466		
鲑鱼	86	猪肚	150～159	鱼肝油	500		

中医食疗可选用消水退肿和滋养补益剂。如大蒜蒸西瓜、鲤鱼煨大蒜、黑鱼冬瓜汤、砂仁煮鲫鱼、母鸡煮黄芪、老鸭煮大蒜、清炖甲鱼、羊乳、豆乳或豆奶等。

饮食治疗对控制病情和辅助药物治疗具有重要作用。

(蔡美琴)

第四节　肾　结　石

肾结石(renal calculus, nephrolithiasis)是泌尿系统常见疾病之一。尿路结石包括肾、输尿管、膀胱和尿道结石。其形成原因非常复杂,可能诱发结石的因素有:①尿液潴留,任何原因导致尿路梗阻即可引起尿流的迟滞,促使尿盐沉淀和结晶;②尿路感染,感染产生的脓块、坏死组织、菌落等均可构成结石核心;③尿路中存在的异物也可成为结石核心,使尿液中晶体附着上去;④某些全身代谢紊乱亦可引起尿路结石,如痛风病尿酸增高,易形成尿酸结石。维生素 A 缺乏,易使肾盂上皮细胞角化脱屑形成尿石核心;⑤生活环境因素也将影响结石的形成，如炎热地区出汗多、尿液浓缩、水质中含过多晶体成分等。当尿液中的盐类超过溶解度时，盐类就会析出结晶，并在肾脏或尿道形成结石，这些结石通常含有钙、草酸盐、尿酸和胱氨酸等。虽然食物中含有这些物质，但草酸盐和尿酸盐也会在机体内合成。至今尚未发现从食物中摄入大量的自然存在的这些盐类会在健康机体里引起结石。尿液中这些盐类的超饱和浓度和缺少抑制结晶析出的物质才是形成结石的关键，或者由于先天性的代谢障碍而在体内大量产生这些盐类所致。

尿路结石形成后将引起尿路梗阻、尿液潴留，导致肾、肾盂、输尿管积水，最终将使肾萎缩、肾功能受损乃至丧失，尿路结石可直接损伤尿路黏膜，引起充血水肿，甚至溃疡出血。另外，尿路梗阻易引发感染，重者可产生肾周围脓肿和肾周围炎。

临床上有的肾结石病人可历数年无症状，或仅有腰背部间歇性疼痛；也有的在结石移动或身体震动时产生肾绞痛。这种剧痛可先自腰部起，沿输尿管移至腹股沟向外生殖器扩散，并有血尿发生。若并发感染可出现寒战、发热。

（一）肾结石营养治疗目的

1. 降低尿液中那些会形成结石的盐类的浓度，增加液体摄入量以稀释尿液

尿量增加可冲洗尿道，去除可能形成结石核心的物质，尿液稀释还可使尿中晶体不易析出。饮水量最好每天 3 L 以上，睡前勿多饮水，半夜再饮 200 ml，则效果更佳。

2. 根据所形成的结石成分作相应的膳食调整

膳食调整以防止有结石倾向的病人加重结石，或肾结石切除术后结石复发。

（二）肾结石营养治疗原则

1. 多饮水增加小便量

每天至少要排小便 2 500 ml，以降低盐类在尿液中的浓度，减少结晶析出的机会。

2. 分析结石成因

根据结石的成因，分别给予低钙、低草酸盐、低嘌呤或低蛋白膳食，摄入的维生素 C 可被代谢成草酸盐，因此不要过量。

（1）结石以草酸钙或磷酸钙成分为主的病人：应采用酸性饮食使尿液酸化，可多食用肉、鸡、鱼、鸭等各种肉食和蛋类等，同时限制牛乳、蔬菜、水果等碱性食物。对于草酸钙结石病人，宜采用低草酸、低钙饮食，以降低草酸钙的排泄，避免选用牛乳、豆制品、田螺、虾米等高钙食物和草酸含量较高的甜菜、荸荠、苋菜、菠菜、青蒜、洋葱、茭白、笋、可可、茶等，膳食中富含维生素 D 的食物也宜少用。

（2）结石以胱氨酸成分为主的病人：应尽量选用胱氨酸、蛋氨酸、半胱氨酸含量低的膳食，限制蛋、肉、鱼、虾等含蛋氨酸高的酸性食物，同时多食用碱性食物，并增加饮水量。胱氨酸结石常由遗传缺陷引起。

胱氨酸尿是蛋白质代谢障碍的结果，除通过饮食调节碱化尿液外，可加服药物，以促进胱氨酸结石溶解，减少尿中胱氨酸的排出。

（3）以尿酸成分为主的结石：是由嘌呤代谢障碍而引起，病人应尽量避免摄入高嘌呤食物，如脑、内脏、浓肉汤、浓鸡汤、沙丁鱼、蘑菇、豌豆、扁豆、花椰菜等。尿酸结石病人的尿液多呈酸性，故应多食用成碱性食物使尿液碱化，避免尿酸晶体析出。另外，以噻嗪类利尿药促进排石的病人，应观察血钾水平，必要时需补充含钾的食物。

（蔡美琴）

第五节　肾功能衰竭

肾功能衰竭(renal failure)简称肾衰竭。包括急性肾功能衰竭和慢性肾功能衰竭两种类型。

一、急性肾功能衰竭

急性肾功能衰竭(acute renal failure，ARF)是由各种病因引起的肾功能恶化而急骤发生的尿毒症综合征，包括肾前性急性肾功能衰竭、肾性急性肾功能衰竭和肾后性急性肾功能衰竭三类。肾前性急性肾功能衰竭的病因有严重失血、休克、烧伤和严重挤压伤、败血症等；肾性急性肾功能衰竭的病因有急性肾小球肾炎、重症肾盂肾炎、急性间质性肾炎、急性肾血管炎、急性肾小球坏死、肾中毒等；肾后性急性肾功能衰竭的病因有完全性尿路梗阻等。肾功能衰竭的发生通常经过下列三个阶段：①少尿期(10 天左右)，病人每天尿量<400 ml；②多尿期(一般为 1～3 星期)，病人尿量逐渐增多，每天尿量通常可达 3 000～5 000 ml；③恢复期(从病后 1 个月至半年)，病人逐渐恢复，尿量也逐渐恢复正常，但可遗留某些功能永久性损害，少数病人可能变成慢性肾功能低下或衰竭。急性肾功能衰竭的临床表现有：食欲不振、恶心、皮肤瘙痒、嗜睡、疲乏、视觉模糊、头痛、虚弱无力和呼吸困难等。

(一) 营养因素改变

1. 高分解代谢

因创伤、休克、败血症和大手术后引起的肾功能衰竭，处于高分解代谢状态，这与血循环中含有较多的由细胞释放的蛋白酶增加和机体处于应激状态而血中儿茶酚胺、胰升糖素增加有关。分解代谢增加，组织消耗增多，血尿素氮(BUN)和血钾上升速度增快，对机体不利。

2. 负氮平衡

组织分解代谢增加、摄入减少、肌肉和内脏蛋白释放的氨基酸增多，使之处于负氮平衡。

3. 水、电解质失调

(1) 高钾血症：少尿使钾潴留，更因感染和组织分解代谢亢进而增剧，是急性肾衰少尿期发生死亡的主要原因之一。

(2) 低钠血症：饮水过多，补液中无钠盐和组织钠泵失灵，部分钠离子进入细胞内造成血钠降低，但体内钠总量不少，称为稀释性低钠血症。若有呕吐、腹泻、大面积烧伤等，则可导致缺钠性低钠血症。其他还有低钠血症和高镁血症。

营养治疗的目的在于：配合治疗原发病，促进肾功能的恢复；维持体内酸碱平衡，水、电解质平衡和矿物质平衡；防止和纠正尿毒症；减少代谢废物(尿素、尿酸、肌酸、电解质成分等)的产生，以减轻肾脏负荷。

营养治疗时应针对临床各期的不同表现供给不同的营养成分。

(二) 急性肾衰竭饮食营养治疗原则及措施

1. 少尿期

(1) 蛋白质和能量:发病初期应严格限制蛋白质摄入量,不给蛋白质或仅给少量优质蛋白质的膳食,每天蛋白质量<0.4 g/kg(体重)。人体在 30 岁以后,肾功能开始逐渐缓慢下降,推测高蛋白膳食可能促进这一过程。高蛋白膳食可增加肾脏血流量和肾小球滤过率。在实验大鼠中,高蛋白刺激肾小球滤过率、毛细血管血流量和毛细血管压力梯度增高、肾单位扩大,而低蛋白膳食可减缓或阻止这一反应。终生给实验大鼠高蛋白饲料,到老年时大鼠肾脏疾病明显增多。肾脏受损的大鼠给予高蛋白时会发生进行性肾衰竭,改成低蛋白饲料时,肾衰竭进程就被减缓或阻止。一些学者认为,摄入的蛋白质多,经过肾脏过滤和排泄的蛋白质也多,这使肾小球毛细血管血流增加、压力增高,于是已经受损的肾小球(包括基底膜)没有得到休息,反而进一步受到损伤。低蛋白之所以有减缓或阻止肾衰竭进程的作用,就是因为它防止了毛细血管内压力增高并同时防止了滤过率增高。肾衰竭时在体内堆积的许多有毒废物多为蛋白质和赖氨酸的代谢产物,因此,限制蛋白质的摄入既可减少这些毒物的产生和堆积、减轻中毒症状,也可减轻肾脏负担、减缓肾衰竭进程。许多动物实验都证明这一点,人体研究的结果也与此相同。但是,人体治疗缺少对照,因此,尚不知限制膳食(主要是蛋白质)是否会引起营养不良。对于急性肾衰竭病人来说,通过输液给予过多的蛋白质和其他营养素并不能阻止急性期体内蛋白质的分解,反而使体内堆积更多的废物氮和其他代谢产物,以致加重病情。

脂肪与肾衰竭的关系目前尚不明确,还不能确定各种脂肪酸代谢对肾衰竭的影响。肾衰竭时,肾脏的二十(烷)类(eicosanoids)增加,这些物质有减缓肾功能恶化的作用,给予实验动物前列腺素也有此作用。花生四烯酸在肾脏被转化成作用不同的甚至是相反的各种二十(烷)类(包括各型前列腺素),这些物质中有些能加强肾小球血流和压力、血小板凝聚作用和炎症反应,这对肾脏有损伤作用,而另一些则作用相反。因而膳食脂肪的作用究竟如何仍在继续研究中。

为了满足病人在能量和营养上的需要,防止发生酮症及体内蛋白质的分解,应提供充足的能量。一般主张卧床休息时每天摄入能量维持在 4.2～6.3 MJ(1 000～15 000 kcal)。能量来源以易于消化的碳水化合物为主,可多食用麦淀粉、蔬菜、脂类、水果、食糖等,也可多食用含高糖的食品,如冰淇淋、酸梅汤、果汁及果汁冻等。

(2) 矿物质:限制钠的摄入,根据不同水肿程度、排尿情况及血钠测定结果分别采用低盐、无盐或低钠饮食。并同时密切观察血钾情况,当出现高钾血症时,应严格控制钾盐摄入量,饮食中注意选用含钾低的蔬菜,如南瓜、西葫芦、冬瓜、丝瓜、茄子、芹菜、大白菜等。忌食水果及果汁。由于各种食物中均含有钾,除避免食用含钾量高的食物外,还可通过冷冻、加水浸泡或煮后弃去汤汁等方法减少食物中钾的含量。膳食中的磷和蛋白质是分不开的,因此,单独确定磷的作用是困难的。

但是,一些研究提示,低磷膳食有减缓肾衰竭进程的作用。可能的解释是低磷膳食可防止磷酸钙在肾脏沉积,因而可减少对肾脏的进一步损伤。

(3) 入液量:应根据排尿量计算,严格控制。一般每天入液量为前一天的排出液量(指尿、大便、呕吐物及伤口渗液)加上 500 ml 的不显性水分丢失(指从皮肤、呼吸排出的不显性失液量)。

2. 多尿期

当排尿>(600~800)ml/d 时,即可认为是多尿期开始,当尿量>1 500 ml/d 时,正式进入多尿期。每天饮食中的蛋白质摄入量限制在 0.5~0.8 g/kg(体重)。入液量取决于前一天的排尿量。此时膳食中的钠、钾摄入量应增加,以补偿尿中的丢失,多尿期持续数天至 2 星期。

3. 恢复期

当排尿量渐趋正常,临床症状有所缓解,病情稳定一段时期后,可恢复正常饮食。每天蛋白质摄入量应约为 1 g/kg(体重),能量供给量应约为 0.125~0.146 MJ(30~35)kcal/kg(体重)。

二、慢性肾功能衰竭

慢性肾功能衰竭(chronic renal failure, CRF)是多种慢性肾脏疾病的晚期的一种临床综合征,有氮质代谢产物潴留、水和电解质紊乱和酸碱平衡失调症状,常危及生命。引起慢性肾功能衰竭的病因很多,较常见的是由于慢性肾炎、慢性肾盂肾炎和肾小球硬化,此外,还可见于肾结核、肾肿瘤、尿路结石梗阻、风湿性疾病、间质性肾炎等。临床表现有疲倦、乏力、厌食、恶心、呕吐、头疼、嗜睡、抽搐、瘙痒、出血倾向等。

(一) 营养因素改变

1. 蛋白质代谢

因病人食欲低下,蛋白质和热量摄入不足而出现负氮平衡和低蛋白血症。尿毒症病人血中必需氨基酸降低,而苯丙氨酸升高、酪氨酸降低。

2. 脂肪代谢

尿毒症病人可能由于高胰岛素血症而促进肝脏对三酰甘油合成增加,同时组织清除脂蛋白酶的活力降低而易发生高脂蛋白血症。

3. 水、电解质紊乱

由于长期忌盐和利尿剂的应用,可导致低钠血症、低钾血症,也可因尿少和代谢性酸中毒,促进细胞内钾外溢,出现高钾血症。

4. 钙、磷代谢紊乱

磷的排泄途径是肾脏,当肾小球滤过率下降 30%以上时血磷可升高。

肾小球毁损也可累及肾小管,使肾脏 2,1-羟化酶活性降低,体内合成活性 1,25-$(OH)_2D_3$ 形成减少,肠道钙吸收减少,出现低钙血症和骨骼病变。若能给以适当的饮食治疗,可以控制症状,维持电解质平衡、减轻氮质血症和酸中毒等并发症、降低机体分解代谢、减缓病情发展、延长生命。

(二) 慢性肾衰竭营养治疗原则和措施

1. 控制蛋白质量

根据病人的症状和肾功能损害程度决定膳食中蛋白质的供给量,见表 11-5。一般以每天每千克体重 0.3~0.6 g 为宜。出现严重的肾功能衰竭时,应限制蛋白质摄入至每天每千克理想体重 0.5 g 以下。若有 3/4 的蛋白质来源于高生物价的蛋白质,则病人蛋白质的供给量应为 20~30 g,尽量选用牛乳、蛋类、瘦肉类等,同时注意限制低生物价蛋白质,忌食豆类及其制品,因其中含非必需氨基酸量较高。由于病人体内组氨酸和酪氨酸合成受到抑制,故除 8 种必需氨基酸外，组氨酸和酪氨酸也属必需，应予补充，以提高血红蛋白的水平和维持氮平衡。

表 11-5　慢性肾功能衰竭蛋白质摄入量

临床各期	肌酐清除率(CCR)(ml/min)	血清肌酐(SCR)(μmol/L)	血尿素氮(BUN)(mmol/L)	蛋白质 g/d	蛋白质 g/(kg·d)
肾功能不全代偿期	>50	<178	<9	40～60	0.7～1.0
早期尿毒症期(氮质血症期)	25～50	178～445	9～20	35～40	0.5～0.6
尿毒症期	<25	446～707	21～28	25～35	0.4～0.5
尿毒症晚期(与肾用氨基酸制剂合用)	<10	>707	>28	20～25	0.3～0.4

(1) G-G 膳食原理：1963～1964 年意大利学者 Giordano、GioVanneffi 和 Maggiore 对尿毒症膳食有关蛋白质和氨基酸供给问题，曾发表过研究报告。通过实验证实：当在足够热量供给基础上，每天供给病人 2 g 必需氨基酸氮(EAAN)作为唯一氮来源时可减少组织蛋白分解，血尿素氮可下降，病人可获得氮平衡。致使临床症状减轻或消失。这被称为著名的"G-G 膳食原理"，产生治疗效果的理论解释是：这种膳食处理，可促使内源性尿素被利用于非必需氨基酸的合成。血尿素氮即可下降，临床症状可得到缓解。设计膳食时一方面要满足热量需要，另一方面设法在蛋白质限量范围内，选用适量含必需氨基酸丰富，而含非必需氨基酸又较低的食品，以满足治疗膳食的需要，才能达到营养治疗效果。

(2) 低蛋白麦淀粉膳食：参照 G-G 膳食原理，结合中国人的饮食习惯，对慢性肾衰竭病人设计出"低蛋白麦淀粉膳食"。通过临床验证，取得了配合临床治疗的显著效果。方法是在蛋白质限量范围内以麦淀粉(或玉米淀粉、白薯粉、团粉等)代替部分主食(大米、面粉)。麦淀粉中蛋白质含量占 0.3%～0.6%，而大米含 6.8%，面粉含 9.9%。将节约下的蛋白质量以高生物价蛋白质食品补充。可提高膳食中必需氨基酸供给量，降低非必需氨基酸摄入量，热量供给又易于满足。实践证实膳食中高生物价蛋白质食品占蛋白质量 50%以上可达到治疗效果。病人血尿素氮可下降，临床症状得到改善，能达到或接近氮平衡。若病人进食量不足时，则可采用肾用氨基酸制剂和葡萄糖补充能量和必需氨基酸(EAA)。

必需氨基酸较丰富的食品有鸡蛋、牛奶、瘦肉类(鸡、鱼、虾等)，鸡蛋为首选，因蛋的 EAA 的组成最易被人体吸收。应禁食豆类，因所含 NEAA 量较高。谷类食品蛋白质生理价值低。临床实践，低蛋白麦淀粉膳食若与肾用氨基酸制剂配合应用，治疗效果更为显著。

2. 能量摄入

能量摄入应充足，以防止组织分解代谢和提高蛋白质利用率。病人每天摄入的能量最好达到 8.4～12.6 MJ(2 000～3 000 kcal)，即每天每千克体重达到 0.167 MJ(40 kcal)。能量来源应以碳水化合物为主，可采用低蛋白麦淀粉为主食。为使少量优质蛋白质能得到充分利用，最好将碳水化合物食品与蛋白质食品一并进食。能量与氮之比为(250～300)∶1[正常膳食为(100～150)∶1]，当病人病情较重不能进食或进食量过少时，可从静脉补充营养。

3. *矿物质*

当病人出现水肿和高血压时，应限制钠摄入量至每天 1.5～2 g。如病人血钾高，应慎用含钾的代盐品，同时饮食中应少用水果和蔬菜，烹调时可用大量水多次泡煮的方法去掉食物中的部分钾盐。高磷血症可使肾功能恶化，并使血清钙降低，故除采用低磷饮食外，可用氢氧化铝等药物以降低磷的吸收。当病人出现因血钙过低而引起的症状时，应给予高钙饮食，可口服葡萄糖酸钙、乳酸钙、碳酸钙，以提高血钙水平，但不能同时食用含磷丰富的食物，以免影响吸收。肾功能衰竭的病人因维生素 D 的活化过程受障碍，钙的吸收利用不良而造成骨质缺钙，膳食中需补充维生素 D。

4. 水

病人每天摄入的液体量应为前一天的液体排出量加上 500 ml 不显性液体丢失量。当尿量趋于正常时，不必限制水的摄入量。

5. 其他

病人易患胃炎、肠炎而又腹泻，甚至大便隐血，因此，宜供给易于消化的软饭菜，以防胃肠道机械性刺激而加重病情。又因病人常有缺铁性贫血，还应供给富含铁质和维生素 C 的食物。严重贫血可考虑输血疗法。由于脂肪代谢紊乱，可导致高脂血症，因此，在脂肪供给上要注意不饱和脂肪酸与饱和脂肪酸的比值(P/S)以 1∶1.5 为佳。

另外，患慢性肾衰竭的病人可能出现口味改变，需采用病人喜爱的食物，以增进食欲。

（蔡美琴）

三、α-酮酸疗法

自从 Richards、Giordano 等首先应用必需氨基酸(EAA)治疗尿毒症以来，对慢性肾功能衰竭现代营养疗法的研究已取得显著进步。近期发展应用 α-酮酸(α-ketoacid, α-KA)治疗慢性肾衰竭又进一步取得较好疗效，是临床又一重大进展。20 世纪 70 年代中期 Welser 等报道应用五种 α-KA 代替其对应的 EAA 治疗慢性肾衰竭取得了疗效，受到临床和营养学家的重视，被称为“甜酸疗法”。

(一) α-KA 的代谢和营养作用

1. α-KA 与左旋氨基酸(L-AA)可相互转换

在正常人体的肝、肾、肌肉、脑等组织中存在着各种酶机制，能够实现多种 L-AA 与相对应的 α-KA 互相转换，使两者之间保持动态平衡。

2. α-KA 的营养作用

由于 α-KA 可转变成相对应的 L-AA。因此，可在不增加氮负荷情况下使体内 EAA 和 NEAA 得到补充，为合成组织蛋白提供原料。多种代谢疾病的营养不良主要表现为 EAA 缺乏，而 EAA 缺乏又是蛋白质合成的障碍。目前，已证明缬氨酸、亮氨酸、异亮氨酸、苯丙氨酸、甲硫氨酸、色氨酸六种 EAA 和组氨酸均可由其相对应的 α-KA 转变生成。EAA 相对应的酮酸(α-KA EAA)不仅可转变为 EAA，也可促进蛋白质合成，改善氮平衡。胰岛素为调节 α-KA 代谢的重要物质。若有充足葡萄糖和胰岛素，对取得疗效具有显著的重要作用。实践已证实 α-KA 疗法可降低血尿素氮，增加尿素的再利用，达到“氮节约作用”。有报道 α-KA EAA的氮节约作用可达等量 EAA 的 3 倍。

3. 慢性肾衰竭病人 α-KA 的代谢

已知慢性肾衰竭病人体内氨基酸代谢异常。血浆及组织中 EAA 总量下降，NEAA 总量升高，组氨酸、酪氨酸浓度下降，血清 α-BCKA 浓度亦显著下降。有报道慢性肾衰竭病人某些必需氨基酸相对应的酮酸（α-KA EAA）主要为血清 α-BCKA，其血清浓度下降与血清尿素氮、肌酐水平呈负相关，即病情愈重，α-BCKA 浓度宜愈低。提示病人血清 α-BCKA 的浓度似可反映肾衰竭程度。又有报道当病人摄入等量低蛋白 0.6 g/(kg·d)和低热量(83.8～167.6)kJ/(kg·d)的膳食，血清 α-BCKA 浓度比正常人明显下降。反之当摄入等量高蛋白、高热量饮食时（如肾病综合征病人），则血清 α-BCKA 浓度却显著高于正常人。从而进一步认识慢性肾衰竭病人体内 α-KA 代谢情况。

（二）α-KA 治疗慢性肾衰竭的理论

α-KA 治疗原理主要是通过改善蛋白质代谢、减少氮代谢产物、减轻残余肾单位过度滤过、降低血清磷和甲状旁腺激素（PTH）水平等作用，达到缓解症状、减缓病程进度、保护和改善肾功能作用。

1. 改善蛋白质代谢

当病人在低蛋白膳食基础上补充 α-KA 时，可使体内 α-KA EAA 和 EAA 的不足得到补充。可促进体内蛋白质的合成、使氮平衡和营养状况得到改善。

2. 减轻氮代谢产物蓄积

病人因氮摄入量减低，蛋白质合成增加，分解减少。尿素氮再利用增多。体内尿素，肌酐类衍生物等毒性物质生成减少，尿毒症得到缓解。

3. 减轻残余肾单位的负担

酮酸疗法时采用低蛋白膳食，因氮摄入量减少，减轻了肾单位的滤过作用。结果显示其作用胜过其他营养治疗。

4. 降低血清磷和甲状旁腺激素（PTH）水平

降低血清磷和 PTH 水平，可减轻钙、磷沉淀对肾脏的损害。饮食中磷含量与蛋白质含量成正比。在低蛋白膳食时无形中磷摄入量随之减少，当蛋白质合成增加时，细胞外液的磷进入细胞内液的活动也增多，致使血磷下降。血磷的下降又可导致 PTH 水平下降。有学者认为 α-KA 甚至可直接抑制甲状旁腺分泌作用，可使继发性甲状旁腺功能亢进症状减轻，钙、磷沉积于肾小管所致肾单位损伤可停止或减少。

临床所使用的 α-KA 制剂一般有 5 种、EAA 有 4～5 种。分口服或静脉点滴两种。静脉输入每天 1 次，滴速宜慢。口服一般将全天量分为 3～5 次服用。凡酮酸疗法的病人均要给予低蛋白(15～30)g/d、高热量(146.7～188.6)kJ/(kg·d)的膳食。

α-酮酸疗法也可与肾透析治疗相结合。肾透析同时给予 α-KA 制剂，可改善营养或减少肾透析次数。尿毒症重症病人经短期（1～2 星期）腹膜透析，在症状缓解后也可继续使用 α-酮酸疗法。因 α-KA 不含氮，故对氮代谢产物大量蓄积的慢性肾衰竭病人治疗上具有独特优越性。从研究结果上说明 α-酮酸疗法优于 EAA 疗法，但目前 α-KA 制剂在配方上仍需继续研究，设法降低成本，方能广泛应用于临床。总之在营养治疗慢性肾衰竭中目前任何疗法都脱离不开配制各种不同的低蛋白膳食，与临床治疗相配合方能取得显著疗效。α-酮酸疗法低蛋白膳食较之 EAA 疗法麦淀粉膳食，在食物选择上无需太严格，使病人易于接受。麦淀粉类治疗膳食的缺点是长期食用较为困难。

（蔡美琴）

第十二章　内分泌和代谢性疾病

第一节　糖　尿　病

糖尿病是一种常见的、有一定遗传倾向的内分泌代谢性疾病。主要是由于胰岛β细胞分泌胰岛素相对或绝对不足，以及靶细胞对胰岛素敏感性降低或胰岛素本身缺陷等因素导致碳水化合物、蛋白质、脂肪、水、电解质的代谢紊乱，以慢性高血糖为其特点的一组疾病。若未得及时诊治或控制不良，病情严重或应急时易出现急性并发症，如糖尿病酮症酸中毒、糖尿病高渗性昏迷等。病程长而血糖又控制不良者常可发生许多慢性并发症，如心脏、大脑、神经、眼睛、肾脏等多系统多器官损害，严重威胁患者的健康和生命。

2002年全国营养和健康调查结果显示，中国18岁及其以上居民糖尿病患病率为2.6%，空腹血糖受损率为1.9%。估计全国糖尿病现患病人数2 000多万，另有近2 000万人空腹血糖受损。城市患病率明显高于农村，一类农村明显高于四类农村。与1996年糖尿病抽样调查资料相比，大城市20岁以上糖尿病患病率由4.6%上升到6.4%、中小城市由3.4%上升到3.9%。糖尿病已成为继心血管疾病和肿瘤之后的第三大非传染性慢性病，是严重威胁人类健康的世界性公共卫生问题。

（一）营养素与糖尿病的关系

1. 碳水化合物

随着对饮食营养治疗认识的深入，发现适当增高碳水化合物的摄入量可以改善糖耐量，并不增加胰岛素的需求，反而可提高胰岛素的敏感性。虽然目前对碳水化合物的摄入量未作严格控制，但对其种类和质量却有较严格的要求。在糖尿病饮食中碳水化合物最好是米、麦类。尽量避免摄入蜂蜜、糖浆等纯糖制品和含糖较高的甜点。一定要食用甜食时，可用甜叶菊苷、阿斯巴糖等甜味剂代替单糖或双糖。

在选用多糖类食物时，血糖指数是一较重要的参考依据。它是某食物在食后2 h血糖下面积与相等含量葡萄糖在食后2 h血糖下面积的比值。目前，主张主食中尽量选用血糖指数偏低的品种，如燕麦片、荞麦片等。此外，食物的烹调方法也影响食物的血糖指数，如粥升血糖的作用明显高于饭。某些食物的血糖生成指数见表12-1。

表12-1　某些食物的血糖生成指数

血糖生成指数%	食　物　名　称
100	葡萄糖、麦芽糖
80～90	白糖、熟马铃薯泥、蜂蜜、馒头、大米饭、面条、面包(白)

（续表）

血糖生成指数%	食物名称
70～79	麸皮面包、玉米片、小米、鲜扁豆、鲜马铃薯、西瓜、熟甘薯、南瓜、胡萝卜、苏打饼干
60～69	大米(糙)、燕麦片、甜菜根、葡萄干、菠萝
50～59	荞麦、意大利面条、甜玉米、消化饼干、豌豆、芒果、香蕉、猕猴桃
40～49	红薯、豌豆(干燥)、柑橘、橙汁、葡萄、乳糖
30～39	炖鲜豆腐、黑眼豆、苹果、梨、低脂酸奶
20～29	豆腐干、果糖、柚子、鲜桃、樱桃、李子、四季豆、绿豆、牛奶
10～19	大豆、花生、扁豆

2. 脂肪

脂肪是人体结构的重要材料，也是人体能量储存的最好形式。它不仅提供人体所需热量和必需脂肪酸，还能携带脂溶性维生素。患糖尿病时，体内脂肪分解加速，脂质代谢紊乱。当脂肪摄入的种类和数量不当时，可引发或加重高脂血症，继而导致脂肪肝、血管病变、高血压等并发症。

食物中的脂肪主要有饱和脂肪酸和不饱和脂肪酸两类。不饱和脂肪酸又分为单不饱和脂肪酸和多不饱和脂肪酸。目前，要求脂肪的每天摄入量占总能量的20%～35%，并且严格控制饱和脂肪酸的摄入，一般不超过总能量的10%，或低于脂肪总摄入量的1/3。因此，糖尿病病人宜用植物油等多不饱和脂肪酸，并希望P/S值（多不饱和脂肪酸/饱和脂肪酸）能达到1.5～2.5。

胆固醇的摄入量应<300 mg/d，并发高脂血症者应<200 mg/d。因此，糖尿病病人应避免食用动物脏腑和鱼子、蛋黄等食物。

3. 蛋白质

糖尿病病人体内糖异生增强，蛋白质分解代谢增加，故宜适当增加摄入量。蛋白质提供的能量应占总能量的15%～20%，或成人每天千克体重1.0 g/(kg・d)，这一数量与正常人的摄入量基本相同。妊娠、哺乳、感染和营养不良等情况下，只要肝肾功能和代谢状况允许，可将摄入量增至每天千克体重(1.2～2)g/(kg・d)。对并发肾脏病变的病人应视肾功能的具体情况而定。蛋白质种类的选择很重要，动物蛋白质需占摄入量的1/3～1/2，并应补以一定量的豆类（豆制品），有利于降低胆固醇。

4. 维生素

体内多数维生素是酶系统中辅酶的组成部分，主要从食物中获得。糖尿病病人由于主食和水果的摄入受到限制，且代谢相对旺盛，所以常有维生素的缺乏，继而引起各种并发症。与糖尿病关系最密切的是B族维生素，其次C族维生素和维生素A。糖尿病病人尿量较多，糖异生旺盛，导致B族维生素丢失，消耗增加。而维生素B_1在糖代谢的多个环节中起重要作用，它的缺乏可导致或加重糖尿病神经病变。故食物中应注意摄入充足的维生素B_1、维生素B_{12}、维生素B_2和维生素B_6。平时多吃粗粮和绿叶蔬菜，必要时可使用维生素制剂。补充维生素C可预防因其缺乏引起的微血管病变。此外，由于胡萝卜素转变为维生素A的途径受到限制，糖尿病病人还需注意维生素A的补充。

5. 微量元素和矿物质

微量元素和矿物质对糖尿病有着多方面的影响。其中关系最密切的是铬(Cr)、锌

(Zn)、钙(Ca)、磷(P)、镁(Mg)等。铬是人体必不可少的多价微量元素，体内几乎全是3价铬。成人每天需20～50 μg。3价铬是葡萄糖耐量因子的组成部分，胰岛素的辅助因子。它对碳水化合物代谢有直接作用，能促进蛋白质合成、激活胰岛素。因此，铬缺乏与2型糖尿病(T2DM)关系密切。良好的铬营养即有助于预防和延缓糖尿病的发生，还能改善糖尿病病人的糖耐量，降低血糖、血脂，增强胰岛素的敏感性。

锌是体内物质代谢中很多酶的组成部分和活化剂。不但参与胰岛素的合成，而且有稳定胰岛素结构的作用，能协助葡萄糖在细胞膜间的转运，并与胰岛素活性相关。糖尿病病人分解代谢亢进，组织中锌释放增多，从尿中排泄亦增多。而且多数病人伴有锌吸收不良，因此，需及时补充。

糖尿病病人常伴有钙、磷代谢紊乱。糖尿病继发性骨质疏松的发生与大量钙、磷的丢失关系密切。Ⅰ型糖尿病(T1DM)有时可并发特异性骨病，出现骨骼异常和风湿样表现。因此，在治疗糖尿病时应及时补充适量的维生素D和钙、磷，儿童和青少年病人更应注意。镁也是重要的微量元素。人体缺镁可产生胰岛素抵抗，降低碳水化合物耐受性，加速动脉粥样硬化，影响血脂和血压。虽然还没有充分的证据表明补镁能治疗上述疾病，但目前认为补镁是防止视网膜病变的有效措施。

钠是食盐的组成元素。糖尿病病人应限制钠盐的摄入，每天摄入钠应<3 g(相当于7.6 g食盐)，伴有高血压者应<2.4 g(6 g食盐)。低钠饮食有利于糖尿病的控制和预防并发症。低钠的定义是每100 g食物中含钠量低于140 mg。

6. 膳食纤维

膳食纤维是产热极少的多糖，通常指食物中不能被人体消化酶消化的非淀粉多糖和木质糖。多项研究已证实，饮食中膳食纤维含量下降可使糖尿病、冠心病、肥胖等疾病的发病率上升。现已明确，膳食纤维能有效地改善糖代谢、降血脂、防止便秘，对糖尿病有良好的防治作用，已成为糖尿病饮食营养治疗中极为重要的一部分。膳食纤维可分为水溶性纤维和非水溶性纤维两类。水溶性纤维主要存在于水果、蔬菜、藻类植物中；非水溶性纤维主要存在于豆类和谷类种子的外壳中。水溶性纤维能与食物交织在一起，延缓碳水化合物在胃肠道的吸收，从而有利于糖尿病病人血糖的控制，并降低血胆固醇浓度。非水溶性纤维对血糖和血脂代谢没有直接影响，但它能促进胃肠蠕动，加快食物通过，减少吸收，故可间接降糖，且有一定的减肥功能。它还能使大便水分增加，缩短肠道内粪便滞留时间，可预防便秘。

临床上主张每天的纤维进食量为30 g左右。目前，被广泛应用的水溶性纤维有果胶、藻胶和胍耳胶。果胶来源于水果；藻胶来源于海藻类植物；胍耳胶来源于印度的一种豆中，是迄今水溶性纤维中黏性最强的一种。这些纤维都能不同程度地改善糖、脂代谢，改变胰岛素分泌量或增加胰岛素敏感性。非水溶性纤维较多使用的是麦麸，由于价廉受到欢迎，但口感粗糙，不易耐受，因此，应用受到限制。临床上也不主张长期、大量应用麦麸，以免影响无机盐和维生素的吸收利用。

7. 其他

(1) 酒精：酒精在胃和小肠中被吸收，且不需胰岛素参与。它虽不能转化为葡萄糖，但却能产热，其热量应列入饮食总热卡中。过量的酒精能转化成脂肪储存在体内。每克酒精含热量29.29 kJ(7 kcal)。如果血糖控制良好，可每天饮酒1～2次，每次不超过2等份酒精饮酒。1等份酒精相当于蒸馏酒40 ml或啤酒340 ml，产热753.12 kJ(180 kcal)。需注意酒精可抑制肝内葡萄糖释放入血，进而导致低血糖反应，特别是在空腹状态下。饮酒所致的低血糖反应持续时间较长，有时与醉酒不易鉴别。

总之，糖尿病病人最好不要饮酒，尤其是同时伴有肥胖、高血压、高血脂和冠心病者。如欲饮酒，需在血糖控制良好的状态下少量饮用低浓度酒，如啤酒、葡萄酒等，并避免空腹饮酒。

(2) 甜味剂：甜味剂分为热量型（营养型）和无热型（非营养型）两类。前者包括醇糖类、果糖等，食用时需计入总热量；后者包括甜叶菊苷、阿斯巴糖、糖精等。

醇糖类甜味剂包括山梨醇、木糖醇等。其结构与葡萄糖相似，只是摄入后血糖上升比较缓慢，但产生的热量并不比葡萄糖少，且甜度低，口感差，易引起腹泻，所以其应用受到一定的限制。

果糖主要存在于水果、蜂蜜中。虽然其产热量与葡萄糖相同，但由于其口感好、甜度高，故食用时剂量较少，是轻型糖尿病病人应用较普遍的蔗糖代用品。甜叶菊苷属人工合成甜味剂，从植物中提取。甜度是蔗糖的300倍，而且具有叶菊的芳香。它不仅甜度高，热量低，且有一定的降低血压，促进代谢的功效。同类物质有甘草苷。阿斯巴糖属非糖天然甜味剂，主要由两个氨基酸组成。虽然每克阿斯巴糖产热量达16.74 kJ(4 kcal)，但其甜度是蔗糖的200倍，故食用时其热量可忽略不计。糖精的甜度是蔗糖的500倍。对其致癌危险性尚无定论，目前已极少使用。

（二）治疗的目的

营养治疗是治疗任何类型糖尿病的最基本的措施。其根本目的在于保护病人胰岛功能，改善血糖、尿糖和血脂水平，使其达到或接近正常值；控制热量摄入，维持或达到理想体重，摄取合理的平衡膳食，以满足机体正常需要，维持健康，从事各种正常活动；控制病情，延缓和防止并发症的发生和发展。

（三）糖尿病营养治疗的基本原则

目前认为适当提高碳水化合物的比例，降低脂肪比例更有利于改善血糖，减少或延缓并发症的发生。

糖尿病营养治疗的基本原则如下。

1. 合理控制总能量是首要原则

能量供给根据病情、血糖、尿糖、年龄、性别、身高、体重、劳动强度、活动量的大小和有无并发症确定。确定总能量以维持或略低于理想体重为宜，理想体重简易计算公式为：

理想体重(kg)＝身高(cm)－105 或理想体重(kg)＝[身高(cm)－100]×90%。

对于超重或肥胖病人，宜减少能量供给，减轻体重。对于消瘦或营养不良病人，要适当增加能量供给，同时增加蛋白质的供给，以增加自身免疫力，减少并发症。通过饮食营养疗法使这两类病人的体重尽可能接近或达到正常体重。

2. 适当的碳水化合物摄入量是饮食控制的关键

目前的观点认为，在总能量控制的前提下，适当提高碳水化合物摄入不仅可以改善糖耐量，还可提高周围组织对胰岛素的敏感性。碳水化合物供给量充足可减少体内蛋白质和脂肪的分解。但碳水化合物不宜太高，过高可使血糖升高而增加胰岛负担，太低容易引起脂肪过度分解，易导致酮症酸中毒。摄入碳水化合物占总能量的55%～65%为宜。但当机体空腹血糖＞11.1 mmol/L，且尿糖较多时需较严格控制碳水化合物摄入。

3. 适当增加蛋白质摄入量

在总能量合理控制的前提下，蛋白质的每天需要量可以每千克体重为 1 g/kg，约占总能量的 15%，优质蛋白应占 50%。

4. 限制脂肪摄入

为了防止或延缓心脑血管并发症，糖尿病病人的脂肪摄入量应占总能量的比值为 20%～30%，每天需要量＜60 g。限制含饱和脂肪酸较多的动物性脂肪摄入，限制胆固醇摄入每天＜300 mg。

5. 合理平衡各营养素的比例

注意补充维生素和矿物质的摄入，提倡高纤维饮食。每天膳食纤维摄入量 30～40 g，多食新鲜的蔬菜和水果。蔬菜含膳食纤维的量 20%～60%、水果和谷类含 10%。

6. 餐数

为了减轻胰岛的负担，使之合理分泌胰岛素，糖尿病病人应合理安排餐饮次数，适当增加餐次，这是良好控制血糖的措施之一。

糖尿病病人在食物选择方面除注意限量、定量外，应与正常人一样，尽量做到膳食多样化，确保营养摄取的充足、全面、均衡。有效利用食物交换表，避免偏食，饮食以清淡为主，避免高糖肥腻食物，多选高纤维食物；定时定量进餐；对青少年、妊娠、肥胖、消瘦、伴并发症的病人应视具体情况而定；糖尿病饮食营养治疗需长期坚持，终身治疗。

（四）糖尿病的饮食营养治疗的计算和计划

糖尿病饮食营养治疗应以病人体重改变、健康状况、活动能力、发育状态等总体情况作为参考，必要时加以调整。目前，常用的计算方法有细算法、食品交换法和统一菜肴法。

1. 细算法

细算法是糖尿病食谱计算中较经典的方法。此法以病人年龄、身高、体重、劳动强度等作参考。计算步骤严谨、数值准确，但在实际运用中则显繁琐。细算法一般有四个步骤：①确定每天总热量；②确定三大营养素的比例和重量；③确定用餐次数和每餐食物比例；④根据食物成分表和等值食物交换表制定一天食谱。

（1）确定总热量：确定病人每天所需的总热量是细算法的第一步骤。计算时需考虑病人的劳动强度、肥胖程度、身高、年龄等因素。计算公式为：

总热量数＝理想体重×按需热量数[kJ/(kg·d)][kcal/(kg·d)]，

式中理想体重为：

理想体重(kg)＝身高(cm)－105 或理想体重(kg)＝[身高(cm)－100]×90%；

按需热量数，此数值以病人日常劳动强度为参考，分为以下四型：

休息状态：(83.7～104.6)kJ/(kg·d)[(20～25)kcal/(kg·d)]
轻体力劳动：(104.6～125.5)kJ/(kg·d)[(25～30)kcal/(kg·d)]
中体力劳动：(125.5～146.4)kJ/(kg·d)[(30～35)kcal/(kg·d)]
重体力劳动：(167.4～188.4)kJ/(kg·d)[(35～40)kcal/(kg·d)]

需说明，计算总热量数时还应考虑病人的胖瘦程度，临床常用体质指数(BMI)判断胖瘦程度。轻度肥胖的糖尿病病人在计算总热量时应取下限值；中度以上肥胖在下限值的基础上每天需再减去 2 092 kJ(500 kcal)左右的热卡。BMI＜18.5 的病人属消瘦，计算总热卡时应取上限值。

(2) 确定三大营养素的供给量：先确定各营养素的供给比例，然后即可根据总热卡数算出实际供给量。按前述的治疗原则，碳水化合物、脂肪、蛋白质的分配比例基本为 50%～65%、20%～35%、15%～20%，但需结合病人的病情、饮食习惯等予以调整。如消瘦病人脂肪的供给比例应取上限值，肥胖患者则适当减少。

(3) 确定用餐次数：通常情况下，多数病人给予每天三餐固定饮食，其比例通常为 1/5、2/5、2/5。但如果病人长期注射胰岛素或在易于发生药物性低血糖反应等特殊情况下，宜适当调整用餐次数，以与胰岛素的治疗和活动相配合，更好地控制血糖，避免低血糖的发生。最好按六餐分配，早、中、晚餐为主食，并于早餐与午餐、午餐与晚餐之间和睡前有三次小餐。

不同病情糖尿病病人三大营养素分配比例见表 12-2。

表 12-2　不同病情糖尿病病人三大营养素分配比例

分　型	碳水化合物(%)	蛋白质(%)	脂肪(%)
轻度肥胖(血糖基本控制)	54	22	24
轻度消瘦	50	20	30
中重型(血糖控制不稳或差)	55	18	27
并发高胆固醇	60	18	22
并发高三酰甘油	50	20	30
并发肾功能不全	66	8	26
并发高血压	56	26	18
并发多种并发症	58	24	18

(4) 制定食谱：根据上述结果，查食物成分交换表和等值食物交换表，制定具体的食谱。

(5) 举例：某病人，女，身高 165 cm，体重 70 kg，从事办公室轻体力工作，平时进食量中等，每天饮牛奶 1 瓶、食用蔬菜 500 g，目前，单纯饮食控制，无高血压、高血脂等并发症，血糖控制较好。

确定总热量：理想体重＝165－105＝60 kg，按需热量＝(104.6～125.52)kJ/(kg・d) [(25～30)kcal/(kg・d)](轻体力劳动)，肥胖度 BMI＝70÷1.65^2＝25.7，属轻度肥胖，总热量＝60 kg×(104.6～125.52) kJ/(kg・d)[(25～30) kcal/(kg・d)]＝6 276～7 531 kJ (1 500～1 800 kcal)，由于病人轻度肥胖，应考虑减肥，故取总热量的下限值 6 276 kJ (1 500 kcal)。

确定三大营养素供给量：根据三大营养素分配表确定病人的三大营养素比例为碳水化合物 54%、脂肪 24%、蛋白质 22%：碳水化合物量＝(1 500×54%)÷4＝202.5 g；脂肪量＝(1 500×24%)÷9＝40 g(每天＜40 g 属低脂饮食)；蛋白质量＝(1 500×22%)÷4＝82.5 g [注：每克碳水化合物和蛋白质各释放 16.74 kJ(4 kcal)热量，每克脂肪为 37.66 kJ (9 kcal)]。

制定食谱：利用食物成分表和等值食物交换表进行计算和计划。现知病人全天需总热量 6 276 kJ (1 500 kcal)，碳水化合物 202.5 g，脂肪 40 g，蛋白质 82.5 g，平时每天饮牛奶 1 瓶，蔬菜 500 g。则计算碳水化合物的量，病人可从牛奶、蔬菜中摄取碳水化合物 27 g。由于全天需碳水化合物 202.5 g，不足的数量由谷类补充。每份谷类可提供碳水化合物 19 g，因此，全天谷类所需量为(202.5－27)÷19＝9.2份，交换份系数是25，故得每天需谷类230 g；计算蛋白质的量：病人已从牛奶、蔬菜、谷类中摄取蛋白质31 g。由于全天需蛋白质82.5 g，不足的数量由瘦肉类补充。每份瘦肉类可供给蛋白质9 g，因此，全天需瘦肉类量为(82.5－31)÷9＝5.7份。交换份系数为50，得瘦肉类285 g；计算脂肪的量：病人已从谷类、瘦肉类、牛奶中摄取脂肪43 g。因病人为低脂饮食(脂肪＜40 g)，故需饮脱脂奶，减去牛奶的含脂量后，全天从谷类、瘦肉类中获得的脂肪量为33 g，不足的数量由烹饪油补充，即(40－33)÷9＝0.8份。每份为一汤匙。

确定餐次，制定食谱：本例病人属轻度糖尿病，生活较规律，可按三餐固定进食，其比例为1/5、2/5、2/5，食谱具体安排见表12-3、表12-4、表12-5。

表12-3　食品交换法食品营养素含量明细表

食品类别	食　　品	交换份(份)	重量或容量(每份含量)	热量[kJ (kcal)]	碳水化合物(g)	蛋白质(g)	脂肪(g)
谷类	绿豆、赤豆、薯类、粉皮	1	25 g大米或面	376.56 (90)	19	2	0.5
蔬菜	甲种：含碳水化合物1%～3%	1	甲种500～700 g	334.72 (80)	15	5	—
	乙种：含碳水化合物4%～10%		乙种100～350 g				
水果		1	按其所含碳水化合物而定	376.56 (90)	21	1	—
瘦肉	禽、鱼、豆制品、蛋等	1	瘦猪肉25～50 g	334.72 (80)	—	9	5
乳类	牛奶、豆浆、豆奶等	1	牛奶110 ml(半瓶)	334.72 (80)	6	4	5
油脂	花生、核桃、芝麻酱等	1	烹调油9 g(1汤匙)	334.72 (80)	—	—	9

表12-4　食谱具体内容和举例

食谱内容	全天交换后(份)	全天食品	早餐		午餐		晚餐	
			A(份)	B	A(份)	B	A(份)	B
脱脂奶	2	220 ml	2	220 ml	—	—	—	—
蔬菜类	1	500 g	—	—	0.5	250 g	0.5	250 g
谷类	9.2≈9	225 g	2	50 g	3.5	87.5 g	3.5	87.5 g
瘦肉类	5.7≈5.5	275 g	—	—	2.5	125 g	3	150 g
烹调油	0.8≈1	7.2 g	—	—	0.5	半汤匙	0.5	半汤匙
食品举例	早：脱脂奶1瓶(220 ml)、咸面包75 g(75 g咸面包等于50 g大米) 午：鸡肉125 g、炒青菜250 g、米饭87.5 g、烹调油半汤匙 晚：瘦肉50 g、豆腐50 g、蛋1只、荠菜250 g、米饭87.5 g、烹调油半汤匙							

注：A为交换后份数，B为食品实际重量。

表12-5　食谱内容计算

食谱内容	交换份	食品量(g)	蛋白质(g)	脂肪(g)	碳水化合物(g)	热卡[kJ(kcal)]
牛奶(脱脂奶)	2	220 ml	8	—	12	334.72 (80)
蔬菜类	1	500	5	—	15	334.72 (80)
谷类(202.5－27)÷19≈9	9	225	18	4.5	171	3 332.56 (796.5)
瘦肉类(82.5－31)÷9≈5.5	5.5	275	49.5	27.5	—	1 863.97 (445.5)
油脂类(40－33)÷9≈1	1	1汤匙	—	9	—	338.90 (81)
合　　计			80.5	41	198	6 204.87 (1 483)

2. 食品交换法

从上述计算中可以发现，细算法虽然严谨精确，但不易在实践中应用，因此，在临床中较少使用。而食品交换法由于简便易学，实用性强，目前已是国内外普遍采用的方法。此法以食物成分为依据，将各种食物分为六大类(表 12-6)，订出了每一类食物的一个交换单位的重量、热量和所含各种营养素的数量。此方法还制定了各类食物的等值交换表，以便根据病人的具体情况，先确定全天所需的总热量和三大营养素的量，然后指导病人运用食品交换表，选择个人喜爱的食物品种，制定出自己的一天食谱。

食品交换法的计算步骤与细算法相似，即：①确定总热量，查出三大营养素比例；②确定餐次和每餐食物分配比例；③根据等值食品交换表制定食谱。

表 12-6　食谱交换法的六类食品

类　别	食　品　名　称
第一类	富含碳水化合物的谷类，如薯类和粉条、粉皮等含淀粉食品
第二类	富含无机盐、维生素和纤维素的蔬菜类
第三类	富含无机盐、维生素和果糖的水果类
第四类	富含蛋白质的瘦肉类，包括蛋类和豆腐等豆制品
第五类	含有蛋白质、脂肪、碳水化合物等营养素的乳类，包括豆浆、牛奶等
第六类	油脂类，包括烹调油和含脂肪丰富的坚果类，如花生、核桃等

(1) 等值谷类(包括淀粉类食品)：交换表(表 12-8)每份 25 g 白米或面粉，提供热量 376.56 kJ(90 kcal)，蛋白质 2 g，脂肪 0.5 g，碳水化合物 19 g。

(2) 等值蔬菜类：每份蔬菜提供热量 334.72 kJ (80 kcal)，蛋白质 5 g，碳水化合物 15 g (表 12-9)。

(3) 等值水果类：每份水果提供热量 376.56 kJ (90 kcal)，蛋白质 1 g，碳水化合物 21 g (表 12-10)。

(4) 等值瘦肉类(包括蛋类、豆制品)：每份提供热量 334.72 kJ (80 kcal)，蛋白质 9 g，脂肪 5 g(表 12-13)。

(5) 等值豆类、乳类：每份供热量 334.72 kJ (80 kcal)，蛋白质 4 g，脂肪 5 g，碳水化合物 6 g(表 12-11)。

(6) 等值油脂类(包括坚果类)：每份供热量 334.72 kJ (80 kcal)，脂肪 9 g(表 12-12)。

举例：病人，女，40 岁，身高 165 cm，体重 75 kg，工厂工人，中等体力劳动。糖尿病史 2 年，目前口服美吡达 2.5 mg，每天 3 次，空腹血糖 7.2 mmol/L，餐后血糖 11.9 mmol/L。BP：130/80 mmHg，血脂正常。

根据以上女病人的实际情况制定饮食计划如下。

(1) 计算所需总热量：病人理想体重＝165－105＝60 kg，肥胖度 $BMI=75/1.65^2=27.5$，属轻度肥胖。病人中等体力劳动，按需热量为(125.52～146.44)kJ/(kg・d) [(30～35)kcal/(kg・d)]。因病人属轻度肥胖，故取下限值 125.52 kJ/(kg・d) [30 kcal/(kg・d)]，所需总热量为 30×60＝7 531.2 kJ (1 800 kcal)。

(2) 确定每餐实物分配：查表 12-7，该病人全天饮食总交换单位为 21 份，其中谷类 11 份、蔬菜 1 份、瘦肉 4 份、乳类 2 份、植物油 2 份、水果 1 份。

本病人生活规律，三餐固定进食，比例为 1/5、2/5、2/5，将上述食品份数按比例分配，得出下表(表 12-7)。

表 12-7　不同热量饮食治疗分配结构

总热量 kJ(kcal)	交换份总量	谷类(份)	蔬菜(份)	肉类(份)	乳类(份)	水果(份)	油脂(份)
4 184 (1000)	12	6	1	2	2	—	1.5
5 220.6 (1 200)	14.5	7	1	3	2	—	
5 857.6 (1 400)	16.5	9	1	3	2	—	1.5
6 694.4 (1 600)	18.5	9	1	4	2	1	2
7 531.2 (1 800)	21	11	1	4	2	1	2
8 368 (2 000)	23.5	13	1	4.5	2	1	2
9 204.6 (2 200)	25.5	15	1	4.5	2	1	2
10 041.6 (2 400)	28	17	1	5	2	1	2

表 12-8　等值谷类交换表(每 25 g 白米或面粉可换下例一种食品)

食品名称	重　量	食品名称	重　量
生挂面	25 g	绿豆或赤豆	25 g
小　米	25 g	干粉条	25 g
玉米面	25 g	凉　粉	400 g
咸面包	37.5 g	马铃薯(食部)	125 g
生面条	30 g	慈菇(食部)	75 g
苏打饼干	25 g	薯蓣(食部)	125 g
银　耳	25 g	藕　粉	25 g
荸　荠	150 g		

表 12-9　蔬菜等值交换表

下例含糖 3%蔬菜食部每份 500 g	下例含糖 4%以上蔬菜每份重量	
白菜、圆白菜、菠菜、油菜、韭菜、芹菜、莴笋、西红柿、冬瓜、苦瓜、黄瓜、茄子、绿豆芽、花椰菜、鲜双孢蘑菇、龙须菜、西葫芦	倭　瓜	350 g
	柿　椒	350 g
	丝　瓜	300 g
	鲜　豆	250 g
	扁　豆	250 g
	四季豆	250 g
	鲜豌豆	100 g

表 12-10　等值水果交换表(按规定量互换任一种)

不同水果	重　量	不同水果	重　量
鸭　梨	250 g(2 小个)	西　瓜	750 g
葡　萄	200 g(20 粒)	鲜荔枝	225 g(6 个)
苹　果	200 g(2 小个)	香　蕉	100 g(2 小个)
桃	175 g(1 大个)	黄岩蜜橘	250 g(2 中个)
李　子	200 g(4 小个)	橙	350 g(3 中个)
鲜　枣	100 g(10 个)	汕头蜜橘	275 g(2 中个)

表 12-11　等值豆类、乳类交换表(按规定量互换任一种)

豆、乳类	单　位	豆、乳类	单　位
淡牛奶	110 ml(半瓶)	豆　浆	200 ml
牛奶罐头,淡	60 ml	豆　汁	500 ml
牛奶粉	15 g	豆腐粉	20 g
酸牛奶无糖	110 ml(半瓶)		

表 12-12　等值油脂类交换表(按规定量互换任一种)

油　类	重　量	油　类	重　量
花生油、豆油、菜油、麻油	9 g	葵花子	30 g
花生米(生的或炸的 30 粒)	15 g	南瓜子	30 g
核桃仁	12.5 g	芝麻酱(1 汤匙)	15 g
杏　仁	15 g		

表 12-13　等值瘦肉交换表(按规定量互换任一食品)

食物名称	重　量	食物名称	重　量	食物名称	重　量
瘦猪肉	25 g	香　肠	20 g(3 寸长 1 细根)	大排骨	25 g
鱼	75 g	酱　肉	25 g	家禽类	50 g
猪　舌	50 g	虾	75 g	猪　心	70 g
蛤蜊肉	100 g	猪　肝	70 g	肉　松	20 g(约 1 汤匙半)
瘦牛肉	50 g	鸡　蛋	55 g(500 约 9 只)	麻豆腐	125 g
瘦羊肉	50 g	鸭　蛋	55 g(500 约 9 只)	干黄豆	20 g
兔　肉	100 g	南豆腐	125 g	豆腐丝	50 g
北豆腐	100 g	豆腐干	50 g		

(3) 制定具体菜谱:查询等值食品交换表(表 12-8 至表 12-13),根据病人口味,制定具体菜谱如下(表 12-14)。

早餐:咸面包 37.5×2=75 g、牛奶 110×2=220 ml。

午餐:面条 30×5=150 g、大排 25×2=50 g、白菜 500×0.5=250 g、豆油 1 汤匙、小苹果 1 个。

晚餐:米饭 25×4=100 g、牛肉 50×2=100 g、黄瓜 500×0.25=125 g、韭菜 300×0.25=75 g、西瓜 750×0.5=375 g、豆油 1 汤匙。

表 12-14　食品交换法举例菜谱

食物名称	早餐(份)	中餐(份)	晚餐(份)
谷类	2	5	4
蔬菜	—	0.5	0.5
瘦肉	—	2	2
乳类	2	—	—
油脂	—	1	1
水果	—	0.5	0.5

3. 统一菜肴法

由于糖尿病病人的饮食包括主食和菜肴两部分,统一菜肴法将每位病人的菜肴部分同意配制，然后用病人所需的总热量减去菜肴中的热卡数，所得出的热量差额由主食(谷类)补充。因此，营养室只需按每位病人的具体病情配给相应的谷类(米饭)即可。此法可分为普通组和高蛋白组，主要用于医院营养室，有利于统一安排，简化工作。

举例：病人，男，50 岁，身高 175 cm，体重 80 kg。口服达美康 160 mg，每天 2 次，二甲双胍 0.5 每天 3 次，血糖控制不佳，空腹血糖 9.8 mmol/L，餐后 2 h 血糖 14.6 mmol/L。入院改用胰岛素治疗。

根据该病人具体情况制定饮食计划。

(1) 计算所需总热量：病人标准体重＝175－105＝70 kg，肥胖度 BMI＝$80/1.75^2$＝26.2，住院期间属休息状态，所需热量为(83.68～104.6)kJ/(kg・d)[(20～25)kcal/(kg・d)]。病人体重属过重，取下限值 20 kcal/(kg・d)，故所需总热量为 20×70＝5 857.6 kJ (1 400 kcal)。

(2) 确定三餐分配：病人生活规律，饮食正常，按 1/5、2/5、2/5 分餐，故早餐需配给热量 1171.52 kJ (280 kcal)，午餐为 2 343.04 kJ (560 kcal)，晚餐 2 343.04 kJ (560 kcal)。

(3) 根据营养室的菜肴确定谷类份数：营养室早餐供应豆浆 200 ml，换算热量为 334.72 kJ (80 kcal)，早餐尚需热量 836.8 kJ (200 kcal)由谷类补充，每份谷类供热量 376.56 kJ (90 kcal)，故再配给该病人谷类 200/90＝2.2 份。查等值交换表，根据病人口味可给予淡馒头 25×2＝50 g；午餐营养室供应大排 50 g、莴笋 250 g、豆油 1 汤匙。查等值交换表，可知大排含热量为 50÷25×80＝669.44 kJ (160 kcal)。莴笋为 250÷500×80＝167.36 kJ (40 kcal)，豆油为 334.72 kJ (80 kcal)。尚需谷类补充的热量为 560－160－40－80＝1 171.52 kJ (280 kcal)，约需谷类 3 份，故再配给该病人米饭 25×3＝75 g；晚餐营养室供应鱼 75 g，绿豆芽 250 g，豆油 1 汤匙。同上述算法一样，可算出鱼含热量 334.72 kJ (80 kcal)，绿豆芽 167.36 kJ (40 kcal)，豆油 334.72 kJ (80 kcal)，尚需热量 560－80－40－80＝1 506.24 kJ (360 kcal)。故需提供谷类 4 份，即米饭 100 g。

(四) 特殊情况的饮食营养治疗

1. 运动期的饮食营养治疗

体育锻炼需要补充额外的热量并调整胰岛素的用法，特别是 T1DM 病人。运动对人体的影响各有不同，所以食物和胰岛素的调节必须依照血糖水平和病人以往的经验。一般来说，中等程度的运动(如骑车、快速步行)1 h 应供给相当于 15 g 碳水化合物的食品(果蔬、谷类)。

T1DM 病人或消瘦的 T2DM 病人需在运动前后补充额外的食物。T1DM 病人也可能需要减少胰岛素的用量，以防止低血糖的发生。仅靠饮食控制的病人或用口服降糖药的病人在非剧烈运动时通常不需增加饮食。

2. 肥胖病人

采用低热量饮食减轻体重是治疗肥胖型糖尿病的首要措施。肥胖病人减肥不宜过快，每天将总量减去约 2 092 kJ (500 kcal)为宜。食品中蛋白质较普通病人可稍多些，约占总热能的 20%～24%。一般采用低脂饮食(＜40 g/d)同时需补充维生素和无机盐。含 3%碳水化合物的蔬菜可作为充饥食物。平时应忌用高油脂食物，如花生、核桃等坚果。烹调方法以蒸、煮、炖为宜，尽可能避免煎、炸等方法。傍晚或临睡前不宜进食较多食物。

3. 妊娠糖尿病

妊娠糖尿病病人的营养治疗原则是营养素的供应能同时满足母体和胎儿生长发育的需要，并严格监测孕妇的血糖和体重。体重的增长不能过快。孕16星期以后应比普通病人每天增加热量12 552 kJ（300～400 kcal)、蛋白质5 g，并注意钙、磷、铁和多种维生素的补充。对有水肿倾向和高血压病人要限制钠盐，应予以低盐饮食(食盐＜6 g/d)。对肥胖病人不宜过分限制饮食来降低体重，以免影响胎儿。

4. 儿童糖尿病

儿童糖尿病多属T1DM，虽需适当控制饮食，但由于患儿正处生长发育阶段，应满足营养需要，不能过分限制热量。原则上食物种类的选择和餐次的安排应以提供足够的营养为主，避免血糖波动，维持血脂正常。

具体的饮食方案应结合年龄、身高、体重而定。4岁以下者可按209.2 kJ/(kg·d) [50 kcal/(kg·d)]，4～10岁按(167.36～209.2)kJ/(kg·d) [(45～50)kcal/(kg·d)]，10～15岁按(146.44～167.36)kJ/(kg·d) [35～40 kcal/(kg·d)]供给食物。凡有营养不良或消耗性疾病时，总热量可酌情增加。三大营养素的比例为碳水化合物50%，脂肪30%～35%，蛋白质15%～20%。主食可用大米、面粉，应避免食用白薯、马铃薯、芋块等块茎植物。平时需忌食糖果、蜜饯等甜食。脂肪以植物油为主，避免肥肉、动物脂肪。蔬菜选含糖量较低者。同时还应注意补充足够的维生素和微量元素。

5. 手术前后

除急诊手术外，通常术前要严格控制血糖，病情稳定后再行手术。术后应补充葡萄糖以供给足够的能量。可静脉输注葡萄糖液体，同时添加胰岛素。术后若病情允许，应尽可能早给咸流质，如鱼汤、蛋汤等。病情恢复后可逐渐改用半流质或普食。

6. 合并酮症酸中毒

急性期病人如果血糖过高，通常主张先短期禁食，血糖下降至(250～300)mg/dl后才考虑给予饮食。如果病人无昏迷，应先供给易于消化的单糖、二糖类食物(如水果汁等)。每天所进的碳水化合物总量一般不少于200 g(或根据病人使用胰岛素的剂量和具体病情而定)。渡过急性期后，可以加粥、面包等含碳水化合物的主食，但要求严格控制每天的脂肪和蛋白质摄入量，以防体内产生新的酮体，使病情反复。当血糖稳定，尿酮消失后方可逐渐增加脂肪和蛋白质的量。若病人昏迷不能进食，应给予流质鼻饲，开始用量宜少，以后逐渐增加。

7. 低血糖反应

低血糖反应是指血糖＜50 mg/dl或2.8 mmol/L。轻症病人可出现冷汗、心悸、头晕等症状，严重者可致昏迷。通常系口服降糖药或胰岛素过量或未按时进食所致。

症状较轻者，可用蔗糖20 g～50 g(儿童10 g～15 g)温水冲服，多数病人能迅速缓解。这份蔗糖不算在全天的总热量中。如症状较重，除用糖水外，应进食些水果、饼干、馒头等。如病情严重，神志不清，应立即送医院予静脉输注葡萄糖。为防止低血糖的发生，糖尿病病人应随身携带些糖果等食品，并随体力活动的增减而适当调整饮食总量。

8. 糖尿病肾脏病变

糖尿病肾脏病变是糖尿病的严重并发症之一，在选择食物时应选用有利于减轻临床症状和肾脏负担的食品。食谱的制定主要根据蛋白尿程度和氮质血症的情况而定。无论蛋白质的供应量是多少，均应充分注意优质蛋白质的供给。

如果氮质血症较轻，24 h 尿蛋白丢失达 15～20 g，每天膳食中蛋白质的供给应提高到 100 g。当肾功能衰竭时，应限制蛋白质的摄入，每天 20～30 g，热量不宜低于 8 368 kJ（2 000 kcal）。此类病人碳水化合物的摄入量可适当放宽，以满足热量的需要。

9. 糖尿病并发冠心病

糖尿病病人常有胆固醇和三酰甘油三酯增高，易并发冠心病和其他心血管疾病。饮食中除严格控制热量外，应采用低脂肪、低胆固醇饮食。

（陈宇红　孙晓祥　罗邦尧）

第二节　痛　　风

痛风是嘌呤代谢紊乱所致的一组疾病。嘌呤代谢紊乱可为遗传性，亦可为获得性。本症可使多种脏器受累，临床表现取决于各种脏器受累程度。其特点是：高尿酸血症，急性关节炎反复发作，痛风石形成，严重者可导致关节活动障碍和畸形、肾尿酸结石和痛风性肾实质病变。

（一）病因和发病机制

1. 体内嘌呤代谢及其代谢产物尿酸的动态平衡

体内嘌呤代谢分为嘌呤合成、分解和转化代谢、以及嘌呤代谢产物的排泄等阶段。嘌呤核苷酸有次黄嘌呤核苷酸、腺嘌呤核苷酸和鸟嘌呤核苷酸三种。其合成代谢有两条途径：①体内生物合成途径，即从非嘌呤的前体，经过一系列步骤合成次黄嘌呤核苷酸，尔后转换为腺嘌呤和鸟嘌呤核苷酸；②补救途径，直接利用从肝脏中来的嘌呤碱基合成嘌呤核苷酸，如利用腺嘌呤合成腺嘌呤核苷酸、鸟嘌呤合成鸟嘌呤核苷酸、次黄嘌呤合成次黄嘌呤核苷酸。嘌呤核苷酸合成速度受 5-磷酸核糖-1-焦磷酸（PRPP）和谷氨酰胺的量，以及鸟嘌呤核苷酸、腺嘌呤核苷酸和次黄嘌呤核苷酸对酶的负反馈抑制来调节。

嘌呤核苷酸的代谢终产物为尿酸，尿酸生成的速度主要取决于细胞内 PRPP 的浓度。PRPP 合成酶，磷酸核糖焦磷酸酰胺移换酶，次黄嘌呤-鸟嘌呤核糖转移酶和黄嘌呤氧化酶对尿酸生成起重要作用。正常人体内尿酸池平均为 1 200 mg，每天产生 750 mg，约三分之二经肾脏清除，三分之一由肠道排出体外。尿酸大部分是以游离尿酸盐形式由肾脏排出，少部分尿酸被分泌入肠道，可被细菌分解为尿素和二氧化碳。

2. 嘌呤代谢异常及其代谢产物尿酸积聚的病因

嘌呤代谢异常按其代谢过程可分为三类：①嘌呤合成代谢异常；②嘌呤分解代谢异常；③嘌呤转化代谢异常。均与代谢过程中的酶类异常相关。尿酸在体内的积聚取决于尿酸生成速度与尿酸经肾排出之间的平衡关系。尿酸生成增多，或尿酸排泄减少，或生成增多和排泄减少同时存在，均可使尿酸积聚而出现血尿酸增高（表 12-15）。

表 12-15 嘌呤代谢异常和高尿酸血症的病因

类　　型	代 谢 紊 乱	遗传特征
原发性(酶缺陷)		
嘌呤合成酶代谢异常		
磷酸核糖焦磷酸合成酶活性增加	PRPP 合成过多,尿酸产生过多	性连锁
次黄嘌呤磷酸核苷转移酶缺乏	嘌呤基质再利用障碍,尿酸产生增多	性连锁
腺嘌呤磷酸核糖基转移酶缺乏	腺嘌呤再利用障碍	常染色体隐性
嘌呤分解代谢酶类异常 腺苷脱氨酶缺乏	淋巴细胞内脱氧 ATP 集聚,抑制核糖核苷还原酶,DNA 合成受限	常染色体隐性
嘌呤核苷磷酸化酶缺乏	三磷酸脱氧鸟苷积聚,RNP 合成障碍,T 细胞过早凋亡	常染色体隐性
黄嘌呤氧化酶缺乏	尿中难溶性黄嘌呤增多,形成肾结石,尿尿酸减少	常染色体
嘌呤转化代谢酶类异常		
单磷酸腺苷脱氨酶缺乏	轻度非进行性代谢性肌病	常染隐性
腺苷酸琥珀酸裂解酶缺乏	尿中 S-AMP 水平增高	常染隐性
继发性		
嘌呤生成过多	骨髓、淋巴恶性增生性疾病 真性红细胞增多症、溶血性疾病、肥胖、心肌梗死	
嘌呤原料增加	高嘌呤饮食、动物内脏、酒精过量、维生素缺乏、果糖、细胞毒药物	
嘌呤排泄障碍	肾清除减少但肾功能正常 肾功能减退或由于药物、中毒或内源性代谢产物(如乳酸)抑制尿酸排泄(或)吸收增加	遗传性

(二) 临床表现

痛风的临床表现取决于嘌呤代谢基质或其终末代谢产物积聚于某器官而表现为选择性脏器损害,如单磷酸腺苷脱氨酶缺陷病人仅表现为肌组织受累;腺苷脱氨酶缺乏者则表现为能量代谢、DNA 合成障碍和免疫缺陷。总的来讲,嘌呤代谢异常病人大多有难溶性尿酸钠盐沉积于滑膜腔导致急性痛风性关节炎,亦可在全身各处形成痛风石,肾脏中痛风石形成可导致痛风性肾病和肾功能不全。原发性痛风大部分发病年龄在 40 岁以上,多见于中老年;男性占 95%,女性于更年期后发病,仅占 5%;常有家族遗传史。

痛风可分为无症状期、急性期、慢性期和间歇期。

无症状期:指病人仅有尿酸持续或波动性增高,而终身不出现症状。

急性期:多指急性痛风性关节炎,是尿酸钠盐微结晶引起的炎症反应。血尿酸长期在超饱和浓度以上,尿酸钠盐与血浆白蛋白或 α_1-球蛋白、β_2-球蛋白结合减少,加上局部血 pH 和温度降低,可沉淀为尿酸钠盐微结晶或微小痛风石。由于关节软骨、滑膜腔和关节周围组织内血管较少,组织液 pH 较低,基质中含黏多糖酸和结缔组织较丰富,因此,尿酸容易沉积。急性痛风性关节炎发作主要是由于血尿酸迅速波动所致。尿酸突然升高,致使尿酸结晶在已饱和状态的滑液中沉淀形成针状尿酸钠盐;尿酸突然降低,则可使关节内痛风石表面溶解,并释放出不溶性针状结晶,吸引体内多核白细胞吞噬结晶,并释放出趋化因子吸引更多的白细胞进行趋化运动。吞噬结晶的白细胞迅速脱颗粒,分解,释放出胞浆和溶酶体酶,引起关节软骨溶解和软组织损伤,引起急性关节炎。

急性痛风性关节炎的发作一般在持续高尿酸血症后数年至数十年。典型发作起病急骤，病人常在午夜痛醒。初次发作多为单关节炎症，累及第一大脚趾关节者占60%，其次为其他趾关节和跗、踝、膝、指、腕、肘等关节。反复发作，后期可累及多关节。急性期关节红肿、热、痛和活动受限且伴发热、白细胞增多、血沉增快等全身反应。一般数天或数星期后症状缓解进入间歇期。急性期的促发因素为饮食过度、局部外伤、体力或脑力劳动过度、受寒、感染等。

间歇期：两次发作之间的静止期。病人无任何症状。初次发病后的间歇期可历时数月、数年甚至数十年后复发，但62%的病人一年内复发。少数病人终生仅发作一次，多数病人越发越频，受累关节越来越多。极少数病人初次发作后无间歇期，直接发展为痛风石和慢性关节炎。

慢性期：慢性期主要表现为痛风石病变、慢性关节炎病变和痛风性肾脏病变。

1. 痛风石病变

痛风石是痛风的特征性病变。由尿酸沉积于结缔组织逐渐形成。多见于起病后的某个期，平均为10年。痛风石形成的典型部位在耳廓，亦常见于第一大脚趾、指、腕、肘、膝等处，少数累及鼻软骨、舌、声带、主动脉、心瓣膜，大小不一。发生于关节附近的痛风结节，表皮磨损易破溃和形成瘘管，排出白色尿酸盐结晶，伤口不易愈合，但极少继发感染。

2. 慢性关节炎病变

慢性痛风性关节炎以痛风石形成为特点，是因尿酸盐产生的速度超过尿酸盐沉积的速度，使尿酸盐池扩大，尿酸盐在软骨、滑囊、肌腱和软组织等处沉积。痛风经过10～20年的进展，累及上下肢多关节。关节可因痛风石沉积而增大，关节、软骨、滑液膜、肌腱和关节周围软组织痛风石沉积不断增大增多，关节结构及其软组织破坏，纤维组织和骨质增生而致关节强直，畸形和活动受限，关节功能丧失。

3. 痛风性肾脏病变

（1）肾尿酸结石：痛风病人肾尿酸结石的发生率为10%～25%。形成肾尿酸结石的主要因素为肾排泄尿酸增多。尿液呈酸性时，尿液尿酸浓度增加则易形成结晶和结石。小结石随尿排出无临床症状，大结石引起输尿管梗阻、肾绞痛和血尿。尿流不畅继发感染亦可致肾盂肾炎。巨大结石还可造成肾盂肾盏变形、肾盂积水。

（2）肾病变：由尿酸盐在肾间质组织沉淀引起。病情发展呈慢性过程，早期为间歇性蛋白尿，轻度水肿和高血压；尔后发展为持续性蛋白尿、肾小管浓缩功能下降、尿比重降低；晚期肾小球功能受损、肌酐清除率下降、尿素氮升高，进而发展为尿毒症。

（3）与痛风相关的疾病：痛风常伴有高血压病、高三酰甘油血症、冠心病和2型糖尿病。老年痛风病人死亡原因中心血管因素超过肾功能不全。痛风与心血管疾病并无直接因果联系，只是两病均与肥胖、饮食因素有关。限制饮食和降低体重均可改善病情。

（三）痛风的实验室检查

1. 尿酸测定

（1）血尿酸测定：尿酸的正常值因测定的方法不同而有区别，尿酸酶法的测值男性为0.15～0.38 mmol/L(2.4～6.4 mg/dl)，女性为0.1～0.3 mmol/L(1.6～5.2 mg/dl)。

未经治疗的痛风病人，血尿酸值大多升高，继发性痛风病人较原发者升高更明显。急性发作时，因应激肾上腺皮质激素分泌增多，促进尿酸排泄，有时造成血尿酸值暂时偏低，需等急性期过后复测，以免误诊。

(2) 尿尿酸测定：采用尿酸酶法特异性和准确性好，正常值为 1.5～4.4 mmol/24 h (240～700 mg/24 h)。限制嘌呤饮食 5 天后，如血尿酸增高，每天尿尿酸排量＞800 mg，可认为是尿酸生成过多，反之，则可认为是尿酸排泄障碍。

2. 滑囊液检查

提取滑囊液，在光学和偏振光显微镜下见尿酸盐结晶被吞噬到白细胞内或呈游离状或呈针状并有负性弱双折光现象。

3. 痛风石检查

痛风结石活组织检查、紫尿酸氨特殊化学鉴定、尿酸分解测定、紫外分光光度计测定等方法可确定是否为尿酸盐结晶。

4. 肾功能测定

包括血清和尿液的肌肝、尿素氮、肌酸浓度测定，以及碱储备、同位素肾图、肾脏 CT、MRI、B 超。另外，尚需测定尿 pH。

(四) 痛风的诊断

典型的痛风容易诊断，多为 40 岁以上男性、肥胖、饮食考究或嗜酒、有家族史者。关节炎发作多见于下肢远端足趾关节，半夜发作，剧痛，白天缓解。秋水仙碱有特效。此外，还有高尿酸血症和高尿酸尿症。慢性痛风的诊断依据是病史和痛风石。

诊断标准为：血尿酸男性＞0.417 mmol/L，女性＞0.357 mmol/L；有痛风石；在关节液内找到尿酸钠结晶或组织内有尿酸钠沉积；有两次以上发作；有典型发作(突然发病，夜剧昼缓，局限于下肢远端)；用秋水仙碱治疗，2 天内缓解。

如上述标准中有两项符合，即可诊断为痛风。

(五) 痛风的预防和治疗

痛风的预防和治疗应达到终止急性发作和防止复发；纠正高尿酸血症和保持血尿酸浓度在正常范围内；防止尿酸结石的形成和肾损害等目的。具体措施如下：

1. 急性期处理

绝对卧床休息，避免受累关节负重，早期用药抑制炎症反应疗效较好，常用药物有：

(1) 秋水仙碱：为治疗急性痛风的首选药物，能迅速终止急性发作。初用 1 h 口服 0.5 mg 或 2 h 口服 1 mg，至症状缓解或出现恶心、呕吐、腹泻等胃肠道反应时停用。一般第一天用量 6～8 mg，症状于 6～12 h 内减轻，24～48 h 内控制，以后给予维持量 0.5 mg，1 日 2～3 次。

(2) 消炎痛：初始剂量 50 mg，8 h 1 次，症状缓解后按此剂量继续 24 h 后逐渐减量至 25 mg，每天 2～3 次。

(3) 糖皮质激素：能迅速缓解症状，但停药后易出现“反跳”现象，因此，只在秋水仙碱、消炎痛等药物无效或禁忌时选用。泼尼松(强的松)10 mg，每天 3～4 次。

2. 发作间期和慢性期处理

主要采用促进尿酸排泄或抑制尿酸生成的药物，以控制高尿酸血症，使血尿酸维持在正常范围，防止复发。

(1) 促进尿酸排泄药物：此类药物通过抑制近端肾小管对尿酸的重吸收而促进尿酸的排泄。适用于肾功能正常或轻度损害和肾尿酸排泄减少(24 h 尿酸排出＜600 mg)者。为避免用药过程中尿酸在肾脏大量排出引起肾脏损害和肾结石形成的不良反应，治疗宜从小剂量开始，同时需大量饮水、口服碳酸氢钠以碱化尿液。

丙磺舒（羧苯磺胺）：初始剂量每次 0.25 g，每天 2 次，2 星期后递增至每次 0.5 g，每天 3 次。若血尿酸浓度降低不明显，可每 1～2 星期递增剂量 1 次，但最大剂量不得超过3 g/d。主要不良反应有过敏、胃肠道刺激、皮疹等。

磺吡酮（苯磺唑酮）：作用较丙磺舒（羧苯磺胺）强，初始剂量每次 50 mg，每天 2 次，逐渐增至每次 100 mg，每天 3 次，最大用量 600 mg/d，与丙磺舒（羧苯磺胺）合用作用协同。不良反应与丙磺舒（羧苯磺胺）相似，但对骨髓毒性的发生率较高。

苯溴酮：作用机制与丙磺舒（羧苯磺胺）相同，但作用更强。因毒性低，对肾功能不全者优于上述药物。开始剂量 25 mg/d，逐渐增至 100 mg/d。

（2）抑制尿酸生成药物：别嘌呤醇，在结构上与次黄嘌呤类似，故有较强的抑制黄嘌呤氧化酶的作用，从而阻断次黄嘌呤向黄嘌呤、黄嘌呤向尿酸的代谢转化，在体内氧化生成易溶于水的黄嘌呤从尿中排出，并能在 PRPP 存在时转变成相对应核苷酸，消耗 PRPP 使 IMP 合成减少，从而迅速降低血尿酸值。适用于中度肾功能损害（肌酐清除率＜35 ml/min）或 24 h 尿尿酸明显增高者。剂量为每次 100 mg，每天 2～4 次，最大剂量 600 mg/d。

别嘌呤醇的不良反应有胃肠道不适、皮疹、发热、肝和骨髓损害等，多见于肾功能不全的病人，故肾功能严重损害者，剂量减半。

（五）痛风的饮食营养治疗

1. 饮食营养治疗目的

嘌呤是核蛋白代谢的中间产物，而尿酸是人体嘌呤和核酸代谢的最终产物。人体尿酸有两个来源：①外源性尿酸，从富含嘌呤或核蛋白的食物中转化而来，约占体内尿酸 20%；②内源性尿酸，由体内氨基酸、核苷酸和其他小分子化合物合成和核酸分解代谢而来，约占体内总尿酸的 80%。尽管高尿酸血症的发生主要为内源性代谢紊乱所致，高嘌呤饮食亦非痛风的致病原因，然而高嘌呤饮食可使血尿酸浓度升高，甚至达到痛风病人的水平，当食物中的嘌呤从肠道大量吸收后，可使细胞外液尿酸浓度迅速变化，常常促使痛风性关节炎的急性发作。

反之，停止摄入富含嘌呤的食物，可使血尿酸浓度降低，正常人可降低 0.6 mg/dl，痛风病人可降低（1～2）mg/dl。因此，痛风病人饮食治疗的目的在于控制外源性尿酸的摄入，降低体内尿酸的含量，是预防和治疗高尿酸血症和痛风的手段之一。

2. 饮食原则

（1）总热量的摄入：痛风病人半数超过理想体重甚至肥胖，总热量应较理想体重的标准饮食略低 10%～15%，以适当减轻体重。根据工作情况一般按理想体重的标准，每天每千克体重 104.6～125.52 kJ（25～30 kcal）计算为宜。因乳酸、β-羟丁酸、草酰乙酸等有机酸增加能竞争抑制肾小管尿酸的分泌，使血尿酸水平增高，故减肥者应避免饥饿性酮症的发生和剧烈运动。

（2）低脂饮食：痛风病人约有 3/4 伴有高脂血症，宜采用低脂饮食控制高脂血症为妥。此外，高脂饮食同样可使尿酸排泄减少而致血尿酸增高，故亦应限制脂肪的摄入。饮食的设计要个体化，但一般每天脂肪摄入量限制在 40～50 g 以内较为理想。

(3) 低蛋白质摄入：痛风病人应限制蛋白质的摄入量从而控制嘌呤的摄取。一般按每千克体重(0.8～1.0)g/d计算，选择牛奶、鸡蛋和植物蛋白质为好。当肾脏受累出现蛋白尿时，应以病人血浆蛋白浓度和尿蛋白丢失量决定蛋白质的摄入量。若出现氮质血症则采用低蛋白、低嘌呤饮食。

(4) 低盐饮食：痛风病人多伴有高血压，宜采用少盐饮食，多选择蔬菜水果等碱性食物，特别是高钾、低钠的碱性蔬菜，既有利尿作用，又能促进尿酸盐溶解和排泄。

(5) 补充无机盐及维生素：长期忌嘌呤、低嘌呤饮食，限制了肉类、内脏和豆制品摄入，故应适当补充铁剂和多种微量元素、维生素B族和维生素C等。

(6) 增加水的摄入：痛风病人应多饮水以利于尿酸的排出。最好保证每天饮水量2 000～3 000 ml，以维持一定的尿量促进尿酸排泄。这是饮食营养治疗中较为重要的环节。

(7) 戒酒：因乙醇代谢使乳酸浓度增高抑制肾脏对尿酸的排泄，同时乙醇促进嘌呤的分解使尿酸增高，故酗酒常为急性痛风发作的诱因，应严格限制饮酒。

(8) 低嘌呤饮食：是指每天嘌呤的摄入量应控制在100～150 mg以内。采用低嘌呤饮食应注意烹调时先采用大汤生煮，可使50%的嘌呤溶解在汤内，然后弃汤食用，以减少嘌呤的摄入量。

3. 食物中嘌呤含量分类

痛风饮食重要的是应了解食物中嘌呤的含量，病人可用100 g食物中嘌呤含量<75 mg的食物，少用每100 g食物中嘌呤含量>75 mg的食物，禁用每100 g食物中嘌呤含量在150～1 000 mg的食物。

现将食物根据嘌呤含量的不同进行分类，列表如下，见表12-16、表12-17、表12-18、表12-19。

表12-16 嘌呤含量高的食物(每100 g嘌呤含量150～1 000 mg)

类　别	品　　种
肉类和内脏	牛肝233 mg、牛肾200 mg、胰脏825 mg、脑195 mg、凤尾鱼363 mg、沙丁鱼295 mg
肉　汤	各种肉、禽制的浓汤和清汤160～400 mg

表12-17 嘌呤含量较高的食物(每100克嘌呤含量75～150 mg)

类　别	品　　种
鱼　类	鲤鱼、鳕鱼、鲈鱼、鲭鱼、大比目鱼、鱼卵、小虾、淡菜、白鱼、鳗鱼和鳝鱼
禽　类	鹅、鸽、鸭、野鸡、火鸡
肉　类	兔肉、鹿肉、猪肉、牛舌
豆　类	扁豆

表12-18 嘌呤含量较少食物(每100克嘌呤含量<75 mg)

类　别	品　　种
鱼　类	青鱼、鲱鱼、鲑鱼、金枪鱼、白鱼、龙虾、蟹、牡蛎
肉　类	鸡、火腿、羊肉、牛肉
谷　类	麦麸、面包、麦片
蔬菜类	芦笋、花椰菜、四季豆、青豆、豌豆、菜豆、菠菜、双孢蘑菇

表 12-19　嘌呤含量很少的食物

类　别	品　　种
乳　类	各种鲜奶、炼乳、奶酪、酸奶、牛奶、奶酪、适量奶油、冰淇淋
蛋　类	鸡蛋、鸭蛋
谷　类	精白米、富强粉、玉米、精白面粉、馒头、面条、通心粉、苏打饼干、蛋糕
蔬菜类	卷心菜、胡萝卜、芹菜、黄瓜、茄子、甘蓝、莴苣、刀豆、西红柿、西葫芦、南瓜、倭瓜、萝卜、洋葱、白菜、番薯、马铃薯、泡菜、咸菜
水果类	梨、杏、苹果、葡萄、橙等水果
干果类	花生、杏仁、核桃、糖和糖果
各种饮料	汽水、茶、咖啡、可可等

痛风病人应根据不同的病情，决定膳食中嘌呤的含量。急性期应严格限制嘌呤在150 mg/d之内，以免增加外源性嘌呤的摄入，可选择嘌呤含量低的食物。缓解期要求正常平衡膳食，禁用含嘌呤高的食物，有限制地选用嘌呤中等量的食物，自由摄取嘌呤含量低的食物。

（赵咏桔　罗邦尧）

第三节　肥　胖　症

肥胖症是机体脂肪组织的量过多和(或)脂肪组织与其他软组织的比例过高。进食过多和运动过少使能量摄入与能量消耗不平衡，过多的能量以脂肪形式储存，使机体脂肪增多、脂肪组织增生，容易引起肥胖。

脂肪蓄积是个循序渐进的过程，轻度肥胖与正常体重之间并没有明确的界限。通常估计体内脂肪含量的方法是用标准皮下脂肪测定器测量皮褶厚度，再用转换系数换算成体脂含量，也可行脂溶性气体85氮密闭吸入稀释法等，但方法复杂，多用于科学研究。目前，用于测定标准体重最普遍和最重要的方法是测定体重指数(BMI)，即“体重(kg)/身高^2(m^2)”来评判体重是否正常，通常东方成年人BMI>22.9为超重，>24.9可诊断为肥胖。

BMI通常分为正常值、Ⅰ级危险值、Ⅱ级危险值和Ⅲ级危险值。东方成年人肥胖症的判断标准如下：Ⅲ级危险值，BMI≥30；Ⅱ级危险值，BMI 25～29.9；Ⅰ级危险值，BMI 23～24.9；正常值，BMI 18.5～22.9。

根据上述判断标准，Ⅱ、Ⅲ级肥胖病人具有较高的死亡率，Ⅰ级肥胖病人早期多无明显自觉症状，但如不加以控制则可以逐步发展到Ⅱ级或Ⅲ级，所以也必须引起重视。

(一) 流行病学

肥胖与饮食生活习惯和经济条件等有一定关系。随着人民生活水平不断提高，肥胖症的发病率迅速上升，突出表现在三个年龄段：婴幼儿期、青春发育期和40岁以后的成年期。各种不良饮食生活习惯，如糖果甜食过多、过量不必要的营养药物、缺乏体育锻炼等，都会导致肥胖的发生。回顾性研究表明，婴幼儿期和青春发育期的肥胖病人绝大多数发展成为成年肥胖者，且肥胖程度较重。

肥胖常与心血管疾病、糖尿病等相互联系，死亡率较高，在男性病人尤甚。死亡率与体重的增加并不是平行增长的关系，其加速阶段出现在日益肥胖时，并与 BMI 增至 25 以上密切相关。

（二）病因和病理生理

1. 病因

（1）遗传：在对肥胖动物的遗传因素研究中发现，鼠的肥胖基因（ob）可产生相应的蛋白质（op），由脂肪组织随血液向中枢神经系统发出饱食信号。当基因突变时，导致 op 缺乏，引起肥胖。在人类，不少肥胖病人有家族史，同卵孪生儿体重相似，不同种族病人皮下脂肪好发沉着部位不同，能量摄入较少者体重却处于较高水平等，都说明遗传对体重有明显作用。

（2）神经调节：下丘脑腹内侧核为饱觉中枢，受控于交感神经，兴奋时产生饱感而拒食，腹外侧核为饥饿中枢，受控于副交感神经，兴奋时食欲亢进，摄食增加，导致肥胖。

（3）饮食生活习惯：不良的饮食生活习惯是肥胖的重要病因。营养过多、缺乏运动等都易使能量摄入增加，消耗减少，最终导致肥胖。

2. 病理生理

（1）脂肪细胞变化：脂肪细胞能量储存的增加有两种方式：脂肪组织细胞肥大或脂肪组织细胞增生。据此，肥胖可分为两种：①脂肪细胞肥大型；②脂肪细胞增生型和脂肪细胞肥大型，后者多见。

（2）脂蛋白酯酶活性：脂蛋白酯酶起源于脂细胞和肌细胞，并被分泌到毛细血管内皮细胞，作用于循环中极低密度脂蛋白转运的三酰甘油。活性脂蛋白酯酶可促进三酰甘油降解为磷酸甘油和游离脂肪酸，进入脂肪细胞，并再次酯化，以三酰甘油形式储存。脂肪组织的脂蛋白酯酶活性在肥胖病人中是升高的，可使三酰甘油进入细胞的能力增加，并可逐渐使脂肪细胞肥大，从而引起肥胖。

（3）高胰岛素血症：肥胖症常与高胰岛素血症同时存在。胰岛素的功能是促进肝细胞糖原合成，抑制糖原异生，促进脂肪细胞摄取葡萄糖合成脂肪，抑制脂肪分解。肥胖病人的血浆胰岛素浓度多处于高水平，血糖升高时血浆胰岛素水平也进一步升高，表明胰岛素抵抗或不敏感存在。胰岛素抵抗部分是由于胰岛素受体数目和（或）受体亲和力的改变，但大多是由于糖代谢中细胞内受体后缺陷所致。过多过久的胰岛素大量产生会使胰腺衰竭，最终胰岛素反应减弱，导致代谢紊乱。且胰岛素的缺乏和（或）抵抗均会导致葡萄糖氧化不全而影响产热。因此，肥胖病人胰岛素抵抗时食物热效应降低。

（三）肥胖症的临床表现

1. 心血管疾病

肥胖与心血管疾病密切相关，但它对心血管的影响不是单一的，大都是通过加重其他危险因素，如高血压、糖尿病、高血脂等来影响，当体重逐渐增加时，这些危险因素都相应增高。研究证实，增加相应体重的 10%，收缩压要升高约 6.5 mmHg，血浆胆固醇增加约 12 mg/dl，空腹血糖增加约 2 mg/dl。肥胖发病年龄越轻对心血管系统的影响越大。

2. 糖尿病

肥胖与糖尿病密切相关，肥胖者中糖尿病发病率约为非肥胖者的 10 倍。肥胖早期，病人可仅有糖耐量异常或高胰岛素血症，随病情发展血糖逐渐升高，导致糖尿病。

3. 血脂升高

肥胖病人脂肪合成过多，分解过少，肝脏摄取游离脂肪酸增多，三酰甘油含量增加。但脂蛋白酯酶活性升高，增加了外周血中极低密度脂蛋白的清除，故血浆中三酰甘油水平可正常或轻度升高。胆固醇水平升高，高密度脂蛋白降低，削弱了其抗动脉粥样硬化的作用，可增加冠心病的发病危险。

4. 高血压

高血压通常与肥胖伴发。肥胖病人的高胰岛素血症可以通过提高肾钠吸收，逐步增加细胞外流量，增加心输出量和肾前负荷，从而使血压升高。

5. 其他

肥胖病人严重时可有呼吸运动受限，胆囊疾病、骨关节炎、痛风等发病率明显增多，恶性肿瘤的发生率和死亡率都相对较高。

（四）防治

1. 饮食控制和运动

能量摄入控制与消耗增加两者相结合是治疗肥胖的最佳方法。

治疗肥胖的基础是控制饮食，特别是限制每天总热量的摄入，使之略低于消耗量以使体重逐步下降。近年证实高碳水化合物、少量优质蛋白质（约 35 g/d）、低脂肪（能量的 20%～30%）的饮食谱对体重减轻有显著疗效。低热量饮食会导致某些必要的营养要素和维生素的缺乏，必须注意补充适量的鱼、肉、牛奶、谷类和蔬菜水果等，有利于营养的平衡。禁食辅以利尿药治疗可导致体重迅速下降，但不仅减少脂肪，且丢失正常的机体质量，需每天补充适量的蛋白质，如瘦肉、禽肉、鱼类等。治疗过程中可能会出现血压降低、心律不齐等，长期运用有一定的危险性。

运动可以促进能量的消耗，但必须因人而异，逐步增加运动量，并要持之以恒，才能使体重逐渐减轻。

2. 药物治疗

尽管药物的确可以使某些病人体重下降，但在肥胖治疗中不列为首选。

（1）食欲抑制剂：盐酸氟苯丙胺，无中枢兴奋作用，直接刺激饱觉中枢，降低食欲，并有降低血压和血脂作用，还能促进肌肉摄取葡萄糖而降低血糖，适用于冠心病、高血压、糖尿病和焦虑的肥胖症病人，成人剂量为每次 20～40 mg，每天 2～3 次，餐前服用。国外近年运用盐酸西布曲明也取得较好临床疗效，盐酸西布曲明（sibutramine）是一种去甲肾上腺素和5-羟色胺的重摄取抑制剂，通过其代谢产物伯胺和仲胺发挥活性，增加饱感抑制食欲，并消耗褐色脂肪使机体产热增加，体重减轻，成人剂量为（10～20）mg/d，常见不良反应有口干、便秘、头晕、轻度血压升高等。

（2）口服降糖药：口服降糖药引起胃肠道反应导致食欲抑制，并能减少或延缓胃肠道对葡萄糖的吸收、增加脂肪排泄量等，从而降低体重。二甲双胍每次 500～1 000 mg，每天 2～3 次口服。肝肾功能不佳、老年人和心力衰竭病人禁用。

（3）脂肪酶抑制剂：赛尼可（xenical）是一种选择性脂肪酶抑制剂，通过与肠道脂肪酶活性部位的丝氨酸残基紧密结合而抑制其活性。食入含脂肪食物后，赛尼可抑制三酰甘油的水解，减少单酸甘油酯和游离脂肪酸的吸收，从而降低体脂。成人剂量为每次 80～120 mg，每天 3 次口服。赛尼可不易吸收，在循环血浆中浓度很低，故长期服用没有明显不良反应。与普伐他汀合用可增强其降脂作用，但对其他药物的疗效没有明显不良反应。

（4）肉碱制剂：肉碱的功能是在脂肪 β 氧化过程中运送脂肪酰基线粒体内膜。康丽亭由肉碱、维生素 B_1 和维生素 B_6 组成，富含脂肪氧化的必需因子，具有一定的降脂作用，并能提供人体的必需物质，也可以用于肥胖的治疗，有一定的疗效。成人剂量为每次 800 mg，每天 3 次口服。

(5) 脂解素：脂解素垂体前叶提取物，能促进储存中的脂肪消耗，激活脂肪组织的溶脂酶，起到减轻体重的作用。成人剂量每次 50 mg，每天 3 次口服。

(6) 中药：番泻叶、大黄等轻泻剂，各种减肥茶，防风通圣丸、防己黄芪丸等中成药都可用于肥胖症的治疗。

3. 外科治疗

极度顽固性肥胖或上述方法效果不佳时可考虑手术。通常行空肠回肠旁路手术，减少消化道的吸收，但术后可有严重脱水和电解质紊乱，需严密监护。术后第一年体重下降最快，逐年变慢。脂肪切除术和局部注射溶脂药物也有一定的减肥整形作用，临床较少应用。

（毕宇芳　罗邦尧）

第四节　骨质疏松症

骨质疏松症(osteoporosis)是一种与年龄相关的非特异性代谢性疾病。表现为骨质减少和骨折易感性增高。骨质疏松的特点为单位体积内骨组织量减少，但存留的骨组织有充分的钙化，一般钙盐和基质含量呈正常比例(亦有认为比例不正常者)。此与骨质软化不同，后者的骨基质可增多，但其钙化过程发生障碍。在多数骨质疏松病人中，骨组织的减少主要由于骨质被吸收增多所致。

(一) 病因

骨质疏松的病因还不完全清楚，但以下几个因素在该病的发生、发展过程中起着重要作用。

1. 内分泌因素

是造成骨质疏松症的主要病因之一。其中卵巢功能减退，雌激素分泌下降所引起的骨质疏松最受到人们广泛关注。女性在绝经期后，男性在 55 岁后，常易发生本症，女性的发病率常数倍于男性。老年性骨质疏松主要因性激素水平低下，骨骼合成代谢刺激减少所致。例如，雌激素拮抗甲状旁腺激素作用而减少骨质吸收。绝经后，雌激素下降，骨质吸收加速而逐渐发生骨质疏松。除性腺功能减退外，骨质疏松尚可见于皮质醇增多症、持久使用肾上腺皮质激素。甲状旁腺功能亢进症、肢端肥大症和甲状腺功能亢进症，其中以前三者较为常见。肾上腺皮质激素作用于骨的间质，抑制成骨细胞活动，引起蛋白质分解亢进、合成抑制，并导致负氮和负钙平衡，影响骨质生成，但主要是骨质吸收增加。这种骨质疏松常以颅骨蝶鞍前后床突发生最早。国内 60 例皮质醇增多症中骨质疏松者达 70%以上，4 例伴有自发性骨折，血清钙大致正常，血清碱性磷酸酶早期多正常，晚期稍升高。在甲状旁腺功能亢进时，甲状旁腺素作用过多，钙盐自骨骼动员至血循环，骨质吸收增强而致骨质疏松，并以血钙和碱性磷酸酶增高、血磷低下为特征。肢端肥大症中，过多的生长激素减少肾组织中柠檬酸浓度，肾小管对钙回吸收减少，钙自尿丢失增加。甲状腺功能亢进时，骨胶原组织破坏增多，骨钙的转换率增高，尿和粪中的钙排泄量增高。

2. 机械因素

骨质疏松症又名失用性骨质疏松症。动物实验和临床证明，失用的肢体可发生骨质疏松。各种原因的失用，如石膏固定、严重关节炎或瘫痪时，由于不活动、不负重，对骨骼的机械应力减弱，甲状腺分泌较多的激素促进骨质吸收，形成骨质疏松。老年骨折病人，接受石膏固定后，骨质疏松的发生率更高，可达70%左右。

3. 营养性骨质疏松症

蛋白质缺乏可致有机基质生成不良。维生素C缺乏可影响基质形成，并使胶原组织的成熟发生障碍。饮食中如长期缺钙（一天摄入钙量不足400 mg）亦可致骨质疏松。

4. 疾病因素

很多骨关节病变，如骨关节结核、类风湿性关节炎、化脓性关节炎，或某些骨肿瘤可引起病灶周围弥漫性继发性的脱钙和骨质疏松。

5. 特发性骨质疏松

特发性骨质疏松原因不明。多见于青年人，病人的内分泌系统并无异常，对治疗的反应较差。

近年来有人以钙盐作静脉滴注治疗，发现在临床和组织学上均有明显好转，故认为可能与降钙素分泌不足有关，滴注钙盐后造成血钙过高，既抑制甲状腺素的分泌，又促进降钙素的分泌，使骨质吸收减弱而见效。

骨质疏松症的病因仍不很清楚，可能是多因素、多环节共同作用的结果。其中雌激素减少和钙代谢障碍可能是最主要的原因。

（二）骨质疏松症的临床表现

周身骨痛（腰背部为甚）、乏力、自发性骨折等。骨质疏松症病人疼痛以脊椎与骨盆区及骨折处为主，于登楼或体位改变时尤甚，机体活动受到明显障碍，久后下肢肌肉往往有不同程度萎缩。若有脊椎压缩骨折，病人身长可缩短，严重时可累及脊髓神经根，可表现为坐骨神经痛，或因胸廓畸形使肺活量减少，从而影响心脏功能。

骨折易发部位：脊椎、臀部和前臂。发病率随年龄的增加而增加，女人多于男人，白人多于黑人，消瘦、钙营养不良的绝经后高龄妇女是高危人群。总发病率为10%～50%，男女之比为1∶(3～8)。

（三）膳食、营养素与骨质疏松症的关系

目前，对骨质疏松症尚无有效的治疗方法，因此，预防就显得更加重要。老年人一旦发生骨折比年轻人难以愈合，骨头也容易畸形。这给老年人生活带来很大不便和限制。许多研究表明膳食因素对骨质疏松症的预防和治疗有着不可低估的作用。

1. 钙

人体中的钙有99%存在于骨骼和牙齿中，以维持骨骼的形态和机能，约1%的钙分布于全身其他各个部分，维持着神经肌肉的正常兴奋性。钙对骨骼的重要性是不言而喻的，但是，膳食中钙含量与人的骨骼的生长发育和骨质疏松症之间的关系还是研究得不多，主要因素是对人群进行这样的研究所需时间太久。膳食中钙的含量是个重要因素，但钙的吸收和被利用程度同样是至关重要的。

（1）主要影响钙吸收的因素：①膳食中钙的存在形式，有些结合型钙不溶于水，不能被消化吸收，如草酸钙等；②膳食中其他物质的影响，如乳精、维生素D和蛋白质都能促进钙的吸收，而膳食纤维则会与钙结合阻止钙的吸收，草酸根离子则更易与钙结合生成不溶于水的钙盐而阻碍钙吸收；③肠道钙转运系统的功能，钙在肠道与钙结合蛋白结合后被转运通过细胞膜而吸收，这种结合蛋白浓度由维生素D调节，任何影响维生素D正常代谢的因素都可影响钙吸收。

(2) 钙在体内的潴留：这也受很多因素影响，如机体对钙的需要程度、年龄等。钙通过肾脏和肠道排泄，膳食蛋白质可促进钙排泄。随着蛋白质摄入量的增加，尿中钙的排泄也增加，甚至有些研究发现骨折发病率与蛋白质摄入量呈正相关关系。

生长发育阶段，骨组织中成骨细胞活动占优势，至30～40岁时是骨组织最粗壮的时期，称为峰值，此后骨组织中的破骨细胞活动开始占优势，骨组织丢失增加，开始逐渐变细，骨骼生长发育达到的峰值每个人是不同的，遗传、营养和环境等因素都有影响。这个峰值越大，骨质疏松症和骨折的可能性就越小。就营养方面而言，摄入的钙越多，骨骼生长发育能达到的峰值也就越大。也有人持不同看法，认为膳食钙摄入量与此无关。过了峰值期，骨组织破坏大于形成，处于丢失变细的过程。有人认为，此时若给予充足的钙，则可阻止丢失。但是，有的研究结果提示，增加钙的摄入量并不能阻止老年人骨组织丢失。钙的吸收能力从什么年龄开始下降尚不清楚。用活性形式的维生素D治疗老年人可增加钙的吸收，但对骨质疏松症无效。有些老年妇女血中活性维生素D含量低，有一种解释认为，绝经期后，雌激素对骨吸收(骨钙动员)的抑制能力减弱，溶解到血液中的钙就增加，对甲状旁腺的反馈抑制剂随之增加，甲状旁腺素分泌减少，导致肾脏对维生素D的活化减少，最后导致肠道钙吸收减少。因此，有人用雌激素疗法来预防骨质疏松症收到一定效果。于是又有研究者认为，老年人肾脏活化维生素D的能力下降，肠道转运钙的能力也减弱，引起继发性甲状旁腺功能亢进，但是，肾脏活化功能的损害，对高浓度的甲状旁腺素反应仍不敏感，维生素D的活性提高不多，于是肠道钙的吸收依旧很差，只有靠骨吸收来维持正常血钙水平。

大剂量的钙制剂对机体有毒，可使软组织和肾脏钙化，并使肾功能进行性减退。所以补充大剂量钙时，要经常检查尿钙的浓度，以此来衡量补钙的剂量是否过大。补钙期间要多饮水。

2. 维生素D

维生素D在防治佝偻病和骨软化病方面的作用已无人怀疑，对骨骼健康的重要性也是人人皆知，维生素D的轻微代谢异常即可影响骨组织的健康。维生素D的供给和活化很容易受影响，如缺少阳光照射(特别是冬天日照最少)使皮肤中维生素D产生不足和膳食供应不足等，此外许多疾病也能影响维生素D的吸收。吸收进体内的维生素D需在肝脏和肾脏活化以后才有作用，因此，肝肾疾病和功能异常都可能导致维生素D的活化障碍。所有这些都会影响骨组织的健康。

曾经较受人注意的问题是维生素D对骨质疏松症的疗效，在十几年前曾有人用维生素D治疗骨质疏松症，每星期50 000～150 000 IU，结果无效。也曾有人用活性形式的维生素D来治疗，效果也不明显。足够的维生素D对于维持骨骼的健康是必需的，它可以减少老年人骨折的机会，但对骨质疏松症防治作用不明显。

(四) 骨质疏松症营养治疗原则和措施

1. 膳食补钙是预防骨质疏松症的简单易行的有效方法

(1) 多选用含钙丰富的食物：钙的来源以牛奶及其制品最好，不但钙含量丰富，而且极易被身体吸收。牛奶中钙的含量为每 100 g 牛奶含钙 120 mg。牛奶营养成分齐全，除含钙外，还含有蛋白质脂肪、碳水化合物、无机盐和人体需要的各种维生素。骨粉为牛、猪的骨头加工制成，其钙含量在 20%以上。机体对骨粉中钙的吸收率也很高，骨粉加入到膳食中，可补充膳食中钙含量的不足，增加机体对钙的吸收，防止或改善由于缺钙造成的骨质疏松。

(2) 多选用能促进钙吸收的食物：维生素 D 最丰富的来源是鱼肝油，维生素 D 能调节体内钙、磷的代谢，促进钙、磷的吸收和利用，以构成健全的骨骼，故服用适量的鱼肝油对改善骨质疏松有辅助作用。

降低干扰钙吸收的不利因素：如尽量避免食用含植酸、草酸、鞣酸较多的食物。

2. 增加运动

维生素 D 除了食物供给外，日光暴露对 1，25-$(OH)_2D_3$ 的水平也有较大影响，故提倡适当的户外活动。运动可延缓机体骨骼的老化，增加活动，可促进骨对钙的吸收而减少钙从骨中的释放。

3. 多食用富含植物激素的食物

虽然口服雌激素能有效地降低钙的负氮平衡，促进正平衡。雌激素在骨质疏松症高危人群中能起很好的预防作用，但口服雌激素也带来一定的不良反应，如剂量不当或时间长可引发一定比例的乳腺癌等。所以，目前研究较多的是从天然植物中挖掘富含植物激素的一类食物，如大豆中的大豆异黄酮，能与雌激素竞争受体，起到类雌激素的作用。所以，中老年妇女多吃豆类及其制品，对延缓衰老、防止骨质疏松是有益的。

（蔡美琴）

第十三章　营养与肿瘤

第一节　概　　述

肿瘤(tumor)是人体内一种不正常的、与周围组织不协调的新生组织。即异常增生的细胞。肿瘤细胞与正常细胞相比，有结构、功能和代谢的异常，并具有超过正常的生长能力，这种增生与机体不相协调。肿瘤可发生于许多器官组织，根据对健康和生命的威胁的程度可分为良性和恶性肿瘤。恶性肿瘤是危害人类生命和健康的一种严重疾病。不少国家因恶性肿瘤死亡占三大死因(癌症、心血管病、脑血管病)之首位。中国每年因恶性肿瘤死亡的人数约有130万，1997年以来占城市死因的第一位。因此，恶性肿瘤的防治已是世界性的保健问题，是世界卫生组织——疾病防治目标中重点防治的疾病。

中国卫生部信息中心的报道：城市地区前十位的肿瘤为肺、胃、肝、食管、结直肠肛门、白血病、乳腺、鼻咽、膀胱和子宫癌。据上海市肿瘤防治研究所的报道，1997年肿瘤前四位发病率，男性是肺癌、胃癌、肝癌和大肠癌，女性是乳腺癌、肺癌、胃癌和大肠癌。从近十年的恶性肿瘤发病趋势看，发病率明显上升的肿瘤有肺癌、乳腺癌、结肠癌、胰腺癌、胆囊癌、子宫体肿瘤、前列腺癌、脑肿瘤、肾癌；发病率明显下降的肿瘤有宫颈癌、食管癌、喉癌、甲状腺肿瘤。

肿瘤的病因至今尚未十分清楚，国内外学者认为大部分的病因与环境因素有关，遗传因素亦有一定的关系，主要是影响对环境因素的易感性。根据Doll和Peto的估计，吸烟因素占30%，饮食因素占35%(10%～70%)，生育和性行为因素占7%，职业因素占4%，酒精因素占3%，地理物理因素占3%，污染因素占2%，药物和医疗过程因素占1%。近年来，不少学者认为肿瘤的发生是多因素综合作用的结果，其中以饮食因素比重较大。在饮食中的食品污染，目前已知的致癌物有N-亚硝基化合物、多环芳烃类化合物、蛋白质和氨基酸的热解产物、黄曲霉素和其他霉菌毒素的污染等。某些营养素的缺乏、过多或不平衡亦与肿瘤的发生有着重要的关系。

(史奎雄)

第二节　营养素与肿瘤的关系

肿瘤死亡率各地的差异很大。根据流行病学的资料表明，同一国家、同一地区某些肿瘤死亡率的时间趋势变化也很大。特别在移民研究中，日本人移居美国夏威夷后，由于饮食结构的改变，胃癌的死亡率在第二代明显下降，与当地的白人相似，而结肠癌死亡率明显上升。动物实验资料表明，营养素可影响肿瘤的发病率。细胞和分子生物学的资料表明某些营养素可抑制癌细胞的生长、诱导细胞分化、抑制癌基因的表达等，说明营养素与肿瘤的发生发展有着重要的关系。

（一）热量

热量是反映三大生热营养素的间接指标。动物实验资料表明限制进食的动物，比自由进食的动物自发性肿瘤的发病率低，肿瘤发生的潜伏期延长；不限制摄入热量但强迫动物运动以促进总热量的消耗，也可以抑制化学致癌物对实验动物的致癌作用。但国内外流行病学的资料报道，在社会经济条件较差和生活水平较低的人群中，胃癌的死亡率较高，因总能量减少，反映了食物摄入量的减少，其他的营养素和蛋白质等的减少，会影响人体的抵抗力和肿瘤的发生。因此，对中老年人来说适当减少总热量摄入的同时，必须满足蛋白质、维生素和无机盐的需要，以增强体质。

（二）蛋白质

蛋白质的摄入过低或过高均会促进肿瘤的生长。流行病学的调查表明，食管癌和胃癌病人患病前的饮食中蛋白质的摄入量较正常对照组为低。日本平山雄的肿瘤前瞻性观察发现，经常饮两瓶牛奶的人较不饮牛奶的人胃癌发病率为低。动物实验表明，牛奶酪蛋白对胃内致癌物亚硝胺合成有抑制作用。上海交通大学医学院预防医学教研室的调查研究表明，经常服用大豆制品者，胃癌的相对危险度为 0.57，而经常饮豆浆者相对危险度更低，为 0.35。平山雄的肿瘤前瞻性观察发现人群中经常饮用“味增汁”（一种大豆酱、卷心菜、豆腐、紫菜等所制成的酱汤）者胃癌发病率亦低。大豆中不仅含丰富的蛋白质，而且含有抑癌作用的物质——异黄酮。但动物性蛋白质增加过多，常伴随脂肪的摄入增加，容易引起结肠癌，两者呈正相关。即使脂肪摄入量并不增加，蛋白质增加过多亦会增加肿瘤的发病率。大鼠以甲基硝基脲诱发乳腺癌，饲料（含 30 mg/kg）均含 15%玉米油，给 33%酪蛋白的高蛋白组，乳腺癌发病率为 57.1%，而给 19%酪蛋白组，乳腺癌发病率为 42.8%，前组发病率高，血清中鸟氨酸脱羧酶（DDC）和多胺亦高，有促癌作用。Syvian 鼠给致癌剂 N-2-羟丙基-2-氧丙基-亚硝胺（HPOP）220 mg/kg，饲以 20%蛋白质组，胰腺癌的发病率为 46%，饲以 8%蛋白质组胰腺癌的发病率为 13%。由此可见，蛋白质摄入过低，易引起食管癌和胃癌；蛋白质的摄入过多，易引起结肠癌、乳腺癌和胰腺癌。因此，蛋白质的摄入应当适量。一般成年人蛋白质约占总热量的 12%～15%，每天摄入 70～80 g 蛋白质为宜。

（三）脂肪

肿瘤流行病学的资料表明，脂肪的摄入量与结肠癌、乳腺癌、动脉粥样硬化性心脏病的发病率成正相关，而与胃癌呈负相关。膳食脂肪中多不饱和脂肪酸高与乳腺癌的发生关系密切。复旦大学上海医学院报道，多不饱和脂肪酸每天摄入＞20 g 者其乳腺癌的相对危险度为 2.78。膳食中不饱和脂肪酸增加，则增加前列腺素 E_2（PGE_2）、抑制自然杀伤（NK）细胞的活性，影响机体防癌作用。但近年来对鱼油的研究增多，鱼油中含 n-3 系的二十碳五烯酸（EPA）和二十二碳六烯酸（DHA），对肿瘤有抑制作用。有的学者在抑制大鼠乳腺癌发病的研究中发现，适当限制热量比控制脂肪酸摄入量更为有效，故应适当降低总热量的摄入，保持正常体重。脂肪占总热量的 20%～25%，同时不饱和脂肪酸占热量的比重，多不饱和脂肪酸、单不饱和脂肪酸和饱和脂肪酸的比例以 1∶1∶1 为宜。n-3 系脂肪酸∶n-6 系脂肪酸以 1∶6 为宜。

(四) 碳水化合物

据以往的研究认为,高淀粉膳食易引起胃癌,在经济收入低的地区,人群中大多以高淀粉膳食为主。日本调查进食四碗饭的人得胃癌的相对危险度比进食两碗饭的人为高。日本近 50 年来胃癌发病率下降与高淀粉摄入量的下降有关。高淀粉膳食本身无促癌作用,而是高淀粉膳食常伴蛋白质摄入的偏低,且高淀粉膳食与大容量相联系,这种因素易使胃黏膜受损。

据有关报道,高碳水化合物或高血糖浓度能抑制化学致癌剂对动物的致癌作用。膳食纤维是不能被人体吸收的多糖,在防癌上起着重要的作用。流行病学的调查和动物实验表明它能降低结、直肠癌的发病率。其主要作用是吸附致癌物质和增加容积稀释致癌物。

食用真菌类食物中的多糖如蘑菇多糖、灵芝多糖、云芝多糖具有诱生干扰素、提高 NK 细胞活性的作用,因此,有防癌的作用。

(五) 维生素

对维生素与肿瘤的关系的研究主要集中在维生素 A、维生素 C 和维生素 E 方面。维生素 B_2 缺乏对食管癌的发生亦有影响。维生素 D 亦有防癌的作用,补充叶酸可防结肠癌、防止胃癌癌前病变向胃癌转化。

1. 维生素 A

这是近 10 多年来肿瘤化学预防研究中的重点内容。流行病学的研究资料表明癌症病人血清中的视黄醇和 β-胡萝卜素的含量比正常对照组为低。对吸烟人群调查,维生素 A 摄入量越少,肺癌发生率越高。动物实验表明,维生素 A 对亚硝胺及多环芳烃诱发的小鼠前胃癌、膀胱癌、结肠癌、乳腺癌、大鼠的肺癌、鼻咽癌等均有明显的抑制作用。细胞培养研究发现全反维甲酸可对早幼粒白血病细胞株(HL-60)有诱导分化的作用。临床研究也报道,连续治疗 3～12 个月,病情可达完全和部分缓解。复旦大学上海医学院报道,维甲酸能抑制肝癌细胞株(SMMC-7721)N-ras 基因及其产物 P_{21} 蛋白的表达。大剂量维生素 A 化合物的长期服用会引起维生素 A 中毒症,因此,各国学者正致力研究合成新的高效无毒维生素 A 化合物。

β-胡萝卜素不仅在体内能转化为维生素 A,而且无毒性,较大剂量服用不会引起中毒。而且它是一种能消除过量氧自由基的抗氧化剂,属脂溶性维生素,易被胃肠道很快吸收,并容易进入组织和细胞内,是一种细胞内的抗氧化剂。Wald 前瞻性观察 35～64 岁的男性人群 2 200 名,随访 5 年,以同年龄、同吸烟史、同血清储存时间配对,测定 271 例癌病人,及对照 533 人的血清 β-胡萝卜素含量,结果发现患癌组 β-胡萝卜素含量为 1.16 μmol/L,而正常对照组为 1.29 μmol/L($P<0.001$),后者较前者明显为高。上海交通大学医学院研究结果表明,β-胡萝卜素有抑制 N-甲基-N′-硝基-N-亚硝基胍(MNNG)致癌物的致突变作用,对胃癌细胞株 SGC-7901 的细胞增殖有抑制作用,对人胃癌裸小鼠移植瘤(SGC-7901)亦有明显抑制生长作用,胃癌癌前病变不典型增生的病人经 β-胡萝卜素和硒治疗 3～6 个月后,亦有明显的不典型增生病变的消失作用。β-胡萝卜素在化学致癌的启动和促癌的两个阶段中均有抑制作用。最近,英国和美国的杂志报道一组干预研究,对 19 133 名 50～69 岁男性吸烟人群用随机双盲对照,每天补充人工合成的 β-胡萝卜素 20 mg,经 5～8 年随访,补充 β-胡萝卜素的一组较未补充的一组,肺癌发生率反而增加 18%,但未补充 β-胡萝卜素一组中患肺

癌者血清中β-胡萝卜素仍较未病人明显为低,引起世界研究肿瘤学者的震惊。分析引起肺癌增加的原因可能与吸烟、β-胡萝卜素的剂量、无其他抗氧化营养素的配合和所用的β-胡萝卜素是否容易进入到细胞内等因素有关。上海市消化道疾病研究所在研究β-胡萝卜素对胃癌癌前病变的疗效时发现,天然的比人工合成的疗效好,可能是天然的β-胡萝卜素容易进入细胞内,故易在细胞内发挥抗氧化作用。

2. 维生素C和维生素E

它们都有清除氧自由基的作用。维生素C是水溶性的抗氧化剂,维生素E是脂溶性的抗氧化剂。维生素C有消除超氧阴离子自由基、羟自由基和脂质过氧化自由基的作用。不少致癌物必须在体内经过代谢活化形成自由基,去攻击脱氧核糖核酸(DNA),才产生致癌的作用,而代谢活化过程中氧自由基起着重要的作用。维生素C和维生素E有防癌的作用。体外实验发现维生素C还能分解亚硝酸盐、阻止亚硝胺合成、有抑制MNNG致突变作用。流行病学前瞻性研究表明,癌症病人血清中的维生素E低下。动物实验表明维生素E对小鼠移植肿瘤有抑制作用,能降低二甲基肼的诱发大鼠的结肠癌,并有增强亚硒酸钠的防癌作用。

(六) 无机盐

无机盐与肿瘤有关的研究,特别是微量元素更是人们所关注的。常量元素钙有预防消化道肿瘤的作用,微量元素硒有防癌作用,而镍和6价的铬有促癌作用,土壤和水中的镍含量与胃癌死亡率呈正相关,镍有促鼻咽癌发生的作用。

1. 钙

钙有抑制脂质过氧化的作用。它能与脱氧胆酸等相结合形成不溶性钙盐,能保护胃肠道免受次级胆酸的损伤。一些报道认为钙的摄入量与结、直肠癌呈负相关。在中国膳食中常易缺乏钙,因此,增加钙的摄入对防癌更有实际意义。

2. 锌和铜

在肺癌、食管癌、胃癌、肝癌、膀胱癌、白血病病人的血清中均可见到铜高锌低现象、Cu/Zn比值升高的现象,尤以病情恶化或有转移者更为明显。此系疾病的结果而非病因。锌的摄入量过低,可降低机体的免疫功能,但锌的摄入量过高亦会降低机体的免疫功能。锌的过多量还能影响硒的吸收。流行病学资料报道,锌摄入量过多可能与食管癌、胃癌有关。而胃癌病人尿锌的排出量增加、血锌排出量降低,免疫功能下降,适当补充锌是需要的。中国推荐成人供给量标准每天15 mg。

3. 硒

硒的防癌作用比较肯定。流行病学的资料表明土壤和植物中的硒含量,人群中硒的摄入量,血清中硒水平与人类各种癌症(肺癌、食管癌、胃癌、肝癌、肠癌、乳腺癌等)的死亡率呈负相关。动物实验表明硒有抑制致癌物诱发食管癌、胃癌、肝癌、乳腺癌的作用。细胞培养表明亚硒酸钠可抑制食管癌、胃癌、肝癌、口腔癌细胞的生长,在抗致突变试验中能抑制乙酰氨基芴(AAF)、Bap、MNNG致癌物的致突变作用。在人群预防肝癌癌前病变的阻断中均有良好的效果。硒是谷胱甘肽过氧化酶的重要组成成分,它能清除氧自由基,保护细胞和线粒体膜的结构和功能。硒还有加强细胞免疫功能的作用,因此,有防癌作用。成人一般推荐供给量每天为50 μg。

(史奎雄)

第三节　常见恶性肿瘤的营养防治措施

（一）肿瘤的饮食预防

1. 减少食物中的致癌物和致癌前体物的摄入

受黄曲霉菌污染的霉变食物中的黄曲霉毒素、烟熏油炸食物中所含的多环芳烃、3，4-苯丙芘、油煎蛋白质食物产生的热解色氨酸和谷氨酸都是致癌物质。此外，腌制食品中含有蛋白质分解的仲胺和亚硝酸盐，两者为致癌前体物可在胃内合成致癌物亚硝胺，因此，对此类含致癌物或致癌前体物的食物，应不食或少食，即不食或少食油炸烟熏食物、腌制食品（咸肉、咸鱼、咸菜），以及霉变食物（发霉的花生、玉米）。

2. 平衡的膳食结构

膳食结构的不平衡，易引起肿瘤的发生；热量的摄入过多，易发生肥胖，肥胖者易患结肠癌、乳腺癌；脂肪的摄入过多与结肠癌、乳腺癌、前列腺癌、胰腺癌的死亡率成正相关；食盐的摄入过多，会增加胃癌的发生。因此，应控制热量的摄入，保持正常的体重；脂肪应当适量，占总热量的20%～25%；食盐要限量，每人每天<6 g。

3. 增加保护性的营养

（1）增加抗氧化的营养素：流行病学的资料表明，癌症病人摄入和血中的抗氧化营养素——β-胡萝卜素、维生素E、维生素C，及其微量元素硒都较正常对照组低，补充抗氧化营养素有防癌的作用。蔬菜中含丰富的β-胡萝卜素、维生素C、维生素E，美国癌症研究机构1997年报道，根据各国肿瘤流行病学的资料分析，蔬菜是最佳的防癌食物。其中以喉癌、食管癌、肺癌、胃癌、结肠癌、乳腺癌、膀胱癌的预防作用最为明显。因此，应多食新鲜蔬菜，而隔夜熟蔬菜含致癌前体物亚硝酸盐高，不宜食用。

（2）增加膳食纤维的摄入：膳食纤维为不能被人体消化吸收利用的物质，包括有纤维素、半纤维素、木质素、果胶、黏胶、藻类多糖等，除木质素外，其他均属多糖。膳食纤维能稀释肠内致癌物并促进其排泄，有防癌作用。尤以水溶性的膳食纤维为佳，每天需要20～40 g，可来自蔬菜和水果。每人每天需要蔬菜500 g。

（3）适当增加蛋白质和钙：多饮牛奶或豆浆，蛋白质能减少胃内亚硝胺的合成，对胃癌有预防作用。钙能与肠内次级胆酸中的脱氧胆酸结合成不溶性的物质，有预防结肠癌的作用。

（4）食用抗致病菌的食物：已知胃癌的发生与幽门螺杆菌的存在有关，而大蒜、韭菜等食物有抑制幽门螺杆菌的生长作用，山东省医学科学院肿瘤研究所的流行病学的前瞻性研究也证实，大蒜有防胃癌的作用。美国北加利福尼亚大学研究小组研究显示，常吃大蒜似乎都有很好的长效的免疫功能，患胃癌的机会要少近一半，可降低至少2/3患结直肠癌的概率。

（5）提高免疫功能的食物：真菌类食物中的多糖有提高人体免疫功能的作用，如香菇多糖、蘑菇多糖、云芝多糖等。此外，枸杞多糖、黄芪多糖、牛膝多糖等亦有提高免疫功能的作用。

此外，精神的愉快，适当的体育锻炼对提高免疫功能和抗氧化能力亦是有帮助的。

(二) 营养素的人群干预

中国医学科学院肿瘤研究所与美国国立癌症研究所在河南林县，对食管癌高发区的人群 21 584 人采用四种营养素方案，进行 6 年的干预研究。每天给药，A 组：维生素 A 5 000 IU，锌 22.5 mg；B 组：维生素 B_2 3.2 mg，维生素 PP40 mg；C 组：维生素 C 120 mg，钼 30 μg；D 组：β-胡萝卜素 15 mg，硒 50 μg，α-生育醇 30 mg。结果表明以 D 组最佳，可降低总死亡率 9%，总癌死率 13%，降低胃癌发病率 16%，降低总癌发病率 8%，降低胃贲门癌死亡率 18%，降低非贲门胃癌死亡率 24%。

启东肝癌研究所李文广报道，补硒盐 6 年，居民肝癌发病率由 52.84/10 万下降到 33.05/10 万，而对照乡的肝癌发病率仍在(56.81～64.27)/10 万之间。

(三) 癌前病变的阻断治疗

上海交通大学医学院医学营养学教研室根据血清 β-胡萝卜素和硒的水平随萎缩性胃炎、不典型增生和胃癌的病理变化而下降的情况，联合应用抗氧化营养素 β-胡萝卜素和硒对胃癌癌前病变进行治疗观察，应用 β-胡萝卜素 10 mg 和硒酵母含硒 50 μg，每天 3 次，连续服 3 个月，进行胃镜复查，可使胃不典型增生 15/15 病人转为消失，萎缩性胃炎 16/22 病人病理好转，但对幽门螺杆菌无治疗作用。因此，对癌前病变的病人，在中西药进行抑制幽门螺杆菌等治疗的同时，采用抗氧化营养素和其他营养素的阻断治疗是有益的。

(四) 癌症病人的营养治疗

1. 癌症病人的营养状况

癌症和各种抗癌治疗都会对癌症病人的营养状况起着不良的作用。癌症住院病人中 50%以上有营养不良。对各种营养状态、代谢和生理改变的了解，有利于评价营养的需要，也是设计提供营养支持的基础。

(1) 厌食和体重下降：厌食和体重下降常见于各种癌症或手术、放疗和其他药物治疗的病人。厌食亦会加重病人的害怕、消沉、病情恶化和治疗反应。持续厌食，病情发展严重和(或)肿瘤本身对消化道的压迫均可影响消化吸收，最终可导致严重的营养不良和组织的极度消耗，而引起恶液质成为进行性的蛋白质热量营养不良。

厌食以消化道最为常见，尤为食管癌、胃癌和大肠癌。因此，食欲降低和体重下降常是消化道癌症的一个重要症状，尤应引起人们的警惕，予以及早检查，以便早期发现，早期治疗。

厌食引起的体重下降对癌症患者的生存质量也有影响。有体重下降者较无体重下降者的中位生存期短。

(2) 癌症患者的代谢异常：①能量代谢异常。一些调查报道认为癌症病人能量代谢需要比正常代谢高 10%。但亦有报道认为未见有明显差别。然而癌症病人的体重下降较明显，除摄入减少的原因外，消耗的增加亦是不能忽视的一个方面。②碳水化合物代谢异常。葡萄糖不耐症是癌症病人常见的，这是由于增加抗胰岛素性或是胰岛素释放不足所造成。血糖清除的延迟、血糖升高、葡萄糖转换增加、乳酸产生增加、Cori 氏循环增加。③脂肪代谢异常。癌症病人有大量蛋白质的丧失，应激和肿瘤本身释放脂溶因素可使脂肪分解作用增加、合成降低、血清脂蛋白脂酶活性降低，出现高脂血症，且由于摄入的减少，体重下降。④蛋白质代谢异常。癌症病人体内蛋白质的转换率增加、肝脏蛋白质合成增加、肌肉中的蛋白质合成降低。肌蛋白分解使病人消瘦，体重下降。血浆支链氨基酸含量下降。⑤维生素代谢异常。病人血浆中可见到抗氧化营养素下降，如β-胡萝卜素、维生素C、维生素E等。此外，其他维生素如维生素B_{12}在食管癌、胃癌病人血浆中含量降低，叶酸亦有降低。⑥微量元素代谢异常。癌症病人大多都有血硒含量的降低和锌含量的降低，同时可见到抗氧化能力降低和细胞免疫功能的下降。胃癌病人还可见到血钴和血锰含量的下降。

从以上的一系列的代谢不平衡反映了癌症病人需要进行营养的支持，以改善营养状态，防止体重下降，提高集体抗氧化能力和免疫功能，会有助于手术治疗、放疗或化疗。

2. 手术病人的营养支持

营养支持能改善肿瘤病人的营养状况，但也会加速肿瘤的生长，因此，对肿瘤病人的营养补充以往存在着不同的看法。

上海交通大学医学院附属瑞金医院外科报道，对进展期胃癌病人术前进行营养支持，静脉补充热量和氨基酸一星期后，可见NK细胞活性增加、T细胞亚群中CD_4明显增高、CD_4和CD_8亦增高，表明它能提高人体的细胞免疫功能。但亦从细胞动力学中可以见到肿瘤细胞的异倍体增加，DNA含量增加、S期的百分比增加、增殖细胞百分比均明显增加，表明有促进胃癌细胞生长的作用。因此，手术前的病人给予静脉营养或肠内营养补充，在提高人体免疫功能的同时结合手术切除肿瘤是合适的。

3. 化疗和放疗病人的营养支持

化疗和放疗对进展期肿瘤病人是一种常见的治疗手段。由于它们在作用于肿瘤细胞发挥细胞毒作用的同时亦损伤正常组织和细胞，因此，会出现不良反应，影响食欲和消化道功能，给营养状况带来不良的潜在影响。

化疗或放疗的人在调整营养素平衡的同时给予补充抗氧化营养素，可减少化疗或放疗的不良反应，如白细胞减少、脱发、恶心、呕吐等。同时β-胡萝卜素和硒均有抑制癌基因的表达和提高人体免疫功能的作用。近年来，上海交通大学医学院附属瑞金医院外科和胸科医院内科观察到在静脉营养补充后的24小时是细胞分裂的高峰期，亦是化疗的最适宜期，对化疗病人采用化疗前的营养支持可以提高化疗的效果。因此，化疗或放疗病人的营养辅助治疗是十分必要的。

4. 晚期肿瘤病人的营养支持

晚期肿瘤病人常因肿瘤转移到其他脏器而无法手术切除。这些病人能量消耗大于摄入，病人的营养状况极为不良、免疫功能极度低下、病人抗氧化能力很低、血中的脂质过氧化物明显升高。

舌诊中出现阴虚的舌象，舌色红绛，苔光剥，干燥乏津，严重消瘦，属极度营养不良，免疫功能和抗氧化能力下降的表现。

晚期肿瘤病人的治疗原则：①提高进食能力，以提高其免疫功能和抗氧化能力。②调整其他器官的功能、增加人体的抵抗力，达到延长生存期和提高生存质量的目的。应用中医中药与营养素结合治疗，可能是达到这个目的的重要方法。根据现有资料的研究，中医中的益气养阴药含有多糖类的成分，有提高免疫功能的作用。此外，养阴药中不少药物具有较好的抗氧自由基的作用，再结合营养素的供给，可以帮助纠正营养不良，且供给抗氧自由基的营养素，如β-胡萝卜素、维生素E、维生素C和微量元素硒等，有的营养素，如β-胡萝卜素和硒，对癌基因还有一定的抑制表达的作用。

在纠正营养不良、提高免疫功能和抗氧化能力的基础上，如有条件亦可适当结合化疗或放疗，但必须严密观察其免疫功能和抗氧化能力的变化，防止其免疫功能的极度低下，而引起感染，影响预后。

5. 中医食疗方简介

见第十八章“中国传统医学中的营养学”中的肿瘤食疗方。

（史奎雄）

第十四章　外 科 营 养

第一节　概　　述

手术、创伤、感染使机体进入应激状态，导致全身性代谢和神经内分泌反应，儿茶酚胺、肾上腺皮质激素、胰升糖素等分泌增加，高分解代谢和负氮平衡，病人体重减轻，营养不良，对手术、创伤和感染的耐受力减弱。

（一）手术、创伤、感染的代谢反应和营养特点

手术、创伤、感染导致交感神经兴奋，这是机体应激反应的结果。心血管系统在交感神经兴奋作用下，出现心率增快、内脏储存的血液向心脏回流增加、心脏输出负荷加大，以维持大脑、中枢神经系统等生命器官对血量的需要。交感神经兴奋的另一作用是刺激一系列代谢反应，其反应的强弱随创伤的程度而异。反应过程可分为以下四个阶段。

1. 分解代谢期

即垂体-肾上腺功能增进期。约在手术、创伤后第1～3天。机体应激时使交感-肾上腺髓质系统兴奋，肾上腺髓质和神经末梢分泌大量儿茶酚胺，加速脂肪动员和水解，使体内游离脂肪酸和甘油浓度迅速升高，甘油可作糖原异生的原料，脂肪酸可氧化供能。儿茶酚胺有抑制胰岛β细胞分泌胰岛素和抵抗胰岛素的作用。与此同时，体内其他促分解代谢激素，包括糖皮质激素、促生长激素等分泌增多。

糖皮质激素、儿茶酚胺，以及生长激素可促使胰岛α细胞分泌胰升糖素。胰升糖素有强烈的促使肝糖原分解葡萄糖的作用，以致血糖升高。

分解代谢期内分泌变化对机体物质代谢的影响是使肝糖原和肌糖原分解、血糖升高，保证以葡萄糖为主要能源的脑组织，外周神经、红细胞、白细胞、某些吞噬细胞，以及肾髓质等组织细胞修复的需要。随后蛋白质分解和脂肪分解，提供机体有源源不断的物质可被利用。因此，机体由于肌肉蛋白的消耗，出现负氮平衡，创伤越重，负氮平衡越大。因为，每克氮代表6.25 g蛋白质或相当于27～30 g湿瘦肌肉组织，所以，每天丢失5～15 g氮相当于消耗肌肉组织150～500 g。

由于肌肉和脂肪组织的耗损，一般大手术或严重感染后均有体重下降，其下降的程度也因营养支持是否足够而有区别。术前和术后适当的营养支持则能增强机体对手术的耐受，安全度过创伤后的分解代谢期，促使转折期和合成期早日来临，尽早恢复健康。

2. 转折期

即垂体-肾上腺功能减退期。约在手术、创伤后第4～8天。在分解代谢期机体的内分泌和代谢发生了强烈的变化后，若无感染或并发症，内分泌的变化将逐渐缓和，儿茶酚胺分泌减少,对胰岛素的抑制作用减弱,糖皮质激素、胰升糖素逐渐恢复正常。此时,组织蛋白质分解和负氮平衡降低,氮平衡开始转向正平衡,体内脂肪消耗减少,出现由分解代谢转向合成代谢的转折期。机体虽仍处于负氮平衡,但伤口处的组织已能优先获得修复所需物质,以满足愈合的需要。在这个阶段,病人进食或从胃肠外得到营养支持,都能被很好地吸收利用,若营养供给顺利,则可迅速进入合成代谢期。

3. 合成代谢期

即垂体-肾上腺功能恢复期。约在手术、创伤后第 8～14 天。内分泌的变化基本上恢复到创伤前水平,并出现正氮平衡。由于合成代谢的速率远较分解代谢期负氮平衡为慢,故体重恢复到创伤前水平,所需时间较长,但正氮平衡对病人体力和精力的恢复是必需的。

4. 脂肪贮存期

约在手术、创伤后第 10～14 天开始。当正氮平衡维持一段时间后,蛋白质恢复至正常水平,在营养支持顺利的情况下,机体的脂肪积累起来。

病人在经受手术、创伤后内分泌和代谢反应的每一时期,能否得到恰当的疾病治疗和营养支持,对其预后和康复都有极大的影响。

(二) 饥饿时的代谢变化

外科病人多因疾病而进食不足,消化吸收不良而引起饥饿或部分病人也可因疾病(如肿瘤)消耗增加而营养供给不足形成相对性饥饿。此时,人体摄入的营养物质不能满足维持机体各种代谢所需的需要量。在无营养支持的情况下,机体利用自身组织供能。脂肪的供能密度高,在体内作为能源储备的量大,是饥饿状态下的基本供能物质。因此,饥饿的主要临床表现是体重下降。

1. 短期饥饿

短期饥饿时,机体首先动用储存的糖原,但仅能维持 12～24 小时。如果禁食 1～3 天后,体内糖原显著减少,血糖浓度迅速降低。引起胰岛素水平下降,而胰升糖素水平上升。胰升糖素促进肝脏摄取丙氨酸,丙氨酸是糖酵解产生的丙酮酸在肌内经转氨基而形成,肌肉释放的丙氨酸在肝内转换成葡萄糖后,再释放入血,使糖原异生作用加强。机体骨骼肌分解出的氨基酸,经糖异生而获得糖原。肌动蛋白和肌球蛋白分解后在尿中排出 3-甲基组氨(3-methy histidine, 3-MH),蛋白质的分解使尿中的排氮量陡增至 15～20 g/24 h,脂肪动员加强,脂肪分解成甘油和脂肪酸。部分脂肪直接被利用,部分转运到肝脏形成酮体。脂肪酸和酮体成为体内重要燃料。

组织中葡萄糖利用率降低,由于心、肾皮质和骨骼肌等组织加强摄取和氧化脂肪酸和酮体来供能,减少了对葡萄糖的需求,糖原异生明显增加,以供给这些组织能源,饥饿早期的主要能量来自于储存的蛋白质和脂肪,其中脂肪约占 85%以上,机体储存的脂肪消耗明显。

2. 长期饥饿

长期饥饿时,脂肪进一步消耗,经肝脏代谢产生大量酮体。大脑等组织逐渐适应以酮体供能,游离脂肪酸的 25%在肝脏氧化产生酮体,脂肪成为供能的主要来源,能部分地节省机体蛋白。酮体的产生是适应长期饥饿的重要环节,血中酮体增高还可减少对糖的需要量,也减少了肌内蛋白分解酮体。因为酮体可减少肌内中支链氨基酸的分解,使肌内释放出的氨基酸减少,从而乳酸和丙酮酸成为肝中糖原异生的主要原料。

(刘文勇)

第二节 外科病人的营养

一、外科病人营养缺乏的原因

(一) 手术前营养缺乏

1. 外科疾病引起营养摄入不足

消化道梗阻性病变,如幽门梗阻、闭锁、肿瘤、溃疡或疤痕等,造成营养素摄入不足。

2. 疾病引起代谢改变而影响营养状态

甲状腺功能亢进、甲状旁腺功能亢进、脑垂体功能过低或肾上腺功能过低等,主要因代谢率的改变而影响营养状态。各种原因引起的发热,可提高代谢率而明显增加热量需要量,引起相对的营养不足。

3. 外科疾病引起营养吸收障碍

胆总管阻塞、慢性胰腺炎、溃疡性或肉芽肿性结肠炎等,因消化酶缺乏或肠蠕动亢进,使饮食通过消化道时吸收减少,除蛋白质、脂肪消化吸收不良,还可伴有脂溶性维生素、水溶性维生素缺乏和继发性低钙血症或低镁血症。

4. 疾病引起营养物质丢失

消化道肿瘤、局限性小肠炎,可以造成明显的蛋白质丧失,巨大的开放性伤口和烧伤面的渗出能引起蛋白质营养不良。

(二) 手术创伤使营养素丧失

手术中出血是最明显的蛋白质丧失,因为每 100 ml 全血相当于 3 g 氮或 19 g 蛋白质。

(三) 手术后蛋白质的丧失

手术、创伤使机体内分泌紊乱,体内分解代谢旺盛,合成代谢减弱,这种创伤后的分解代谢反应使外科病人术后出现负氮平衡。重要的是当这种代谢期结束后,应积极采取措施使病人尽快恢复正氮平衡,促进病体康复。

各种手术后的氮丧失见表 14-1。

表 14-1 各种手术后的氮丧失

各种手术	平均氮丧失(g)	时限(天)
乳腺根治术	15	10
腹股沟疝修补术	18	10
阑尾炎穿孔	49	10
胃次全切除术	54	5
粗隆下截骨术	65	14
迷走神经切断和幽门成形术	75	5
胆囊切除术	114	10
溃疡穿孔修补术	136	10
全胃切除术	175	10

(刘文勇)

二、外科病人营养状态的评估

正确的营养状态估计是解决病人营养问题的关键，也是评价营养治疗效果的依据。通过一般性的临床检查来评估营养状态，如体重下降、肌肉消瘦、肢体浮肿、舟状腹、腹水等只能是粗略的估计。仔细询问病人、体检、实验室检查，可以得到临床客观指标来评估病人的营养状态(表 14-2)。

表 14-2　营养不良的分类

临床和实验参数	轻　度	中　度	重　度
清蛋白(g/dl)	2.8～3.2	2.1～2.7	<2.1
蛋白(mg/dl)	200～250	100～200	<100
总淋巴细胞计数(个/μl)	1 200～2 000	800～1 200	<800
肝酐身高指数(%)	60～80	30～60	<40
标准体重(%)	80～90	70～80	<70
平时体重(%)	85～95	75～85	<75
单位时间的体重减少百分率	1 个月<5%	1 星期<2%	1 星期<2%
	3 个月<7.5%	1 个月>5%	
	6 个月<10%	3 个月>7.5%	6 个月>10%
三头肌皮褶厚度(mm)	12.5	16.5	
上臂围(cm)	29.3	28.5	

(一) 病史

了解病人的进食情况对估计营养状态最为重要，因为它与体重下降的程度、时限有关。此外，尚需了解有否食欲减退、腹泻、吞噬困难、呕吐等。了解病人的社会和经济状况、生活习惯，可以确定病人食物的质量和数量。

(二) 体格检查

1. 身高和体重

身高和体重是较恒定的参数，可以是热量和蛋白质需求的计算因素。1 个月内体重丢失>5%；或在 6 个月期间丢失体重 10%以上的病人易患各种术后并发症。

2. 三头肌皮褶厚度

三头肌皮褶厚度(TSF)，反映了机体脂肪储存情况。

3. 上臂围

上臂围代表机体肌肉储存情况。

4. 与营养评估有关的体格检查

(1) 皮肤：质、结构、光滑、滤泡、角化过度、指甲复形。

(2) 毛发：质、结构、近期减少。

(3) 眼：角膜结膜炎、夜盲症。

(4) 口腔：唇干裂、舌炎、黏膜萎缩、出牙。

(5) 心脏：房室扩大、杂音。

(6) 腹部：肝肿大、腹部包块、造口术、瘘管。

(7) 直肠：粪便颜色、肠瘘。

(8) 神经：周围神经病背外侧束。

(9) 四肢：肌肉大小和长度、足部水肿。

(三) 实验室检查

可通过氮平衡来测定。通常的方法是计算24小时的氮摄入量，然后从尿量中计算氮的排出量含量，氮摄入量与氮排出量之差就是24小时氮平衡量。24小时氮平衡的计算：

氮平衡＝氮摄入量－氮排出量。

血清蛋白质是基本的内脏蛋白质，与营养状态直接相关。在应激状态中呈负相关关系。其中血清清蛋白容易测定，且测定费用低，是预测营养状况的有用指标。由于血清清蛋白的半衰期为20天，反映营养的短期改变比较慢。血清运铁蛋白的半衰期为8～10天，对预测手术后并发症比清蛋白更有效。

三、外科病人的营养支持

营养不良的外科病人术后易发生腹部伤口裂开、胃排空延缓、感染率增加等并发症。手术又是一种应激状况，可随创伤的程度而出现不同的内分泌和代谢变化，直接影响组织的修复、切口的愈合、感染的发生和病人的康复。在现代外科学中已很重视围手术期的营养支持，目的就是维护细胞的代谢，保护和支持器官的结构功能，参与机体的生理功能调控和组织修复作用，促进病人的康复。

(一) 围手术期病人的营养支持

1. 手术前病人的支持

在围手术期，应该根据对病人的营养状态评价的结果，决定是否需要给予营养支持，支持的时间及何种方法。重视围手术期的营养支持对提高病人的手术耐受力，减少并发症的发生，促使病人早日康复有着重要意义。

外科病人无论是外伤，感染或某种病理损害，大都有一定程度的营养摄入障碍或营养丢失，特别是胃肠道肿瘤病人，常有贫血、低蛋白血症、体重下降等明显的营养不良状态，如手术前不给予营养支持，手术后由于应激、感染引起的内分泌和代谢的改变，降低了营养支持的效果。Mullen(1980年)等报道胃肠道癌病人应用手术前肠外营养支持后，手术后严重并发症的发生率明显下降。

2. 手术后病人的营养支持

手术前已有营养不良的病人，手术后需继续给予营养支持，直至能恢复口服饮食。某些疾病，如幽门梗阻、门脉高压出血，往往是急症手术，而未能进行充分的手术前营养支持，手术后短期内又无法获得足够的营养，因此，手术后营养支持是必不可少的重要内容。一旦手术后出现并发症，如严重感染、吻合口瘘、胃肠功能障碍，或手术后需要长期禁食的病人，则更需要加强营养支持。

(二) 营养支持的方法

营养支持的方法有胃肠内营养支持和胃肠外营养支持。肠内营养支持的方法，有口服、管饲、胃肠造口灌食等途径，口服是最符合生理、最省费用、最方便的方法。应当多考虑自然途径，即使消化道病重也很少有完全丧失消化吸收功能的病人。详见第十五章“营养支持疗法”。

（刘文勇）

第十五章 营养支持疗法

第一节 管饲疗法

肠内营养(enteral nutrition, EN)包括经口和喂养管提供机体代谢所需的营养物质，是预防和纠正营养不良的一种营养支持治疗方法。

营养支持治疗的目的是预防和纠正病人在疾病或治疗过程中可能出现或已经出现的营养不良。营养支持治疗包括肠内和肠外两种方法。随着对胃肠道结构和功能研究的不断深入，逐步认识到胃肠道不仅是一个消化吸收营养物质的器官，也是重要的免疫器官。正因如此，较之肠外营养支持，肠内营养支持治疗的优越性除体现在营养素经消化道消化、吸收和利用符合生理、方便、费用低廉外，更显示其有助于维持肠黏膜结构和屏障功能完整性的优点。故在决定营养支持治疗方式时，首选肠内营养已成为众多临床医师的共识。

管饲疗法是指通过喂养管将营养物质输送入胃肠道的一种方法。

一、肠内营养制剂

(一) 匀浆膳

1. 定义

匀浆膳是一种由多种自然食物经粉碎加工后，混合配制成流质状态的营养液。

(1) 适应证：凡胃肠道具有消化、吸收功能，但受疾病或治疗限制不能经口饮食，或经口饮食有困难的病人都可成为匀浆膳的应用者：①口腔手术、颜面灼伤等原因致进食、吞咽困难者；②食道狭窄、放射性食道炎或食道黏膜灼伤者；③脑血管病变、脑外伤或煤气中毒的昏迷病人；④老年痴呆症等意识障碍或进食能力低下者；⑤营养不良或可能出现营养不良的危重病人；⑥不能正常进食的手术、创伤等高分解代谢病人。

(2) 禁忌证：①胃潴留或肠梗阻；②消化道活动性出血；③肠道感染、严重腹泻；④休克。

(3) 喂养管位置：匀浆膳中的蛋白质等营养素系大分子物质，还需在胃酸和消化道酶等作用下才能被完全消化、吸收、利用，故喂养管管端的最佳位置应在胃内。匀浆膳可经鼻胃管或胃造瘘管内注入。

2. 匀浆膳组成

(1) 氮源：来自富含蛋白质的自然食品，主要包括：乳、肉、鱼、禽、蛋类。乳糖不耐者不用牛奶。一般情况下，蛋白质占总能量的 15%～20%，肾功能障碍者，适当减少蛋白质比例。

(2) 碳水化合物：主要由米、面类提供，小部分可由蔗糖提供，约占总能量的 50%～60%。当肾功能不全时，可增至 70%左右；但在阻塞性肺病和糖耐量异常时，则应有所降低。

(3) 脂肪：主要来自植物油，部分来自动物脂肪，约占总能量的 20%～30%。当消化器官功能减退时，应适当减少其比例；但在阻塞性肺病时，可适当增加其比例。

(4) 维生素和矿物质：由果汁或菜汁提供，无心肾功能不全时，可添加少许食盐。

(5) 膳食纤维：主要由果蔬类食物提供。

(6) 配方举例：见表 15-1。

表 15-1 匀浆膳配方举例

食物名称	重量(g)	蛋白质(g)	脂肪(g)	碳水化合物(g)	能量(kJ)
馒 头	150	9.15	0.3	73.2	1 385.7
青 鱼	100	15.8	2.6	2.3	401.3
瘦 肉	50	8.35	14.4	0.5	689.7
牛 奶	200	6.6	8.4	10.2	593.6
胡萝卜	50	0.6	0.15	5.2	102.4
植物油	—	—	5	—	188.1
食 盐	2	—	—	—	—
糖	50	—	—	50	836
合 计	—	40.5	30.85	141.4	4 196.8
%	—	16%	27.7%	56.3%	—

3. 匀浆膳的制备

根据病情和营养状态评估结果，计算总能量的需要和各营养素所需比例，然后选择食品并称量，洗净后煮熟，然后将食物混合或分别置入食品粉碎机内加工成匀浆，过筛去渣，再加入植物油和食盐煮沸后灌入灭菌的瓶内备用。暂时不用者，置 4 ℃冰箱内存放，用前再加温。原则上，当天配制当天用完。

4. 匀浆膳的理化特性

匀浆膳的理化特性为：①营养成分接近正常人的膳食结构，具备自然食物的风味；②既可采用有商品化的，又可自行配制，营养素含量难以精确计算；③受食物种类的限制，营养成分欠全面；④弱碱性，渗透压为(300～450)mOsm/(kg・H_2O)，不易引起腹泻；⑤营养物质颗粒较粗大，黏稠度高，重力滴注时易致喂养管堵塞。

(二) 要素膳

1. 定义

要素膳亦称“化学配方膳”，是一种营养素齐全、化学成分明确、无需消化即能被肠道直接吸收利用的无渣膳食。

要素膳早在 20 世纪 50～60 年代已研制成功，用于宇航员。由于要素膳能达到维持正常营养和生理状态，故在原先基础上，又通过一系列化学配方膳的研究，逐步用于各种疾病的病人。

2. 组成

要素膳配方系以人体对营养物质的需要量或每天推荐量为依据，采用已经水解的蛋白质、碳水化合物、脂肪和微营养素配制而成。

（1）氮源：可从酪蛋白、乳清蛋白或卵蛋白、大豆蛋白和鱼蛋白等水解得到，也可是结晶氨基酸。

（2）碳水化合物：为淀粉及其水解物形式的多聚体、低聚体或寡多糖、蔗糖、果糖、葡萄糖等。

（3）脂肪：来源于植物油，如大豆油、花生油、玉米油、谷物油、红花油、葵花子油和鱼油等。

（4）维生素和矿物质：各种要素膳配方都含有充足的水溶性和脂溶性维生素、微量元素和矿物质。当每天摄入热量达到 6 270～8 360 kJ 时，基本可获得每天推荐量的维生素和矿物质。

3. 要素膳的分类

要素膳的品种繁多，按其化学组成、某种营养素成分的比例高低、剂型和治疗特点等有多种分类法。

（1）按化学组成分类：有单体配方膳和多聚体配方膳之分。

单体配方膳的特点是无需消化。其中的氮以肽和（或）游离氨基酸形式存在；碳水化合物为低聚糖（寡多糖）和单糖；脂肪通常为植物来源的中、长链三酰甘油，部分配方中含有短链脂肪酸。

多聚体配方膳中巨营养素均以大分子形式存在，需在消化酶作用后才能被吸收。氮为完整蛋白质，碳水化合物为淀粉或麦芽糊精，脂肪为谷物油、红花油、葵花子油等。

从严格意义上讲，多聚体配方膳不完全属于要素膳。尤其近年来，随着对膳食纤维重要性的认识，现已有部分多聚体膳中含有膳食纤维。多数单体和多聚体配方膳不含乳糖。单体配方膳的渗透压 400～700 mmol/L[400～700 mOsm/(kg · H_2O)]要高于多聚体配方膳 300～450 mmol/L[300～450 mOsm/(kg · H_2O)]。

（2）按含氮量分类：有标准氮含量配方和高氮含量配方之分。

以往标准氮含量配方中蛋白质含量约为 8%；由于处于高分解代谢的创伤、感染病人对于蛋白质需要量相对较高，故现今临床常用配方中的蛋白质含量多为 14%～17%。

（3）按脂肪含量分类：有低脂肪配方和高脂肪配方之分。

低脂肪配方中脂肪含量为 1%～5%，仅能满足机体对必需脂肪酸的需求。高脂肪配方中脂肪的含量可高达 30%～40%。就现有产品而言，单体配方膳多为低脂肪配方，而多聚体配方膳则多见高脂肪配方。但在某些配方中，蛋白质和碳水化合物为粉剂，而脂肪为乳剂，可按需要量调配。

（4）按作用特点分类：有营养支持和特殊疾病治疗用之分。

营养素完整、配比接近每天所需推荐量的配方多用于单纯营养不良病人的营养支持。一些特殊配方膳则系根据不同疾病时的代谢特点或缺陷为依据配制，既有治疗疾病的作用，又能达到营养支持的效果。

4. 特殊配方要素膳

主要的特殊配方要素膳有以下几种。

（1）肝病用配方要素膳：该配方系以严重肝病、肝昏迷时体内氨基酸代谢特点为基础，其中的氨基酸组成系不平衡型，即支链氨基酸（亮氨酸、异亮氨酸和缬氨酸）含量较高，约占总氨基酸量的 35%～45%；而芳香族氨基酸（色氨酸、酪氨酸和苯丙氨酸）含量较低。由于支链氨基酸是唯一可经外周代谢的氨基酸，增加其含量并不加重肝脏代谢负担，且可与芳香族氨基酸竞争性地进入血脑脊液屏障，故对肝昏迷病人具有苏醒作用。

（2）肾病用配方要素膳：肾功能衰竭时，机体对蛋白质的处理能力减退，体内氮质性产物积聚。营养治疗时，必须控制所摄入蛋白质的量和质。配方的特点为低氮含量，约占4.5%，所供氮由必需氨基酸加组氨酸构成。高热量、高碳水化合物，约占80%。目的在于使体内的尿素通过再循环，合成非必需氨基酸，再用于合成蛋白质；在减轻氮质血症的同时，使受损肾脏的代谢负荷降至最低水平。

（3）先天性氨基酸代谢缺陷病人专用配方要素膳：如先天性苯丙酮尿症的病人，系由于体内缺乏苯丙氨酸羟化酶。要素膳配方中氨基酸的构成特点是缺乏苯丙氨酸和组氨酸。

（4）免疫增强配方要素膳：一系列体内外研究结果提示，某些营养素具有增强或正向调节机体免疫防御能力的作用。如n-3多不饱和脂肪酸、核苷酸（RNA）和精氨酸等。近年来，添加这些营养素的新型配方制剂正在逐步用于临床。

5. 要素膳的理化特性

要素膳的理化特性为：①化学成分明确，含量精确；②无须消化即可吸收、无渣；③性状为粉剂或液态，易溶解；④标准热量为4.18 kJ(1 kcal)/ml；⑤渗透压高于匀浆膳，pH呈微酸性；⑥不含乳糖；⑦适口性差，不适宜口服。

6. 要素膳对胃肠道的意义

（1）对胃酸和胰腺外分泌的刺激作用：单体配方膳中氮的构成物主要是游离氨基酸或双肽和三肽，因其有异味，无刺激食欲的作用。进入体内后无需消化即能吸收。已有不少研究结果证实，提供要素膳，基本不刺激胃酸分泌。

对于胰腺外分泌的刺激，曾有实验研究结果提示，当分别通过胃、十二指肠或空肠提供要素膳时，胰液的分泌以从胃内提供时最为明显，十二指肠次之，而从空肠给予时，几乎不刺激其分泌。故为保证胰腺"休息"，在提供急性胰腺炎病人要素膳时，仍以远离屈氏韧带的空肠中输入为宜。

多聚体膳食进入体内后，需在胃肠道内经酶的作用后，水解为单体方能被吸收，故对消化液的分泌有一定的刺激作用。

（2）对肠黏膜结构和功能的意义：较之肠外营养支持方式，无论何种肠内营养剂，即使是要素膳，均具有维护肠黏膜结构和屏障功能的作用。

首先，肠黏膜结构和屏障功能的完整性对预防肠源性感染极为重要，其完整性的维护需依赖食物在胃肠内的研磨刺激、胃肠激素和消化液的分泌、肠黏膜代谢所需的燃料谷氨酰胺、肠道正常菌群的存在等。当提供要素膳时，营养液对胃肠黏膜的直接刺激要小于来自正常饮食中食物的研磨作用；其次，对胃肠液的分泌刺激较少；其三，肠道正常菌群的维持需依赖于膳食纤维，而要素膳多不含膳食纤维；其四，若要素膳中的氮系游离氨基酸组成，则将缺乏肠黏膜代谢所需的谷氨酰胺。因此，肠内营养剂对于肠黏膜结构和屏障功能的维护作用的大小依次为匀浆膳、多聚体配方膳和单体配方膳。

7. 要素膳的临床应用

（1）适应证：①营养不良、长期慢性消耗性疾病或严重分解代谢病人；②消化功能不良。即使失却消化功能，但只要有部分吸收功能即可应用；③炎性肠道疾病，如溃疡性结肠炎、Crohn病等；④消化道瘘：胃、十二指肠、小肠或结肠瘘，可视瘘位置高低，在其近端或远端提供要素膳；⑤急、慢性胰腺炎；⑥短肠综合征；⑦创伤和围手术期病人，如严重灼伤、多发性创伤和胃肠道手术前的肠道准备和手术后支持；⑧脏器代谢功能障碍，如肝功能衰竭和肾功能衰竭病人；⑨特殊氨基酸代谢异常，如先天性苯丙酮尿症病人。

(2) 禁忌证：①新生儿和婴幼儿，因其肝、肾功能发育未及完全，代偿能力较差，易发生水、电解质失衡等代谢性并发症；②顽固性腹泻、肠梗阻、腹膜炎和消化道出血病人；③炎性肠道疾病和短肠综合征者，宜先行肠外营养支持，待肠道功能或疾病相对稳定后，方可逐步过渡到要素膳。

二、肠内营养的供给方法

(一) 调配方法

肠内营养制剂有粉剂和液剂之分。多数为粉剂型，只要先在有刻度的容器中盛一定量温开水，加入所需量的粉剂，同时加以搅拌，即得较稳定的混悬液，再加水至所需容量即可，一般无沉淀。若调配不当，出现结块，应作过滤后再输注。

液态型的肠内营养制剂经插入或连接输注皮条即可输注，或开盖就可饮用。

肠内营养液的标准能量密度为 4.18 kJ(1 kcal)/ml。

调配过程中应注意容器的清洁卫生，防止污染。现配现用或当天用完。暂不输注时，应置 4 ℃冰箱保存。输注过程中，营养液在室温中的留置时间一般不超过 5～6 小时，以防变质。

(二) 营养液的进路

1. 经口

要素膳中的氨基酸和短肽有特殊异味，经口饮用时可出现恶心等不良刺激，病人不易接受。可根据病人嗜好在营养液中加入调味剂，一般有七八种，如柠檬、香草、草莓、巧克力、橙味等。

2. 管饲

多数病人因经口摄食受限，或不足，或不能耐受肠内营养剂的异味而采用管饲，因此，管饲往往成为肠内营养支持治疗的主要方法。管饲又因导管置入处和导管尖端所处位置的不同而适用于不同的病人。

(1) 经鼻胃管和鼻肠管：制作喂养管的材料系采用硅胶或聚氨基甲酸乙酯，质地较柔软，有些导管壁内含有不透 X 线的标志物，可作为定位的依据。鼻胃管长 80～110 cm，鼻肠管长 150～170 cm，内径从 3～5 mm 不等。为使导管易于通过幽门，有些导管尖端含钨或硅酮，还有些附有导引金属丝。置管后，可通过回抽胃肠分泌液或腹部摄片的方式确认导管尖端所在位置。

鼻胃管通常用于胃功能良好的肠内营养支持病人。

鼻肠管分单腔鼻肠管和双腔鼻肠管两种。单腔鼻肠管为临床常用。双腔鼻肠管较少应用，其一个腔开口于管侧壁，位于胃腔内，用作胃肠减压；另一个腔开口于鼻肠管的尖端，作营养治疗用。鼻肠管适用于胃功能不良或消化道手术后，需胃肠减压的肠内营养支持者。

(2) 经胃造瘘和空肠造瘘：需长期管饲治疗时，病人多不能接受喂养管对鼻咽部的刺激，故可采用外科方法作胃造瘘或空肠造瘘。外科造瘘方法较适合于需作腹部手术者；相比较，采用细针穿刺空肠造瘘较为安全、简便。近年来，经皮内镜下胃造瘘(PEG)和空肠造瘘(PEJ)，因其简易、安全，能在门诊进行而广被接受。胃造瘘特点是：①管径大，不易阻塞，喂养时快捷、简便；②固定于胃壁，不易移位；③感官上更能接受。因此，需要长期管饲、消化功能良好、不受疾病治疗限制的病人更得益于 PEG。在已作胃切除和误吸危险性较大物，或消化功能差、急性胰腺炎等病人中，宜经空肠造瘘提供，但可因管腔较小而易致阻塞，喂养时应注意保持通畅。

(三) 营养液的输注方式

根据导管尖端位置和胃肠道承受能力，肠内营养液可通过分次给予或连续滴注方法给予。

1. 分次给予方法

适用于导管尖端位于胃内和胃功能良好者。优点是较接近一天数餐的饮食习惯和生理状态。当营养液送至胃内时，胃运动暂停并分泌胃液，直至胃内容物成为等渗，再通过胃和幽门括约肌的调节，缓慢进入十二指肠进行消化、吸收，不致发生倾倒综合征或腹泻。分次给予方法包括分次推注和分次滴入两种方法。

(1) 分次推注法：每次注入的量为 100～300 ml，在 10～20 分钟内完成。总量可分 5～6 次完成。

(2) 分次滴注法：适用于胃承受能力略差者。每次滴注量为 200～300 ml，在 2～3 小时内完成，每次间隔 2～3 小时。具体视病人耐受程度和治疗要求加以调节。

2. 连续滴注方法

适用于导管尖端位于十二指肠或空肠内的病人。由于营养液直接进入小肠时，小肠稀释渗透负荷的能力极有限，而小分子的营养液多为高渗。因此，为避免因容量和渗透作用所致的急性肠扩张、"倾倒"综合征和腹泻，最好应用输液泵控制滴速，初速为 20～50 ml/h，适应后维持滴速为 100 ml/h，最大可达 150 ml/h。

(四) 营养液的浓度、输注量和温度

标准营养液的能量密度为 4.18 kJ(1 kcal)/ml。应用时，宜从低浓度向高浓度过渡。若从 2.09 kJ(0.5 kcal)/ml 的浓度开始，则在 2～5 天向标准浓度过渡；需控制入水量时，可将能量密度增至(6.27～8.36)kJ[(1.5～2.0)kcal]/ml，此浓度亦需有一递增过程。必须注意，在增加浓度时，不宜同时增加容量，两者的增加可交错进行。输注量可从部分量开始，如 500 ml/d，在 5～7 天内过渡至全量，如此缓慢递增，可增强病人对肠内营养支持治疗的耐受力。

营养液的温度可视病人习惯而定。喜"冷"者，可在营养袋的隔层内放置冰块；喜"热"者，可在邻近导管入口处加热营养液，但需防止加热器烫伤病人。营养液的温度一般以接近正常体温为宜，过热可灼伤胃肠道黏膜，过冷则刺激肠道，引起肠痉挛或腹泻。

三、管饲疗法的并发症及其防治

肠内营养较肠外营养支持治疗更安全易行，但也可因营养剂选择或配制不合理、营养液污染和护理不当等原因而产生一系列与之相关的并发症，包括与喂养管相关的胃肠道和代谢性方面的并发症。

(一) 与喂养管相关的并发症

与喂养管相关的并发症主要与喂养管的放置、柔软度、所处位置和护理有关。

1. 鼻咽部和食道黏膜损伤

(1) 常见原因:①导管质地太硬、管径较粗或置管时用力不当;②导管留置时间较长,压迫鼻咽部黏膜,产生局部溃疡。

(2) 防治措施:选择质地柔软的导管;长期留置鼻胃管或鼻腔肠管者,每天可用油膏涂拭,润滑鼻腔黏膜。

2. 导管阻塞

(1) 常见原因:①营养液未调匀;②药丸未经研碎即注入导管;③添加药物与营养液不相容,形成凝结块;④营养液较黏稠;⑤管径太细。

(2) 预防措施:①选用管径合适的导管;②应用输液泵;③需用丸剂时,应彻底研碎后,溶于合适的溶剂中直接注入喂养管,而勿加入营养液中;④在每次检查胃残留量后、给药前后、管饲结束后和连续管饲过程中,每间隔 4 小时都应用 20～30 ml 温开水或生理盐水冲洗管道;⑤当营养液内的氮源系完整蛋白质,而必须给予酸性药物时,在给药前后都应冲洗管腔,以防凝结块阻塞管腔。一旦导管阻塞,可用温开水冲洗或导引金属丝疏通。

3. 喂养管移位

喂养管位置不佳或置入较浅时,随着体位改变或活动,可以滑出或移位,并出现严重并发症。

(1) 误吸所致吸入性肺炎:见于经鼻胃管喂养者。

误吸原因:①胃排空延迟;②恶心、呕吐致喂养管移位;③体位不佳,营养液反流;④病人咳嗽和呕吐反射受损;⑤病人精神障碍、应用镇静药或神经肌肉阻滞剂。一旦营养液被误吸,若不及时发现和清除,可因营养液积聚在气管和肺泡内而导致吸入性肺炎,降低肺泡气体交换的能力,加之营养不良本身也可减弱机体清除支气管分泌物的能力,由此形成恶性循环,甚至危及病人生命。

临床表现:取决于病人的反应能力和吸入营养液的质和量。吸入量较少或精神异常时,病人可无明显症状;若吸入量大,且营养液 pH 值较低时,可出现呛咳、有脓液样或类营养液样“痰”、呼吸急促、心率加快,甚至突发呼吸衰竭。X 射线检查见肺部有炎症浸润影。

防治:①立即停止管饲,吸尽胃内容物,以防进一步反流和误吸;②清除误吸物;③鼓励或刺激病人咳嗽,以利排出残余吸入物;④应用抗生素;⑤正压通气可能有益于病情。

关键在于预防误吸:①管饲时,将病人头部抬高 30°～40°,或取半卧位;②连续输注者,每间隔 4 小时回抽,并估计胃内残留量。若每间隔 1 小时,连续 2 次抽吸胃内残留量均＞100～150 ml 时,应暂停输注,必要时加用胃动力药物;③原有呼吸道疾病或易致误吸的高危病人,可将喂养管引过幽门或经空肠内输注;④每 4 小时检查一次导管位置,以便及时发现导管移位;⑤必要时在肠内营养液中添加有色溶液,一旦误吸,容易从病人的气管分泌物中观察到。

(2) 腹膜炎:偶有报道经空肠穿刺置管者,因喂养管滑入腹膜腔,营养液漏入而并发急性腹膜炎。关键在于预防:①导管必须在空肠壁间潜行一段距离后再进入肠腔;②良好固定;③每天注意观察病人腹部体征;④腹腔内置引流管者,应注意引流物颜色。一旦明确为喂养管滑脱,应立即停输、拔管,或利用此喂养管回抽漏出的营养液。若仅有极少量营养液进入腹腔，且有腹腔引流管时，可在抗感染同时根据体征变化决定是否手术。若大量营养液进入腹腔，则应立即手术，清除腹腔内残余营养液。

(二) 胃肠道并发症

胃肠道并发症是管饲时最多见的并发症，包括恶心、呕吐、胃排空延迟、腹胀、肠痉挛、便秘和腹泻等，其中以腹泻最为常见。

1. 腹泻

占管饲病人的5%～30%。

(1) 原因：①伴用药物：如抗生素可抑制肠道正常菌群而导致某些细菌过度生长。西咪替丁和其他 H_2 受体阻滞药可通过改变胃液的 pH 值而致细菌繁殖。某些药物、电解质和含镁的抗酸药等未经完全稀释即经喂养管注入，可致肠痉挛和渗透性腹泻；②肠内营养剂：其中乳糖、脂肪、膳食纤维含量都可能影响肠道对营养液的耐受性。亚洲人中约有 50%不耐受乳糖。当脂肪含量＞20%时，腹泻发生率明显升高。膳食纤维含量与管饲病人腹泻发生率的关系尚未定论；③营养液的高渗透压：当患有营养不良或吸收不良时，高渗透压更易引起类似倾倒综合征样腹泻；④低蛋白血症：使血管内胶体渗透压降低，组织水肿，影响营养底物通过肠黏膜上皮细胞，同时，大量液体因渗透压差而进入肠腔引起腹泻；⑤营养液污染：污染可能来自营养制剂的生产或配制过程、盛器或输注管道，营养液过久地置于室温中易致变质；⑥营养液的输注速度和温度：过快地输注高渗营养液或温度太低均可刺激肠道，出现胃肠道并发症。

(2) 防治：①对同时用抗生素治疗者，可给予乳酸杆菌制剂以助肠道正常菌群的恢复。需用抗酸药时，可用含铝或含钙的抗酸药替代含镁抗酸药；②选用适合于个体的营养制剂，如去乳糖或低脂的，调整渗透压，逐步递增营养液的浓度和剂量；③低蛋白血症者，静脉输注人体清蛋白，使血浆清蛋白升至或接近 35 g/L 后再开始管饲；④消化吸收功能不全时，宜选用以短肽或氨基酸为氮源的营养制剂；⑤避免营养液在操作过程中受污染；⑥营养液当天配当天用，在较凉快的室温下放置的时间一般应＜6～8 h，含有牛奶等易腐败成分时，放置时间应更短；⑦应用输液泵控制滴速，并根据季节和个体耐受性调节营养液的温度；⑧应用止泻药。

2. 其他注意事项

胃排空延迟、腹胀和便秘亦是管饲的常见消化道症状，可能与肠功能紊乱、营养制剂的类型和伴用的药物等因素有关。对于胃排空延迟和腹胀，必要时可加用促进胃动力的药物。约有 15%的管饲病人发生便秘，与长期使用低渣营养制剂有关。改用含膳食纤维的制剂、提供足够量的液体、增加活动量，能缓解这一问题。

(三) 代谢性并发症

1. 高血糖

多见于高代谢、糖尿病、长期接受类固醇治疗和高浓度高热量营养治疗的病人。

(1) 原因：①管饲速度过快，伴内源性胰岛素生成不足或外源性胰岛素供应不足；②肾功能不全。

(2) 临床表现：当以往对葡萄糖耐受良好的病人突然出现高血糖时，则可能是严重感染或脓毒血症的预兆，应予重视。部分病人可因肾阈值较高，即使血糖＞11.2 mmol/L (200 mg/dl)时，尿糖也可呈阴性。当持续高血糖伴口渴感、多尿、意识不清时应警惕并发高血糖高渗性非酮症性昏迷(HHNK),尽管该病发生率<1%,但若救治不及,死亡率可高达40%。导致 HHNK 的原因除高血糖等因素外,也可因高渗性营养液的输入促使大量液体通过肠黏膜进入肠管,导致腹泻而诱发。

(3) 防治原则:①监测体重、24 小时出入水量、尿素氮和电解质水平的变化;②严密观察临床症状;③及时调整胰岛素用量;④以持续、低浓度、低速方式输注肠内营养液;⑤渗透性腹泻时可用止泻药;⑥纠正水、电解质失衡。

2. 管饲综合征

常见原因为蛋白质摄入过多而水分摄入不足;其他有关因素包括:①肾小管功能失调;②肾上腺皮质激素所致的钠潴留;③高龄;④肾动脉硬化。特征为脱水、高钠高氯血症和氮质血症。一旦出现管饲综合征,通过改用蛋白质含量低的肠内营养制剂和增加液体量即可获改善。

3. 高碳酸血症

肠内营养制剂中碳水化合物含量较高时,氧化代谢过程中可产生大量二氧化碳,对于肺功能储备不足者,可致高碳酸血症,并将加速其肺功能衰竭;对以机械辅助通气者,则不利于呼吸器的撤离。因此,对于已有肺功能受损的病人,应提供低碳水化合物配方,如脂肪占总热量的 55%,碳水化合物占 28%,蛋白质占 17%。其次,必须监测肺功能,包括呼吸商。呼吸商>0.8 者,提示二氧化碳量生成过多,应予警惕。

4. 水、电解质与微量元素失衡

一般情况下,通过提供 1 500～2 000 ml 的标准肠内营养液即可携带每天推荐量的矿物质和维生素,满足代谢需要。水分缺乏或补充过量、肾脏或胃肠道体液丢失过多、营养液提供不足或超量,均可导致水电解质和微量元素失衡,其中脱水是应用高渗肠内营养液时的潜在危险因素;应用渗透压为 300～700 mmol/L[300～700 mOsm/(kg·H_2O)]范围的营养液一般较少发生此类并发症。

对于接受管饲的病人均应监测记录生命体征、腹部体征、生化指标和与肠内营养治疗有关的临床指标。

(1) 生命体征:每天观察病人脉搏、呼吸、体温。

(2) 生化指标:每星期一次测定肝肾功能、血浆蛋白、电解质、血糖、血脂和尿糖值。血糖异常者应勤于复查,随时调整肠内营养液和胰岛素的用量。

(3) 临床表现:观察记录病人的每天出入水量、体重、导管位置、腹部体征、排便次数、排便量和性状。

(曹伟新)

第二节 肠外营养

1968 年,美国的外科医师 Dudrick 和 Wilmore 创用静脉高营养(intravenous hyperalimentation)的方法,使临床营养支持出现了新的转折。以此为基础,有关临床营养支持的概念、方法,及其对各类病人的营养支持在 20 世纪的最后 30 年中有迅速发展。现今已充分认识到“营养过度”与“营养缺乏”同样不利于机体代谢，故早年定义的静脉高营养之称已被更名为肠外营养。

肠外营养(parenteral nutrition, PN)系指通过静脉途径提供完全和充足的营养素，以达到维持机体代谢所需的目的。当病人被禁食，所有营养物质均经静脉途径提供时，称为全胃肠外营养(total parenteral nutrition, TPN)支持。

肠外营养的适应证：①蛋白质热量营养不良；②胃肠道功能障碍；③急性胰腺炎；④肠梗阻、肠瘘、短肠综合征；⑤炎性肠道疾病；⑥高分解代谢状态，如严重感染、灼伤、创伤；⑦围手术期；⑧抗肿瘤治疗期间；⑨低出生体重儿；⑩7 d 以上不能进食者。

肠外营养禁忌证：①严重水、电解质和酸碱失衡；②休克。

一、肠外营养制剂

(一) 糖类

糖类中最易获得、最经济、且适合于静脉输注并能被人体组织代谢利用的是葡萄糖，也是肠外营养支持治疗时主要的供能物质之一。成人每天提供 100 g 葡萄糖，即具有节省蛋白质的作用。但机体代谢、利用葡萄糖的能力是有限的，当供给过多或输入过快时，多余的葡萄糖可转化为脂肪沉积于肝脏，导致脂肪肝，故每天的供给量不宜＞300～400 g。葡萄糖占总热量的 50%～60%。

(二) 脂肪

脂肪的营养价值主要是供能，其次提供生物合成所需的碳原子和必需脂肪酸。脂肪不能直接输入静脉，必须制成微细颗粒的乳剂才能供静脉输注。早期肠外营养中的非蛋白质能量系以葡萄糖为基础的单能源。随着医药工业的发展和营养支持技术的不断完善，至 20 世纪 60 年代初，由 Wretlind 等为代表研制的由大豆油精炼而成的脂肪乳剂已可供临床安全使用。由此开创了肠外营养中的非蛋白质能量由单能源转向双能源的历史。

目前，商品化的脂肪乳剂主要有两类。一类系 100%由长链三酰甘油(long chain triglycerol, LCT)组成；另一类则由 50%中链三酰甘油(medium chain triglycerol, MCT)与 50%长链三酰甘油经物理混合而成。此外，还有一类正处于研究阶段的结构脂肪乳剂，系从化学结构改变 MCT 和 LCT 的组成。就理论而言，这一类可能具有更多代谢优势，但目前还缺乏较多的临床资料证实。LCT 与 MCT 的区别在于脂肪酸碳链的长度不同，前者碳原子数＞12；后者仅含 6～12 个碳原子。脂肪酸在体内氧化分解，必须先在线粒体外活化为脂肪酰辅酶 A，然后再在线粒体内经酶的作用进一步氧化。LCT 产生的脂肪酰辅酶 A 不能直接进入线粒体，需经肉毒碱转运；而 MCT 则因其碳链短而在活化后能直接进入线粒体，氧化速度较 LCT 更快。其次，MCT 的分子量明显小于 LCT，能更快地被脂蛋白酯酶水解成游离脂肪酸，并以较快的速度自血循环中清除。当长期、大剂量应用时，LCT 较 MCT 更易滞留于网状内皮系统，影响网状内皮系统的吞噬能力。同样，大剂量应用 MCT 时，也有负面作用，如对神经系统产生不良影响。由于各自的代谢特点不同，产生的效果亦不完全一样，尤其在严重感染时，体内肉毒碱水平下降，临床应用应根据病情有所选择。

脂肪乳剂的剂量，成人每天约提供(1～2)g/kg(体重)，占总能量的 20%～30%。

（三）氨基酸

1. 氨基酸构成肠外营养中的氮源

蛋白质有20种氨基酸组成，分为必需氨基酸和非必需氨基酸两大部分。非必需氨基酸可由体内合成，必需氨基酸在体内不能自行合成，需由外界提供。现有的复方氨基酸溶液品种繁多，都按一定模式配比而成，如人乳模式、全蛋模式和必需氨基酸模式等。复方氨基酸溶液可归纳为两类：复方平衡型氨基酸溶液和复方不平衡型氨基酸溶液。复方平衡型氨基酸溶液除含有必需氨基酸外，还应含有一定量的非必需氨基酸，必需氨基酸与非必需氨基酸的比例一般为1∶(1～3)。复方不平衡型氨基酸溶液往往系针对某一特殊疾病的代谢特点为设计基础。平衡型氨基酸溶液用于营养支持，而不平衡型氨基酸溶液则兼有支持和治疗的作用。如治疗肝昏迷的高支链低芳香族氨基酸溶液、治疗肾功能衰竭的必需氨基酸溶液。临床选择时需视应用目的、病情、年龄等因素而定。单纯营养不良时，多选择平衡型氨基酸溶液。每天提供的氨基酸量为(1～1.6)g/kg(体重)，占总能量的15%～20%。

2. 个别氨基酸在代谢中的特殊意义

随着对临床营养应用基础研究的深入和认识的提高，个别氨基酸在代谢中的特殊意义已受到重视和强调，较具代表性的如谷氨酰胺(glutamine, Gln)。

谷氨酰胺属非必需氨基酸，是体内含量最丰富的氨基酸，约占总游离氨基酸量的50%以上。Gln对各器官和组织细胞具有重要而独特的代谢意义，是快速分裂细胞的代谢燃料，是许多生物活性分子的前体，在氮和氨的转运过程中起关键作用。近年来对Gln的代谢特点和功能又有了新的认识，如在严重感染、手术、创伤等应激、分解代谢状态下，机体对Gln的需求远远超过内源性合成的能力，以致细胞内、外Gln水平急骤下降，以致影响多器官、多系统的代谢。鉴于Gln在上述代谢状态下的重要作用，又将Gln称为"条件必需氨基酸"。

(1) Gln是肠黏膜上皮细胞代谢的主要燃料：肠黏膜细胞对Gln的摄取率明显高于对其他营养素的摄取，以用于维持禁食状态下肠黏膜细胞的代谢、功能和结构的完整性。但是在禁食、严重感染和内毒素血症时，可因胃肠道局部或整体受损而改变器官间Gln的循环。一旦肠道摄取Gln受限，可影响肠黏膜结构和屏障功能的完整性，表现为黏膜变薄、绒毛变短、通透性增加，易致肠道内细菌易位，并发肠源性感染。

(2) Gln提高中性白细胞的杀菌能力：Gln是肠道相关淋巴组织细胞和其他各种免疫细胞中核酸、蛋白质等生物分子合成的主要供氮体和氧化供能底物，能提高中性白细胞的杀菌能力。如果循环和局部组织中Gln浓度下降，不仅表现出淋巴细胞增殖率下降，同时亦损伤巨噬细胞的吞噬能力，乃至整个机体免疫防御能力下降。

(3) Gln参与调节肌肉蛋白质的平衡：肌细胞内Gln水平与蛋白质合成率直接相关。较大的手术、创伤和感染时都伴有肌细胞内Gln水平的下降。若能通过补充Gln，维持细胞内Gln水平，可能对防止肌肉蛋白质的分解有一定意义。

(4) Gln也是谷胱甘肽生物合成的前体：谷胱甘肽是细胞内抗氧化防御系统的组成部分，有助于防御肠、肝和其他脏器缺血再灌注时的损伤。

由于近年来对Gln的深入认识，促进了对谷氨酰胺制剂的研究和开发。已有不少动物实验和临床应用研究结果提示：肠外营养中补充谷氨酰胺双肽可减轻应激时Gln水平的下降。促进蛋白质合成。防止肠黏膜萎缩、维持肠黏膜结构和功能的完整性。但其长远意义还有待临床验证。

（四）维生素

维生素参与调节体内物质代谢，是维持机体正常代谢所必需的营养物质。维生素的每天需要量虽然很少，却不能没有。维生素的种类较多，按其溶解性可分为水溶性和脂溶性两大类。前者包括维生素B族、维生素C和生物素；后者包括维生素A、维生素D、维生素E和维生素K。正常情况下，体内合成的量有限，必须经饮食获得；水溶性维生素在体内无储备，不能饮食时，可按每天推荐量补充；脂溶性维生素在体内有一定的储备，短期禁食者可暂不补充。现有商品化的复合维生素制剂，包括水溶性和脂溶性，均系按每天推荐量配比，每天1支加于静脉输液内，应用方便。长期TPN时常规提供可预防维生素缺乏。在感染、手术等应激状态下，机体对部分维生素的需要量增加，如维生素C、维生素B_6等，应适量增加供给量。但脂溶性维生素的长期过量提供易致蓄积中毒，当谨慎。

（五）无机盐和微量元素

多种无机盐对维持机体内环境稳定及其在营养代谢中的意义已是不言而喻。

钠离子是细胞外液的主要阳离子，是维持细胞外液、调节酸碱平衡和渗透压的重要离子。TPN病人，钠的供应量为(40～120)mmol/d。在有大量引流、额外丧失时，需适量增加。

钾离子是细胞内的主要阳离子，是维持细胞代谢、细胞内外渗透压和酸碱平衡的重要离子。处于分解代谢状态时，随着骨骼肌等组织分解，大量钾离子自细胞内释出，血钾水平上升。肾功能正常时，多余钾离子由尿排泄；但当肾功能障碍时，可出现高钾血症，此时应限制钾离子的补充。进入合成代谢状态时，又有大量钾离子进入细胞，若无补充，可出现低钾血症。TPN时，由于应用胰岛素，促使钾离子进入细胞，也可出现低钾问题。为补充细胞内钾离子的丧失和合成代谢需要，应予以补充。钾∶氮的基本比例为(5～10)mmol∶1 g，能量与钾的比例为4 180 kJ(1 000 kcal)∶50 mmol。

TPN时可因输入葡萄糖或胰岛素的原因，促使葡萄糖和磷进入骨骼肌和肝细胞，致血磷水平下降，亦可因酸碱失衡等因素致血磷含量发生变化。TPN时，为保证合成代谢的需要，可按4 180 kJ(1 000 kcal)∶(18～20)mmol能量与磷的比例补充，同时亦应保证钙的补充。

镁在体内的储存量较大，短期TPN不易导致镁缺乏，但长期TPN且不予补充时可发生镁缺乏症状，尤其在长期胃肠减压致胃肠液大量丢失时更甚。故应适当补充镁，每天约为12.5 mmol。

体内的微量元素虽然含量甚微，却具有重要生理意义。正常饮食或短期TPN时一般不会出现微量元素缺乏。长期TPN时，则应重视微量元素缺乏问题。目前，已知人体所需的微量元素有10余种，对临床较有实际意义的包括锌、铜、铁、硒、铬、锰等。这些元素均参与酶的组成、三大营养物质的代谢、上皮生长、创伤愈合等生理过程。现已有复合的微量元素制剂，其含量达到每天推荐量，只需每天1支加入补液中，基本可达到预防微量元素缺乏的目的。

二、临床应用

（一）输注方法

1. 全营养混合液方式输注

肠外营养支持时，为了保证机体组织有效利用输入的营养物质和促进合成代谢，最好将各种营养物质混合后同步输注，即将葡萄糖、氨基酸、脂肪、电解质、维生素和微量元素等成分按一定比例、步骤在无菌条件下混合于用高分子材料（聚酯酸乙酯）制成的静脉输液袋中输注，称为全营养混合液（total nutrients admixture, TNA）或"全合一"（all in one）输注法。由于 TNA 液中含有数十种化学成分，配制时应注意药物的相容性和溶液的稳定性。TNA 降低了某些溶液的渗透压，对静脉壁的刺激要小于单独输注高浓度葡萄糖和氨基酸时，所以，TNA 溶液也增加了经周围静脉输注的机会。该方法的优点在于：①减少营养液污染环节；②降低气栓发生率；③增加节氮效果；④降低葡萄糖和氨基酸的浓度和渗透压，减少代谢性并发症的发生率；⑤简化输液过程，减少护士工作量，是一种安全、有效的输注方法。全营养混合液应现配现用，暂不输注时，可保存于 4 ℃冰箱内，于输注前 0.5～1 h 取出待输。输注时间一般维持在 12～16 h 以上，甚至 24 h，用输液泵控制滴速，均衡输入。

2. 单瓶输注

单瓶输注时，氨基酸与非蛋白质能量液体应合理间隔输注；输注高渗葡萄糖溶液后应以含葡萄糖的等渗溶液过渡，以防发生低血糖。单瓶输注的效果不及 TNA 方式输注，且易发生代谢性并发症。

水溶性维生素在日光照射下可发生降解，在用时加入葡萄糖或氨基酸溶液，并应用避光罩。

脂肪乳剂内除脂溶性维生素和一些必须以脂肪作为溶剂的药物外，不宜加入其他药物，以免破坏脂肪乳剂的稳定性。

（二）输注途径

肠外营养的输注途径包括周围静脉和中心静脉，其选择需视病情、输注量及其组成成分而定。当短期，<1～2 周，营养支持或作为部分营养补充、或中心静脉置管和护理有困难时，可经周围静脉输注；但当长期、全量补充时以选择中心静脉途径为宜。

（三）监测

根据临床和实验室监测结果，评价和判断病人每天的需要量，以减少和避免与 PN 有关的并发症。

1. 临床监测

包括生命体征和一般情况：体温、血压、脉搏、呼吸、体重、出入水量和营养液摄入后的反应等。

2. 实验室监测指标

实验室监测指标（表 15-2）包括血、尿等生化指标，血浆渗透压可用渗透压测定仪监测。

表 15-2　实验室监测指标

监测指标	病情不稳定	病情稳定
血：		
红细胞及其比容	每周 2 次	每周 1 次
总淋巴细胞计数	每周 2 次	每周 1 次
血小板	每周 2 次	每周 1 次
血糖	每周 2～3 次	每周 1 次
钠、钾、氯	每周 2 次	每周 1～2 次
钙、镁、磷	每周 1 次	每周 1 次
尿素（氮）、肌酐	每周 2 次	每周 1 次

（续表）

监测指标	病情不稳定	病情稳定
血，		
清蛋白	每周1次	每周1次
转铁蛋白	每周1次	每周1次
前清蛋白	每周1次	每周1次
胆固醇	每周1次	每周1次
血脂全套	每周1次	每周1次
肝脏功能	每周1次	每周1次
胆红素	每周1次	每周1次
渗透压	每周1次	必要时
血气分析	每周1次	必要时
尿：		
尿糖	每天	必要时
钠、钾、氯	每周1次	必要时
尿素氮、肌酐	必要时	必要时
渗透压	必要时	必要时
引流物：		
电解质和氮含量	必要时	必要时

三、肠外营养支持的并发症及其防治

肠外营养不同于肠内营养，属强制性的营养支持手段，不同于正常经口摄食时的生理过程，故更易出现各类并发症。

(一) 与静脉穿刺置管有关的并发症

此类并发症的发生与病人的病情、体位、穿刺者的技术熟练程度和导管质量等因素有关。

1. 气胸

最常见的插管并发症之一，但近年来该并发症已明显下降。当病人于静脉穿刺时或置管后出现胸闷、胸痛、呼吸困难、同侧呼吸音减弱时，应疑及气胸的发生，胸部X射线检查可明确诊断。视气胸的严重程度行胸腔抽气减压或置胸腔引流管作闭式引流。肺尖部轻度损伤或局限性气胸一般无明显临床症状，多可自行闭合，但在依靠机械通气的病人，即使损伤很小，也可能引起张力性气胸，应予警惕。已有肺气肿的病人，应避免作锁骨下静脉穿刺。

2. 血管神经损伤

在同一个穿刺部位反复穿刺，可致血管损伤、破裂，局部出血或血肿形成。当穿破动脉时可见鲜红色回血，应立即退出，予以局部压迫，更换穿刺部位。当损伤臂丛神经时，可出现同侧手臂的触电样或麻刺样感觉。一旦病人有类似主诉，应立即退出穿刺针或导管。

3. 胸导管损伤

左侧锁骨下静脉穿刺时，易损伤胸导管。若在穿刺部位见清亮的淋巴液渗出，应立即退针或拔除导管。偶可发生乳糜瘘。一般情况下可自愈，少数需作引流或手术处理。

4. 纵隔损伤

导管误入胸腔或纵隔时，可出现纵隔血肿或积液，严重者出现上腔静脉压迫症状，胸片或 CT 有助于诊断。故置管后应常规测试和观察导管是否位于血管腔内。

5. 空气栓塞

可发生于静脉穿刺置管过程中或因导管封管帽（塞）脱落所致。空气进入量大时即可致死。为预防起见，锁骨下静脉穿刺前，应使病人处于头低位，使上腔静脉充盈；穿刺置管时，嘱病人屏气；置管过程应快捷，并及时连接输液管道。无论在输液过程中或结束后，均应仔细检查导管连接部位和封管帽（塞）是否旋紧。一旦疑及空气栓塞，立即置病人于左侧卧位。

6. 心脏损伤

极少见。轻者导致心律失常；重者损伤心壁，甚至可致心脏穿孔；若导管进入心包腔，可发生心包积血、积液，导致致命的心包填塞。

当留置中心静脉导管的病人突然出现呼吸困难、紫绀、面颈部静脉怒张、恶心、胸骨后疼痛、烦躁，继之血压下降、脉压缩小、心动过速、心音低远等症状时，应疑及心包填塞的可能，必须立即停止经中心静脉导管输液，降低输液瓶至病人心脏水平以下，靠重力使心包腔内积聚的液体回流出。症状严重者，需作心包穿刺减压。

7. 导管内血栓形成

常见的并发症之一。表现为启用导管时，未能回抽到血液，且轻轻推注有阻塞感觉时，即可能为导管内血栓形成，此时切忌用力推注致血栓脱落而产生严重并发症；只能用含有生理盐水的针筒尽量回抽，将血栓抽入针筒；若经此努力不成功时，则拔除导管，更换部位，重新穿刺置管。主要原因为：①输液结束封管时，血液回流；②经导管输血或采血；③血液黏滞度增加。较简便的预防方法是：每天封管时用 3～5 ml 肝素稀释液（每毫升生理盐水含 25μ 肝素）冲洗导管后再封闭；或用带有硅胶的封管帽（俗称肝素帽，但其内不含肝素）连接导管后，自封管帽的硅胶处缓慢注入 3～5 ml 生理盐水封管。

8. 导管错位或移位

作锁骨下或头静脉穿刺置管时，导管可进入同侧颈内或颈外静脉。临床如发现输液不畅或病人主诉颈部酸胀不适时，应作 X 射线透视，明确导管位置。发现错位，立即拔除后重新置管。由于病人体位的不断改变、活动，也可能发生导管移位，致所输液体渗漏在组织间隙，量大时，可压迫周围组织，产生一系列相应症状或并发感染。故每天应注意观察导管的位置。

9. 静脉内血栓形成

静脉内血栓形成多见于较长期接受肠外营养支持、血液黏稠度增加、血流滞缓病人，尤其是长期卧床或制动病人。血栓可围绕导管壁逐渐形成，并沿着血管延伸，甚者可达上腔静脉，是为静脉内置管的严重并发症。关键在于预防：①选择质地柔软、组织反应小、具有抗血栓性能的导管；②避免经股静脉穿刺置管；③应用肝素稀释液封管。该并发症的临床症状一般不明显，疑及者需作超声显像、磁共振成像或血管造影等检查方能明确。若诊断确立，则需作溶栓或手术取栓治疗。

10. 血栓性静脉炎

多发生于周围静脉营养支持时。与之有关的主要因素有：①营养液的组成；②静脉导管的材料和血管管径；③营养液的渗透压。单瓶输注时，由于血管内皮受到相对高的渗透压的刺激，较之全营养混合液方式输注时产生血栓性静脉炎的危险性更大。

当选择的血管管径小而导管管径粗时，可妨碍高渗的营养液在血流中的稀释，以致损伤血管内皮。当置有导管的静脉跨越关节时，导管与静脉壁的碰触可致静脉受到机械性损伤，增加发生静脉炎的可能性。

血栓性静脉炎的临床表现常出现于PN当天或数天后，静脉呈条索状变硬、红肿、触痛，少有发热现象。

血栓性静脉炎的预防和处理：①选用柔软且具有较佳抗血栓性能和适当直径和长度的静脉导管；②选用较大管径的静脉置管；③以全营养混合液方式输注；④营养液中加小剂量肝素（1 000 IU/L）。

（二）感染性并发症

与TPN有关的严重的感染性并发症是导管性和肠源性感染。随着肠外营养知识的普及和技术水平的提高，导管性感染的并发症发生率已明显下降，但肠源性感染的临床意义已引起高度重视。

1. *局部感染*

局部感染一般出现于置管后数天或一周左右，一旦穿刺局部出现红肿、压痛，应及时处理；不然，可成为全身性感染的原发灶。关键在于预防：置管后应每天清洁导管入口处，更换敷料；严格按无菌技术要求操作。

2. *导管性败血症*

导管性败血症可危及病人生命，应预防在先：①严格按无菌技术穿刺、置管；②导管经皮下隧道进入血管；③静脉穿刺置管部位应远离皮肤损伤或感染部位；④避免经导管抽血或输血；⑤营养液由专人在无菌室的层流台配制；⑥输液时加用1.2～5 μm孔径的滤器；⑦加强导管护理。

当临床出现难以解释的发热或寒战伴精神萎软，反应淡漠或烦躁不安，甚至休克时，应疑有导管性感染或败血症。必须立即在无菌条件下拔管。将导管尖端剪下两段，分别作细菌和真菌培养，在细菌培养同时作抗菌素敏感试验。与此同步，分别采取周围血、所输营养液、穿刺部位创面标本，以作细菌和真菌培养。建立周围通道，更换输液系统和营养液；根据病情，选用抗生素。观察12～24 h后，按需要可更换部位重新穿刺置管。

3. *肠源性感染*

TPN病人可因长期禁食，胃肠道黏膜缺乏代谢燃料和食物刺激，使腺体分泌减少、黏膜萎缩变薄、绒毛变短、肠黏膜结构和屏障功能受损、通透性增加而导致肠道内细菌易位而并发全身性感染。近年来，随着对肠源性感染的重视，提倡尽可能应用肠内营养治疗或在TPN时增加经口饮食机会，即使每天仅摄入有限的几口。长期TPN病人，可考虑添加双肽形式的Gln，如此不仅能改善病人的营养状态，还可降低因肠黏膜萎缩受损所致的肠道内细菌易位发生率。

（三）代谢性并发症

1. 高血糖高渗性非酮症昏迷

常见原因：①单位时间内输入过量葡萄糖；②内源性胰岛素不足或外源性胰岛素补充不够；③胰岛素阻抗。临床表现，初期为倦怠，当血糖升高达（22.2～33.6）mmol/L以上时，引起高渗性利尿（>1 000 ml/h），可导致脱水、电解质紊乱、中枢神经系统功能受损，甚至昏迷。该并发症的死亡率高达40%～50%，必须十分重视。一旦发生，需立即处理：

①停输葡萄糖溶液或含有高糖的营养液;②输入低渗或等渗氯化钠溶液,内加胰岛素,使血糖逐渐下降,但应注意防止血浆渗透压下降过快所致的急性脑水肿;③在处理的前、中、后期应动态观察血糖、尿糖、电解质和中心静脉压等指标变化,计算液体丢失量,及时修正处理方案。

2. 低血糖休克

多见于突然停输高渗葡萄糖溶液后,或 TPN 液中外源性胰岛素用量过多。临床表现为心率加快、面色苍白、四肢湿冷、震颤、乏力,严重者呈休克症状。原因为内源性胰岛素的释放和中止有一过程,胰岛素的半衰期较长,而葡萄糖则能被迅速代谢,当突然中止葡萄糖供给时,体内胰岛素还在继续作用,极易引起低血糖反应。因此,在单独输注高渗葡萄糖时,应缓慢减速直至停输;或在输注高渗葡萄糖溶液后以等渗含糖溶液过渡。最理想的方法是选用全营养混合液方式输注。低血糖有损中枢神经系统,一经疑及,应立即测血糖证实,并推注高渗葡萄糖或输注含糖溶液。

3. 高脂血症和脂肪超载综合征

脂肪乳剂输入速度过快或输入总量过多时,可发生高脂血症。当临床出现发热、急性消化道溃疡、血小板减少、溶血、肝脾肿大等症状时,应疑为脂肪超载综合征,应立即停输脂肪乳剂。因此,较长期应用脂肪乳剂,量较大或脂肪廓清能力受损的病人,应定期作血清浊度试验以了解机体对脂肪的利用和廓清能力。

4. 氨基酸代谢异常

因氨基酸配比不合理所致的代谢性并发症已少见。当氨基酸输注量较大时,个别病人可见血氨轻度升高;已有肝功能障碍者,高氨血症可致氨中毒。

5. 电解质紊乱

在应激和禁食状态下实施 TPN 容易发生电解质紊乱。主要为低钾、高钾、低钙、低磷和低镁。

当钾供应不足,大量胃肠液丢失或因利尿致钾丢失过多时,可出现低钾血症,临床表现为局限于神经肌肉的传导障碍或心律失常。低钾血症通过补钾即可纠正。但若钾离子补充过多或氨基酸配比不当,内含较多阳离子型氨基酸,如精氨酸、赖氨酸时,可置换出细胞内钾离子,引起血钾升高。此外,严重分解代谢和肾功能不全亦可导致高钾血症。高钾血症的表现主要为心脏节律和传导速度的异常,严重者可致心脏骤停。高钾血症的处理包括:①立即停用可引起高钾血症的药物;②输注葡萄糖和胰岛素,促使钾离子向细胞内转移;③利用钠、钙制剂拮抗钾对细胞膜的影响;④血液透析或腹膜透析。

低磷血症是长期 TPN 而又未补充磷制剂的结果。低磷时可出现唇周和肢体末梢麻木、肌无力、反射减弱、嗜睡、发音和呼吸困难、抽搐,甚者昏迷。明确低磷时应及时补充,同时亦应注意补钙。

6. 肝胆系统损害

肝功能受损的主要表现为:肝脏酶谱异常、肝脂肪变性和瘀胆等。导致这些变化的确切机制尚不完全清楚,可能与长期 TPN(禁食),过量的葡萄糖、脂肪和氨基酸,配方不合适和胆碱缺乏有关。接受食管、胃手术的 TPN 病人,常因迷走神经切断而影响胆囊的收缩和排空功能,使之处于无张力状态,久之出现胆汁瘀滞、胆泥形成;而作末端回肠切除病人往往伴有胆盐吸收不良,致体内胆盐池缩小。

一旦发现肝脏损害,需及时调整 TPN 配方。经减少总能量摄入、调整葡萄糖与脂肪乳剂的比例和更换氨基酸制剂后,一般可逆转肝功能的损害。大部分因 TPN 所致的肝损在停用 TPN 后 1～2 周基本可恢复正常。

为了减少和避免与长期 TPN 有关的肝胆系统并发症,只要消化道功能存在,就应首选经口饮食或管饲,即使摄入量不足,也可作为 TPN 的补充。

（曹伟新）

第十六章　病 人 膳 食

第一节　试 验 膳 食

医院中常备有检查病因的试验膳食，通过对膳食内容的特殊调整，有助于检验或诊断疾病的病因，是配合临床使用的有效方法。随着医学科学的不断发展，试验膳食亦不断改进。现将医院中较常采用的试验膳食分述如下。

一、胆囊造影膳食

配合胆囊造影术的一种膳食，有助于观察胆囊和胆管的形态和功能是否正常。

(一) 原理

口服造影剂后，造影剂在小肠吸收一部分并蓄积于肝内，它与胆汁同时分泌入胆管和胆囊，观察胆囊轮廓，然后由调线显影。显影后进食高脂肪膳食，大量的脂肪摄入可引起胆囊的收缩和排空。一般 5 min 后胆囊开始收缩，1～2 h 收缩明显。反之，若胆囊不缩小，则表示其功能不正常。为配合胆囊造影术，造影前避免摄入刺激胆汁分泌的食物。

(二) 膳食原则和内容

1. 造影前一天

造影前一天采用高碳水化合物少渣清淡的饮食，以免刺激胆汁分泌和排出。可用的食物有稀饭、馒头、藕粉、蔗糖、杏仁茶、果酱、马铃薯、荸荠、芋头、薯蓣和水果汁等。

2. 造影当天

造影当天禁用早餐，胆囊显影后，进食高脂肪膳食。膳食中的脂肪量不低于 50 g。可用的食物有肥猪肉、油煎或煮鸡蛋、牛奶、黄油、植物油(花生油、豆油、菜油或玉米油)、奶油巧克力糖等。

3. 其他途径胆囊造影

静脉注射胆囊造影和超声波胆囊收缩功能检查，所用的高脂肪膳食内容与口服胆囊造影相同。

4. 其他措施

根据文献介绍，有的医院造影前一天午餐也进食高脂肪餐，使储存于胆囊内的陈旧、浓缩胆汁排空，胆囊内压降低，便于新分泌的含造影剂的胆汁进入胆囊，使显影效果更明显。这一措施尤其适用于慢性胆囊炎胆石症病人。

膳食举例见表16-1。

表16-1 胆囊造影膳食举例

种类	食谱内容	用量(g)	脂肪(g)
油炸鸡蛋2个	鸡蛋 烹调油	80 40	10 40
			共计50
煎鸡蛋2个 牛奶	鸡蛋 烹调油 牛奶	80 32 200	10 32 8
			共计50
奶油巧克力糖	巧克力糖	50	17
煮鸡蛋2个	鸡蛋	80	10

二、潜血试验膳食

配合大便潜血试验的一种膳食,有助于检查消化道出血情况。

(一) 原理

粪便中含有肉眼见不到的血称为潜血(隐血)。常用的潜血试验方法是联苯胺法。血红蛋白和联苯胺试剂生成蓝色化合物,根据蓝色的深浅来决定潜血的多少。为防止膳食中含铁丰富的食品摄入干扰结果,故受试者膳食应短期禁用含铁丰富的食品。

(二) 膳食原则和内容

1. 试验期

试验期一般为3天,膳食中主食不受限制,副食中3天禁用肉类、肝、动物血、蛋黄、绿色蔬菜和其他含铁丰富的食物。

2. 食物

可用的食物有牛奶、蛋白、豆制品(如豆腐、粉条、粉皮、豆腐干、油豆腐、豆芽菜)、冬瓜、白菜、藕、马铃薯、白萝卜、花椰菜、梨、苹果等。

膳食举例见表16-2。

表16-2 潜血检验膳食举例

餐次	食谱内容	用量(g)
早餐	大米(稀饭) 富强粉(馒头) 酱豆腐	50 50 少许
午餐	大米(米饭) 炒菜一份:鸡蛋、胡萝卜、马铃薯	150 40 50 100
晚餐	富强粉(馒头) 炒菜一份:豆腐、西红柿	150 150 100

三、肌酐试验膳食

配合检查内生肌酐清除率的一种膳食。

(一) 原理

肌酐是体内蛋白质代谢的产物，是含氮物质正常代谢的最终产物，随尿液经肾脏排出体外。受试者先进食低蛋白膳食 2～3 天，使体内外源性肌酐均被清除，然后再测全天尿中的内生肌酐含量。一般情况下，内生肌酐由肾小球滤过后，肾小管既不吸收又不分泌，因此，内生肌酐清除率可反映肾小球的滤过率，它亦是测定肾小球功能的最简便而有效的方法。内生肌酐清除率如降低到参考值 80％以下，则表示肾小球滤过功能已有减退。

(二) 膳食原则和内容

1. 试验期

试验期为期 3 天，前 2 天为准备期，最后一天为试验期。留置 24 h 尿液。

2. 食物

低蛋白膳食，每天膳食中蛋白质总量不超过 40 g。

3. 限量

限制主食用量，每天不超过 300 g，副食中应严格限制肉类和豆类制品，全天膳食中以不超过 1 个鸡蛋为宜。

4. 其他

如病人有饥饿感，可以增加蔬菜、糖藕粉、含糖果汁等含碳水化合物多而不含蛋白质的食物，以补充热量的不足。

膳食举例见表 16-3。

表 16-3　肌酐试验膳食举例

餐　次	食谱内容	用量(g)	蛋白质(g)
早餐	藕粉	30	—
	富强粉(馒头)	50	4.7
	煮鸡蛋 1 个	40	5.9
午餐	大米(米饭)	150	11.4
	素炒圆白菜	300	3.3
晚餐	富强粉(馒头)	100	9.4
	熬冬瓜	400	1.6
合计			36.3

四、葡萄糖耐量试验膳食

配合诊断糖尿病和糖尿病分型。

(一) 原理

临床上较常采用口服葡萄糖耐量试验(OGTT)方法是空腹时给受试者一定量的碳水化

合物，一般用葡萄糖 75 g，分别测定空腹血糖和进食后 30、60、90 和 120 min 血糖，观察进食后血糖上升和下降的变化来推测糖耐量是否正常。糖尿病病人空腹血糖可以正常或高于正常范围，但进食后血糖升高且高峰出现早、持续时间长、进食后 2 h 仍不能恢复到进食前水平。

1. 原理

甲状旁腺腺瘤或增生使甲状旁腺素分泌增多，血中浓度增高，作用于骨骼产生溶骨，骨盐不断溶解释出钙和磷，进入血液中使血钙和血磷升高，进而尿钙增多；甲状旁腺素还作用于肾脏，抑制肾小管对磷的重吸收，尿磷增多，血磷随之降低。采用此膳食，同时测定病人血和尿中的钙、磷和肌酐等含量和肾小管磷重吸收率，对诊断甲状旁腺功能亢进有一定价值。

2. 膳食原则和内容

常用有两种。

(1) 低钙、正常磷膳食：每天膳食含钙量不超过 150 mg，含磷量为 600～800 mg。试验期共 5 天，前 3 天为适应期，后 2 天为代谢期，代谢期的最后 1 天收集 24 h 尿液，测尿钙含量。正常人进食这种试验膳食后，尿钙量每天不超过 150 mg，如果尿钙量超过 200 mg，则可诊断为甲状旁腺功能亢进。

膳食举例见表 16-4。

表 16-4　低钙、正常磷定量膳食举例(钙＞150 mg、磷 600～800 mg)

餐　次	食谱内容	用量(g)	钙(mg)	磷(mg)
早餐	富强粉(烙饼)	50	13	81
	大米(稀饭)	50	4	81
	糖	10	1	—
午餐	大米(米饭)	125	10	202
	肉末冬瓜粉条			
	猪肉(肥瘦)	30	3	53
	冬瓜	200	38	24
	粉条(干)	20	5	5
晚餐	大米(米饭)	125	10	202
	卤鸡蛋溜藕片			
	鸡蛋	40	22	84
	藕	100	19	51
	全天用盐	10	6	—
合计			131	783

(2) 低蛋白质、正常钙、磷膳食：每天膳食中蛋白质总量不超过 40 g，全天主食数量不超过 500 g，全部用细粮。限制肉类，可酌量给予鸡蛋 1～2 个和少量豆类制品，且不用动物蛋白质，钙 500～800 mg，磷 600～800 mg。该试验共 5 天，前 3 天为适应期，后 2 天为代谢期，试验最后 1 天测空腹血肌酐和血磷，并留 24 h 尿，测尿肌酐和尿磷，从而计算出肾小管磷重吸收率。肾小管磷重吸收率正常值为 80%，甲状旁腺功能亢进者低于此值。

低蛋白质、正常钙、磷定量膳食举例(蛋白质＜40 g、钙 500～800 mg、磷 600～800 mg)见表 16-5。

表 16-5　低蛋白质、正常钙磷定量膳食举例

餐　次	食谱内容	用量(g)	蛋白质(g)	钙(mg)	磷(mg)
早餐	富强粉(烙饼)	50	5	13	81
	大米(稀饭)	25	2	2	41
	糖	10	—	1	—
午餐	大米(米饭)	150	11	12	243
	肉末、冬瓜、粉条				
	苋菜	200	3	230	38
	粉条(干)	20	—	5	5
晚餐	大米(米饭)	125	10	10	202
	西红柿、黄瓜烧豆腐				
	西红柿	100	1	8	24
	豆腐	70	5	194	39
	黄瓜(市品)	150	—	20	42
	全天用盐	10	—	6	—
合计			37	501	7 715

(二) 钾、钠恒定量试验膳食

配合诊断原发性醛固酮增多症的一种试验膳食。

1. 原理

醛固酮有调节电解质代谢(保钠排钾)的作用,当肾上腺病变如腺瘤或增生时,血醛固酮分泌增多,使水、钠潴留,血压升高,大量排钾,产生低血钾性碱中毒(二氧化碳结合力和尿pH值高于正常)。在钠、钾摄入量恒定情况下,用醛固酮的拮抗剂——安体舒通进行治疗,可使代谢紊乱得到纠正。

2. 膳食原则和内容

常用有四种。

(1) 钾、钠恒定量膳食:每天膳食中含钾和钠的量要求分别固定在 60 mmol 和 160 mmol,共 6 天,前 3 天为适应期,后 3 天为代谢期。试验最后 1 天测血钾、钠与二氧化碳结合力,测尿钠、钾和酸碱度(pH)值。此平衡膳食可显示原发性醛固酮增多症病人钾代谢呈负平衡,钠代谢呈正平衡。而正常人食用该膳食后钾、钠代谢均呈正平衡或近于平衡。

膳食举例见表 16-6。

表 16-6　钾、钠恒定量膳食

餐　次	食谱内容	用量(g)	钾(mg)	钠(mg)
早餐	牛奶	200	314	98
	富强粉(烙糖饼)	100	127	1
午餐	大米(米饭)	150	165	5
	肉片炒圆白菜			
	猪肉(肥瘦)	50	165	6
	圆白菜	200	400	90
晚餐	大米(米饭)	150	165	5
	肉片炒西红柿、莴笋			
	猪肉	50	165	6
	西红柿	100	191	5
	莴笋	150	477	47
	全天用盐	8	6	3 144
合计			2 169	3 407

对空腹血糖明显增高的重型显性病例，不宜做该试验。口服葡萄糖耐量试验前3天必须有足够的碳水化合物进量，并排除重体力活动、情绪激动、升糖药物等干扰因素。

(三) 膳食原则和内容

1. 试验前

试验前3天食用碳水化合物量≥300 g/d。试验前1天晚餐后禁食(10～12 h)直至翌日早晨试验。

2. 试验日

试验日早晨备用特制馒头1个(用面粉100 g制成，含碳水化合物75 g)。

(四) 膳食举例

膳食举例，用时任选一种。

1. 高糖少渣膳食

①糖包、稀饭；②酱瓜、馒头、稀饭；③糖稀饭；④糖醋马铃薯、稀饭。

2. 高脂肪膳食

①荷包蛋2个(鸡蛋2个、烹调用油40 g)；②炒蛋(鸡蛋2个、烹调用油32 g)、牛奶200 ml；③市售奶油巧克力糖150～200 g(含脂肪27%)。

五、干 膳 食

干膳食是一种含极少量水分的膳食，是为了配合阿迪斯(Addis)计数检验的一种膳食。

(一) 原理

测定24 h浓缩尿内的细胞计数(管型、红细胞、白细胞和圆形上皮细胞)。这种尿液细胞定量计数的方法，可避免细胞间歇性排泄的影响，临床上用该种试验来观察肾脏病病人的病情变化，及其对治疗的反应，亦用于临床诊断。为配合这种试验的进行，受试者应进食干膳食，亦不能饮水，以利尿液浓缩。

(二) 膳食原则和内容

选用含水分较少的食物，如大米饭、馒头(无碱)、蛋类、瘦肉、鱼、虾、百叶、毛豆、蚕豆、豌豆、马铃薯、芋头、薯蓣等。除煮饭、蒸馒头和必须加水才能做熟的食物外，一般不加水烧，供应的菜肴不带汤汁；禁用汤类、稀饭、饮料和含水分多的蔬菜和水果等；避免用过甜、过咸的食物，以免病人口渴难耐；试验期从试验的当天早晨6 h开始至下午6 h止(也可选其他时间，按医院病员的生活制度而定)。在这12 h内，所进食物都是含水分很少的干膳食，亦不再饮水(天热时，可允许喝总量不超过80 ml的水分)，以利尿液浓缩。

膳食举例。早餐:酱油蛋、馒头；中餐:炒肉丝、百叶丝和毛豆、大米饭；晚餐:卤猪肝(不带卤汁)、红烧马铃薯、大米饭或馒头。

六、代谢试验膳食

为配合检查代谢性疾病而设计的一种膳食，常用的有以下几种。

配合诊断甲状旁腺功能亢进、骨质疏松等代谢性骨病的一种试验膳食。

1. 低钠膳食

每天膳食中含钠量为10～20 mmol，含钾量为60 mmol，试验期共6天，前3天为适应期，后 3 天为代谢期。在低钠膳食条件下，到达肾远曲小管的钠量甚少，原发性醛固酮增多症病人虽有大量醛固酮，但钠钾的交换减少，因而从尿中排出的钾减少，导致血钾有所升高。使用该膳食后，测定显示病人尿钾排出量明显减少，血钾有所升高，尿钠在数天内迅速减少，降至(10～20)mmol/d 达到平衡，即可诊断此症。

膳食举例见表 16-7。

表 16-7　低钠定量膳食举例(钠 20 mmol，折合 460 mg)

餐　次	食谱内容	用量(g)	钠(mg)
早餐	牛奶	200	98
	富强粉(甜面包)	50	1
	煮鸡蛋	40	29
午餐	大米(米饭)	200	7
	肉片炒圆白菜		
	猪肉(肥瘦)	50	5
	圆白菜	50	6
晚餐	大米(米饭)	200	7
	氽丸子冬瓜汤		
	猪肉(肥瘦)	50	5
	冬瓜	200	15
	全天用盐	0.5	197
合计			455

2. 高钠膳食

膳食钠量每天 240 mmol，膳食钾量每天 60 mmol，该法适用于血钾正常或稍低的临床可疑者。对血钾较低症状明显者不宜采用，否则可使血钾进一步降低而发生危险。试验期共 6 天，前 3 天为适应期，后 3 天为代谢期，正常人和原发性高血压者血钾无变化，原发性醛固酮增多症病人由于钠大量进入肾远曲小管进行离子交换，使尿钾排出增加，则血钾降至 3.5 mmol 以下。

膳食举例见表 16-8。

表 16-8　高钠定量膳食举例(钠 240 mmol，折合 5 520 mg)

餐　次	食谱内容	用量(g)	钠(mg)
早餐	牛奶	200	98
	富强粉(甜面包)	50	1
	煮鸡蛋	40	29
午餐	大米(米饭)	200	7
	肉片炒芹菜		
	猪肉(肥瘦)	50	6
	芹菜(茎)	200	656
晚餐	大米(米饭)	200	7
	炒肉片、榨菜、圆白菜		
	猪肉(肥瘦)	50	5
	榨菜	20	688
	圆白菜	200	90
	全天用盐	10	3 930
合计			5 517

3. 安体舒通试验膳食

膳食钠量每天 160 mmol，膳食钾量每天 60 mmol，其试验期为 10 天，前 3～5 天为适应期，后 5～7 天为试验期，于适应期最后 1 天测血钾、血钠、尿钾、尿钠、二氧化碳结合力和尿 pH 值。试验期每天口服安体舒通 300 mg，分 3～4 次口服，连续5～7 天，于试验期最后 1 天再重复上述化验 1 次，比较两次化验结果，如尿钾减少、尿钠增多、血钾升高、血钠降低、二氧化碳结合力和尿 pH 值降至正常，症状有所纠正，即可诊断为原发性醛固酮增多症。

此外，关于钾、钠代谢试验膳食的食物选择，其主食可以是各种谷类，但不用碱或发酵粉制的面食（高钠膳食可按情况而定）。副食中除高钠膳食外，多选用含钾稍高、含钠稍低的食物。为增进受试者食欲，可适当用少许调味品，但均应计算其钠、钾含量，凡调味品的计算应放在食盐之前，不足的钠量由食盐补充（低钠饮食除外），每克食盐含钠量为 393 mg。

七、其他试验膳食

（一）放射性核素吸碘试验膳食

用于检查甲状腺功能亢进症。

膳食原则：禁用海产食物，如海带、海蜇头或皮、紫菜、发菜、苔菜、海参、淡菜、海蜒、梭子蟹、蚶、蛤、带鱼、黄鱼、鲳鱼、鳓鱼、乌贼鱼、虾皮等。

（二）测定基础代谢率试验膳食

用于甲状腺功能的测定和观察其治疗效果，亦可用于其他内分泌腺病（如垂体前叶功能减退）的辅助诊断。

膳食原则：①试验前 1 日晚餐避免过饱，并应少吃富含蛋白质的食物；②试验当天，禁食早餐，并避免饮茶、咖啡等兴奋饮料，如口渴，可给少量开水。

（三）检查小肠功能的粪脂测定试验膳食

用于反映小肠吸收功能的指标。

膳食原则：①供给受试者定量（60～100）g/d 脂肪饮食 5 d，第 3 天开始收集大便送检，膳食应根据病情和病人喜好，宜少渣。各种含脂肪食品和烹调用油应称量后使用，并尽可能均匀分配于各餐；②参考值：24 h 粪脂总量＜6 g（一般 3～5 g），饮食脂肪吸收率＞90％。若 24 h 粪脂总量＞6 g，饮食脂肪吸收率则＜90％，表明小肠消化、吸收功能明显异常。

（四）检查日尔贝综合征的低热量试验膳食

日尔贝（Gilbert）综合征为遗传性疾病，系肝脏对血清非结合胆红素的清除有缺陷，因而血清非结合胆红素增高，而血清结合胆红素正常。

1. 低热量膳食原则

（1）试验前：病人先食用正常饮食 2～3 天后，转为低热量（1 860 kJ/d）饮食 3 天，试验前 1 天和试验中每天清晨采血测定血清结合胆红素和血清非结合胆红素。

（2）选择热量低、病人愿意食用而体积较大（含纤维丰富）的食品：配制 1 天膳食，尽可能减轻病人饥饿感。

（3）结果判断：日尔贝综合征病人，饥饿 24 h 后血清非结合胆红素较原水平增高 1 倍以上，或血清非结合胆红素增加而使血清结合胆红素增高达 24 μmol/L，或总胆红素≥

34 μmol/L，而血清结合胆红素仅≤25%。

2. 制备试验膳食时应注意事项

(1) 需了解病情和饮食习惯：使病人明确检查饮食的目的及其与诊断、治疗的重要关系，取得病人的信任，方能收到预期的效果。

(2) 根据病情和饮食习惯检查饮食要求，计划安排食谱：特别是对某些使用期较长的代谢膳食，要结合病人口味适当地调整食谱。

(3) 准确实施：烹制饮食时，最好应有营养专业人员在场监督检查，以保证饮食的准确实施。临床饮用诊治疾病的代谢膳食，要求采用感量最好为 1 g 的天平称量，制备中要认真按食谱操作，不得随意增减各种调味品，代谢膳食中食物成分含量一般根据食物成分表，但用于研究时，则可采用食物分析法测定各种营养素的含量。

(4) 营养人员应经常(至少 1 次/天)看视病人：了解进食情况，以便及时更改食谱配方和烹调方法，保证试验膳食能按计划顺利完成，达到临床诊治要求。

(蔡美琴)

第二节　治 疗 膳 食

治疗膳食种类很多，大致可以归纳为三类：增减营养素膳食；特别制备膳食；计量控制膳食。现将临床上常用的治疗膳食分述如下。

(一) 高蛋白治疗膳食

适用对象：烧伤、营养不良、手术前后、贫血、结核、癌症、白细胞减少和肺病病人骨折、甲状腺功能亢进症、久病复原期间等情况。

膳食原则：①全天蛋白质摄入量达到 100～120 g，或每天每千克体重 1.5～2.0 g；②采用富含优质蛋白质的动物性食品，如鸡、鸭、鱼、肉、蛋、牛奶和大豆及其制品；③可在正餐中加一全荤菜或采用加餐办法、于两餐中间加点心。

(二) 低蛋白治疗膳食

适用对象：急性肾炎、慢性肾炎、急性肾功能衰竭、慢性肾功能衰竭、肝功能衰竭和肝性脑病、痛风等病人。

膳食原则：①每天蛋白质不超过 40 g；②多采用蔬菜；③在蛋白质定量范围内尽量选用优质蛋白质，如牛奶、鸡蛋等；④采用麦淀粉代替一部分主食。

(三) 低脂肪治疗膳食

适用对象：肥胖症，肝、胆、胰疾病，高脂血症，糖尿病，以及全胃切除、腹泻病人。

膳食原则：①每天脂肪摄入量＜40 g，禁用油炸食物、肥肉、猪油和含脂肪多的点心；②食物烹调可采用蒸、卤、煮、烩等少用油或不用油的方法来改善食物的色、香、味。

(四) 高能量治疗膳食

适用对象：体重不足、结核病、甲状腺功能亢进症和恢复期病人。

膳食原则：①每天能量供给量在正常标准的基础上再加 20%，最大可能增加主、副食量；②除正餐外，可加 2 餐点心，如牛奶、甜点等含能量高的食物。

（五）低热量治疗膳食

适用对象：单纯性肥胖、高血压，以及需减轻体重的病人或减肥者。

膳食原则：①减少膳食中总热量，可根据医嘱计算所需热量后制备饮食；②限制脂肪和碳水化合物的摄入量。

（六）少盐治疗膳食

适用对象：心、肾功能不全，肝硬化，水肿，高血压和先兆子痫等症病人。

膳食原则：①禁用一切用盐腌的食品，如咸肉、香肠、咸蛋、皮蛋、酱菜、甜面酱等；②每天食盐用量不超过 3 g（或酱油 10 ml），为调剂口味可适当选用糖醋烹饪。

（七）无盐治疗膳食

适用对象：严重心、肾功能不全，严重肝硬化，高度水肿，高血压和先兆子痫等症病人。

膳食原则：禁用食盐和一切含盐食物。

（八）少钠治疗膳食

适用对象：严重心、肾功能不全，高度水肿，高血压和先兆子痫等病人。

膳食原则：①除禁食盐外，还禁用含钠量高的食物，如含碱的馒头、面条；②每天膳食中含钠量不超过 500 mg，或遵照医嘱；③选用含钠量低的食物，可参阅食物钠含量表。

（九）低渣治疗膳食

适用对象：腹泻、肠炎、肛门肿瘤、咽喉部和消化道手术、伤寒、痢疾和溃疡病恢复期等病人。

膳食原则：①介于半流与软饭之间，选择含纤维素少的食物，禁用含脂肪过多的食物；②所有食物均切细剁碎、煮烂，蔬菜做成泥状。

（十）无渣治疗膳食

适用对象：消化道肿瘤、咽喉部和消化道手术、伤寒、痢疾和溃疡病病人。

膳食原则：选择在消化后留下极少渣滓的食物，如鸡蛋、鱼、豆浆、豆腐脑、嫩豆腐和少量牛奶，不宜采用肉类、菜泥、果泥。

（十一）高纤维治疗膳食

适用对象：便秘、冠心病、高脂血症、高胆固醇血症、胆石症、糖尿病等病人。

膳食原则：①膳食纤维摄入量每天在 12 g 以上，采用含纤维素多的食物，如玉米，麦麸，米糠等粗粮，以及韭菜、芹菜、大豆、苹果、香蕉、生梨等蔬菜、水果；②适当吃些产气的食物和多喝水，刺激肠道蠕动，如蜂蜜、浓糖水、果酱、豆类等。

（十二）低胆固醇治疗膳食

适用对象：用于高胆固醇血症、高三酰甘油血症、胆石症和胆囊炎病人。

膳食原则：①每天限制胆固醇在 300 mg 以内；②牛奶、鸡蛋、瘦肉等要少量选用，对含胆固醇多的食物，如动物内脏、蛋黄、脑、鱼子等应尽量少用；③不食用肥肉和动物油脂。

（十三）管喂治疗膳食

见第 15 章《营养支持疗法》。

（蔡美琴）

第十七章　氧自由基与抗氧化营养素

第一节　概　　述

自20世纪70年代以来，氧自由基及其与健康的关系的研究进展，已经逐渐形成了一门新兴学科——自由基医学。它是基础医学、预防医学和临床医学中不可缺少的新内容。在此基础上，营养学提出了抗氧化营养素的新概念。抗氧化营养素是指参与体内清除氧自由基的营养素，它是机体针对氧自由基的毒性作用的防御系统的重要组成部分。本章首先讨论人体内氧自由基的生成和清除、过多氧自由基对生物大分子的毒性，以及与某些疾病发生发展的关系，然后讨论抗氧化营养素的抗氧化作用及有关认识对日常合理营养促进健康的意义。

（一）氧自由基的种类

自由基是指独立存在的带有不成对电子的原子、分子或离子。氧自由基（oxygen free radical，OFR）是含有氧，且不成对电子位于氧原子上的自由基。氧自由基属活性氧（active oxygen）中的一个大类，活性氧还包括单线态氧（$^1O_2$）和过氧化氢（H_2O_2）等。据估计人体内的自由基约95%以上为氧自由基，而且常为其他自由基生成的起因。人体内主要氧自由基的种类和生成见表17-1。

表17-1　人体内主要氧自由基的种类和生成

种　类	名　称	生 成 反 应
$O_2^{\bar{\cdot}}$	超氧负离子	$O_2 \xrightarrow{e} O_2^{\bar{\cdot}}$
$HO_2^{\cdot}$	氢过氧基	$O_2^{\bar{\cdot}} \xrightarrow{H^+} HO_2\cdot$
H_2O_2	过氧化氢	$2O_2^{\bar{\cdot}} \xrightarrow[SOD]{2H^+} H_2O_2 + O_2$
$HO\cdot$	羟自由基	$O_2^{\bar{\cdot}} + H_2O_2 \xrightarrow[(Cu^+)]{Fe^{2+}} HO\cdot + OH^- + O_2$
$R\cdot$	有机自由基	如脂类$\xrightarrow{\cdot OH 等}$脂类自由基
		$LH \xrightarrow{\cdot OH \quad H_2O} L\cdot$
$ROO\cdot$	有机过氧基	$R\cdot + O_2 \longrightarrow ROO\cdot$
$^1O_2$	单线态氧	$O_2 \xrightarrow{能量 O_2} O_2$
$NO\cdot$	一氧化氮自由基	精氨酸脱氨 $NH_3 \longrightarrow NO\cdot$
$NO_2\cdot$	二氧化氮自由基	$NO\cdot + O_2^{\bar{\cdot}} + H^+ \longrightarrow ONOOH \longrightarrow NO_2\cdot + \cdot OH$

由于自由基所带的不成对电子具有成为成对电子的趋向，且不受成对电子的自旋阻遏的约束。因此，自由基极易发生得电子或失电子的反应，其化学性质活泼，存在时间仅 10^{-6}～10^{-8} s，一旦生成又立即引发别的物质成为自由基。这种性质既是机体利用氧自由基的有利条件，又是氧自由基损伤生物大分子，参与多种疾病发生发展，以及衰老过程的基础。

（二）氧自由基的利用

氧自由基在机体的利用主要有下列几方面：①凝血因子Ⅱ、Ⅶ、Ⅸ、Ⅹ和骨钙素等蛋白，其肽链上的谷氨酸残基必须经过 γ 羧化，其羧化剂“活性炭”是 O_2^- · 与 CO_2 反应生成的产物；②甲状腺激素合成时，甲状腺细胞中的 I^- 需经 H_2O_2 氧化为活性碘（I_2）；③巨噬细胞、单核细胞、嗜中性粒细胞等吞噬的呼吸爆发过程，有多种氧自由基生成（O_2^- ·、H_2O_2、·OH 和 $^1O_2$）。它们与杀菌作用直接相关；④体内的羟化反应都有活性氧参加。

此外，氧自由基、过氧化物参与花生四烯酸的代谢调节，尤其对前列腺素合成尚有重要意义。

（三）氧自由基的毒性作用

1. 引发脂质过氧化反应

羟自由基（·OH）为主要引发剂，首先从膜磷脂的多不饱和脂肪酸分子提取氢使形成脂自由基（L·），脂自由基再与氧分子反应生成脂过氧基（LOO·）。后者又可从其他分子提取氢形成脂氢过氧化物（LOOH），同时生成新的自由基（L·），此新的 L· 又可再过氧化。以反应简式表示则为：

$$\cdot OH + LH \rightarrow L\cdot + H_2O$$
$$L\cdot + O_2 \rightarrow LOO\cdot$$
$$LOO\cdot + LH \rightarrow LOOH + L\cdot$$

脂质过氧化一经引发即可持续为链式反应。因此，使自由基反应扩增放大。LOOH 形成环状内过氧化物可断裂形成烯醛，如丙二醛等。脂质过氧化越活跃，则生成的丙二醛越多。脂质过氧化导致生物膜（细胞膜、线粒体膜等）的结构异常和功能障碍，如生物膜的信息传递、选择性通透、膜酶活力等均受损害，线粒体膜则可发生肿胀和呼吸功能丧失；内皮细胞对脂质和蛋白质的通透性显著增高。

2. 致使蛋白质分子发生交联、聚合、肽链断裂等多种损伤

脂质过氧化作用生成的 LO· 与 LOO·，能提取蛋白质分子（P）的氢，使形成蛋白质自由基（P·）。蛋白质自由基与其他蛋白质分子加成反应则可形成多聚蛋白质自由基，以反应简式表示：

$$LOO\cdot + P \longrightarrow LOOH + P\cdot$$
$$P\cdot + P \longrightarrow PP\cdot$$

·OH 可与肽链中的 α 碳原子作用，经氧化、脱水拆开肽键；O_2^- ·、·OH 可与肽链的多种氨基酸残基反应。如氧化巯基改变蛋白质的一级结构，破坏空间结构影响功能和理化性质。此外，脂质过氧化的终产物——烯醛类化合物也具有交联蛋白质作用，具有细胞毒性质。

3. 致使核酸结构改变

核酸分子受氧自由基或脂质过氧化产物作用，可以发生分子断裂、碱基改变等，最终可导致基因编码和复制异常，以致细胞发生突变。烯醛类脂质过氧化产物能烷化 DNA，是一

种基因毒。

4. 其他

黏多糖分子，如透明质酸经氧化断链，则可导致结缔组织基质和滑液的正常性质和功能丧失。

（潘碧霞）

第二节　氧自由基的生成和清除

（一）生成

人体吸入的氧（O_2）绝大部分在线粒体细胞色素氧化酶作用下接受双电子还原为 O^{2-}，然后与糖、脂、蛋白质分解代谢脱下的氢结合成水，即 $2H^+ + O^{2-} \rightarrow H_2O$。在此过程中可以有很少量的氧分子被泄漏的单电子还原，则生成超氧负离子（$O_2^-\cdot$）。$O_2^-\cdot$ 在有 H^+、超氧化物歧化酶（SOD）等存在条件下，则可生成 H_2O_2、$HO_2^{\cdot}$，H_2O_2 在两价铁（Fe^{2+}）等存在下可生成 $\cdot OH$。此外，体内到处有氧，只要有还原剂供给单电子，即可能生成 $O_2^{\bar{\cdot}}$，故生理条件下尚有其他的来源：①红细胞内的氧合血红蛋白可自发转变成为高铁血红蛋白，由铁供出电子给 O_2，生成 $O_2^{\bar{\cdot}}$；②细胞内有的酶促反应以 O_2 为受氢体，生成 H_2O_2，H_2O_2 可以与 $O_2^-\cdot$ 在 Fe^{2+} 或 Cu^+ 存在下反应生成 $\cdot OH$。如黄嘌呤脱氢酶催化黄嘌呤氧化时，以 NAD^+ 为受氢体。但当组织血流和氧供给量减少时，黄嘌呤脱氢酶被激酶激活转变成黄嘌呤氧化酶，后者则以 O_2 为受氢体，所以缺血再灌时生成大量 $O_2^-\cdot$；③微粒体混合功能氧化酶催化药物和体内物质羟化反应时，由黄素蛋白、细胞色素 P450 和 O_2 参加，反应中有 $O_2^-\cdot$ 生成；④体内的醌类化合物，如辅酶 Q、儿茶酚胺的代谢产物可在氧化还原中生成半醌自由基，后者将电子交给 O_2 成 $O_2^-\cdot$；⑤吞噬细胞呼吸爆发时 NADPH 氧化酶催化单电子还原 O_2 生成 $O_2^-\cdot$，经 SOD 催化的歧化作用可生成 H_2O_2，后者在 Fe^{2+} 作用下又可生成 $\cdot OH$；⑥血管内皮细胞可产生较稳定的一氧化氮自由基 $NO\cdot$。血管内皮细胞在血管松弛剂，如乙酰胆碱、ATP 和缓激肽作用下，启动 Ca^{2+} 内流，激活依赖 NADPH 酶等发生精氨酸氧化脱氨基，并与 O_2 反应合成 $NO\cdot$。$NO\cdot$ 是血管松弛因子（endothelium derived relaxing factor，EDRF）的主要形式，因为它能激活平滑肌和血小板的鸟苷酸环化酶生成 cGMP，cGMP 则能促进血管平滑肌松弛并抑制血小板聚集黏附于内皮细胞。$NO\cdot$ 本身较为稳定，但含未成对电子，具顺磁性，若有 $O_2^-\cdot$ 存在则可迅速与 $O_2^-\cdot$ 反应生成超氧亚硝基阴离子 $ONOO^-$，后者能扩散至几个细胞，并在 H^+ 参与下生成 $\cdot OH$ 与 $NO_2\cdot$。

$$NO\cdot + O_2^-\cdot \longrightarrow ONOO^- + H^+ \rightleftharpoons ONOOH \longrightarrow HO\cdot + NO_2\cdot \longrightarrow NO_3^- + H^+$$

$NO_2\cdot$ 是强氧化剂，能启动脂肪酸氧化和芳香氨基酸硝基化。已知除了血管内皮细胞，还有脑细胞和吞噬细胞均可生成 $NO\cdot$，参与神经系统和免疫系统的功能调节。

（二）清除

上述反应产生的氧自由基对机体都有毒性。但正常情况下生成量少，且机体有清除剂不断作用，故体内的氧自由基维持于低水平动态平衡，不致对人体造成明显损害。

体内的氧自由基清除剂可分酶类和非酶类，见表 17-2。

表 17-2　人体内主要的氧自由基清除剂及其作用

名　　称	清　除　对　象	清　除　机　制
超氧化物歧化酶(SOD)	$O_2^{\cdot-}$	$O_2^{\cdot-} + O_2^{\cdot-} + 2H^+ \xrightarrow{SOD} H_2O_2 + O_2$
过氧化氢酶(CAT)	H_2O_2	$2H_2O_2 \xrightarrow{CAT} 2H_2O + O_2$
谷胱甘肽过氧化物酶(GSHPx)	ROOH、H_2O_2	$ROOH + 2GSH \xrightarrow{GSHPx} GSSG + ROH + H_2O$ $H_2O_2 + 2GSH \xrightarrow{GSHPx} GSSG + 2H_2O$
磷脂氢过氧化物谷胱甘肽过氧化物酶(PHGSHPx)	LOOH、H_2O_2	反应同上，清除膜磷脂氢过氧化物的谷胱甘肽过氧化物酶
谷胱甘肽还原酶	催化 GSH 生成	$GSSG + NADPH + H^+ \xrightarrow{\text{GSH 还原酶}} 2GSH + NADP^+$
6-磷酸葡萄糖脱氢酶(G6PD)	催化 G6P 脱氢提供 $NADPH + H^+$ 用于上式反应	
维生素 C(VitC)	$O_2^{\cdot-}$、OH 等	抗坏血酸→脱氢抗坏血酸
维生素 E(VitE)	ROO· 等	维生素 E + ROO· ⟶ ROOH—VitE· ⟶ 生育醌
β-胡萝卜素(β-Car)	ROO· 等	$\beta\text{-Car} + ROO\cdot \rightarrow ROO\text{-}Car\cdot \xrightarrow{ROO\cdot} ROO\text{-}Car\text{-}OOR$
尿酸(UH_2^-)	·OH、$^1O_2$、NO_2· 等	$UH_2^- \xrightarrow{\text{活性氧}} \cdot UH^-$(性质稳定) $UH_2 + NO_2\cdot \longrightarrow \cdot UH^- + NO_2^- + H^+$
胆红素(BR)	ROO· 等	$BR + ROO\cdot \longrightarrow ROOH + BR\cdot$ $BR\cdot \xrightarrow{ROO\cdot} BR\text{-}OOR$
铜蓝蛋白(CP-Cu^{2+})	抑制·OH 生成	催化 $Fe^{2+} \longrightarrow Fe^{3+}$，防止 Fe^{2+} 促·OH 生成反应进行
谷胱甘肽(GSH)	H_2O_2、R· 等	为 GSHPx 和 PHGSHPx 作用必需的底物

(潘碧霞)

第三节　氧自由基与疾病

在某些因素作用下，机体氧自由基生成过多(或)和清除能力减弱，可能是促使疾病发生、发展的重要因素之一。氧自由基与多种疾病有关的原因，可能是因为某些过量产生氧自由基或清除减弱的病理变化是多种疾病所共有之故。氧自由基生成过多的病理变化如下所列。

(一) 外源性直接因素

高压氧吸入可损伤肺中的巨噬细胞，后者释放的化学物质激活中性粒细胞可产生 $O_2^{\cdot-}$、H_2O_2 等，为氧中毒性肺水肿的起始因素。抽烟的烟气含有多种氧自由基。据报道每口烟雾中约含 2×10^{15} 个氧自由基，其中烷氧自由基等可直接损伤肺泡；$O_2^{\cdot-}$ 可激活粒细胞再释放氧自由基；还有 $NO_2^{\cdot}$ 可氧化巯基和芳香氨基酸；烟焦油中的多环芳香烃等可氧化成致癌物；α_1-抗胰蛋白酶可被氧化失活，加上中性粒细胞释放大量弹性蛋白酶终致弹性纤维水解损伤。因此，肺癌和肺气肿的发生均与氧自由基有关。辐射损伤主要由于辐射能使机体水分子成不稳定的激发态，进而分解成 O_2^-，后者衍化并扩大损伤。紫外光通过晶体中的光敏物质如核黄素、犬尿酸衍生物等氧化晶体蛋白，形成聚合、交联的不溶性蛋白质与白内障发生密切有关。又如某些化学药品可使肝内羟化反应增强，氧自由基生成增多，可能是该药品的毒副作用产生的原因之一。

（二）吞噬细胞数增多，呼吸爆发增强的病理变化

组织局部有大量吞噬细胞浸润，则可由补体、脂肪酸、白三烯、细菌、内毒素、免疫复合物、干扰素、二酰甘油、血小板因子等激活白细胞膜上的 NADPH 氧化酶，启动呼吸爆发，产生多种自由基。因此，感染、创伤、炎症，以及有抗体抗原复合物形成的免疫性疾病，都与氧自由基的产生过多有关。

（三）组织缺血再灌的病理变化

缺血时组织中 ATP 分解，腺嘌呤分解为黄嘌呤。再灌时氧分压和 pH 增高，黄嘌呤氧化酶催化 O_2 单电子还原生成 O_2^-。自 1990 年以后认为心肌缺血再灌损伤还有 NO· 的参与。缺血、缺 O_2 时，细胞内 Ca^{2+} 浓度增高，激活依赖 NADPH 的酶，且精氨酸也增高，一旦再灌有 O_2 供给，则精氨酸氧化脱氨，并合成 NO·，NO· 迅速与 O_2^- 反应生成 $ONOO^-$，后者质子化为 ONOOH 再分解成毒性很强的 NO_2· 和 ·OH。已经在缺血离体心脏测得氮中心自由基。对心肌的缺血再灌研究较早，以后发现缺血再灌对肝、脑、肾和肠等均可造成类似损伤。已经证实血管内皮细胞含有丰富的黄嘌呤氧化酶，又能生成 NO·，可能解释不同器官缺血再灌损伤的相似性。缺血再灌发生于多种疾病，只是严重程度有差别，故也为氧自由基与多种疾病有关的一个联系点。

（四）不适当的补铁和其他

不适当的补铁致体内铁过多，或先天性的血色沉着症，它们造成肝脏损伤的机制之一是 O_2^- 促进铁蛋白释放出 Fe^{2+}，后者又可促进 ·OH 生成，·OH 是对生物大分子最具损伤力的氧自由基。中毒性肝损、炎症性疾病、类风湿关节炎等的发生或发展均有上述机制参与。又如创伤、出血、寒冷等可使体内大量肾上腺素释放，肾上腺素自氧化可产生氧自由基。高血脂病人血中过氧化低密度脂蛋白（O-LDL）易穿过内膜沉积于膜下，并可为巨噬细胞清道夫受体辨认而内饮形成泡沫细胞，因此，自由基与动脉粥样硬化的发病也有密切关系。

（五）衰老的自由基线粒体损伤假说

业已认为细胞分化度越高，其耗氧量增高，氧自由基生成越多，氧自由基损伤线粒体导致能量缺乏是细胞和机体衰老的基础。支持这种看法的证据，如 10 nmol 丙二醛/mg 蛋白可使线粒体膜流动性降低 25%、产能效率降低、离子通透性异常；人骨骼肌线粒体 DNA 的点突变、碱基缺失和 8-羟脱氧鸟嘌呤核苷均随增龄增加。体外细胞培养实验研究发现线粒体的氧化损伤很可能是导致细胞凋亡的始动因素。此外，如减少热量摄入可延长动物寿命、老年人随年龄增高 SOD 活力降低、保留维生素 C 能力降低、体内过氧化脂质增高等。

目前，比较公认的与氧自由基关系较密切的疾病，如动脉粥样硬化、白内障、癌症、心肌缺血再灌损伤、关节炎和类风湿症等，病变中的氧自由基增多并不是由单一因素所致，造成的损伤也不限于某一种生物大分子。除了生成增多方面的原因，氧自由基清除减弱也较为常见，如年老、体弱患有慢性病者，常有食欲减退，营养素包括抗氧化营养素摄入不足，体内蛋白质合成代谢减弱致清除酶活力降低。

（潘碧霞）

第四节　抗氧化营养素的作用

对健康人体来说，在平衡膳食条件下，各种营养素的摄入量均能满足机体需要，营养状况良好，这是体内各种防御系统包括抗氧化系统发挥正常功能的前提。因此，广义地说，几乎所有的营养素都在发挥一定的抗氧化作用。但这里要讨论的是目前比较清楚的一些能清除氧自由基，或阻断其毒性作用的营养素，如维生素E、β-胡萝卜素、维生素C，以及构成清除酶类必需的锌、铜、硒、锰等。

（一）维生素E

流行病学调查发现肺癌、乳腺癌患病率与血浆维生素E水平呈负相关等。至20世纪60年代以后，维生素E的抗氧化作用越来越清楚。目前，已较充分证明，维生素E是主要的脂溶性抗氧化剂，如人的血浆、红细胞，大鼠的肝细胞、肝肿瘤细胞，以及它们的微粒体，其中的α-生育酚含量与脂溶性抗氧化剂总量接近（表17-3）。

表17-3　人的血浆、红细胞膜，正常大鼠的肝细胞、肿瘤细胞，以及它们的微粒体的α-生育酚和总的脂溶性抗氧化剂含量

样　　品	α-生育酚（$\overline{X}\pm SD$）（nmol/mg脂类）	总脂溶性抗氧化剂（$\overline{X}\pm SD$）（nmol/mg脂类）
正常人血浆	7.6±2.8	8.0±2.5
人红细胞（RBC）膜	2.6±0.9	2.7±0.8
正常肝（成年、雄性大鼠）	2.30±0.53	2.99±0.51
正常肝微粒体（成年、雄性大鼠）	1.67±0.31	2.30±0.31
Novikoff肿瘤细胞	5.62±0.78	6.19±1.18
Novikoff微粒体	4.87±0.37	6.54±1.73
分离的正常肝细胞（成年、雄性大鼠）	0.76±0.05	0.93±0.06
Yashida肝肿瘤（成年、大鼠）	4.2±0.6	4.2±0.3

维生素E分布于细胞膜、细胞器、脂肪细胞和血浆脂蛋白，肝细胞和脂肪细胞为储存部位。脂蛋白中的维生素E可经低密度脂蛋白（LDL）受体进入细胞，故吸收的或储存的维生素E可随血流运送至外周组织细胞。

维生素E的抗氧化作用机制如下：①维生素E在生物膜中与磷脂的多不饱和脂肪酸分子相互嵌合，有适于反应的空间关系；②α-生育酚分子的苯并二氢吡喃环上的羟基的氢，极易被氧自由基提取，而成α-生育醌排出体外。

α-生育酚可以猝灭 $^1O_2$、清除 $O_2^{\bar{\cdot}}$，而且还可阻止脂质过氧化的链式反应，反应图如17-1。

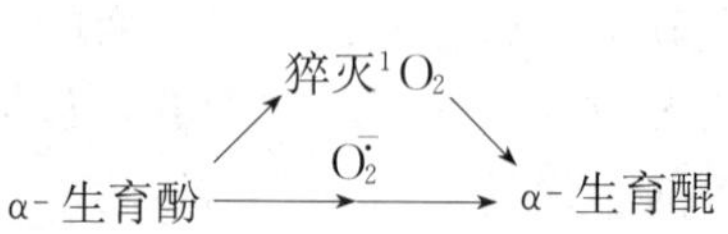

图17-1　α-生育酚阻止脂质过氧化的链式反应图

因此，维生素 E 既是$^1O_2$ 和 $O_2^{\bar{\cdot}}$ 的清除剂，又是脂质过氧化的阻断剂。

已知细胞膜磷脂的脂肪酸组成随膳食摄入的脂肪酸组成改变，因此，摄入多不饱和脂肪酸多，则应增加维生素 E 摄入量。

（二）β-胡萝卜素（β-Car）

β-胡萝卜素是维生素 A 原，又是体内重要的脂溶性抗氧化剂。体外实验发现β-胡萝卜素对 $FeCl_3$、K_3CrO_8 诱发的脂质体过氧化有显著的抑制作用。动物实验发现β-胡萝卜素有抑制化学致癌、增强巨噬细胞功能和预防白内障发生等作用。

β-胡萝卜素可与膜磷脂双分子层的脂肪酸结合，并终止脂质过氧化反应。已知它在氧分压 0.533 kPa(4 mmHg)时，抗氧化效果优于维生素 E，在氧分压＞1.067 kPa(8 mmHg)时，则维生素 E 起主要作用。

β-胡萝卜素的抗氧化作用与其分子中含有多量共轭双键有关：①猝灭$^1O_2$。体内某些光敏物质，如核黄素、黄素单核苷酸(FMN)和卟啉类化合物，接受一定波长的光照后，可将吸收的能量传递给邻近的 O_2，后者则成激发态的$^1O_2$。β-Car 能接受$^1O_2$ 的能量成激发态^{3}Car，然后释放出能量恢复原状。由于 β-Car 作用，避免了$^1O_2$ 攻击脂类的双键或共轭双键引发脂质过氧化。②结合 LOO・L・形成非自由基结合物。β-Car 分子的共轭双键可与脂过氧基、脂自由基作用形成稳定的碳自由基，后者再与另一分子脂自由基作用。

$$\mathrm{LOO\cdot + Car \longrightarrow LOO\text{-}Car\cdot}$$
$$\downarrow \mathrm{LOO\cdot}$$
$$\mathrm{LOO\text{-}Car\text{-}OOL}\ \text{非自由基结合物}$$

在胃癌高危险人群中，用 β-胡萝卜素和硒进行干预试验已取得成果。值得注意的是β-胡萝卜素易发生自氧化，因此和作为保健药品或动物试验用试剂，需有严格的氧化率检测标准。日常膳食中注意摄入含维生素 A 丰富的食物，又能摄入一定量的黄绿色蔬菜和薯类，则机体能获得需要的维生素 A 和 β-胡萝卜素，有益健康。

（三）维生素 C

维生素 C 是体内重要的水溶性抗氧化剂。体外实验将能引发生成水溶性过氧基的2，2′-偶氮＝(2-脒基丙烷)盐酸盐[2，2′-azobis(2-amidinopropane) hydrochlor:de，AAPH]加入血浆温育，发现只有当血浆中的维生素 C 耗竭后，血浆中才可检测到脂质过氧基；如果再加入维生素 C，脂质过氧基(LOO・)含量停止上升。表明维生素 C 有抑制血浆中脂质过氧基生成的作用，又有阻断脂质过氧化作用。已知人体的晶体、角膜和玻璃体中的 SOD 活力较低，维生素 C 是重要的抗氧化剂，其浓度为 1.5 mmol/L，远高于血浆[(25～51) μmol/L]。

维生素 C 的抗氧化作用，由于 C-2 和 C-3 两个相邻的烯醇式羟基极易解离释出 H^+，所以是强还原剂。抗坏血酸与 L・作用，自身成抗坏血酸自由基，再与另一 L・作用形成脱氢抗坏血酸，后者可在酶催化下与 GSH 作用还原，也可分解代谢成草酸和苏阿糖酸。

胞外的维生素 C 与膜内维生素 E 偶联起着增强维生素 E 保护膜脂质作用。

老年人血浆和组织的抗坏血酸含量降低，有人认为是一种维持机制减弱，可能是血浆过氧化脂质(LPO)含量增高和易患白内障等疾病的重要原因之一。

（四）硒

动物实验和流行病学研究资料提示硒有抗癌作用，硒可节约维生素 E。有关机制主要在于硒是体内氧自由基清除酶的必需成分。人体内有两种清除氧自由基的含硒酶，即硒谷胱甘肽过氧化物酶(selenium dependent glutathione peroxidase, SeGSHPx)和磷脂氢过氧化物谷胱甘肽过氧化物酶(phospholipid hydroperoxide glutathione peroxidase, PHGSHPx)。

SeGSHPx是由4个亚基组成的四聚体，每个亚基含有1个硒原子。硒半胱氨酸的硒醇(-SeH)是酶的活性中心成分，分布于胞质和线粒体。GSH为其特异性底物，在GSH存在下可催化H_2O_2、脂氢过氧化物和类固醇、核酸、前列腺素等的氢过氧化物还原生成相应的醇或羟酸。GSH的再生由谷胱甘肽还原酶催化，由NADPH供氢，使胞内维持一定的GSH/GSSG含量比值，以维持SeGSHPx的活力。体内以肝和红细胞的酶活力最高，全血中红细胞酶活力高于血浆。机体缺硒时，血浆和红细胞的酶活力降低，随着硒的摄入量增加，酶活力逐步上升，但是，当达到一定水平后，继续补充硒不再使酶活力增高，因此，测定SeGSHPx活力可作为机体硒缺乏程度和补硒效果的观察指标。不含硒的GSHPx主要在细胞外，其活力远低于SeGSHPx，是谷胱甘肽硫转移酶的同工酶。

PHGSHPx即先前发现存在于细胞膜中的抑制过氧化作用蛋白(peroxidation inhibiting protein, PIP)。1985年证实PIP为一种含硒的与SeGSHPx不同的酶，它能催化生物膜中的磷脂氢过氧化物还原，还能催化低密度脂蛋白中的磷脂酰胆碱、胆固醇和胆固醇酯的氢过氧化物还原。该酶由1条肽链组成，每分子含有1个硒原子。酶存在于胞质中作用于细胞膜，表明能介于亲水与疏水区域之间，保护膜磷脂不受氧化损害。动物缺硒时SeGSHPx活力降低先于PHGSHPx，提示后者的生理重要性可能超过前者。

(五) 铜、锌、锰

铜、锌、锰这三种微量元素是机体内主要的抗氧化酶——超氧化物歧化酶(superoxide dismutase, SOD)的必需成分。SOD催化$2\dot{O}_2^- + 2H^+ \longrightarrow \dot{H}_2O_2 + O_2$，式中1个$\dot{O}_2^-$氧化成$O_2$；1个$\dot{O}_2^-$还原成$H_2O_2$。$H_2O_2$可由SeGSHPx或过氧化氢酶(CAT)分解。由于组成的金属辅基不同，有Cu、Zn-SOD和Mn-SOD。

Cu、Zn-SOD分子量约32 000，由2个亚基组成，每个亚基有1个Cu和1个Zn。Cu参与活性中心构成并具体传递电子，Zn则不参与催化作用而起稳定活性中心的作用。大鼠缺铜可见到Cu、Zn-SOD活力下降，肝脂质过氧化加强。缺锌对酶活力影响不明显，因其在酶中的作用可被铜、汞等代替。锌缺乏大鼠肝微粒体膜的过氧化增强，可能与锌的其他抗氧化作用途径有关。体外实验发现锌可抑制·OH生成；锌也能阻断氧自由基引发的脂质过氧化链式反应。锌可能具有与维生素E作用效果相似的稳定膜结构作用。

Mn-SOD催化的反应与Cu、Zn-SOD的相同，它主要存在于线粒体基质。酶蛋白为4个亚基组成，每分子酶含2个Mn。锰缺乏小鼠的肝Mn-SOD仅为对照组的17%，脑中Mn-SOD为50%。实验动物瘤组织的Mn-SOD活力下降，甚至缺失。临床肿瘤病人的血液总SOD、Mn-SOD和Cu、Zn-SOD的变化有不同报道资料，可能与不同的肿瘤和发展阶段有关。

铜蓝蛋白是又一种含铜的抗氧化剂，每分子铜蓝蛋白含6～7个铜原子。它由肝脏合成，是一种血浆蛋白质，也是细胞外液中重要的抗氧化剂。它的抗氧化作用在于防止过渡金属离子Fe^{2+}和Cu^+催化H_2O_2生成·OH。它具有亚铁氧化酶的作用将Fe^{2+}氧化为Fe^{3+}，而且还能再结合 1 个 Cu^{2+}。以磷脂脂质体为模型的体外实验，观察到铜蓝蛋白能有效地抑制铁盐和铜盐引发的脂质过氧化作用。铜蓝蛋白尚能清除吞噬细胞呼吸爆发时产生的次氯酸（OCl^-）与 $O_2^{\bar{\cdot}}$。缺铜动物血浆铜蓝蛋白含量降低。

20 世纪 90 年代以来发现松果体分泌的褪黑素（melatonin，MT）是一种人体的内源性氧自由基清除剂。以对二甲基吡啶氮氧化合物（DMPO）与・OH 生成加合物作指标，比较清除・OH 的活力，发现 MT 和常用的清除剂甘露醇、还原型谷胱甘肽（GSH）达 50%抑制的浓度分别为 21 μM，123 μM 和 383 μM，表明 MT 的清除活力高出多倍。后来的研究证明 MT 分子在清除・OH 后成吲哚阳离子，后者还可猝灭 1 个 $O_2^{\bar{\cdot}}$。有报道 MT 清除过氧化脂质的能力是维生素 E 的 2 倍。外源性 MT 使动物脑组织的清除氧自由基的酶活力增高 2 倍。认为 MT 有保护神经组织的结构和功能的作用。

第五节　抗氧化营养素概念在营养学实践中的意义

虽然抗氧化营养素的具体范围尚未十分确定，但抗氧化营养素概念从人体生理防御功能的角度提出了对摄入营养素的要求，这对于营养学实践是有益的，值得进一步探讨。

（一）平衡膳食以满足机体对各种营养素的需求

这是健康防病的需要，也是维持体内氧化抗氧化良好平衡状态的基本营养要求。因为体内的酶与非酶抗氧化剂是相互协调、相互补充的完整体系。而且抗氧化功能与机体的其他生理功能密切相关。

（二）多种蔬菜具有清除氧自由基活力

对多种蔬菜清除氧自由基活力的研究结果提示，食物中可能尚存在未知的抗氧化物质或机制，并发现许多蔬菜经加热后清除氧自由基活力减弱。为保留其中的抗氧化营养价值，应提倡在卫生安全前提下，改进烹调方法，有的可生食。已发现植物性食物中的黄酮、茶叶中的茶多酚、大豆中的异黄酮等成分都具有抗氧化功能。

（三）抗氧化营养素保健药品

对于老年、体弱、食欲不佳，营养素摄入量不足的人，或需要量增多的人，如吸烟者和接触辐射的工作者，除注意供给富含抗氧化营养素的食物外，可适当补充抗氧化营养素保健药品。国外已有抗氧化剂要素（antioxidant essentials）、完全抗氧化剂配方（complete antioxidant formula）等保健药品，内含维生素 C，维生素 E，β-胡萝卜素，微量元素锌、硒、铜、锰等。近年国内也已有类似产品。

老年人和患有慢性疾病，如高血脂、动脉硬化、白内障、肿瘤、炎症性疾病和自身免疫性疾病等的病人，除注意从膳食中摄取足量抗氧化营养素外，可适当服用抗氧化营养素保健药品，作为辅助治疗的营养措施之一。

（潘碧霞）

第十八章　中国传统医学中的营养学

第一节　概　　述

中国传统医学中的营养学即中医的营养学，已有数千年的历史，且有一整套的理论，内容包括有食养、食疗和药膳。食养是指膳食养身，以饮食营养来养生保健。食疗是根据人体不同的体质和亚临床状态按中医辨证的病症，选用对健康具有一定功能的食物，调节人体功能，治疗病症，达到人体健康的目的。食养和食疗统称为食疗。药膳是以辅助治疗某些疾病为目的，根据中医辨证施治的原则加中药配制而成的非定型包装的菜肴。

食疗和药膳的区别在于加入的是食物还是药物。药物是有一定的适应范围和规定的使用剂量的，需在医生的指导下服用。中国古代有“药食同源”之说，有些药物与食物的界限难以明确区别。

中国卫生部和卫生部食品卫生监督检验所曾在 1988 年、1991 年、1998 年分别以《卫监发(1991)第 45 号》、《(88)食监检字第 23 号》和《卫监发(1998)第 9 号》文件，公布了共 77 种“既是食品又是药品”的名单的文件，可以作为食物加入到食品之中。现按中药的药理将其分为如下几类。

(一) 健脾益气类

枣(大枣、酸枣、黑枣)、山药、白扁豆、薏苡仁、甘草、茯苓、鸡内金。

(二) 滋阴补血类

龙眼肉(桂圆)、百合、桑椹、黑芝麻、枸杞子。

(三) 活血化瘀类

山楂、桃仁、红花。

(四) 益肾温阳类

八角茴香、大茴香、刀豆、花椒、黑胡椒、肉桂、肉豆蔻、高良姜、干姜、益智仁。

(五) 止咳平喘类

杏仁(甜、苦)、白果、黄芥子、昆布、罗汉果。

(六) 固涩安神类

芡实、莲子、酸枣仁、牡蛎、乌梅。

(七) 解表类

生姜、白芷、菊花、香薷、淡豆豉、薄荷、藿香、桑叶。

(八) 理气类

佛手、莱菔子、陈皮、砂仁、薤白、丁香、香橼、橘红、紫苏、麦芽。

(九) 清热类

青果、菊苣、栀子、玳玳花、决明子、沙棘、鲜白茅根、马齿苋、芦根、荷叶、蒲公英、淡竹叶、胖大海、金银花、余甘子、葛根、鱼腥草。

(十) 祛风湿类

木瓜、乌梢蛇、蝮蛇。

(十一) 利水渗湿类

赤小豆。

(十二) 润下类

蜂蜜、郁李仁、火麻仁。

(十三) 驱虫药

榧子。

需要说明的是:卫生部文件公布的生姜和干姜、八角茴香和大茴香,许多中药书籍分别认为它们是一种物质,此处遵照卫生部文件规定,各自仍作为两种物质列出。

卫生部《卫监发(1988)第 9 号》文件还公布了六类 14 种过去按照食品新资源管理的食品,现可作为普通食品进行管理。这 14 种食品是:油菜花粉、玉米花粉、松花粉、向日葵花粉、紫云英花粉、荞麦花粉、芝麻花粉、高粱花粉、魔芋、钝顶螺旋藻、大螺旋藻、刺梨、玫瑰茄、蚕蛹。

在上述 91 种名单之外的药物,均不准许作为药食同源的食物加入到食品之中。而应作为药物,按药政规定用药。

(史奎雄)

第二节　中医营养学与现代营养学的比较

(一) 对食疗在保健中的重要性的认识

《内经·素问·五常政大论》指出:"大毒治病,十去其六,常毒治病,十去其七,小毒治病,十去其八,无毒治病,十去其九,谷肉果蔬,食养尽之,勿使过之,伤其正也。"意即凡毒性大的药治病,病去十分之六,不可再服,用一般毒性的药,病去十分之七不可再服,用轻微毒性的药,病去十分之八,不可再服。无毒之药,病去十分之九,也不必再服,以后用谷肉果菜,饮食营养调理,就可使病都去掉,切不要用药太过,而损伤了正气。这说明了药物与食养、食疗的关系。唐医学家孙思邈(581～682)在《千金要方·食治》中指出:"夫为医者,当须先洞晓病源,知其所犯,以食治之,食疗不愈,然后命药",说明了食疗在治疗疾病中的地位和重要性。又指出"食能排邪而安脏腑,悦神爽志,以资血气。若能用食平疴、释情、遗疾者可谓良工"。意思是只有善于用饮食营养平衡来调理病情,治疗疾病,保护健康者,才称得上是一个高明的医生。

现代医学的临床实践使越来越多的临床医务人员认识到疾病的发生、治疗和预后与病人的营养状态有着非常重要的关系。中国医学科学院肿瘤研究所与美国国立卫生院合作在中国河南林县用营养素干预研究,对 2 万多人进行实验,随访 5 年零 3 个月,其中 β-胡萝卜素 15 mg、维生素 E 30 mg 和微量元素硒 50 μg 的一组，可见到总死亡率下降 9%，总癌死亡率下降 13%。临床营养的发展使以往无法手术的病人经过静脉营养的补充后，能够进行手术，手术后无小肠的病人能够得到营养，生活得亦很好，还能生儿育女。癌症病人的化疗结合营养治疗可提高化疗的效果，减少化疗药物的副作用。营养治疗还能提高患者的免疫功能，促进疾病的康复，临床营养学已成为临床医学中的一门重要学科。中医食疗除了营养作用外，还有调节人体生理功能的作用。现代营养学和中医食疗药膳相结合，使临床营养学具有中西医结合的特点，从而使医学营养学的学科发展具有更好的前景。

（二）环境和人统一的观点

饮食营养要适应环境，要因时、因地、因人而异。《内经·素问·上古天真论》："有至人者，淳德全道，和于阴阳，调于四时"，意即上古时代有一种真人，他有淳朴的道德，完备的养生方法，能够和合于阴阳的变化，适应于四时气候的变迁。掌握延年强身的方法。《内经·素问·四气调神大论》指出："夫四时阴阳者，万物之根本也，所以圣人，春夏养阳，秋冬养阴，以从其根。故与万物沉浮于生长之门……故阴阳四时者，万物之终始也，死生之本也，逆之则灾害生，从之则苛疾不起，是谓得道"。意即所说的阴阳四时，是万物生和收藏的根本，所以圣人顺从这个规律，在春夏应保养肝心阳气，在秋冬应滋阴肺肾，以顺从这一养生之道的根本原则。所以能够与万物一起在生长的道路上沉浮……所以强调阴阳四时是万物之终始，死生之本源。违反了它，就可发生灾害，顺从着它，就不会得重病，可以说得到了养生之道。唐代三王指出："春宜凉，夏宜寒，秋宜温，冬宜热，此时之宜，不可不顺"。说明了饮食营养要适合环境四时气候的变化的自然规律，才能强身保健。这与现代营养学上提出的营养素的供给量要根据气候、地区、劳动强度和生理特点等因素的变化而有所不同，使人体与外界环境能达到能量代谢和物质代谢的平衡，以维持人体健康的观点基本一致。

（三）辨证施食的原则

辨证施治是中医治疗的一条基本原则，食养、食疗和药膳亦是如此。《内经》中提出虚者补之，实者泻之，寒者温之，热者凉之等原则，亦应贯彻于食疗和药膳之中，对各种疾病应注意饮食的宜忌。《金匮要略·禽兽鱼虫禁忌并治》中指出"所食之味，有与病相宜，有与身为害，若得宜则益体，害则成疾。"李杲（1180～1251）的《脾胃论》特别提倡补养脾胃，增养元气，才能使疾病康复。食疗的前提是重视脾胃的功能，要根据患者的消化吸收功能给予不同的食疗方案。《内经》提出"形不足者，温之以气；精不足者，补之以味"。意即，阳气虚弱的病证，应该甘温益气，使阳气旺盛；而阴精亏损的病人应用厚味之品补益精血，使阴精充足。

常见病的饮食还应注意饮食的宜忌，根据病证辨定的寒热虚实、阴阳偏胜，结合食物的四气五味等特性来加以确定。临床上常见的寒、热、虚、实证的饮食宜忌如下。

1. 寒证

治疗原则为益气温中，散寒健脾。宜食温性热性食物，忌食寒凉、生冷食物。

2. 热证

治疗原则为清热生津，养阴。宜食寒凉平性食物，忌食温燥伤阴食物。

3. 虚证

阳虚者宜温补，忌用寒凉性食物；阴虚者宜滋补，清淡，忌食温热性食物。一般虚证病人忌食耗气损津、腻滞难化的食物。阳虚病人不宜食生冷瓜果、寒凉性食物；阴虚患者不宜吃辛辣刺激性食物。由于虚证病人多数有脾胃功能减退，难于消化吸收，因此，也不宜吃肥腻、油煎、坚硬的食物。对阴虚火旺者，应用甘凉清补；阳虚不足者，宜用辛甘温补。属清补的食物有山药、莲子、百合、冰糖、桑椹、藕、豆腐、蜂蜜、赤小豆、绿豆、鸭、甲鱼、蚌肉、面筋、牛奶、薏苡仁、粳米、小麦等。属温补的食物有羊肉、牛肉、狗肉、鸡、鸽、鳝鱼、海参、淡菜、荔枝、龙眼、核桃、板栗、红糖、胡萝卜、糯米等。不同的病症，应选择不同的食物进行补益。

4. 实证

指病邪实而言。饮食宜忌要根据辨证情况而定。服药也还有饮食宜忌。

此外，还应辨明疾病属何脏腑，根据病症的所在，采用不同食性的食物，把食物的性味与脏腑的归经结合起来。上述观点与临床营养学上根据疾病的病理生理和生化的变化，在营养素的需要和补给上也应采取不同的配膳措施是相一致的。

（四）膳食平衡的观点

《内经·素问·藏气法时论》中"毒药攻邪，五谷为养，五果为助，五畜为益，五菜为充。气味合而服之，以补精益气"。意即有一定毒副作用的药物是用来攻邪治病的，五谷是用来营养的主食，五果是用作为辅助的食物，五畜（肉类）是用来补益身体的食物，五菜是用来补充营养的食物，将谷果肉菜的气味结合恰当而服用，可以补精益气，促进健康。这不仅说明了药物攻邪作用和各类食物合理搭配的扶正作用的关系，而且也表明了膳食中四大类食物的合理搭配的关系，明确指出五菜是营养素的重要补充，而五果是营养素的辅助食物，数千年前就指出了水果不能代替蔬菜的道理。这些观点和现代营养学提出的平衡膳食，合理营养的要求是相一致的。中国营养学会提出的食物要多样化，要以谷类为主，碳水化合物占总热量的60%～70%，蛋白质占10%～15%，脂肪占20%～25%，维生素和无机盐充足，比例合适的膳食营养要求与之是相符合的。

（五）饮食有节的原则

《内经·素问·上古天真论》："上古之人，知其道者，法于阴阳，和于术数，食饮有节，起居有常，不妄作劳，故能形与神俱，而终其天年，度百岁乃去。"意即上古时代的人，大都懂得养生的道理，效法阴阳，明白术数，饮食有一定规律，不妄事操劳，所以能够形体与精神两相弥合，活到应该终了的寿命，度过百岁才死去。说明饮食有节与健康长寿的重要关系。晋代葛洪说："善及生者，食不过饱，饮不过多。指出善于健康生存的人，食不过饱，饮不过多。"宋代李东恒在《脾胃论》中"饮食百倍，则脾胃之气既伤，而元气亦不能充，而诸疾之由生"。饮食过多，伤及脾胃，脾胃为后天之本，脾胃伤，人的元气不能充足，各种疾病随之发生。《内经·素问》："肥者令人生热，甘者令人中满"。说明了饮食过度与疾病的关系，饮食应当节制，饮食应清淡。现代营养学认为饮食亦要有节制，要维持人体的理想体重，热量和脂肪不宜过多，维生素和无机盐应充足，对防止高血脂、高血压、冠心病、糖尿病和肥胖等疾病有利。

（六）食物的性味和功能

中医的营养学重视食物的性味与它的功能关系，就是用食物性味的偏胜来调整人体气血阴阳，扶正祛邪，以期"阴平阳秘，精神乃治"。

食物的性是指"四性"，即寒、热、温、凉四种食性。凉性和寒性，温性和热性，在作用上有一定同性，只是在作用大小方面稍有区别。此外，有些食物其食性平和，称为平性，能减轻或消除热证的食物，属寒凉性；能减轻和消除寒证的食物属温热性。一般认为，寒凉性食物大都具有清热、泻火、解毒作用，常用于热性病证；温热性食物大多具有温中、助阳、散寒等作用，常用于寒性病证；平性食物则有健脾、开胃、补益身体的作用。

食物的味，是指“五味”即辛、甘、酸、苦、咸五种。五味作用如下：辛，就是指辛辣或辛凉的滋味，有发散、行气、行血等作用，如胡椒等；甘，就是指甜的滋味，有滋补、和中、缓急作用，如蜂蜜等；酸，指有酸的味道，具有收敛固涩作用，如醋等；苦，指有苦的味道，具有泻火、燥湿、宣泄等作用，如苦瓜等；咸，指有咸的味道，具有软坚散结和润下通便作用，如海带等。在五味以外，还有淡味。

上述中医营养学的理论按现代营养学加以比较分析，很多亦是有道理，值得很好的研究和整理开发。现代营养学对各种食物是以各种营养素的成分的含量来决定食物的生理功能和营养价值的，如食物中的蛋白质、脂肪、碳水化合物、维生素A、维生素D、维生素E、维生素B_1、维生素B_2、尼克酸、维生素C，以及无机盐、钙、铁、碘、硒、膳食纤维等的含量来观察食物的营养保健作用。近年来，亦已开始重视研究食物中营养素之外有保健作用的物质，如类胡萝卜素、异黄酮、多酚类物质、多糖类物质、超氧化物歧化酶(SOD)，植物雌激素等。根据中国预防医学科学院营养与食品卫生研究所编著的食物成分表中的食物的营养成分，比较了肉类中性温的羊肉，性平的猪肉、鸡肉，性凉的兔肉，性微寒的鸭肉的营养成分，在某些营养素的含量上有些变化的趋势，凉寒性的食物脂肪含量低、维生素E和硒含量有较高的趋势。在脂肪酸方面性平凉的食物其多不饱和脂肪酸含量较性温的食物为多。

蔬菜类食物的食性与营养素之间的关系，可见到平、凉性的蔬菜中抗氧化的营养素β-胡萝卜素、维生素C、维生素E的含量相对较高，但并非全然如此，从抑制超氧阴离子自由基的能力来分析，大蒜虽然含β-胡萝卜素、维生素E较低，但其抗氧化能力仍很高(抑制O_2^-·的能力，每ml可达$72.7\times 10C_{50}$)，其抗氧化的能力并非是由于抗氧化的营养素，而是其他抗氧化的物质所致。在豆类方面比较了性平的大豆、赤豆，性寒的绿豆所含的各种营养素成分，未见它们之间有明显的区别。由于上述分析可以看出中医的食物食性并不单纯是营养成分和含量多少的区别而是食物中其他功能性的成分在影响它的食性。如已知热性的生姜中含有姜辣素、大蒜中含有大蒜素，温性的羊肉含丰富的L-肉碱，L-肉碱能促进脂肪氧化产生热量，因此，中医认为羊肉属温性，不是没有道理的。且有的食物含有类黄酮苷、多酚类，其抗氧化功能当然不同于一般的食物。因此，对于中医的食物性味和功能，尚需深入研究整理，以丰富中西医结合的现代营养学。

在中医食疗的食物和药膳的药物在营养素含量上有其特点。根据食物成分表和生物医学微量元素数据手册，分析出有以下的特点：补气补血的食物，如海虾、黄鳝、大枣、莲子、山药等，其含蛋白质、锌、铁、维生素B_2量高；补气的药物，如人参、黄芪、白术、茯苓、甘草，其含锌、铁量高；补血活血的药，如当归、丹参、白芍、首乌、红花，其含锌、铁量亦高；温补肾阳的食物，如海参、虾、桑椹子等，其含蛋白质、锰、锌、硒的量高；补肾阳的中药，如补骨脂、肉苁蓉、巴戟天、肉桂、菟丝子，其含锌、锰量高；健脾理湿的食物，如米仁、大豆、白扁豆，其含蛋白质、锌、铁量较高，且有高钾低钠的特点。锌高有利于促进味蕾生长，能促进食欲，起到健脾的作用；低钠减少水的潴留，有利湿作用；养阴滋补的食物，如芝麻、枸杞子等，其含β-胡萝卜素、硒、维生素E等抗氧自由基的营养素较多，且硒与维生素E结合，两者有协同的作用。

必须指出的是中医食疗的作用决非单纯营养素的作用，而是食物中的其他功能性物质和营养素同时存在，能发挥其协同的保健作用，效果较单纯的营养素治疗为明显，因此，能把现代营养学与中医的食疗紧密结合起来，把发挥营养素的生理功能合理地与调整机体的血管、神经、内分泌代谢的功能结合起来，取得更好的保健效果。

（七）重视精神因素对保健的作用

《内经·素问·上古天真论》："虚邪贼风，避之有时，恬淡虚无，真气从之，精神内守，病安从来"。意即上古明道理的人，对四时不正的虚邪贼风，能够适时回避；同时思想上安静坦然，无奢欲，无所求，真气居藏于内，精神内守而不耗散，这样，病从哪里来呢？说明了精神因素与人体保健的重要关系。现代医学的观点，人体的健康与神经、内分泌和免疫关系很大，而精神因素与人体的免疫功能关系十分密切。精神受过打击而闷闷不乐的人，其细胞免疫功能下降，表现有 T 细胞亚群的 CD_3、CD_4 细胞下降，CD_4/CD_8 比例下降，尤以消化道的疾病更为明显。胃癌的发生，精神受过度刺激即是一高危因素；肿瘤得病后，精神开朗，保持良好的免疫功能对预后的良好，关系极大。在防病过程中更是如此，良好的精神状态，一方面能促进食物的消化和营养素吸收利用；另一方面能提高人体的免疫功能，从而达到"真气从之"、"病安从来"。

（史奎雄）

第三节　介绍七种常见病的食疗和药膳方

中医的食疗和药膳是根据辨证施治的原则进行的，根据以往中医医籍中食疗和药膳方的记载，对七种常见病的食疗和药膳方作一简略介绍。

（一）感冒、咳嗽方

感冒多由病毒引起，亦常可伴有细菌感染，与体质虚弱、免疫功能低下亦有关。中医认为属外感风寒，故俗称"伤风"。侵犯气管和肺部可有咳嗽，治则以解表扶正。

1. 姜葱枣汤

组成：生姜 6 g，葱白 3 段，大枣 4 枚。制法：将生姜、葱白、大枣分别用水洗净，姜切片，葱劈成条，大枣砸烂，放入水中烧开即可。适用：风寒感冒，兼治恶阻，虚寒痛经。

2. 萝卜糖水

组成：生萝卜 1 枚，饴糖 3 匙。生萝卜中含类干扰素物质，能提高免疫功能。制法：将生萝卜用水洗净，切成丝，将饴糖倒入萝卜丝内拌匀腌过夜，次日取汁服用。适用：急性气管炎，咳嗽，咽喉痛。

3. 萝卜橄榄茶

组成：萝卜同橄榄适量。制法：将上两味水炖代茶，不拘时服。适用：急性气管炎，咳嗽，咽喉痛。

4. 发汗豉粥

组成：淡豆豉 15 g，荆芥 3 g，麻黄 3 g，葛根 10 g，山栀 3 g，生石膏 30 g，生姜片 10 g，葱白 2 茎，粳米 100 g。制法：先将上药煎沸 5～10 min，去渣留汁，再放入粳米煮粥，趁热分服。适用：感冒发热。

（二）高血压方

原发性高血压与长期精神紧张、超重和肥胖、高血脂、吸烟、膳食纤维和钙的不足、高脂饮食、摄入钠盐过多、抗氧化营养素摄入不足等有关，中医辨证常见肝阳上亢，肝肾两虚。治则以平肝潜阳、滋补肝肾、养阴活血。

1. 雪羹汤

组成：海蜇头200 g，荸荠200 g。制法：将荸荠洗净去皮切成片，海蜇头洗净切碎，两者同时入锅加水烧开10 min即可饮用，1天1剂。适用：阴虚阳亢，痰热内盛，大便燥结者。

2. 鲜芹菜汁

组成：鲜芹菜250 g。制法：鲜芹菜连叶洗净，捣烂榨汁，取汁饮服，每天2剂。适用：高血压，高血脂。

3. 菊楂决明饮

组成：菊花3 g，生山楂片15 g，决明子15 g(捣碎)，冰糖适量。制法：以沸水冲泡约半小时后，加入冰糖，频频饮用，每天数次。适用：肝阳上亢，有清肝火、平肝明目、降血压的作用。

4. 杞菊地黄粥

组成：熟地15～30 g，枸杞子20～30 g，白菊花5～10 g，粳米100 g，冰糖适量。制法：先将熟地、枸杞子煎取浓汁，分两份与粳米煮粥，另将白菊花用开水沏茶，在粥欲熟时加入粥中，稍煮后下冰糖烊化即可，日服粥2次。适用：肝肾不足者。

（三）慢性萎缩性胃炎

慢性萎缩性胃炎近年来研究认为与幽门螺旋杆菌的存在有关，与营养素摄入的不平衡、机体的免疫功能、胃内微循环和抗氧化能力也有关，中医辨证以肝胃不和、脾胃气虚、胃阴不足等为常见，治则以疏肝理气、和胃益气健脾、养胃阴等。

1. 橙皮山药糊

组成：甜橙皮50 g，山药200 g，饴糖少许。制法：橙皮切丝，山药切片，加水共煮成糊，加饴糖即成，空腹分次服用。适用：慢性胃炎腹胀纳呆者。

2. 良姜粥

组成：高良姜5 g，红枣2枚，葱白2茎，粳米50 g，砂糖适量。制法：高良姜晒干、碾粉，先将红枣、粳米煮粥，待粥将熟时，入葱白，良姜粉再煮片刻，加砂糖，即可服用。适用：气滞胃痛者。

3. 大豆炖猪肚

组成：猪肚一具，大豆100 g，生姜10 g。制法：加水适量，文火炖酥，分顿食之。适用：慢性胃炎，体质虚弱者。

4. 酸奶1盒(125 ml)，空腹服用，日服2盒。适用慢性萎缩性胃炎者。

（四）慢性结肠炎

中医将慢性肠炎属“下痢”或“泄泻”的范畴，辨证主要是由肝郁乘脾、脾胃气虚所致，治则以疏肝理脾、补脾健胃。

1. 马齿苋、大蒜汁

组成：鲜马齿苋30～60 g，大蒜泥10～15 g，加砂糖适量。制法：将马齿苋煎水1饭碗，冲入捣烂的大蒜泥中，搅拌过滤得汁，加砂糖日服2次。适用：慢性肠炎。

2. 姜茶乌梅饮

组成：生姜10 g，乌梅肉30 g，绿茶5 g，红糖适量。制法：生姜洗净，切丝，乌梅肉剪碎和绿茶以沸水冲泡，加盖保温浸半小时，加红糖适量，趁热饮服，每天3次。适用：虚寒型慢性肠炎。

3. 马齿苋、扁豆藕粥

组成：马齿苋 60～90 g(鲜品加倍)，藕等量，扁豆花 20 g，粳米 50 g，红糖适量。制法：鲜马齿苋绞汁与等量藕汁，扁豆花加水煎汁，将三汁与粳米同煮成粥，加红糖分 2 次服用，日服 1 剂。适用：慢性肠炎便血者。

4. 黄芪山药莲子粥

组成：黄芪 100 g，山药 100 g，莲子肉(去心)100 g，粳米若干。制法：将上三味洗净共煮成粥。适用：脾胃气虚下痢者。

(五) 脂肪肝

脂肪肝与热量摄入过多、超重和肥胖等因素有关。因此，控制热量摄入、增加消耗保持正常体重是治疗脂肪肝的根本。中医无脂肪肝的诊断，以"肥人多痰湿"的规律，根据临床经验，用健脾、利湿、活血的药治疗有一定的疗效，如山楂、泽泻、决明子、首乌、荷叶等。

1. 降脂饮

组成：枸杞子 10 g，首乌 15 g，决明子 15 g，山楂 15 g，丹参 20 g。制法：文火水煎，取汁约 1 500 ml，储于保温瓶中，代茶频饮，1 天 1 剂。适用：脂肪肝、高血脂。

2. 山楂银菊茶

组成：山楂、银花、菊花各 10 g。制法：将山楂拍碎，三味共煎汁代茶饮用。适用：高血脂、肥胖者。

3. 雪羹萝卜汤

组成：荸荠 30 g，白萝卜 30 g，海蜇 30 g。制法：三者切碎块，文火煎 1 h，频频服下。适用：肥胖痰湿盛者。

4. 炒瓜条

组成：冬瓜条 100 g，西瓜翠衣 100 g，鲜荷叶 1 张(切条)。制法：加植物油 10 g，热后，加冬瓜条、西瓜翠衣、鲜荷叶和调味品翻炒即可。适用：高血脂、肥胖，有清热利水的作用。

(六) 糖尿病

中医称糖尿病为消渴病。对糖尿病的治疗以健脾益气、养阴生津、补肾降火为原则，其中不少药物具有补充微量元素、清除自由基、恢复胰岛素功能的作用。如健脾药——山药中含锌量高，锌是超氧化物歧化酶的重要元素；莲子中含葡萄糖耐量因子 3 价铬元素高；养阴药——生地、麦冬具有较高的清除自由基的能力，麦冬还有促进胰岛细胞恢复功能的作用。因此，在饮食营养治疗和西药治疗的基础上，采用与食疗药膳结合，将更有益于血糖的控制。常用的食疗物品有藕汁、生地黄汁、麦冬、人乳、牛初乳、山药、黄芪、猪胰、南瓜、苦瓜、莲子、枸杞子、黄鳝、玉米须等。食疗药膳选方有以下几例。

1. 山药莲子粥

组成：山药 50 g，莲子 10 g，粳米 50 g。制法：将山药水煎取汁，再加莲子、粳米共煮成稀粥服用，可代主食，长期服用。适用：糖尿病。

2. 天冬枸杞粥

组成：天门冬 60 g，枸杞子 15 g，粳米 50 g。制法：加水煮粥，分 1～2 次服用。适用：糖尿病。

3. 南瓜汤

组成：南瓜 150 g，鲜山药 100 g。制法：洗净切片，煮汤，可代主食。适用：糖尿病消渴善饥者。

4. 双瓜皮花粉方

组成:西瓜皮 15 g,冬瓜皮 15 g,天花粉 12 g。制法:加水煎汁,每天服 2 次,每次服半杯。适用:糖尿病上消口渴者。

5. 玉竹乌梅茶

组成:玉竹、北沙参、石斛、麦冬各 9 g,大乌梅 5 枚。制法:将上药洗净煎汤,去渣留汁,代茶饮,可间断服用。适用:糖尿病、胃火炽盛、伤津口干盛者。

(七) 恶性肿瘤

平衡的膳食抗氧化的物质和提高免疫功能的多糖类等饮食措施对癌症的预防,提高化疗、放疗的效果,减少和延缓癌症的复发,均有良好的效果。

1. 虫草煮鸭

组成:鸭 1 只,冬虫夏草 15 g。制法:光鸭洗净,加冬虫夏草煮熟,饮鸭汤,吃鸭肉、虫草。适用:肺癌胃纳尚佳者,冬虫夏草有提高人体免疫功能的作用。

2. 生萝卜汁

组成:生萝卜 150～200 g。制法:捣碎榨汁,每天饮 3 次,每次 20 ml。适用:肺癌痰多,痰呈白色或泡沫状者。生萝卜汁有提高人体免疫功能的作用。

3. 米仁粥

组成:米仁 50 g,粳米 150 g。制法:两者加水同煮成粥。适用:各类胃癌患者。

4. 黄芪猴头汤

组成:猴头菌 150 g,黄芪 30 g,嫩鸡肉 250 g,小白菜心 100 g,葱、姜、料酒、油、盐、胡椒粉等调味品适量。制法:温水发猴头菌,削去底部、洗净、切厚片、猴头浸出液沉淀,备用,鸡肉切片,先将鸡肉、黄芪、葱姜入油锅煸炒后,入盐、酒、汤和猴头片,武火烧沸,文火炖 1 h 后,加入小白菜和胡椒粉即可出锅,每天分 2 次服用。适用:胃癌癌前病变或胃癌病人,有补气养血、消肿利尿的作用。

5. 黄芪党参粥

组成:黄芪 50 g,党参 50 g,粳米 100 g。制法:煎药取汁,以汁煮粥,1 天内分次服用。适用:肝癌术后体虚或放射治疗期间体虚乏力者。

6. 黄芪天冬粥

组成:黄芪 15 g,天冬 15 g,粳米 100 g。制法:煎药取汁,以汁煮粥,1 天内分服,经常服用。适用:乳腺癌手术后气血虚弱者。

7. 香连酸梅汤

组成:乌梅 250 g,干姜 20 g,黄连 15 g,木香 10 g,冰糖适量。制法:加水合煮成酸梅汤,频繁饮用。适用:大肠癌术后或有便血者。

(史奎雄)

第十九章　分子营养学

人类对生命现象和本质的认识，经历由整个机体水平向器官、组织、细胞、亚细胞结构和分子水平逐渐深入的过程。

近几十年，随着分子生物学理论和实验技术在生命科学领域的各个学科的渗透和应用，产生许多新兴学科。分子营养学(molecular nutrition)就是营养学与现代分子生物学原理和技术有机结合而产生的一门新兴边缘学科，它研究、阐述营养素与基因相互作用，在营养相关疾病发生发展方面取得了许多重要进展。目前，该学科正处于不断完善和发展阶段中，不久的将来，它必将成为一门在理论和实践方面均具有重要意义的学科。

第一节　分子营养学的定义和发展简史

(一) 分子营养学定义

目前，分子营养学尚无公认的定义，我们暂且定义为：研究营养素与基因相互作用(包括营养与营养素、营养素与基因和基因与基因的相互作用)及其对机体健康影响的规律和机制，并据此提出促进健康和防治营养相关疾病措施的一门学科。一方面研究营养素对基因表达的调控作用、对基因组结构和稳定性的影响作用，进而对健康产生影响(营养基因组学)；另一方面研究遗传因素对营养素消化、吸收、分布、代谢和排泄，以及生理功能的决定作用。在此基础上，探讨两者相互作用对健康影响的规律和机制，从而针对不同基因型、基因变异型，或针对营养素对基因表达的特异调节作用，制订出营养素需要量、供给量标准，和膳食指南、特殊膳食平衡计划，为促进健康、预防和控制营养相关疾病和先天代谢性疾病提供真实、可靠的科学依据。

(二) 分子营养学研究对象

1. 与营养相关的基因结构及其相关的DNA结构和染色体结构

人类的全部基因约有3.5万个，其中只有部分基因与营养有关，而这部分基因恰好是分子营养学研究的重点。基因的结构不仅与基因表达密切相关，是基因表达的物质基础，而且基因结构又会受到营养素的影响，从而影响基因功能，因此，分子营养学首要研究对象是基因结构。同时由于基因所在的DNA结构和染色体结构也会影响基因的表达，因此，基因所在DNA结构和染色体结构也是分子营养学研究对象。

2. 基因表达的过程及其产物(mRNA、蛋白质)

基因表达过程可大致分为转录、转录后、翻译、翻译后等步骤，是一个极其复杂而又精密调控过程，涉及转录因子、RNA聚合酶、顺式调控元件、mRNA、mRNA稳定性、核糖体稳定性、tRNA、肽链延伸因子和肽链终止因子、蛋白质、磷酸化和去磷酸化等多种因子和反应。而营养素对基因表达的影响，又恰好作用于这些环节，因此，是分子营养学核心研究对象。

3. 膳食因素（营养素、植物化学物等其他非营养素）和膳食构成

近几年研究发现，除营养素可与基因相互作用外，植物化学等其他非营养素和膳食构成也会与基因相互作用，因此，也是分子营养学研究对象。

4. 机体的健康

从胚胎发育、分化开始，直至出生后生长发育，从健康状态到疾病状态，直至死亡的整个生命历程中，始终存在营养与基因相互作用并对生命过程产生重要影响，因此，整个生命过程都是分子营养学研究对象。近年来发现，在生命早期，营养会对成年期慢性病的发生、发展产生重要影响，因此，生命早期营养状态又成为近年来分子营养学研究重点。

（三）分子营养学研究内容

（1）筛选和鉴定机体对营养素作出应答反应的基因。

（2）明确受膳食调节基因的功能。

（3）研究营养素对基因表达和基因组结构的影响及其作用机制，一方面可从基因水平深入理解营养素发挥已知生理功能的机制；另一方面有助于发现营养素新的功能。

（4）鉴定与营养相关疾病有关的基因，并明确基因在疾病发生、发展和疾病严重程度中的作用。

（5）利用营养素修饰基因表达或基因结构，以促进有益健康基因的表达，抑制有害健康基因的表达。

（6）筛选和鉴定机体对营养素反应存在差异的基因多态性或变异。

（7）基因多态性或变异对营养素消化、吸收、分布、代谢和排泄的影响及其对生理功能的影响。

（8）基因多态性对营养素需要量的影响。

（9）基因多态性对营养相关疾病发生发展和疾病严重程度的影响。

（10）营养素与基因相互作用导致营养相关疾病和先天代谢性缺陷的过程和机制。

（11）生命早期饮食经历对成年后营养相关疾病发生的影响和机制。

（12）根据上述研究结果，为促进健康和防治营养相关疾病，制订膳食干预方案：个体化的营养素需要量；特殊人群（营养相关疾病敏感人群）的特殊膳食指南和营养素供给量；营养相关疾病病人的特殊食疗配方等。

（13）根据基因与营养素相互作用的原理，构建转基因动物，开展基因治疗和以营养素为母体开发防治营养相关疾病的药物。

（四）分子营养学研究方法

（1）营养学研究方法。

（2）分子生物学实验技术和方法（Northern blot、RT-PCR、mRNA 差异显示、基因芯片、基因敲除、转基因动物、Western blot）。

（3）分子遗传学研究方法。

（4）分子流行病学研究方法。

（5）生物化学研究方法。

（6）细胞生物学研究方法。

（五）分子营养学的发展简史

人们对营养素与基因之间相互作用的最初认识，应该始于先天代谢性缺陷。1908 年，Dr. Archibald E. Garrod 在推测尿黑酸尿症（alcaptonuria）的病因时，首先使用“先天代谢性缺陷”（inborn errors of metabolism）这个名词术语，并由此第一个提出基因—酶的概念（理论），即一个基因负责调节一个特异酶的合成。该理论认为，先天代谢性缺陷的发生是由于基因突变或缺失，导致某种酶缺乏、代谢途径某个环节发生障碍、中间代谢产物发生堆积的结果。

1917 年，F. Goppart 发现半乳糖血症。半乳糖血症是一种罕见的半乳糖-1-磷酸尿苷转移酶（GALT）隐性缺乏病。GALT 缺乏可导致半乳糖在血中堆积，并可导致许多健康问题，包括神经发育迟缓。1934 年，Asbjorn Folling 发现苯丙酮酸尿症（phenylketonuria, PKU）。1948 年，Gibson 发现隐性高铁血红蛋白血症（recessive methemoglobinemia）是由于依赖 NADH 高铁血红蛋白还原酶缺乏所致；1952 年，Cori 提供证据表明葡萄糖-6-磷酸酶缺乏可导致冯奇尔克症（Von Gierke's disease）；1953 年，Jervis 的研究表明苯丙酮酸尿症（PKU）的发生是由于苯丙氨酸羟化酶缺乏所致。目前为止，已发现 300 多个先天代谢性缺陷。

先天代谢性缺陷的病因是由于基因突变，导致某种酶缺乏，从而使营养素代谢和利用发生障碍；反过来讲，可针对代谢缺陷的特征，利用营养素来弥补或纠正这种缺陷。如典型的 PKU，由于苯丙氨酸羟化酶缺乏，使苯丙氨酸不能代谢为酪氨酸，从而导致苯丙氨酸堆积和酪氨酸减少，因此，可在膳食配方中限制苯丙氨酸的含量，增加酪氨酸的含量。先天代谢性缺陷的治疗就是营养素与基因相互作用的一个早期例子，虽然营养素没有对基因产生直接作用，但营养素可弥补基因的缺陷。由于在先天代谢性疾病研究和治疗方面积累丰富的经验，并获得突出成就，1975 年春天，美国实验生物学科学家联合会第 59 届年会在亚特兰大举行“营养与遗传因素相互作用”专题讨论会。美国国家卫生研究所（NIH）营养协调委员会主席 Artemis P. Simopoulos 博士认为，这是营养学历史上具有里程碑意义的一次盛会。

然而，由于当时受分子生物学发展的限制，分子营养学的发展还是非常缓慢的。尽管 20 世纪 50 年代 Waltson 和 Crick 提出 DNA 双螺旋模板学说、60 年代 Monod 和 Jacob 提出基因调节控制的操纵子学说，以及 70 年代初期 DNA 限制性内切酶的发现和一整套 DNA 重组技术的发展，推动分子生物学在广度和深度两个方面以空前的高速度发展，但在一段时间还没有广泛应用于营养学研究。1985 年，还是 Artemis P. Simopoulos 博士在西雅图举行的“海洋食物与健康”的会议上，首次使用分子营养学这个名词术语，并在 1988 年指出，由于分子生物学、分子遗传学、生理学、内分泌学、遗传流行病学等所取得快速发展和向营养学研究领域的渗透，从 1988 年开始，营养学研究进入黄金时代。从文献检索的情况看，1988 年以前的有关营养素与基因之间相互作用的文章寥寥无几，而从 1988 年以后，该领域研究的论文和综述骤然增多，并逐年呈几何级数增加的趋势。发表的文章涉及的内容可分为以下几类：

（1）分子生物学技术在营养学研究中的应用；

（2）分子生物学与营养学结合的必要性；

（3）基因转录的代谢调节；

（4）基因表达的营养（或营养素）调节；

（5）营养与变异；

（6）基因多态性与营养素相互作用对营养相关疾病的影响；

（7）基因多态性对营养素需要量的影响。

（8）营养基因组学与营养遗传学。

（9）营养素对基因组结构和稳定性的影响。例如，叶酸可影响DNA的甲基化；维生素B_{12}、叶酸、维生素B_6、烟酸（尼克酸）、维生素C、铁、锌等的缺乏，可导致单链或双链DNA断裂、氧化性损伤，或两种损伤均存在。

1990年，由美国科学家牵头，世界上十几个大国科学家联合，开始人类基因组计划。2000年6月26日美国总统布什、英国首相布莱尔和中国国家主席江泽民联合向世界宣布，已完成人类基因组的全部序列测序工作。这个具有里程碑意义的宏伟计划，在探索人类自身奥秘的进程中所起到的作用，不论怎样过高评价都不过分，甚至有权人士说，其意义超过"阿波罗登月"计划。人类基因组计划完成过程中所出现的新技术、新理论，极大推动生命科学各个领域的快速发展，其标志就是相继出现各种"计划"和"组学"，如环境基因组计划、食物基因组计划；蛋白质组学、代谢组学和营养基因组学。

2001年以后，营养基因组学（nutrigenomics）这个名词在国际上的重要学术期刊上频频出现。正是在这种大背景条件下，分子营养学研究又进入一个新的黄金时期。美国Nancy Fogg-Johnson博士坚定地认为，"如果将营养学未来的发展方向总结成一句话，那就是营养基因组学是营养学研究的下一个浪潮，并且该领域研究将使普通百姓对营养与膳食的认识产生革命性的变化"。

因此，营养科学工作者应提前做好准备，尽快学习一些分子营养知识和进行该领域研究，以便迎接人类基因组计划完成之后给我们带来的种种挑战。21世纪将是分子营养学蓬勃发展并大有作为的世纪。

（六）分子营养学的实际应用价值

1．制订个体化的营养素需要量和供给量

一方面通过研究营养素对基因表达和基因组结构的影响，在制订营养素需要量和供给量时，要考虑有利于有益健康基因表达和结构稳定，抑制有害健康基因表达；另一方面通过研究基因多态性对营养素消化、吸收、代谢和排泄，以及生理功能的影响，在制订营养素需要量和供给量时，要考虑不同基因型的影响，即针对不同的基因型制订不同的RDA。将来我们会像知道我们的血型一样，知道我们的营养需要类型。

关于基因多态性对营养素代谢和生理功能影响研究较多的有：胆固醇、钙、叶酸。

2．个体化的疾病预测和预防

每个人都会有自己的基因谱图，根据基因型的特点，就会确定哪些膳食因素是哪些疾病的危险因素，从而指导人们在实际生活中加以避免。

3．临床上对病人的饮食指导

未来临床医生要给病人开两张处方：一张治疗处方，一张膳食指导处方。而膳食指导处方的依据就是病人的基因型和营养素对基因表达和结构稳定性的影响。

4．开发治疗慢性病的药物

根据营养素调节基因表达机制的研究，可针对一些受体或转录因子等靶点，开发安全、有效的治疗药物。如不饱和脂肪酸是PPARs的天然配体，可激活脂肪和糖代谢相关基因表达，从而具有降脂降糖功能，根据这一现象，可将不饱和脂肪酸结构进行修饰，从而开发出一系列降糖降脂药物，如 WY1463、吉非罗齐、氯贝丁酯(氯贝特)、曲格列酮和匹格列酮(thiazolidinediones，TZD)。同样原理，维生素 D 的衍生物可用于治疗银屑病和一些肿瘤。

5. 构建转基因动物

获得快速生长的动物；开发生物工程药物。由于已经非常清楚锌对金属硫蛋白(MT)基因表达调节机制，发现锌对该基因的启动子有特异的调节作用，并使 MT 基因表达增加十几倍，因此，可将 MT 基因启动子与人生长激素基因的编码区进行重组，然后通过转基因技术将该重组基因导入动物体内，并在膳食中添加高剂量锌，通过锌的调节可产生大量生长激素。如果将重组基因转到动猪体内可获得快速生长的猪；如果将重组基因导入山羊体内，可从山羊奶中获取生长激素多态类药物。大致过程如图 19-1。

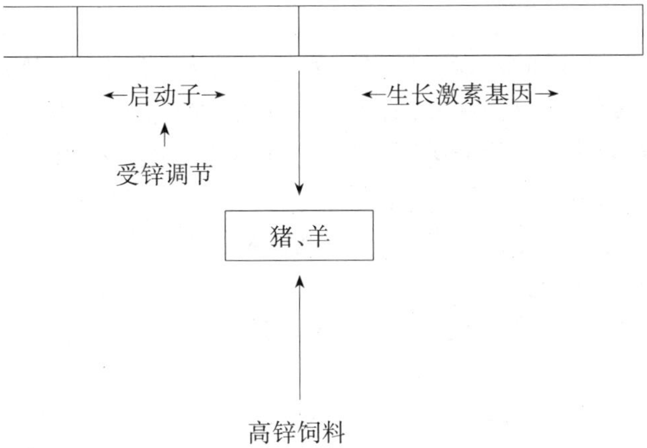

图 19-1　构建转基因动物过程图

6. 基因治疗

利用上述原理还可开展基因治疗。大致过程如图 19-2。

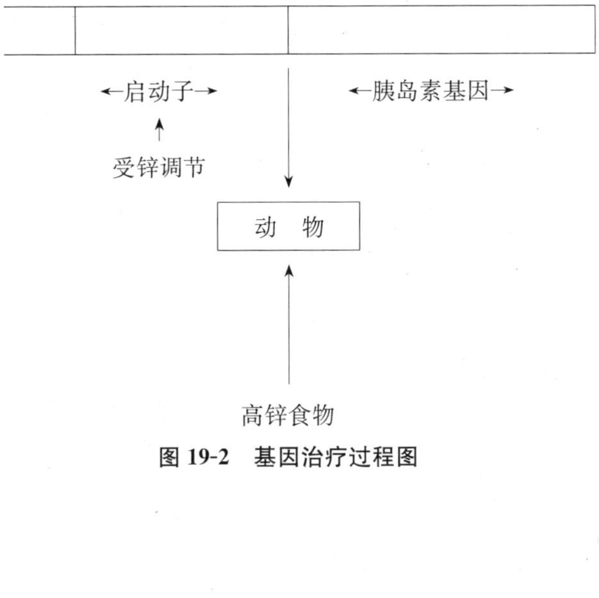

图 19-2　基因治疗过程图

第二节 营养素对基因表达的调控

机体从受孕，细胞分裂、分化到生长发育，从健康状态、疾病状态到死亡等一切生命现象，无一不是对基因表达有条不紊调控的结果。而环境因素，尤其是营养或营养素对基因表达会产生直接或间接作用，从而对上述生命现象产生重要影响。从精子与卵细胞结合的一刹那，就决定一个个体的遗传学命运(即决定一个个体所携带的遗传物质，该物质决定个体的生命特征和含有哪些致病基因、大致什么时间出现疾病、寿命的长短等)。营养素虽然在短时间内不能改变这种遗传学命运，但可通过营养素修饰这些基因的表达，从而改变这些遗传学命运出现的时间进程。

在过去相当长的一段时间内对营养素功能的认识一直停留在生物化学、酶学、内分泌学、生理学和细胞学水平上。虽然已认识到营养素可调控细胞的功能，但一直认为主要是通过调节激素的分泌和激素信号的传递而实现的。直到 20 世纪 80 年代，才认识到营养素可直接和独立地调节基因表达，从而对营养素功能的认识深入到基因水平。因此，深入研究营养素对基因表达的调控不仅对预防疾病、促进健康和长寿有十分重要意义，而且将重新、全面深入地认识营养素的功能。

(一) 基因表达的概念和基因表达调控的基本理论

1. 基因表达的概念

所谓基因表达，是指按基因组中特定的结构基因上所携带的遗传信息，经转录、翻译等一系列过程，指导合成特定氨基酸序列的蛋白质而发挥特定生物功能的过程。

人体细胞中大约含有 10 万个基因，而且对某一个体而言，每一种细胞中都携带相同的表达人体所有特征的各种基因，但并不是所有这些基因在所有细胞中同时表达，而必须根据机体的不同发育阶段、不同的组织细胞和不同的功能状态，选择性、程序性地在特定细胞中表达特定数量的特定基因。一般认为同时表达的基因仅占基因总数的 10%～15%，这表明存在着控制基因表达的机制。正是由于不同发育阶段和不同组织细胞存在着基因表达的不同调控机制，才决定哪种基因表达或不表达，从而决定不同发育阶段同一组织细胞具有不同的功能、不同组织细胞具有不同的结构和功能，即基因表达存在发育阶段特异性和组织细胞特异性。由此可见基因表达调控的重要性。

2. 基因表达调控的基本理论

如上所述，真核基因的表达是一个多阶段过程，因此，真核基因表达的调控也是在多阶段水平来实现的，即大致可分为转录前、转录、转录后、翻译和翻译后等 5 个水平。

(1) 转录前水平调控：指发生在基因组水平上基因结构的改变。这种调控方式较稳定持久，甚至有些是不可逆的，主要见于机体发育过程中的体细胞分化的决定。其调控方式主要包括：基因丢失、基因扩增、基因重排、甲基化修饰和染色体结构改变等。

(2) 转录水平调控：指以 DNA 上的特定基因为模板，合成初级转录产物这一过程的调节。转录水平的调控是真核基因表达中最重要的环节，主要涉及以下三种因素的相互作用。

1) RNA 聚合酶(RNA polymerase, RNA Pol)：真核生物的 RNA 聚合酶有三种，即

RNA 聚合酶Ⅰ、RNA 聚合酶Ⅱ、RNA 聚合酶Ⅲ。其中 PNA 聚合酶Ⅱ的转录产物为 mRNA。基因转录是由 RNA 聚合酶催化完成的，转录水平的调控实质就是对 RNA 聚合酶活性的调节。因此，凡是可影响 RNA 聚合酶活性的内外因素，均可对基因转录进行调节。

2) 顺式调控元件(cis-acting element)：为与结构基因串联的特定的 DNA 序列，它们对基因转录的精确起始和活性调节起着举足轻重的作用。顺式调控元件一般含有蛋白结合位点。顺式调控元件又包括：①启动子(promoter)：启动子是与基因启动有关的核酸序列，位于基因转录起始位点 5′端，只能在近距离起作用(一般在 100 bp 之间)，有方向性，空间位置较恒定。启动子又分为以下几种：a. Goldberg-Hogness 盒(Hogness 盒，TATA 盒)：其核心序列为 TATA，位于转录起始位点上游−30 bp 附近区域。TATA 盒决定基因转录的精确起始。b. 上游启动子元件(upstream promoter element)：主要包括 CAAT 盒和 GC 盒。CAAT 盒位于转录起始位点上游−70～−80 bp 区域，其核心序列为 GGCAATCT。GC 盒核心序列为 CCGCCC，位置不固定。CAAT 盒和 GC 盒与 TATA 一样，都是普通启动子元件，它们的协同作用决定了基因的基础转录效率。c. 组织特异性启动子：每一种组织细胞都有自身独有的启动子，调控细胞特异性功能蛋白的表达。如肝细胞特异性启动子元件 HP_1，它们位于白蛋白、抗胰蛋白酶和 AFP 等肝细胞特异性基因的调控区，与这些基因在肝细胞的特异性表达有关。d. 诱导性启动子：如 cAMP 反应元件等，介导对 cAMP、生长因子等信号的反应。②增强子(enhancer)：是一类能促进转录活性的顺式调控元件，其特点是无方向性；远距离作用，距靶基因可近可远，甚至远至几十个 Kb 也同样能发挥作用，可位于基因的上游、下游或内部；无基因特异性，对各种基因启动子均有作用；具有组织特异性；有相位性，它的作用虽然与距离无关，但只有当它位于 DNA 双螺旋的某一相位时，才具有较强活性。③沉寂子(silencer)或衰减子：其作用是抑制基因的转录，作用方式与增强子相似。④加尾信号和转录终止信号：在加 PolyA 尾位点的上游 10～20 bp 处，常见一保守的 AATAA 序列，为加尾信号；而具有 PolyA 尾基因的终止信号是 G/T 簇，其通式为：YGTGTTYY。

3) 反式作用因子(trans-acting factor)：亦称反式作用转录因子。是由位于不同染色体或同一染色体上相距较远的基因编码的蛋白质因子。反式作用因子一般含有两个结构域：DNA 结合结构域(DNA-binding domain)，该结构域能与 DNA 的特定序列结合，因此，习惯上反式作用因子也被称为 DNA 结合蛋白(DNA-binding protein)；转录活化结构域，即调节转录活性。反式作用因子与顺式调节元件相结合，从而调节基因表达。

根据其作用方式，反式作用因子可分为三类：①普通转录因子，这是在多数细胞中普遍存在的转录因子，参与基因的基础表达。②组织特异性转录因子，只在特定细胞存在，并诱导特定基因表达的转录因子。基因表达的组织特异性在很大程度上取决于组织特异性转录因子的存在。③诱导性反式作用因子，这些反式作用因子的活性可被特异的诱导因子所诱导。这种活性的诱导可以是新蛋白质的合成，也可是已存在蛋白质的翻译后修饰。

反式作用因子的活性调节主要包括：磷酸化-去磷酸化、糖基化、蛋白质-蛋白质相互作用。

(3) 转录后水平调控：真核基因转录后，必须经过一系列的加工过程才能成为成熟的 mRNA，对此过程的调节，称为转录后水平调控。其调控方式主要包括：戴“帽”、加“尾”、拼接(splicing)等。

(4) 翻译水平调控：翻译过程主要涉及 mRNA、tRNA、核糖体和可溶性蛋白因子四大类物质。其中可溶性蛋白因子可分为肽链起始因子、肽链延长因子和肽链终止因子等。

翻译水平调控主要涉及以下几个环节：

1) 对 mRNA 从细胞核迁移到细胞质过程的调节。

2) 对 mRNA 稳定性调节。许多因素可影响 mRNA 稳定性，从而影响作为翻译模板 mRNA 的数量，最终影响蛋白质表达的数量。

3) 对可溶性蛋白质因子的修饰。主要是通过磷酸化作用对肽链起始因子、延长因子和终止进行修饰，从而影响翻译效率。

4) 对特异 tRNA 结合特异氨基酸运输至 mRNA 过程的调节。

(5) 翻译后水平调控：蛋白质合成后，还需经过一系列的加工过程才能成为有活性的功能蛋白质，包括切除信号肽、磷酸化、糖基化、乙酰化等化学修饰，以及蛋白质切割后的连接等。

了解基因表达的一些基本理论，对于理解营养对基因表达的调节是至关重要的。

(二) 营养素对基因表达的调控机制

1. 营养素对基因表达的作用特点

几乎所有的营养素对基因的表达都有调节作用。其作用特点是：一种营养素可调节多种基因的表达；一种基因表达又受多种营养素的调节；一种营养素不仅可对其本身代谢途径所涉及的基因表达进行调节，还可影响其他营养素代谢途径所涉及的基因表达；营养素不仅可影响细胞增殖、分化和机体的生长发育的有关基因表达，而且还可对致病基因的表达产生重要的调节作用。

2. 营养素对基因表达的调控水平

营养素可在基因表达的所有水平(转录前、转录、转录后、翻译和翻译后共 5 个水平)上对其进行调节，虽然不同营养素各有其重点或专一调节水平，但绝大多数营养素对基因表达的调节发生在转录水平上。

3. 营养素对基因表达的调控途径

营养素本身或其代谢产物可作为信号分子，作用于细胞表面受体或直接作用于细胞内受体，从而激活细胞信号转导系统，并与转录因子相互作用激活基因表达，或直接激活基因表达。

主要途径有：①cAMP 或 cGMP 蛋白激酶途径。②酪氨酸激酶系统。以上两个途径主要是通过对一些转录因子和(或)辅助因子的磷酸化和去磷酸化作用，从而影响这些因子的激活基因转录的活性。③离子通道。④和(或)磷酸肌苷酸介导的途径。⑤细胞内受体途径，细胞内受体可以是催化反应的酶，也可以是基因表达的调控蛋白。大多数营养素对基因表达的调控是通过细胞内受体途径实现的。实际上，营养素对基因表达的调控过程是相当复杂的，但可以简化为下列步骤：

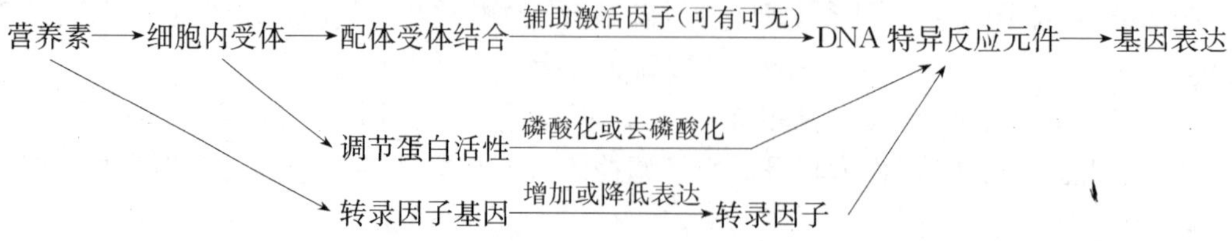

(三) 几种营养素对基因表达的调控

1. 碳水化合物对基因表达的调控

碳水化合物对许多基因的表达有调控作用，主要表现在碳水化合物在胃肠道消化成葡萄糖和吸收入血以后，葡萄糖能够刺激脂肪组织、肝脏和胰岛β细胞中脂肪合成酶系和糖酵解酶基因的转录。下面以葡萄糖对肝细胞中L-丙酮酸激酶(L-pyruvate kinase, L-PK)基因和S_{14}基因的表达调控为例，介绍碳水化合物对基因表达调控的机制和实际意义。

(1) 葡萄糖对L-PK基因和S_{14}基因的调控机制：L-PK基因编码的蛋白为L-丙酮酸激酶，是葡萄糖酵解途径中的关键限速酶；S_{14}基因编码一种含硫蛋白，甲状腺素、碳水化合物和脂肪等对其表达有明显的调节作用，并且与脂肪合成酶基因表达有明确的相关性，因此，它在脂肪代谢方面起着重要作用。L-PK基因和S_{14}基因都存在对葡萄糖做出特异应答反应的元件(葡萄糖反应元件)。L-PK基因的葡萄糖反应元件位于启动子的－172～－124 bp，而S_{14}基因的葡萄糖反应元件位于启动子的－1 457～－1 428 bp，两者10个碱基对中有9个是相同的，均具有一个共同的序列5′-CACGTG-3′，这表明两种基因表达都受一个共同的调节因子调控。L-PK基因的启动子有两个因子结合位点：一个位点与上游刺激因子(upstream stimulating factor, USF)结合，属于c-myc家族普遍表达的成员，起转录因子作用；另一个位点与肝增强因子(hepatic enriched factor, HNF-4)或肝核因子(hepatic nuclear factor)结合，属于类固醇/甲状腺素受体家族的一种孤儿受体，起转录辅助因子作用。USF因子结合位点和HNF-4因子结合位点两者必须同时存在，才能对葡萄糖做出应答反应，从而调节基因转录。但USF因子结合位点起主要作用(主要接收葡萄糖代谢产生的信号)，HNF-4因子结合位点起辅助作用。S_{14}基因的启动子也含有两个因子结合位点：一个是与L-PK基因相同的USF结合位点；另一个是辅助因子结合位点，但辅助因子目前还不明确。同样，两者必须联合在一起才能使S_{14}基因表达对葡萄糖浓度变化做出应答反应。由于L-PK基因和S_{14}基因都含有共同的USF结合位点，并能对葡萄糖和胰岛素做出应答反应，因此，USF结合位点又被称为葡萄糖/胰岛素反应元件(glucose/insulin response element, GIRE)或碳水化合物反应元件(carbohydrate response element, ChoRE)。

葡萄糖在葡萄糖激酶作用下形成的葡萄糖-6-磷酸，是刺激基因表达的直接信号分子。而葡萄糖激酶的表达受胰岛素调控。因此，胰岛素通过刺激葡萄糖激酶表达，加快葡萄糖代谢，从而对基因表达间接发挥作用。但胰岛素并不是必需的，一旦葡萄糖激酶数量和活性足够，在葡萄糖刺激基因转录中不再需要胰岛素。

葡萄糖-6-磷酸，可能通过两种方式激活USF：一种方式是葡萄糖-6-磷酸可与USF结合形成复合物，然后再与USF结合位点结合，从而调节基因转录；另一种方式是葡萄糖-6-磷酸激活一种蛋白激酶，使USF发生磷酸化或去磷酸化，从而影响USF与DNA特异序列的结合。

因此，葡萄糖调节L-PK基因和S_{14}基因的大致过程如下：

$$\text{葡萄糖}\xrightarrow{\text{葡萄糖激酶}}\text{葡萄糖-6-磷酸}\xrightarrow[\text{磷酸化或去磷酸化}]{\text{配体受体结合}}\text{USF}\xrightarrow[\text{HNF-4}]{\text{辅助因子}}\text{DNA 特异反应元件}\longrightarrow\text{基因表达}$$

(2) 实际意义：肝脏中糖酵解产生的丙酮酸，进入三羧酸循环后不是进行进一步的氧化、产生能量，而是作为合成脂肪的底物。

长期摄入高碳水化合物膳食，可导致肝脏细胞中脂肪堆积并引起肥胖。因此，为防止高碳水化合物膳食引起的上述危害，一方面可降低碳水化合物的摄入，另一方面可通过对葡萄糖刺激 L-PK 基因表达的途径进行干预，如可利用葡萄糖激酶抑制剂、USF 和 HNF-4 等转录因子抑制剂等抑制 L-PK 基因表达，从而降低脂肪合成。相反，如果 L-PK 活性过低，影响脂肪的正常合成，可对上述途径应用激活剂来刺激 L-PK 基因的表达。

2. 胆固醇对基因表达的调控

所有的哺乳动物都需要胆固醇进行生物膜和某些激素的生物合成，因此，适量摄入胆固醇是维持正常生理功能所必需的。而过量摄入胆固醇会导致动脉粥样硬化，引发冠心病和脑卒中。人体内的胆固醇，可来自含胆固醇食物的摄入和胆固醇在体内从头生物合成。机体可通过负反馈机制调节胆固醇摄入和代谢的几个关键基因，从而调控体内胆固醇的上述两个来源。LDL 受体在细胞摄取胆固醇方面起着关键作用；HMG-CoA 还原酶和 HMG-CoA 合成酶是胆固醇的从头生物合成的关键控制点。当细胞内胆固醇水平低时，参与胆固醇生物合成和摄取的这些基因就被激活；相反，当细胞内有充足的胆固醇时，这些基因的表达就被抑制。胆固醇对上述三个基因表达调控的水平包括转录和转录后两个水平。在此以转录水平调控为例，介绍胆固醇对基因表达的调控。

（1）胆固醇对 LDL 受体基因、HMG-CoA 还原酶和 HMG-CoA 合成酶基因的调控机制：LDL 受体基因、HMG-CoA 还原酶基因和 HMG-CoA 合成酶基因在启动子区均有相同的固醇调节序列，即（5′）CACC（C/G）CAC，该序列称为固醇调节（或反应）元件-1（sterol regulatory element-1，SRE-1）。转录因子可与 SRE-1 结合并调节基因转录活性；而转录因子又可受到固醇类化合物的修饰、调节。

已发现与 SRE-1 结合并调节基因转录的两个转录因子，分别称为固醇调节元件结合蛋白-1（sterol regulatory element-binding protein-1，SREBP-1）和固醇调节元件结合蛋白-2（SREBP-2）。SREBPs 结合在内质网膜上，由 4 个结构域组成，包括 2 个跨膜区域和 1 个 N 端结构域、1 个羧基端结构域（这两个结构域均在细胞质中）。N-端结构域大约有 480 个氨基酸，含有 1 个螺旋-环-螺旋亮氨酸拉链，该结构域具有结合 DNA 特异调节序列并激活转录的功能；羧基端可与固醇调节元件结合蛋白激活蛋白（SREBP cleavage-activating protein，SCAP）结合形成复合物，该复合物的形成有利于固醇对 SREBP 活性调节，因此，羧基末端又被称为羧基调节区。SREBPs 属于 C-myc 转录因子家族。

刚刚合成的 SREBPs 是以其前体的形式（分子量为 125 KDa）结合在内质网的膜上，并与 SCAP 结合形成复合物。当细胞内固醇水平降低时，SREBP 前体-SCAP 复合物就会向高尔基复合体移动，在那有 Site-1 和 Site-2 蛋白酶。SREBP 前体经连续两次水解后，释放出氨基末端部分，即 SREBP（分子量为 68 KDa），接着 SREBP 进入细胞核，形成同源二聚体后可结合到 SRE 上，从而激活基因转录。当细胞内固醇浓度增高时，SCAP 就会回到内质网上并结合 SREBP 前体，从而停止转录。因此，认为 SCAP 是感受细胞内固醇水平的感受器，是调节基因转录的"开关"。

胆固醇调控基因表达的途径实际上要复杂得多。例如 SRE-1 并不能单独刺激 LDL 受体的基因转录，它要求在 SRE-1 附近必须有 SP_1 结合位点。因此，SREBP-1 和 SP_1 发挥协同作用，激活 LDL 受体启动子，以便开始转录。同样 HMG-CoA 还原酶和 HMG-CoA 合成酶，在其 SRE-1 附近也要求有其他辅助因子的结合位点，从而共同调节基因转录。

胆固醇调节基因表达的途径大致如下：

胆固醇$\longrightarrow$SREBP 前体-SCAP 复合物$\xrightarrow[\text{两次水解}]{\text{高尔基复合物}}$SREBP$\xrightarrow{\text{进入细胞核}}$形成同源二聚体$\xrightarrow{\text{SP}_1\text{ 等辅助激活因子}}SRE\longrightarrow$调节基因转录

(2) 实际意义:体内胆固醇的来源,一方面是从食物中摄取,另一方面是从头的体内生物合成。体外摄取胆固醇的关键控制点是 LDL 受体;体内生物合成的关键控制点是 HMG-CoA 还原酶和 HMG-CoA 合成酶。胆固醇对上述 3 个蛋白基因的表达调节途径已基本清楚,因此,它的实际意义在于:为控制体内胆固醇水平,不仅可对 LDL 受体进行阻断、抑制 HMG-CoA 还原酶和 HMG-CoA 合成酶的活性,而且可在基因表达调控的中间环节进行控制。如可对 SCAP、Site-1 蛋白酶和 Site-2 蛋白酶、SREBP、SP_1 等使用抑制剂,则同样可降低体内胆固醇水平,从而拓宽了对高胆固醇血症预防和治疗的手段。

3. 脂肪酸对基因表达的调节

膳食脂肪是所有生物生长和发育的重要营养素。除作为供能物质和构成生物膜的成分以外,膳食脂肪还可通过对基因表达的影响,从而对代谢、生长发育和细胞分化发挥重要的调控作用。实际上,这种调控作用是膳食脂肪经水解变成脂肪酸而发挥作用的。尤其是n-3 和 n-6 系列的多不饱和脂肪酸(PUFA)与基因调节之间的关系最为密切。

脂肪被肝脂酶和脂蛋白酶水解以后产生的游离脂肪酸,可通过细胞膜转运载体〔例如脂肪酸结合蛋白(fatty acid-binding protein, FABP)、脂肪酸转位酶、56-KD 的肾脂肪酸结合蛋白、脂肪酸转运蛋白〕进入细胞。在细胞内,大多数的脂肪酸与蛋白质如 FABP 以非共价键形式结合;一部分经脂酰辅酶 A(FA-CoA)合成酶催化形成 FA-CoA;一部分仍以游离形式存在。FA-CoA 和游离脂肪酸虽然在细胞内的浓度很低($<10\ \mu M/g$),但却是发挥调节基因表达的主要形式。

早在 1969 年就发现 n-6 系列十八碳二烯酸可抑制肝脏中的脂肪合成,但在相当长的一段时期内,一直认为脂肪酸对基因表达的调节是通过改变细胞膜磷脂中脂肪酸的构成,从而影响细胞膜激素受体信号传导而发挥作用的。但后来研究发现 PUFA 在几分钟内就能调节基因转录。发挥作用时间如此之快,因而不能只用膜成分的改变和改变激素释放或信号传导来解释。1990 年克隆了过氧化物酶体增殖剂激活受体(peroxisome proliferator activated receptor, PPAR),1992 年发现脂肪酸可活化 PPAR,而 PPAR 作为核受体又是调节基因转录的转录因子。随后的研究又发现脂肪酸可活化的其他一些转录因子,如肝核因子 4a、核因子 κB(nuclear factor κB, NFκB)和 SREBP1c。因此,脂肪酸除可与细胞膜受体发生作用以外,还可通过与细胞内的转录因子相互作用,从而调节基因表达。

(1) 脂肪酸调节基因表达的机制:摄入脂肪酸的类型、数量和持续时间决定了不同的生理作用。例如大鼠摄入含有大量饱和脂肪的膳食($>45\%$的总能量)几周后,能增加血中三酰甘油并引起胰岛素抵抗、肥胖和高血压;而将饱和脂肪酸换成长链 n-3 PUFA 的膳食,将能改善上述代谢紊乱和症状。鉴于 n-3 和 n-6 PUFA 对人体的有益作用,在此将重点介绍 PUFA 对基因表达的调节。

PUFA 能抑制生脂基因的转录,同时又能诱导编码脂质氧化和生热蛋白的基因进行转录。PUFA 抑制的生脂基因包括脂肪酸合成酶(fatty acid synthetase, FAS)、肝脏葡萄糖转移酶、丙酮酸激酶、丙酮酸脱氢酶、乙酰 CoA 羧激酶、硬脂酰辅酶 A 去饱和酶、S_{14}蛋白,这些基因参与脂质的合成;PUFA 诱导编码脂质氧化和生热蛋白基因包括肉碱软脂酰转移酶、线粒体 HMG-CoA 合成酶、微粒体酰基 CoA 氧化酶，脂肪酸结合蛋白、脂肪酸转运蛋白、脂酰基 CoA 合成酶以及解偶联蛋白-3(uncoupling protein-3，UCP-3)等，这些基因编码的蛋白参与脂质氧化和能量生成反应。

脂肪酸调节基因表达机制包括：

1) G 蛋白关联的细胞表面受体途径：脂肪酸在线粒体和微粒体发生多步骤氧化反应，产生花生四烯酸、前列腺素、血栓素和白三烯等，这些生物活性物质可通过自分泌和旁分泌作用于细胞表面的 G 蛋白关联受体，活化 G 蛋白使细胞内 cAMP 和钙离子浓度发生改变，作为第二信使活化信号机制，使转录因子功能上调。

2) PPAR 途径：PPAR 存在几种不同的亚型，分别为 PPARα、PPARδ、PPARγ_1 和 PPARγ_2。有三种独立的基因编码三种不同的 PPAR(α、δ、γ)。PPARγ_1 和 PPARγ_2 来自于一个基因，由于 PPARγ 基因有两个启动子，按照上游转录起始点不同，又通过不同剪接，所以产生 PPARγ_1 和 PPARγ_2。这些不同亚型又统称为 PPARs。PPARs 的结构与类固醇-甲状腺超级基因核受体家族的成员相似，由于能被过氧化物酶体增殖剂，如氯贝酸、降脂萘、WY14643 等激活，故被称为过氧化物酶体增殖剂激活受体(PPARs)。PPARs 的不同亚型在组织中分布不同，并且受不同的配体激活，因此，具有不同的生理功能。例如，PPARα 在肝细胞、心肌细胞、肾近端小管细胞和肠细胞中表达；PPARδ 比 PPARα 表达的范围广；PPARγ 在脂肪、脾、肾、造血细胞、结肠上皮细胞、前列腺上皮细胞和乳腺上皮细胞中表达，可诱导细胞分化。

根据 PPARs 开放阅读框推测出的氨基酸序列表明，其结构上有激素受体的特征，即 1 个配体结合区和 1 个锌指 DNA 结合区。配体结合区是与脂肪酸等配体结合的部分，配体与受体的这种结合可活化受体(即 PPARs)；DNA 结合区是与基因上的 DNA 特异反应元件相结合的部分，通过这种特异性结合，调节基因转录。已发现编码许多酶(微粒体酰基辅酶 A 氧化酶、肉碱软脂酰转移酶、脂酰 CoA 合成酶、线粒体 HMG-CoA 合成酶、脂蛋白脂肪酶和脂肪酸结合蛋白)的基因上都存在 PPARs 反应元件(PPAR-REs)。PPAR-REs 的特征是 5′端侧翼区有一个直接的重复序列 1(direct repeat-1，Dr-1)，即 AACTAGGNCAAAGGT-CA。另外，PPARs 常与类维生素 A 的 X 受体(retinoid X receptor，RXR)形成异源二聚体，共同作用于 PPAR-REs。当 PPARs 与 RXR 形成异源二聚体时，可增加 PPARs 与 PPAR-REs 的结合能力。另外，PPARs 与 PPAR-REs 的结合，还需要类固醇受体辅助激活剂-1(steroid receptor co-activator-1，SRC-1)和 PPAR-结合蛋白(PPAR-binding protein，PBP)等辅助激活因子的共同参与。因此，脂肪酸调节基因转录的途径为：

$$\text{脂肪酸(或其代谢产物)} \longrightarrow \text{PPARs} \xrightarrow{\text{RXR 参与下}} \text{PPARs-RXR 异源二聚体} \xrightarrow[\text{PBP}]{\text{SRC-1}} \text{PPAR-REs} \longrightarrow \text{基因表达} \uparrow (\text{或} \downarrow)$$

3) 其他转录因子途径：脂肪酸还可通过调节 HNF4α、NFkB 和 SREBP1c 等转录因子活性，从而调节基因表达。

(2) 实际意义：通过研究脂肪酸对基因表达的调节，拓宽对脂肪酸生理功能的认识。一方面从最初认识到脂肪酸是供能物质和生物膜的重要组成部分，到发现脂肪酸可通过细胞膜受体信号途径和转录因子活化途径而具有调节基因表达的功能；另一方面通过对脂肪酸特异调节的转录因子的不断发现，又进一步认识到脂肪酸的其他重要功能，如不饱和脂肪酸具有抑制脂类物质合成、降低血中三酰甘油和胆固醇、增加葡萄糖利用、增加胰岛素敏感性和改善胰岛素抵抗。另外，不饱和脂肪酸还具有诱导细胞增殖和分化的作用，如抑制早幼粒细胞、白血病 HL-60 细胞的增殖。脂肪酸还可启动培养细胞分化为单核细胞和粒细胞，也可诱导细胞坏死和凋亡。另外，n-3 和 n-6 PUFA 均能增加 T 淋巴细胞系上一些抗原的表达，从而增加免疫功能。PUFA 对乳腺癌、结肠癌和前列腺癌有一定的抑制作用，但也有相反的报道，因此，尚需进一步证实。

此外，可模拟 PPARs 的配体——脂肪酸的结构，合成一些 PPARs 的配体。一大类以脂肪酸结构为基础进行结构变化的化合物，如降脂药〔WY14643，吉非罗齐、氯贝丁酯（氯贝特）〕，增塑剂（2-2 乙基己基邻苯二甲酸），类固醇、曲格列酮和匹格列酮（Thiazolidinediones，TZD）等均能活化 PPARs，而其活化作用比脂肪酸还要强，可将这些化合物开发为调节血脂和血糖的药物。因此，进一步努力寻找能强有力地激活 PPARs 的天然和人工合成的化合物，将有助于开发预防和治疗高血脂、糖尿病、动脉粥样硬化、肥胖和癌症的药物。以细胞受体转录因子为靶目标来治疗某些疾病已成为现代医药工业的发展方向。

4. 维生素 D 对基因表达的调控

维生素 D 的主要生物活性形式是 1，25-$(OH)_2$-D_3，后者具有维持体内钙磷动态平衡、调节骨代谢和促进多种组织细胞生长、分化等多种生理功能。上述这些作用大部分是通过活化细胞核内受体，即维生素 D 受体，进而调节 VD 靶基因的转录水平来实现的。

（1）VDR 对基因表达的调控机制：VDR 是一种配体激活的转录因子，与甲状腺素受体、视黄酸受体、过氧化物酶体增殖剂激活受体等一样，均属于Ⅱ型核受体。VDR 可自身形成同源二聚体，也可与类维生素 A 受体（RXR）形成异源二聚体（VDR-RXR）。VDR 上有多种特异性功能结构域：A/B 结构域中含有一个不依赖配体活化的功能区（AF_1），较短的 A/B 序列中不含有 AF_1；C 结构域由两段高度保守的"锌指结构"构成，而且该结构域中还含有细胞核的定向信号；D 结构域即铰合部分主要是调节受体的柔韧性，以改变受体的空间构象；E/F 结构域是一个多功能区，包含有配体结合结构域、二聚体表面和 C 末端（螺旋 12）配体依赖活化功能区（AF_2）；此外，VDR 上还有两个磷酸化位点，通过酪蛋白激酶进行正向调节，或蛋白激酶 A 或蛋白激酶 C 对其自身功能负向调节。

当 VDR 与其配体 1，25-$(OH)_2$-D_3 结合后，引起 VDR 构象改变，并与未结合的配体 RXR 形成异源二聚体（VDR-RXR）。后者再作用于维生素 D 靶基因启动子区上的维生素 D 反应元件，并释放辅助抑制因子复合物，同时募集一些辅助激活因子和普通的转录因子，从而共同形成活性转录复合体。在上述过程中，人们推测 1，25-$(OH)_2$-D_3 可能是诱导 VDREs 在其螺旋结构 12 的位置上发生分子内折叠等微小变化，如关闭配体结合的"口袋"，同时暴露 VDRAF$_2$ 位点，才能使 VDR 与辅助激活因子相互作用；同样，RXR AF_2 位点也必须暴露，以便与辅助激活因子相互作用。这些辅助激活因子可称为"搭桥"因子，即将 VDR-RXR（已与 VDRE 结合）与转录起始复合物前体连接起来，并起到稳定转录起始复合物前体的作用；这些辅助激活因子属于类固醇受体辅助激活因子家族，并且具有或兼具有组蛋白-乙酰基转移酶活性，可使组蛋白在维生素 D 靶基因附近就与 DNA 分离，从而有利于其进入转录过程。除上述间接作用外，VDR 还可通过转录因子ⅡB 直接作用于转录起始复合前体，以便进入转录过程（维生素 D 调节转录的整个过程见图 19-3）。

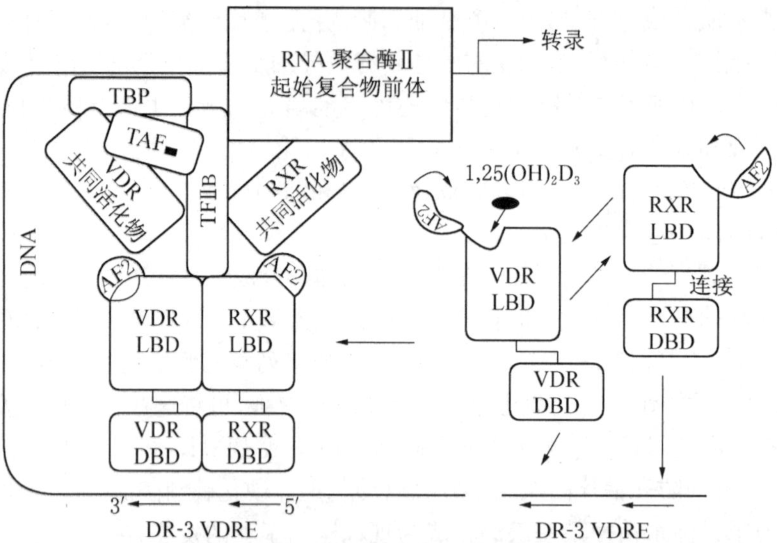

图 19-3　维生素 D 调节转录的整个过程图

TBP. TATA box-binding protein，TATA 盒结合蛋白　TAF Ⅱ. TBP-associated factors Ⅱ，TBP 联合因子Ⅱ
TFⅡB. transcription factor ⅡB，转录因子ⅡB　DBD. DNA binding domain，DNA 结合结构域
LBD. ligand-binding domain，配体结合结构域　AF2. activation function 2，活化功能区 2

辅助抑制因子可募集组蛋白-脱乙酰基酶，并与类固醇受体结合，使该受体处于失活状态，同时使染色质处于转录抑制状态。视黄酸和甲状腺素受体的抑制介质可与 VDR-RXR 相互作用，从而抑制转录；SUG_1 是一种 26S 的蛋白水解酶，它的亚单位可与辅助激活因子共同竞争结合 VDR AF_2 位点，从而抑制转录。另外，SUG_1 可直接降解 VDR。其他还有一些因子，如 calreticulin(一种多功能钙结合蛋白)和翻译调节因子 L_7，均可与 VDR 相互作用，阻止其与 DNA 结合。

在核受体蛋白信号调节途径中，辅助激活因子与辅助抑制因子复合物的平衡决定了 DNA 的转录是开始还是关闭。

(2) 实际意义：通过维生素 D 调节基因表达研究，除了解维生素 D 传统功能的机制外，还发现维生素 D 能调节许多基因表达，并具有许多新功能。

1) 在传统功能中，1, 25-$(OH)_2$-D_3 在小肠主要促进钙磷吸收；在肾脏促进钙磷酸化和钙的重吸收；在骨参与骨代谢。现已发现，上述三种功能主要是由于钙结合蛋白(在小肠)、钙结合蛋白 D28K(在肾脏)、骨钙蛋白和骨桥蛋白(在骨)等基因上有维生素 D 反应元件，维生素 D 可对上述基因表达调控，从而发挥上述功能。

2) 在传统的靶组织中发现一些新的维生素 D 调节基因，如发现锁骨-颅骨发育障碍基因的一个新的转录因子 Osf2/cbfal，它主要调节间质细胞分化为成骨细胞，而 1, 25-$(OH)_2$-D_3 可在 mRNA 水平上明显抑制该过程。在对破骨细胞形成研究中，发现两个新的维生素 D 调节基因：一个是破骨细胞分化因子/骨蛋白整合素配体基因，其表达的蛋白属于肿瘤坏死因子家族的膜相关成员；一个是破骨细胞形成抑制因子/骨蛋白整合素基因，其表达的蛋白属于肿瘤坏死因子家族的一种分泌型蛋白。前者促进破骨细胞形成，后者可抑制骨蛋白整合素配体作用，阻止破骨细胞形成，1, 25-$(OH)_2$-D_3 可抑制该因子作用。1, 25-$(OH)_2$-

D_3 通过活化 24-羟化酶和 1a 羟化酶的活性来协调自身的代谢和生物合成，如 1, 25-$(OH)_2$-D_3 可使 24-羟化酶在 mRNA 水平上表达增强；可在 mRNA 水平上抑制 1a 羟化酶表达。通过这些新基因发现，进一步加深对维生素 D 生理功能理解。

3）在非传统的靶组织中，也发现维生素 D 调节基因。如 1, 25-$(OH)_2$-D_3 抑制细胞因子 IL-2、IL-8 和 IL-12 的转录过程，而且 VDR 可直接抑制粒细胞-巨噬细胞克隆刺激因子的转录过程，从而具有抑制免疫作用，因此，维生素 D 及其衍生物可预防和治疗自身免疫性疾病。1, 25-$(OH)_2$-D_3 可启动细胞周期依赖激酶抑制因子 P^{21WAF1} 和 P^{27KIP1}，使细胞阻滞在 G_1 期，抑制生长迅速的肿瘤细胞、角质细胞的生长。因此，临床上常用维生素 D 衍生物治疗肿瘤和银屑病。

对维生素 D 调节基因表达机制进一步研究，不仅有助于理解 VD 生理功能的作用机制，而且有利于发现维生素 D 新功能及其在预防和治疗疾病方面新的应用价值。

5. 铁对基因表达的调控

铁通过小肠上皮细胞吸收并进入血液循环中，与转铁蛋白（transferrin）结合后被运送到全身各种组织细胞中，细胞表面有转铁蛋白受体（transferrin receptor, TfR）。当荷铁转铁蛋白与 TfR 结合以后，通过细胞内吞作用将其转运到细胞内，并在酸性环境中释放铁，但脱铁转铁蛋白仍与受体结合并一起回到细胞表面，在中性 pH 值环境下，脱铁转铁蛋白与 TfR 解离，两者重新进入运输铁的上述循环中。

进入细胞中的铁绝大部分被组织细胞利用，如在骨髓合成血红素（大约占体内总铁的 70%）；在肌肉组织合成肌红蛋白（占总铁 3%～5%）；10%存在于其他蛋白质中，其中绝大部分含铁蛋白是氧传递链、电子传递链、三羧酸循环等生物化学反应的酶和核糖核苷酸还原酶，其余的铁储存在铁蛋白中。铁蛋白由 24 个 H-和 L-铁蛋白亚基组成，具有双重功能：①暂时储存铁以备组织利用；②结合游离铁，从而阻止由游离铁诱导的羟自由基产生，因而具有解毒功能。

因此，转铁蛋白及其受体、铁蛋白在运输铁和储存铁方面发挥重要作用。近几年研究发现，铁对转铁蛋白受体基因表达和铁蛋白基因的表达具有重要的调节作用，从而使体内铁处于稳态平衡状态。

（1）铁对转铁蛋白受体　基因表达和铁蛋白基因表达的调控机制：转铁蛋白受体基因在其 3′端非翻译区，有两个铁调节受体表达所必需的两个区域，每个区域由 200 个碱基组成。在这两个区域当中，含有 5 个聚集在一起的铁反应元件（iron responsive element, IRE），每一个 IRE 都能结合一个细胞质铁调节蛋白（iron regulatory protein, IRP）。IRE 具有一个特殊结构，即茎-环结构，其中环状部分由 5 个碱基即 CAGUGC 组成，这是一个高度保守序列。

铁蛋白基因在其 5′端非翻译区也有一个 IRE, IRE 也是茎-环结构，且环状部分的碱基序列与转铁蛋白受体 IRE 茎-环结构中的环状部分完全相同。但茎部碱基序列两者不同（见图 19-4）。转铁蛋白受体和铁蛋白 mRNA 上都存在相似的 IRE 是非常重要的，因为 IRE 可通过铁浓度变化来协调调节这两种蛋白的合成。

铁调节蛋白（IRP）可作用于上述两种基因上的 IRE，进而调节基因表达。已发现有两种不同的 IRP，即 IRP-1 和 IRP-2，它们与 IRE 结合的亲和力相似。IRP-1 起主要作用，它存在于所有组织中，其中肝脏、肾脏和小肠中表达量最多；IRP-2 表达范围较窄，仅限于肝脏、

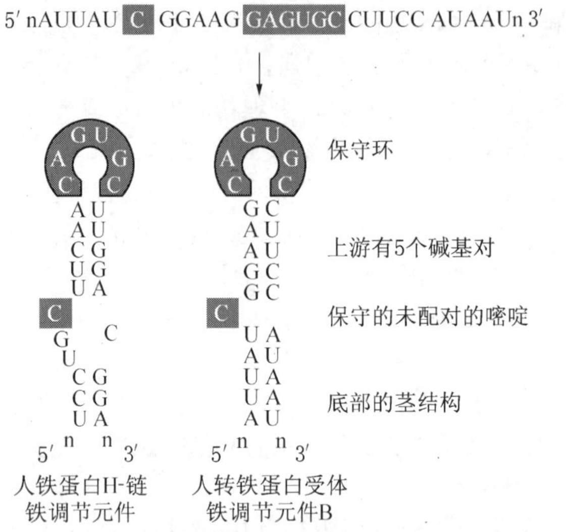

图 19-4　人铁蛋白和人转铁蛋白受体的铁调节元件图

小肠、脑等几种组织，且表达量较低。人的 IRP-1 含有 889 个氨基酸；而 IRP-2 较大一些，在 IRP-1 第一个蛋白结构域插入 73 个氨基酸。这两种蛋白序列有 61%的一致性、79%的相似性，且均属于顺乌头酸酶蛋白家族。

IRP-1 是一种存在于胞浆中的顺乌头酸酶，当细胞铁充足时，IRP-1 含有一个[4Fe-4S]簇结构，并与 3 个半胱氨酸残基结合，此时，IRP-1 具有顺乌头酸酶活性，可将柠檬酸转变为异柠檬酸，但不能结合 IRE，即无铁调节蛋白活性；当细胞内铁缺乏时，IRP-1 则失去[4Fe-4S]簇结构，形成无铁-硫簇的脱辅基蛋白，此时，无顺乌头酸酶活性却具有铁调节蛋白活性，可与 IRE 结合。无铁-硫簇时，可使蛋白构象发生改变，使 IRP-1 暴露 IRE 结合位点。

IRP-2 没有铁-硫簇，因此，没有顺乌头酸酶活性，只有铁调节蛋白活性。

铁浓度变化对转铁蛋白受体基因表达和铁蛋白基因表达的调节机制：在铁缺乏的情况下，IRP 就会结合到转铁蛋白受体 mRNA 3′端非翻译区上的 IRE，以便保护 mRNA，防止被核糖核酸酶降解，从而使 mRNA 的稳定性延长、增加由 mRNA 翻译成蛋白的数量，即转铁蛋白受体数量增加并增加细胞对铁的摄入；在铁充足情况下，由于 IRP 形成铁-硫簇结构，失去了与 IRE 结合能力，因此，IRP 就会从转铁蛋白受体 mRNA 上离开，mRNA 就会被核糖核酸酶降解，从而降低 mRNA 的翻译、降低转铁蛋白受体的合成，最终降低细胞对铁的摄入。

同样，铁浓度变化也会对铁蛋白基因表达产生影响。在铁缺乏的情况下，IRP 就会结合到铁蛋白基因 mRNA 5′端非翻译区上的 IRE，阻止 mRNA 与核糖体结合，因而抑制翻译的启动，从而减少铁蛋白，减少铁的储存；在铁充足的情况下，IRP 就会从 mRNA 离开并启动 mRNA 的翻译，从而增加铁蛋白增加并增加铁的储存。

铁对转铁蛋白受体基因表达和铁蛋白基因表达的调节是真核细胞 mRNA 具体调节的第一个例子，而且阐明了转录后调控如何对细胞中某一营养素浓度变化所做出的应答反应，从而产生不同蛋白质的统一调节。

(2) 实际意义　从上述铁对转铁蛋白受体基因表达和铁蛋白基因表达的调节过程中，可发现 IRP 中的铁-硫簇是感受细胞铁浓度的感受器，是调节基因表达的“开关”，它控制着细胞内的铁水平，即铁缺乏时铁摄入增加、储存减少；铁含量高时铁摄入减少、储存增加。通过这种反馈调节使细胞内的铁维持在一个正常范围内。因此，如果 IRP 数量减少，活性降低，可影响细胞铁的摄取和储存，此时，可用一些 IRP 表达的诱导剂或活性激活剂进行纠正；如果 IRP 基因发生突变，使 IRP 丧失活性，则可用 IRP 类似物代替其功能，也就是说通过对 IRP 干预调节铁代谢。

另外，一氧化氮可模拟铁对 IRP-1 的作用，它可激活 IRP-1 使之结合到 IRE，从而抑制铁蛋白翻译并稳定转铁蛋白受体 mRNA。由此看来，IRP-1 不仅对铁，而且还对一氧化氮做出应答反应。这一机制的发现有助于理解炎症对铁代谢的影响：在炎症过程中对细胞因子做出应答反应所产生的一氧化氮，可能通过作用于 IRP-1 的铁-硫簇改变细胞铁代谢。其他一些物质，如超氧自由基或 O_2，可能也会作用于 IRP-1 这个"开关"，其生理意义有待进一步阐明。

第三节　基因多态性对营养素吸收、代谢和利用的影响

DNA 结构在不同种类的生物体内存在很大差异，正是这种差异导致生物物种的多样性和不同生物之间的形态学特征和生物学特征的巨大差异。而同种生物不同个体之间，DNA 结构虽然具有很大的同源性，但仍然存在着差异，也正是这种差异导致同种生物不同个体之间在形态学特征和生物学特征方面也存在一定差异。DNA 结构差异包括 DNA 序列差异和 DNA 序列长度差异，且这种差异多数发生在不编码蛋白质区域和没有重要调节功能区域，少数发生在蛋白质编码区域和调节基因表达区域。DNA 结构的差异实质是 DNA 序列某些碱基发生突变。在 1%～50%的人群中，平均每 200～300 核苷酸就有一个碱基发生突变(亦称变异)，可见个体之间 DNA 结构存在着很大变异。但由于突变多数发生在非基因序列，因此，多数突变得不到表达，不会产生任何后果；而发生在基因序列的突变，有些是正常突变，有些是有益的，有些是有害的，甚至是致死的，有些是条件有害的。当某些碱基突变在人群中的发生率不足 1%时，称为罕见遗传变异；当某些碱基突变(产生两种或两种以上变异的现象)在人群中的发生率超过 1%～2%时，称为基因多态性(gene polymorphism)或遗传多态性。即当碱基突变发生在基因序列时，可产生一个基因一种以上不同形式(亦称一个基因的不同基因型)，且在人群中的发生率超过 1%，这种情况称为基因多态性。人类大约存在 30%的基因多态性，也就是说有 30%的基因发生突变，而大约 70%的基因可能没有发生突变，这就是人类个体之间在许多方面很相似但又有差别的原因。因此，基因多态性决定了个体之间的差异。如果基因多态性存在于与营养有关的基因之中，就会导致不同个体对营养素吸收、代谢和利用存在很大差异，并最终导致个体对营养素需要量的不同。下面就以几个例子来说明上述观点。

(一) 维生素 D 受体基因多态性对钙吸收和骨密度的影响

影响骨质疏松症发生的因素很多，包括年龄、性别、不同生理状态(妇女绝经前后)、机体营养状况(特别是钙摄入水平)、生活方式(饮酒、吸烟、运动)等。但这些环境因素无法解释同一国家内和不同国家间骨质疏松症发生广泛存在差异的原因；另一方面家族遗传性、双胞

胎配对和不同种族之间的比较研究，均说明骨质疏松症的发生还存在着遗传因素的影响。其中由于 VDR 基因多态性对钙吸收和骨密度均有影响，因此，有可能成为骨质疏松症发生的遗传因素之一。

VDR 基因由于碱基突变，形成了三种基因型，即 bb 基因型、BB 基因型和 Bb 基因型。一项研究发现，携带有 BB 基因型的绝经期妇女，在摄入低钙膳食时，其钙吸收量要比携带有 bb 基因型绝经期妇女明显减少；另一项研究发现，当每天钙摄入量在 300 mg（低）至 1 500 mg（高）之间进行变化时，bb 基因型个体始终比 BB 基因型个体钙吸收率高。因此，认为 bb 基因型是钙吸收率高基因型；而 BB 基因型是钙吸收率低基因型，这种基因型不能适应低钙膳食摄入的情况。目前，钙的推荐摄入量（RDA）为（800～1 200）mg/天，当 RDA 为 800 mg/天时，携带有 BB 基因型的人群，将有相当部分的个体不能摄入足够钙量并出现钙缺乏现象。因此，针对 BB 基因型人群，钙的 RDA 要适当高一些。

在一项对 72 位老年人为时 18 个月的研究中发现，所有 9 个 BB 基因型老年人的骨密度均发生丢失，而所有 26 个 bb 基因型老年人的骨密度均未发生丢失，而且上述这两种情况均与钙的摄入量无关；另外 37 人的基因型为 Bb，这些人骨密度变化随着钙摄入量的不同而不同。因此，认为 bb 基因型是高骨密度基因型，BB 基因型是低骨密度基因型，这两种基因型骨密度对钙摄入量变化反应不大，甚至与钙摄入量无关；而携带有 Bb 基因型者骨密度与钙的摄入量呈剂量反应关系。

VDR 的三种不同基因型在不同的国家、甚至同一国家的不同种族之间的基因频率分布是不同。例如，日本人群中 bb 基因型约占 75%，而 BB 基因型所占比例较低；高加索人群中 bb 基因型约占 33%，而 Bb 基因型约占 50%。VDR 三种基因型在不同种族人群中的不同分布可说明不同种族人群钙吸收、骨密度和骨质疏松症发生不同的原因；同时即使在同一个种族，VDR 三种基因型在人群中也有不同分布，这可说明个体之间在钙吸收、骨密度和骨质疏松症发生存在差异的原因。因此，针对不同的国家、不同的种族和不同的个体，在制订钙的推荐摄入量时应考虑不同基因型的影响。如有可能，应对不同基因型制订不同膳食供给量标准。另外，在补钙膳食干预时也应考虑不同基因型影响，以便确定哪种基因型人群在补钙过程中获得最大益处，而哪些基因型人群获益不大，甚至一点效果也没有，以便有针对性补钙；而对补钙效果不明显的那些基因型人群，则应采取其他的食物或药物干预，而不是一味盲目补钙。

（二）亚甲基四氢叶酸还原酶基因多态性对叶酸需要量的影响

按照目前叶酸的 RDI（美国标准），即使某一人群叶酸的供给量达到这一标准，仍有部分个体发生叶酸缺乏症状，其原因是叶酸代谢发生障碍。

亚甲基四氢叶酸还原酶（methylene tetrahydrofolate reducase，MTHFR）催化生物性可逆的还原反应，将 5，10-亚甲基四氢叶酸还原为 5-甲基四氢叶酸，同时脱去一个甲基供体给同型半胱氨酸，从而合成蛋氨酸。目前，研究发现，MTHFR 基因第 677 位的碱基发生由 C →T 的突变，产生该基因三种等位基因多态性，即 C/C、C/T 和 T/T 三种基因型；同时由 C →T 的突变造成该基因所编码的 MTHFR 中的氨基酸也发生突变，即由 Ala（丙氨酸）→Val（缬氨酸），由此可产生该酶的三个相应表型，即 Ala-Ala（野生型）、Ala-Val（杂合型）、Val-Val（突变纯合型）。上述这种突变增加酶的热不稳定性，使其不能与 MTHFR 反应中的辅酶（FAD）结合，而使该酶活性降低。三种酶的活性由高到低次序为 Ala-Ala，Ala-Val，

Val-Val，致使同型半胱氨酸向蛋氨酸的转化发生障碍，导致同型半胱氨酸在血中和尿中浓度增加。

大量研究证实，血中同型半胱氨酸浓度增加，可增加一些疾病发病危险性：在胎儿和儿童时期出现神经管缺陷、严重的心理发育迟缓，严重时在一周岁内导致死亡；在成年时期血浆同型半胱氨酸的少量增高（>15 mmol/L）被认为是血管疾病的一个独立危险因素，包括明显增加心肌梗死、卒中、外周血管疾病和静脉栓塞的危险性。

对携带有 C/C、C/T 和 T/T 基因型的不同人群血中叶酸与同型半胱氨酸水平比较，发现携带 C/C 基因型者血中叶酸水平最高，同型半胱氨酸水平最低；携带 C/T 基因型者血中叶酸水平较高，同型半胱氨酸水平较高；携带 T/T 基因型者血中叶酸水平最低，同型半胱氨酸水平最高。

叶酸摄入不足只对携带有 T/T 基因型人群的影响较大，使血中同型半胱氨酸水平升高，而对携带有 C/C 和 C/T 基因型影响不大（杂合表型与野生表型很接近），而补充大剂量叶酸时可迅速使血浆中同型半胱氨酸水平恢复正常，其机制为高叶酸状态可增加不耐热基因型 MTHFR（val-val 型 MTHFR）的热稳定性，从而增加该酶活性。因此，为使 T/T 基因型人群的同型半胱氨酸代谢正常，应比一般人群摄入更多的叶酸。

不同种族不同人群的 MTHFR 三种基因多态性的分布频率不同：亚洲高加索人群的 T/T 基因型约占 12%，C/T 基因型大于 50%；非洲-美洲人群 T/T 基因发生率较低，而欧洲高加索人群变异很大。一般认为不同种族不同人群的 T/T 基因型所占比例范围为8%～18%（也有认为是 5%～15%），可见这种易出现叶酸缺乏的人群所占的比例还是相当大的，应引起高度重视。

目前所制订的叶酸 RNI，是针对一般人群并是在假设这些人群是正常的情况下制订的，而没有考虑 T/T 突变纯合型这部分个体的特殊需要，因此为避免叶酸缺乏造成的危害，对这部分特殊人群应制订更高的叶酸供给量。

（三）载脂蛋白基因多态性对血脂代谢的影响

载脂蛋白是结合血脂并运输到机体各组织进行代谢和利用的蛋白质。大量研究发现载脂蛋白基因发生突变，形成不同等位基因型多态性，并进一步形成不同表型的载脂蛋白，可影响血脂代谢和利用，从而影响高脂血症、动脉粥样硬化、心血管和脑血管的发病率。下面以载脂蛋白 E（apolipoprotein E，ApoE）基因为例进行介绍。

APOE 可与乳糜微粒、乳糜微粒残余物，VLDL、IDL 和 HDL 等结合形成脂蛋白，并可调控这些脂蛋白与特异受体（APOE 受体或 APOB、E 受体）相结合，以便被代谢或利用，因此，在调节血脂和脂蛋白代谢方面起着非常重要作用。人类的 APOE 基因位于第 19 号染色体长臂上，由于某一碱基可被另外两种碱基替代（发生在两个不同位点），因而出现三种等位基因，使人群中有 6 种不同的基因型：3 种纯合子（E2/E2、E3/E3、E4/E4）；3 种杂合子（E2/4、E2/3、E3/4）。相应的人群就有 6 种 APOE 表型。一般情况下人群中以 APOE3 等位基因所占比例最多，约占 78%（其中 APOE3/3 占 50%以上，APOE3/4、APOE3/2 约占 20%），APOE4 约占 14%，APOE2 约占 7%。因此，一般认为 APOE3 是野生型，而 APOE4 和 APOE2 是变异型。由于 APOE 不同表型与受体的结合活性不同和自身在体内的代谢速率存在明显差异，以及 APOE 不同表型还可影响肠道对胆固醇的吸收率，因此，APOE 不同表型可影响血脂水平和心脑血管的发病率。

有研究报道，人群中 LDL 胆固醇水平的 16%总变异可能与 APOE 等位基因变异有关。携带有 APOE 等位基因(除 APOE3/3 外)的人群容易出现高总胆固醇、高 LDL 胆固醇和Ⅲ型高脂蛋白血症的倾向，如 APOE4 携带者容易出现高胆固醇血症；而 APOE2 携带者则容易出现Ⅲ型高脂蛋白血症和乳糜微粒、VLDL 堆积，但其胆固醇水平较低，可能是由于 LDL 形成受阻、LDL 受体向上调节和清除胆固醇能力增强。来自不同国家、不同人群的大量研究发现，在血脂正常的人群中，不同 APOE 表型者血浆 TC、LDL-C 水平高低依次是：E4/E4＞E4/E3＞E3/E3＞E3/E2＞E2/E2。可见 APOE 表型对血中胆固醇水平有着明显的影响，而这种影响不受环境和其他遗传背景的干扰。

APOE 等位基因在家族性高胆固醇血症和冠心病人当中出现的频率较高。如美国黑人、芬兰人冠心病患病率较高，他们携带有 APOE4 等位基因频率也较高，而携带有 APOE3 等位基因频率较低。因此，认为 APOE4 等位基因型携带者有易患高胆固醇血症和冠心病的倾向。

APOE 不同等位基因型对低胆固醇膳食的反应也不相同：芬兰人对于摄入胆固醇膳食的反应，携带有 APOE4 等位基因的要比携带有 APOE2 等位基因的芬兰人要明显的多；美国的研究资料显示，在由高脂膳食向低脂膳食转变过程中，携带有 APOE4 等位基因的受试者表现出血清总胆固醇和 LDL 胆固醇较大幅度减少，其减少程度比 APOE3/3 型大得多；美国人具有 APOE3/2 型的妇女在摄入多不饱和脂肪酸以后血脂异常并没有得到明显改善，其原因是她们的 HDL 明显减少，而具有 APOE4/3 型的男性却获得明显改善。从以上实验结果发现：APOE4 等位基因型携带者可从低脂膳食干预中获得最大益处。

近年来，世界范围内大样本人群调查发现：APOE 等位基因型分布在欧美高加索人种以 APOE3/3 为常见，其次为 APOE3/4；亚洲蒙古人种也以 APOE3/3 为常见，其次为 APOE2/3；中国汉族 APOE 等位基因型分布与亚洲蒙古人种相似；而维吾尔族与高加索人相似。

了解不同种族、不同人群的 APOE 等位基因型分布，有利于针对不同等位基因型人群采取不同的低脂肪或低胆固醇膳食干预计划，尤其发现 APOE4 携带者将有助于通过膳食预防和控制心脑血管疾病发病率。

第四节　营养素与基因相互作用在疾病发生中的作用

远在古代时期，国内外的哲学家和医学家就认识到遗传因素——基因与环境相互作用，共同影响着人类的健康和疾病发生，其中营养素作为环境中的重要因素之一，与遗传因素相互作用导致疾病的证据，不仅可从整个人类社会进化过程中遗传因素进化落后于营养因素变化的矛盾中找到一些蛛丝马迹，还可从现代分子遗传学、分子流行病学和分子营养学中找到一些线索。

(一) 营养因素变化与遗传基因因素进化的矛盾

在原始社会，人类主要靠采集、打猎、捕鱼为生，经常是饥一顿，饱一顿，在当时这种营养条件作用下，人类的遗传因素做了适应性变化，即产生了所谓“节约基因型”，即在食物或能量供应充足的情况下能最大限度地储存能量，供缺少食物时使用，以便维持生存。应当说遗传因素的改变是为了适应当时的营养条件，使人类适应当时的环境。随着人类社会的进步，食物逐渐丰富起来，这些"节约基因型"显然不再有用，在充足能量和营养作用下，这些基因应该逐渐失活、变异或"关闭"。大多数人适应了营养这种变化，这些基因不再起作用；而有一部分人这些基因并没有"关闭"，仍在起作用，暴露于食物充足的情况下，这些"节约基因"仍在大量储存能量，从而导致人类肥胖、糖尿病、心脑血管疾病和高血压。现在仍携带有"节约基因型"的这部分人群对高脂肪、高能量特别易感，是易感人群。

大约在旧石器时代晚期(即4万年以前)，人类的基因型就已确定，而且这种基因型确定是适应当时营养状况的。当时营养状况与现代社会(尤其是欧美国家)相比，摄入较高的蛋白质、钙、钾和抗坏血酸，而钠摄入量较低。现代社会的膳食结构发生几个重要变化，其特征是能量摄入增加而消耗减少；饱和脂肪、n-6脂肪酸和反式脂肪酸摄入增加，而n-3脂肪酸摄入减少；复杂碳水化合物(主要是寡糖)和膳食纤维摄入减少。现代社会膳食中n-6脂肪酸/n-3脂肪酸的比例是20∶1～14∶1，而不是对人体健康有益的1∶1。

在过去的1万年里，即从农业革命开始以来人类的膳食结构发生巨大变化，而人类的基因却没有变化或变化甚微。人类基因组自发突变的频率为0.5%/百万年，因此，在过去1万年里人类的基因只发生很小变化，大约为0.005%。事实上，人类今天所携带的基因与4万年前旧石器时代晚期人类祖先所携带的基因几乎一样。营养因素变化快，而遗传因素变化慢，因此，从遗传学角度讲，人类目前的基因型已不能适应目前的营养条件，膳食结构快速变化(尤其是在过去的150年里)必然会导致一些慢性疾病，如动脉粥样硬化、高血压、肥胖、糖尿病和一些癌症(乳腺癌、结肠癌、前列腺癌)的发病率升高。

(二)营养素与基因相互作用模式和营养素在疾病发生中的作用

虽然许多疾病，主要包括先天代谢性缺陷和慢性疾病的发生是由营养素(当然还包括其他环境因素)与基因相互作用的结果，但两者相互作用的方式不同，在疾病发生中所起的作用亦不相同。有人将营养素、基因和疾病三者的相互关系用五种模型进行描述(见图19-5)：①模型A描述的情况是基因型决定了某种营养素是危险因素，然后该种营养素才导致疾病；②在模型B中营养素可直接导致疾病，基因型不直接导致疾病，但可在营养素导致疾病过程中起促进或加重作用；③在模型C中基因型可直接导致疾病，营养素不直接导致疾病，但可在基因型导致疾病过程中起促进或加重作用；④在模型D中营养素与基因型相互作用，共同导致疾病，而且两者均是导致疾病危险性升高所必需的；⑤在模型E中，营养素和基因型均可单独影响疾病的危险性，若两者同时存在，可明显增加疾病危险性(与单一因素存在相比)。

这些模型可使我们更好地理解营养素与基因在疾病发生中的作用。例如，苯丙酮尿症是符合模型A的典型例子。患该病的个体，体内编码苯丙氨酸羟化酶的基因突变，导致该酶缺乏，不能将苯丙氨酸代谢为酪氨酸而造成苯丙氨酸在体内堆积，进而引起疾病。因此，该酶的基因突变决定了苯丙氨酸是危险因素，苯丙氨酸可直接导致疾病。符合模型D的例子是葡萄糖-6-磷酸-1脱氢酶缺乏所导致的疾病。该酶缺乏时，如果不吃蚕豆不会发生溶血性贫血；该酶不缺乏时，即使吃了蚕豆也不会发生溶血性贫血；只有该酶缺乏而且还吃了蚕豆的个体才会发生严重的溶血性贫血。

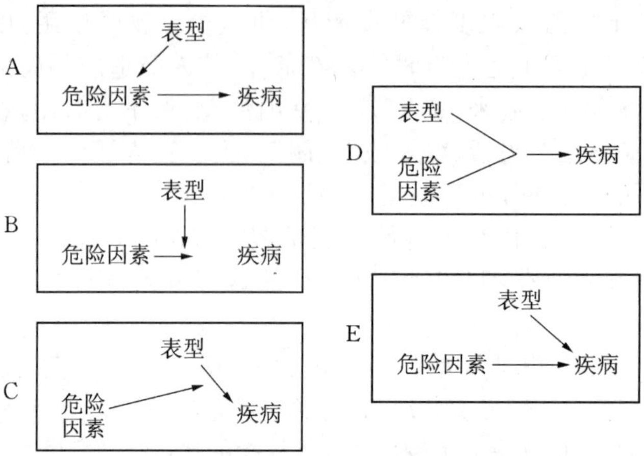

图 19-5　营养素、基因和疾病三者的相互关系的五种模型

在单基因突变所导致的先天代谢性缺陷(亦称单基因疾病)过程中,营养素与基因相互作用的方式和分子机制已经非常清楚,并且是营养素与基因相互作用导致疾病的最典型例子。而在许多多基因疾病,如肥胖、糖尿病、高血压、骨质疏松症、冠心病等发病过程中,虽然已发现是营养素与基因相互作用的结果,但由于还没有真正发现与这些疾病有关的主要基因,因此,营养素与基因相互作用的机制还不十分清楚。以肥胖为例,许多研究已经证实高脂肪膳食是引起肥胖的主要营养因素,但高脂膳食引起的肥胖有家族倾向;另外,在高脂膳食诱导肥胖的过程中,总有易于发生肥胖或发生肥胖抵抗的现象存在,这说明在高脂肪膳食引起肥胖的过程当中有遗传因素的存在,遗传因素决定了这种差异。因此,在肥胖发生过程中脂肪与基因相互作用的方式应符合模型 D,即两者共同导致肥胖危险性增加,但营养素与基因之间如何相互作用导致肥胖的分子机制尚不十分清楚。虽然已发现了与肥胖有关的基因有 20 多个,包括瘦素基因、解偶联蛋白基因、神经肽 Y 基因、刺蛋白基因、葡萄糖转运子基因、β_1、β_2、β_3 肾上腺能受体基因等,但它们与营养素相互作用导致肥胖的证据不足,这些基因的多态性与肥胖的关系还不清楚。但发现这些与肥胖有关的基因毕竟是令人鼓舞的,因为它标志着包括肥胖在内的对慢性疾病的研究已进入到分子生物学时代。随着人类基因组、食物基因组计划完成之后,必将加快这些慢性病的发病分子机制的研究步伐,并为最终利用分子营养学理论预防和控制慢性疾病的发生提供重要科学依据。

(孙长颢)

附录一　常用食物一般营养成分表

（以每 100 g 可食部计）

食品名	可食部(%)	水分量(g)	能量(kcal)	蛋白质(g)	脂肪(g)	碳水化合物(g)	膳食纤维(g)	胆固醇(mg)	维生素A(μgRE)	胡萝卜素(μg)	视黄醇当量(μg)	维生素B_1(mg)	维生素B_2(mg)	烟酸(mg)	维生素C(mg)	维生素E(mg)	钙(Ca)(mg)	钾(K)(mg)	钠(Na)(mg)	镁(Mg)(mg)	铁(Fe)(mg)	锌(Zn)(mg)	硒(Se)(mg)	铜(Cu)(mg)	锰(Mn)(mg)
小麦[龙麦]	100	10	317	11.9	1.3	75.2	10.8					0.4	0.10	4		1.82	34	289	6.8	4	5.1	2.33	4.05	0.43	3.1
小麦粉(标准粉)	100	12.7	344	11.2	1.5	73.6	2.1					0.28	0.08	2		1.8	31	190	3.1	50	3.5	1.64	5.36	0.42	1.56
小麦粉(富强粉)	100	12.7	350	10.3	1.1	75.2	0.6					0.17	0.06	2		0.73	27	128	2.7	32	2.7	0.97	6.88	0.26	0.77
小麦胚粉	100	4.3	392	36.4	10.1	44.5	5.6					3.5	0.79	3.7		23.2	85	1 523	4.6	198	0.6	23.4	65.2	0.83	17.3
麸皮	100	14.5	220	15.8	4.0	61.4	31.3		20	120		0.3	0.30	12.5		4.47	206	862	12.2	382	9.9	5.98	7.12	2.03	10.85
挂面(均值)	100	12.3	346	10.3	0.6	75.6	0.7					0.19	0.04	2.5		1.04	17	129	184.5	49	3	0.94	11.77	0.39	0.92
挂面(富强粉)	100	12.7	347	9.6	0.6	76	0.3					0.2	0.04	2.4		0.88	21	122	110.6	48	3.2	0.74	11.13	0.4	0.68
挂面(精制龙须面)	100	11.9	347	11.2	0.5	74.7	0.2					0.18	0.03	2.5			26	109	292.8	48	2.3	0.87	14.28	0.33	0.81
面条(均值)	100	28.5	284	8.3	0.7	61.9	0.8					0.22	0.07	1.4		0.59	11	135	28	39	3.6	1.43	11.74	0.17	0.86
面条(富强粉,切面)	100	29.2	285	9.3	1.1	59.9	0.4					0.18	0.04	2.2			24	102	1.5	29	2	0.83	17.3	0.14	0.56
面条(富强粉,煮)	100	72.6	109	2.7	0.2	24.3	0.1						0.01	1.8			4	15	26.9	10	0.5	0.21	0.2	0.04	0.2
通心面[通心粉]	100	11.8	350	11.9	0.1	75.8	0.4					0.12	0.03	1			14	209	35	58	2.6	1.55	5.8	0.16	0.67
花卷	100	45.7	211	6.4	1	45.6	1.5						0.02	1.1			19	83	95	12	0.4		6.17	0.09	
馒头(均值)	100	43.9	221	7	1.1	47	1.3					0.04	0.05			0.65	38	138	165.1	30	1.8	0.71	8.45	0.1	0.78
馒头(富强粉)	100	47.3	208	6.2	1.2	44.2	1					0.02	0.02			0.09	58	146	165	20	1.7	0.4	7.2	0.05	0.29
油饼	100	24.8	399	7.9	22.9	42.4	2					0.11	0.05			13.7	46	106	572.5	13	2.3	0.97	10.6	0.27	0.71
油条	100	21.8	386	6.9	17.6	51	0.9					0.01	0.07	0.7		3.19	6	227	585.2	19	1	0.75	8.6	0.19	0.52
水面筋	100	63.5	141	23.5	0.1	12.3	0.9					0.1	0.07	1.1		0.65	76	69	15	26	4.2	1.76	1	0.19	0.86
油面筋	100	7.1	490	26.9	25.1	40.4	1.3					0.03	0.05	2.2		7.18	29	45	29.5	40	2.5	2.29	22.8	0.5	1.28
稻米(均值)	100	13.3	346	7.4	0.8	77.9	0.7					0.11	0.05	1.9		0.46	13	103	3.8	34	2.3	1.7	2.23	0.3	1.29
稻米(粳米,标一)	100	13.7	343	7.7	0.6	77.4	0.6					0.16	0.08	1.3		1.01	11	97	2.4	34	1.1	1.45	2.5	0.19	1.36
稻米(粳米,标二)	100	13.2	347	8	0.6	77.7	0.4					0.22	0.05	2.6		0.53	3	78	0.9	20	0.4	0.89	6.4	0.28	0.77

(续表)

食品名	可食部(%)	水分量(g)	能量(kcal)	蛋白质(g)	脂肪(g)	碳水化合物(g)	膳食纤维(g)	胆固醇(mg)	维生素A(μgRE)	胡萝卜素(μg)	视黄醇当量(μg)	维生素B_1(mg)	维生素B_2(mg)	烟酸(mg)	维生素C(mg)	维生素E(mg)	钙(Ca)(mg)	钾(K)(mg)	钠(Na)(mg)	镁(Mg)(mg)	铁(Fe)(mg)	锌(Zn)(mg)	硒(Se)(mg)	铜(Cu)(mg)	锰(Mn)(mg)
稻米(籼米,标一)	100	13	346	7.7	0.7	77.9	0.6					0.15	0.06	2.1		0.43	7	89	2.7	33	1.3	1.46	3.8	0.23	1
稻米(早籼)	64	10.2	359	9.9	2.2	76.2	1.4					0.14	0.05	5		0.25	13	214	1.6		5.1	2.73	1.84	0.25	2.73
稻米(晚籼,标一)	100	13.5	345	7.9	0.7	77.3	0.5					0.17	0.05	1.7		0.22	9	112	1.5	53	1.2	1.52	2.83	0.16	1.11
黑米	100	14.3	333	9.4	2.5	72.2	3.9					0.33	0.13	7.9		0.22	12	256	7.1	147	1.6	3.8	3.2	0.15	1.72
香大米	100	12.9	346	12.7	0.9	72.4	0.6						0.08	2.6		0.7	8	49	21.5	12	5.1	0.69	4.6	0.52	1.75
糯米[江米](均值)	100	12.6	348	7.3	1	78.3	0.8					0.11	0.04	2.3		1.29	26	137	1.5	49	1.4	1.54	2.71	0.25	1.54
紫红糯米[血糯米]	100	13.8	343	8.3	1.7	75.1	1.4					0.31	0.12	4.2		1.36	13	219	4	16	3.9	2.16	2.88	0.29	2.37
米饭(蒸)(均值)	100	70.9	116	2.6	0.3	25.9	0.3					0.02	0.03	1.9			7	30	2.5	15	1.3	0.92	0.4	0.06	0.58
粳米饭(蒸)	100	70.6	117	2.6	0.3	26.2	0.2						0.03	2			7	39	3.3	20	2.2	1.36	0.4	0.08	0.85
粳米粥	100	88.6	46	1.1	0.3	9.9	0.1						0.03	0.2			7	13	2.8	7	0.1	0.2	0.2	0.03	0.2
玉米(鲜)	46	71.3	106	4.0	1.2	22.8	2.9					0.16	0.11	1.8	16	0.46		238	1.1	32	1.1	0.9	1.63	0.09	0.22
玉米(黄,干)	100	13.2	335	8.7	3.8	73.0	6.4		17	100		0.21	0.13	2.5		3.89	14	300	3.3	96	2.4	1.7	3.52	0.25	0.48
玉米面(黄)	100	12.1	341	8.1	3.3	75.2	5.6		7	40		0.26	0.08	2.3		3.8	22	249	2.3	84	3.2	1.42	2.49	0.35	0.47
玉米笋(罐头)	100	93	6	1.1	0.2	4.9	4.9		7	40							6	36	170.9		0.1	0.33	0.8	0.02	0.12
大麦[元麦]	100	13.1	307	10.2	1.4	73.3	9.9					0.43	0.14	3.9		1.23	66	49		158	6.4	4.36	9.8	0.63	1.23
小米	100	11.6	358	9.0	3.1	75.1	1.6		17	100		0.33	0.10	1.5		3.63	41	284	4.3	107	5.1	1.87	4.74	0.54	0.89
薏米[薏仁米]	100	11.2	357	12.8	3.3	71.1	2					0.22	0.15	2		2.08	42	238	3.6	88	3.6	1.68	3.07	0.29	1.37
薏米面	100	10.9	342	11.3	2.4	73.5	4.8					0.07	0.14	2.4		4.89	42	163	2.3	50	7.4	1.39	3.06	0.26	1.51
马铃薯[土豆]	94	79.8	76	2.0	0.2	17.2	0.7		5	30		0.08	0.04	1.1	27	0.34	8	342	2.7	23	0.8	0.37	0.78	0.12	0.14
马铃薯粉	100	12	337	7.2	0.5	77.4	1.4		20	120		0.08	0.06	5.1		0.28	171	1 075	4.7	27	10.7	1.22	1.58	1.06	0.37
番薯(白心)	86	72.6	104	1.4	0.2	25.2	1		37	220		0.07	0.04	0.6	24	0.43	24	174	58.2	17	0.8	0.22	0.63	0.16	0.21
番薯[甘薯,山芋,红薯]	90	73.4	99	1.1	0.2	24.7	1.6		125	750		0.04	0.04	0.6	26	0.28	23	130	28.5	12	0.5	0.15	0.48	0.18	0.11
蚕豆淀粉	100	14.1	341	0.5		85.3	0.5					0.04					36	10	18.2	8	2.3	0.05	0.54	0.04	0.07
豌豆淀粉	100	13.6	341	0.6		85.0	0.3					0.01		0.1			4	93	3.4	4	1.7	0.22		0.03	0.29
玉米淀粉	100	13.5	345	1.2	0.1	85.0	0.1					0.03	0.04	1.1			18	8	6.3	6	4	0.09	0.7	0.07	0.05
团粉[芡粉]	100	12.6	346	1.5		85.8	0.8					0.01		0.2			34	16	13.3	14	3.6	0.18	0.37	0.06	0.08
藕粉	100	6.4	372	0.2		93.0	0.1						0.01	0.4			8	35	10.8	2	17.9	0.15	2.1	0.22	0.28
桂花藕粉	100	13.6	344	0.4	0.1	85.3							0.01	0.2			36	14	6.5	5	20.8	0.23	0.39	0.05	0.34
魔芋精粉[南星粉]	100	12.2	37	4.6	0.1	78.8	74.4						0.10	0.4			45	299	49.9	66	1.6	2.05	350	0.17	0.88
粉丝	100	15	335	0.8	0.2	83.7	1.1					0.03	0.02	0.4			31	18	9.3	11	6.4	0.27	3.39	0.05	0.15

（续表）

食品名	可食部(%)	水分量(g)	能量(kcal)	蛋白质(g)	脂肪(g)	碳水化合物(g)	膳食纤维(g)	胆固醇(mg)	维生素A(μgRE)	胡萝卜素(μg)	视黄醇当量(μg)	维生素B_1(mg)	维生素B_2(mg)	烟酸(mg)	维生素C(mg)	维生素E(mg)	钙(Ca)(mg)	钾(K)(mg)	钠(Na)(mg)	镁(Mg)(mg)	铁(Fe)(mg)	锌(Zn)(mg)	硒(Se)(mg)	铜(Cu)(mg)	锰(Mn)(mg)
豌豆粉丝	100	7.7	367	0.4		91.7	0.3					0.02					10	6	5	4	3.5	0.32		0.05	0.09
粉条	100	14.3	337	0.5	0.1	84.2	0.6					0.01		0.1			35	18	9.6	11	5.2	0.83	2.18	0.18	0.16
黄豆[大豆]	100	10.2	359	35	16	34.2	15.5		37	220		0.41	0.2	2.1		18.9	191	1 503	2.2	199	8.2	3.34	6.16	1.35	2.26
豆汁(生)	100	97.4	10	0.9	0.1	1.4	0.1					0.02	0.02	0.1		0.34	8	47	6.5	6	0.4	0.11	0.25	0.05	
酸豆奶	100	84.5	67	2.2	1.2	11.8						0.06		0.7		1.11	32	70	18.6	16	0.4	0.21	0.2	0.08	0.12
豆腐丝	100	58.4	201	21.5	10.5	6.2	1.1		5	30		0.04	0.12	0.5		9.76	204	74	20.6	127	9.1	2.04	1.39	0.29	1.71
豆腐丝(油)	100	38.2	300	24.2	17.1	14.5	2.2		3	20		0.02	0.09	1.8		17.8	152	208	769.4	93	5	2.98	6.1	0.27	1.37
豆腐皮	100	16.5	409	44.6	17.4	18.8	0.2					0.31	0.11	1.5		20.6	116	536	9.4	111	13.9	3.81	2.26	1.86	3.51
油豆腐	100	58.8	244	17	17.6	4.9	0.6		5	30		0.05	0.04	0.3		24.7	147	158	32.5	72	5.2	2.03	0.63	0.3	1.38
腐竹	100	7.9	459	44.6	21.7	22.3	1					0.13	0.07	0.8		27.8	77	553	26.5	71	16.5	3.69	6.65	1.31	2.55
千张[百页]	100	52	260	24.5	16	5.5	1		5	30		0.04	0.05	0.2		23.4	313	94	20.6	80	6.4	2.52	1.75	0.46	1.96
豆腐干(均值)	100	65.2	140	16.2	3.6	11.5	0.8					0.03	0.07	0.3			308	140	76.5	64	4.9	1.76	0.02	0.77	1.31
豆腐干(臭干)	100	77.9	99	10.2	4.6	4.5	0.4					0.02	0.11	0.1			720	136	33.8	40	4.2	0.98	3.34	0.31	0.85
豆腐干(卤干)	100	32.4	336	14.5	16.7	33.4	1.6					0.03	0.14	0.2			731	134	40.9	43	3.9	3.61		0.57	0.84
豆腐干(香干)	100	69.2	151	15.8	7.8	5.1	0.8		7	40		0.04	0.03	0.3		15.9	299	99	234.1	88	5.7	1.59	3.15	0.41	1.19
豆腐干(小香干)	100	61	174	17.9	9.1	5.4	0.4					0.03	0.07			7.39	1 019	141	372.3	87	23.3	2.55	23.6	0.38	1.61
豆腐干(熏干)	100	67.5	153	15.8	6.2	8.8	0.3		2	10		0.03	0.01	1		7.03	173	136	232.7	109	3.9	1.8	8.9	0.22	1.05
素大肠	100	63	153	18.1	3.6	13	1					0.02	0.02	0.1			445	179	144.7	56	3.8	4.03		1.06	1.14
素火腿	100	55	211	19.1	13.2	4.8	0.9					0.01	0.03	0.1		25.99	8	24	675.9	25	7.3	1.96	3.18	0.16	1.57
素鸡	100	64.3	192	16.5	12.5	4.2	0.9		10	60		0.02	0.03	0.4		17.8	319	42	373.8	61	5.3	1.74	6.73	0.27	1.12
素什锦	100	65.3	173	14	10.2	8.3	2					0.07	0.04	0.5		9.51	174	143	475.1	45	6	1.25	2.8	0.21	1.06
烤麸	100	68.6	121	20.4	0.3	9.3	0.2					0.04	0.05	1.2		0.42	30	25	230	38	2.7	1.19		0.25	0.73
绿豆	100	12.3	316	21.6	0.8	62	6.4		22	130		0.25	0.11	2		10.95	81	787	3.2	125	6.5	2.18	4.28	1.08	1.11
赤小豆[小豆、红小豆]	100	12.6	309	20.2	0.6	63.4	7.7		13	80		0.16	0.11	2		14.36	74	860	2.2	138	7.4	2.2	3.8	0.64	1.33
豆沙	100	39.2	243	5.5	1.9	52.7	1.7					0.03	0.05	0.3		4.37	42	139	23.5	2	8	0.32	0.89	0.13	0.33
红豆馅	100	35.9	240	4.8	3.6	55.1	7.9					0.04	0.05	1.7		9.17	2	226	3.3	13	1	0.89	0.71	0.13	0.25
蚕豆(带皮)	93	11.5	304	24.6	1.1	59.9	10.9		8	50		0.13	0.23	2.2		4.9	49	992	21.2	113	2.9	4.76	4.29	0.64	1
蚕豆(去皮)	100	11.3	342	25.4	1.6	58.9	2.5		50	300		0.2	0.20	2.5		6.68	54	801	2.2	94	2.5	3.32	4.83	1.17	0.96
蚕豆(烤)	100	4.3	372	27	2	63.8	2.2		18	110		0.22	0.12	4.8		5.16	229	1 083	10.9	138	5.3	3.04	4.9	1.34	1.15
蚕豆(炸)[开花]	100	10.5	446	26.7	20	40.4	0.5					0.16	0.12	7.7		5.15	207	742	547.9	69	3.6	2.83	2.1	0.94	0.18

（续表）

食品名	可食部(%)	水分量(g)	能量(kcal)	蛋白质(g)	脂肪(g)	碳水化合物(g)	膳食纤维(g)	胆固醇(mg)	维生素A(μgRE)	胡萝卜素(μg)	视黄醇当量(μg)	维生素B_1(mg)	维生素B_2(mg)	烟酸(mg)	维生素C(mg)	维生素E(mg)	钙(Ca)(mg)	钾(K)(mg)	钠(Na)(mg)	镁(Mg)(mg)	铁(Fe)(mg)	锌(Zn)(mg)	硒(Se)(mg)	铜(Cu)(mg)	锰(Mn)(mg)
扁豆	100	9.9	326	25.3	0.4	61.9	6.5		5	30		0.26	0.45	2.6		1.86	137	439	2.3	92	19.2	1.9	32	1.27	1.19
豇豆	100	10.9	322	19.3	1.2	65.6	7.1		10	60		0.16	0.08	1.9		8.61	40	737	6.8	36	7.1	3.04	5.74	2.1	1.07
豇豆(紫)	100	11.2	315	18.9	0.4	65.8	6.9		3	20		0.22	0.09	2.4		11.4	67	500	4	41	7.9	1.61	1.52	1.42	0.98
豌豆	100	10.4	313	20.3	1.1	65.8	10.4		42	250		0.49	0.14	2.4		8.47	97	823	9.7	118	4.9	2.35	1.69	0.47	1.15
木豆[扭豆、豆蓉]	100	10.7	340	19.8	4.5	58.8	3.7					0.66			0		231				12.5				
白萝卜[莱菔]	95	93.4	21	0.9	0.1	5	1		3	20		0.02	0.03	0.3	21	0.92	36	173	61.8	16	0.5	0.3	0.61	0.04	0.09
变萝卜[红皮萝卜]	94	91.6	27	1.2	0.1	6.4	1.2		3	20		0.03	0.04	0.6	24	1.8	45	167	68	22	0.6	0.29	1.07	0.04	0.1
刀豆	92	89	36	3.1	0.3	7	1.8		37	220		0.05	0.07	1	15	0.4	49	209	8.5	29	4.6	0.84	0.88	0.09	0.45
豆角	96	90	30	2.5	0.2	6.7	2.1		33	200		0.05	0.07	0.9	18	2.24	29	207	3.4	35	1.5	0.54	2.16	0.15	0.41
豆角(白)	97	89.7	30	2.2	0.2	7.4	2.6		97	580		0.06	0.04	0.9	39	2.38	26	192	9.5	28	0.8	0.6	1.6	0.1	0.78
荷兰豆	88	91.9	27	2.5	0.3	4.9	1.4		80	480		0.09	0.04	0.7	16	0.3	51	116	8.8	16	0.9	0.5	0.42	0.06	0.48
毛豆[青豆,菜用大豆]	53	69.6	123	13.1	5	10.5	4		22	130		0.15	0.06	1.4	27	2.44	135	478	3.9	70	3.5	1.73	2.48	0.54	1.2
四季豆[菜豆]	96	91.3	28	2	0.4	5.7	1.5		35	210		0.04	0.07	0.4	6	1.24	42	123	8.6	27	1.5	0.23	0.43	0.11	0.18
豇豆	97	90.3	29	2.9	0.3	5.9	2.3		42	250		0.07	0.09	1.4	19	4.39	27	112	2.2	31	0.5	0.54	0.74	0.14	0.37
豇豆(长)	98	90.8	29	2.7	0.2	5.8	1.8		20	120		0.07	0.07	0.8	18	0.65	42	145	4.6	43	1	0.94	1.4	0.11	0.39
发芽豆	83	66.1	128	12.4	0.7	19.4	1.3					0.3	0.17	2.3	4	2.8	41	179	3.9	1	5	0.72	0.73	0.32	0.37
黄(大)豆芽	100	88.8	44	4.5	1.6	4.5	1.5		5	30		0.04	0.07	0.6	8	0.8	21	160	7.2	21	0.9	0.54	0.96	0.14	0.34
绿豆芽	100	94.6	18	2.1	0.1	2.9	0.8		3	20		0.05	0.06	0.5	6	0.19	9	68	4.4	18	0.6	0.35	0.5	0.1	0.1
豌豆苗	86	89.6	34	4	0.8	4.6	1.9		445	2 667		0.05	0.11	1.1	67	2.46	40	222	18.5	21	4.2	0.77	1.09	0.2	0.76
茄子(均值)	93	93.4	21	1.1	0.2	4.9	1.3		8	50		0.02	0.04	0.6	5	1.13	24	142	5.4	13	0.5	0.23	0.48	0.1	0.13
茄子(圆)	95	91.2	28	1.6	0.2	6.7	1.7					0.03	0.03		1	0.88	5	112	3.2	17	1.8	0.29	0.48	0.11	0.1
茄子(紫皮,长)	96	93.1	19	1	0.1	5.4	1.9		30	180		0.03	0.03	0.6	7	0.2	55	136	6.4	15	0.4	0.16	0.57	0.07	0.14
番茄[西红柿]	97	94.4	19	0.9	0.2	4	0.5		92	550		0.03	0.03	0.6	19	0.57	10	163	5	9	0.4	0.13	0.15	0.06	0.08
奶柿子[西红柿]	100	95.6	13	0.6	0.1	3.2	0.8		88	530		0.05	0.02	1	8	1.31	15	163	8.3	9	0.4	0.14	0.12	0.45	0.06
辣椒(红,尖,干)	88	14.6	212	15	12	52.7	41.7					0.53	0.16	1.2		8.76	12	1 085	4	131	6	8.21		0.61	11.7
辣椒(红,小)	80	88.8	32	1.3	0.4	8.9	3.2		232	1 390		0.03	0.06	0.8	144	0.44	37	222	2.6	16	1.4	0.3	1.9	0.11	0.18
辣椒(青,尖)	84	91.9	23	1.4	0.3	5.8	2.1		57	340		0.03	0.04	0.5	62	0.88	15	209	2.2	15	0.7	0.22	0.62	0.11	0.14
甜椒[灯笼椒、柿子椒]	82	93	22	1	0.2	5.4	1.4		57	340		0.03	0.02	0.9	72	0.59	14	142	3.3	12	0.8	0.19	0.38	0.09	0.12
秋葵[黄秋葵、羊角豆]	88	86.2	37	2	0.1	11	3.9		52	310		0.05	0.09	1	4	1.03	45	95	3.9	29	0.1	0.23	0.51	0.07	0.28
白瓜	83	96.2	10	0.9		2.6	0.9					0.02	0.04	0.1	16	0.2	6	70	1	8	0.1	0.04	1.1	0.01	0.11

(续表)

食品名	可食部(%)	水分量(g)	能量(kcal)	蛋白质(g)	脂肪(g)	碳水化合物(g)	膳食纤维(g)	胆固醇(mg)	维生素A(μgRE)	胡萝卜素(μg)	视黄醇当量(μg)	维生素B_1(mg)	维生素B_2(mg)	烟酸(mg)	维生素C(mg)	维生素E(mg)	钙(Ca)(mg)	钾(K)(mg)	钠(Na)(mg)	镁(Mg)(mg)	铁(Fe)(mg)	锌(Zn)(mg)	硒(Se)(mg)	铜(Cu)(mg)	锰(Mn)(mg)
菜瓜[生瓜、白瓜]	88	95	18	0.6	0.2	3.9	0.4		3	20		0.02	0.01	0.2	12	0.03	20	136	1.6	15	0.5	0.1	0.63	0.03	0.03
冬瓜	80	96.6	11	0.4	0.2	2.6	0.7		13	80		0.01	0.01	0.3	18	0.08	19	78	1.8	8	0.2	0.07	0.22	0.07	0.03
佛手瓜[棒瓜菜、菜肴梨]	100	94.3	16	1.2	0.1	3.8	1.2		3	20		0.01	0.10	0.1	8		17	76	1	10	0.1	0.08	1.45	0.02	0.03
葫芦[长瓜、蒲瓜]	87	95.3	15	0.7	0.1	3.5	0.8		7	40		0.02	0.01	0.4	11		16	87	0.6	7	0.4	0.14	0.49	0.04	0.08
黄瓜[胡瓜]	92	95.8	15	0.8	0.2	2.9	0.5		15	90		0.02	0.03	0.2	9	0.49	24	102	4.9	15	0.5	0.18	0.38	0.05	0.06
节瓜[毛瓜]	92	95.6	12	0.6	0.1	3.4	1.2					0.02	0.05	0.4	39	0.27	4	40	0.2	7	0.1	0.08	0.26	0.02	0.1
金瓜	82	95.6	14	0.5	0.1	3.4	0.7		10	60		0.02	0.02	0.6	2	0.43	17	152	0.9	8	0.9	0.17	0.28	0.04	
苦瓜[凉瓜、癞瓜]	81	93.4	19	1	0.1	4.9	1.4		17	100		0.03	0.03	0.4	56	0.85	14	256	2.5	18	0.7	0.36	0.36	0.06	0.16
南瓜[倭瓜、番瓜]	85	93.5	22	0.7	0.1	5.3	0.8		148	890		0.03	0.04	0.4	8	0.36	16	145	0.8	8	0.4	0.14	0.46	0.03	0.08
蛇瓜[蛇豆、大豆角]	89	94.1	15	1.5	0.1	3.9	2		3	20		0.1	0.03	0.1	4		191	763	2.2	47	1.2	0.42	0.3	0.04	0.16
丝瓜	83	94.3	20	1	0.2	4.2	0.6		15	90		0.02	0.04	0.4	5	0.22	14	115	2.6	11	0.4	0.21	0.86	0.06	0.06
笋瓜[生瓜]	91	96.1	12	0.5		3.1	0.7		17	100		0.04	0.02		5	0.29	14	96		7	0.6	0.09		0.03	0.05
西葫芦	73	94.9	18	0.8	0.2	3.8	0.6		5	30		0.01	0.03	0.2	6	0.34	15	92	5	9	0.3	0.12	0.28	0.03	0.04
大蒜[蒜头]	85	66.6	126	4.5	0.2	27.6	1.1		5	30		0.04	0.06	0.6	7	1.07	39	302	19.6	21	1.2	0.88	3.09	0.22	0.29
蒜苗	82	88.9	37	2.1	0.4	8	1.8		47	280		0.11	0.08	0.5	35	0.81	29	226	5.1	18	1.4	0.46	1.24	0.05	0.17
蒜薹	90	81.8	61	2	0.1	15.4	2.5		80	480		0.04	0.07	0.2	1	1.04	19	161	3.8	28	4.2	1.04	2.17	0.03	0.32
大葱	82	91	30	1.7	0.3	6.5	1.3		10	60		0.03	0.05	0.5	17	0.3	29	144	4.8	19	0.7	0.4	0.67	0.08	0.28
大葱(红皮)	68	86.2	46	2.4	0.1	10.2	1.3		8	50		0.01	0.12	0.5	8		24	329	3.4	18		0.13	6.86	0.34	0.1
分葱[四季葱、菜葱]		91.7	33	2.2	0.7	5.1	0.7						0.18	0.6	24		85	226	7.7	21	0.9				
细香葱[香葱、四季葱]		90	37	2.5	0.3	7.2	1.1		77	460		0.04		0.5	14		54				2.2				
小葱	73	92.7	24	1.6	0.4	4.9	1.4		140	840		0.05	0.06	0.4	21	0.49	72	143	10.4	18	1.3	0.35	1.06	0.06	0.16
洋葱[葱头]	90	89.2	39	1.1	0.2	9	0.9		3	20		0.03	0.03	0.3	8	0.14	24	147	4.4	15	0.6	0.23	0.92	0.05	0.14
韭菜	90	91.8	26	2.4	0.4	4.6	1.4		235	1 410		0.02	0.08	0.8	24	0.96	42	247	8.1	25	1.6	0.43	1.38	0.08	0.43
韭芽[韭黄]	88	93.2	22	2.3	0.2	3.9	1.2		43	260		0.03	0.05	0.7	15	0.34	25	192	6.9	12	1.7	0.33	0.76	0.1	0.17
韭薹	85	89.4	33	2.2	0.1	7.8	1.9		80	480		0.04	0.07	0.2	1	0.96	11	121	1	22	4.2	1.34	2.28	0.05	0.18
大白菜(均值)	87	94.6	17	1.5	0.1	3.2	0.8		20	120		0.04	0.05	0.6	31	0.76	50		57.5	11	0.7	0.38	0.49	0.05	0.15
大白菜(白梗)[黄芽菜]	92	93.6	21	1.7	0.2	3.7	0.6		42	250		0.06	0.07	0.8	47	0.92	69	130	89.3	12	0.5	0.21	0.33	0.03	0.21
大白菜(青白口)	83	95.1	15	1.4	0.1	3	0.9		13	80		0.03	0.04	0.4	28	0.36	35	90	48.4	9	0.6	0.61	0.39	0.04	0.16
大白菜(小白口)	85	95.2	14	1.3	0.1	2.8	0.9		5	30		0.02	0.03	0.5	19	0.21	45	137	34.8	11	0.9	0.31	0.75	0.07	0.17
小白菜	81	94.5	15	1.5	0.3	2.7	1.1		280	1 680		0.02	0.09	0.7	28	0.7	90	178	73.5	18	1.9	0.51	1.17	0.08	0.27

（续表）

食品名	可食部(%)	水分量(g)	能量(kcal)	蛋白质(g)	脂肪(g)	碳水化合物(g)	膳食纤维(g)	胆固醇(mg)	维生素A(μgRE)	胡萝卜素(μg)	视黄醇当量(μg)	维生素B1(mg)	维生素B2(mg)	烟酸(mg)	维生素C(mg)	维生素E(mg)	钙(Ca)(mg)	钾(K)(mg)	钠(Na)(mg)	镁(Mg)(mg)	铁(Fe)(mg)	锌(Zn)(mg)	硒(Se)(mg)	铜(Cu)(mg)	锰(Mn)(mg)
白菜薹[菜薹、菜心]	84	91.3	25	2.8	0.5	4	1.7		160	960		0.05	0.08	1.2	44	0.52	96	236	26	19	2.8	0.87	6.68	0.18	0.41
乌菜[乌塌菜、塌棵菜]	89	91.8	25	2.6	0.4	4.2	1.4		168	1 010		0.06	0.11	1.1	45	1.16	186	154	115.5	24	3	0.7	0.5	0.13	0.36
油菜	87	92.9	23	1.8	0.5	3.8	1.1		103	620		0.04	0.11	0.7	36	0.88	108	210	55.8	22	1.2	0.33	0.79	0.06	0.23
结球甘蓝[圆白菜、卷心菜]	86	93.2	22	1.5	0.2	4.6	1		12	70		0.03	0.03	0.4	40	0.5	49	124	27.2	12	0.6	0.25	0.96	0.04	0.18
菜花[花椰菜]	82	92.4	24	2.1	0.2	4.6	1.2		5	30		0.03	0.08	0.6	61	0.43	23	200	31.6	18	1.1	0.38	0.73	0.05	0.17
西兰花[绿菜花]	83	90.3	33	4.1	0.6	4.3	1.6		1 202	7 210		0.09	0.13	0.9	51	0.91	67	17	18.8	17	1	0.78	0.7	0.03	0.24
芹菜(白茎)[旱芹、药芹]	66	94.2	14	0.8	0.1	3.9	1.4		10	60		0.01	0.08	0.4	12	2.21	48	154	73.8	10	0.8	0.46	0.47	0.09	0.17
芹菜茎	67	93.1	20	1.2	0.2	4.5	1.2		57	340		0.02	0.06	0.4	8	1.32	80	206	159	18	1.2	0.24	0.57	0.09	0.16
芹菜叶	100	89.4	31	2.6	0.6	5.9	2.2		488	2 930		0.08	0.15	0.9	22	2.5	40	137	83	58	0.6	1.14	2	0.99	0.54
生菜(牛俐)[油麦菜]	81	95.7	15	1.4	0.4	2.1	0.6		60	360			0.10	0.2	20		70	100	80	29	1.2	0.43	1.55	0.08	0.15
生菜(叶用莴苣)	94	95.8	13	1.3	0.3	2	0.7		298	1 790		0.03	0.06	0.4	13	1.02	34	170	32.8	18	0.9	0.27	1.15	0.03	0.13
甜菜叶	100	92.2	19	1.8	0.1	4	1.3	0	610			0.1	0.22	0.4	30		117	547	201	72	3.3	0.38		0.19	
香菜[芫荽]	81	90.5	31	1.8	0.4	6.2	1.2		193	1 160		0.04	0.14	2.2	48	0.8	101	272	48.5	33	2.9	0.45	0.53	0.21	0.28
苋菜(绿)	74	90.2	25	2.8	0.3	5	2.2		352	2 110		0.03	0.12	0.8	47	0.36	187	207	32.4	119	5.4	0.8	0.52	0.13	0.78
苋菜(紫)[红苋]	73	88.8	31	2.8	0.4	5.9	1.8		248	1 490		0.03	0.10	0.6	30	1.54	178	340	42.3	38	2.9	0.7	0.09	0.07	0.35
茼蒿[蓬蒿菜、艾菜]	82	93	21	1.9	0.3	3.9	1.2		252	1 510		0.04	0.08	0.6	18	0.92	73	220	161.3	20	2.5	0.35	0.6	0.06	0.28
荠菜[蓟菜、菱角菜]	88	90.6	27	2.9	0.4	4.7	1.7		432	2 590		0.04	0.15	0.6	43	1.01	294	280	31.6	37	5.4	0.68	0.51	0.29	0.65
莴笋[莴苣]	62	95.5	14	1	0.1	2.8	0.6		25	150		0.02	0.02	0.5	4	0.19	23	212	36.5	19	0.9	0.33	0.54	0.07	0.19
莴笋叶[莴苣叶]	89	94.2	18	1.4	0.2	3.6	1		147	880		0.06	0.10	0.4	13	0.58	34	148	39.1	19	1.5	0.51	0.78	0.09	0.26
蕹菜[空心菜、藤藤菜]	76	92.9	20	2.2	0.3	3.6	1.4		253	1 520		0.03	0.08	0.8	25	1.09	99	243	94.3	29	2.3	0.39	1.2	0.1	0.67
竹笋	63	92.8	19	2.6	0.2	3.6	1.8					0.08	0.08	0.6	5	0.05	9	389	0.4	1	0.5	0.33	0.04	0.09	1.14
白笋(干)	64	10	196	26	4	57.1	43.2		2	10			0.32	0.2			31	1 754	0.7	22	4.2	3.3	2.34	1.94	2.2
鞭笋[马鞭笋]	45	90.1	11	2.6		6.7	6.6					0.05	0.09	0.5	7		17	379	4.6	13	2.5	0.64	0.44	0.08	0.69
春笋	66	91.4	20	2.4	0.1	5.1	2.8		5	30		0.05	0.04	0.4	5		8	300	6	8	2.4	0.43	0.66	0.15	0.78
冬笋	39	88.1	40	4.1	0.1	6.5	0.8		13	80		0.08	0.08	0.6	1		22				0.1				
毛笋[毛竹笋]	67	93.1	21	2.2	0.2	3.8	1.3					0.04	0.05	0.3	9	0.15	16	318	5.2	8	0.9	0.47	0.38	0.07	0.35
百合	82	56.7	162	3.2	0.1	38.8	1.7					0.02	0.04	0.7	18		11	510	6.7	43	1	0.5	0.2	0.24	0.35
石刁柏[芦笋、龙须菜]	90	93	19	1.4	0.1	4.9	1.9		17	100		0.04	0.05	0.7	45		10	213	3.1	10	1.4	0.41	0.21	0.07	0.17
茨菇[乌芋、白地果]	89	73.6	94	4.6	0.2	19.9	1.4					0.14	0.07	1.6	4	2.16	14	707	39.1	24	2.2	0.99	0.92	0.22	0.39
菱角(老)[龙角]	57	73	98	4.5	0.1	21.4	1.7		2	10		0.19	0.06	1.5	13		7	437	5.8	49	0.6	0.62		0.18	0.38

(续表)

食品名	可食部(%)	水分量(g)	能量(kcal)	蛋白质(g)	脂肪(g)	碳水化合物(g)	膳食纤维(g)	胆固醇(mg)	维生素A(μgRE)	胡萝卜素(μg)	视黄醇当量(μg)	维生素B_1(mg)	维生素B_2(mg)	烟酸(mg)	维生素C(mg)	维生素E(mg)	钙(Ca)(mg)	钾(K)(mg)	钠(Na)(mg)	镁(Mg)(mg)	铁(Fe)(mg)	锌(Zn)(mg)	硒(Se)(mg)	铜(Cu)(mg)	锰(Mn)(mg)
莲藕[藕]	88	80.5	70	1.9	0.2	16.4	1.2		3	20		0.09	0.03	0.3	44	0.73	39	243	44.2	19	1.4	0.23	0.39	0.11	1.3
水芹菜	60	96.2	11	1.4	0.2	1.8	0.9		63	380		0.01	0.19	1	5	0.32	38	212	40.9	16	6.9	0.38	0.81	0.1	0.79
茭白[茭笋、茭粑]	74	92.2	23	1.2	0.2	5.9	1.9		5	30		0.02	0.03	0.5	5	0.99	4	209	5.8	8	0.4	0.33	0.45	0.06	0.49
荸荠[马蹄、地栗]	78	83.6	59	1.2	0.2	14.2	1.1		3	20		0.02	0.02	0.7	7	0.65	4	306	15.7	12	0.6	0.34	0.7	0.07	0.11
莼菜(瓶装)[花案菜]	100	94.5	20	1.4	0.1	3.8	0.5		55	330			0.01	0.1		0.9	42	2	7.9	3	2.4	0.67	0.67	0.04	0.26
芋[芋艿、毛芋]	84	78.6	79	2.2	0.2	18.1	1		27	160		0.06	0.05	0.7	6	0.45	36	378	33.1	23	1	0.49	1.45	0.37	0.3
姜[黄姜]	95	87	41	1.3	0.6	10.3	2.7		28	170		0.02	0.03	0.8	4		27	295	14.9	44	1.4	0.34	0.56	0.14	3.2
姜(干)	95	14.9	273	9.1	5.7	64	17.7						0.10				62	41	9.9		85	2.3	3.1	0.96	10.65
马齿苋[长寿菜,瓜子菜]		92	27	2.3	0.5	3.9	0.7		372	2 230		0.03	0.11	0.7	23		85				1.5				
马兰头[马兰、鸡儿肠]	100	91.4	25	2.4	0.4	4.6	1.6		340	2 040		0.06	0.13	0.8	26	0.72	67	285	15.2	14	2.4	0.87	0.75	0.13	0.44
香椿[香椿芽]	76	85.2	47	1.7	0.4	10.9	1.8		117	700		0.07	0.12	0.9	40	0.99	96	172	4.6	36	3.9	2.25	0.42	0.09	0.35
野菊		85	40	3.2	0.5	9	3.4										178								
金针菇[智力菇]	100	90.2	26	2.4	0.4	6	2.7		5	30		0.15	0.19	4.1	2	1.14		195	4.3	17	1.4	0.39	0.28	0.14	0.1
蘑菇(鲜蘑)	99	92.4	20	2.7	0.1	4.1	2.1		2	10		0.08	0.35	4	2	0.56	6	312	8.3	11	1.2	0.92	0.55	0.49	0.11
蘑菇(干)	100	13.7	252	21	4.6	52.7	21		273	1 640		0.1	1.10	30.7	5	6.18	127	1 225	23.3	94	51.3	6.29	39.2	1.05	1.53
木耳(干)[黑木耳]	100	15.5	205	12.1	1.5	65.6	29.9		17	100		0.17	0.44	2.5		11.3	247	757	48.5	152	97.4	3.18	3.72	0.32	8.86
木耳(水发)[黑木耳]	100	91.8	21	1.5	0.2	6	2.6		3	20		0.01	0.05	0.2	1	7.51	34	52	8.5	57	5.5	0.53	0.46	0.04	0.97
银耳(干)[白木耳]	96	14.6	200	10	1.4	67.3	30.4		8	50		0.05	0.25	5.3		1.26	36	1 588	82.1	54	4.1	3.03	2.95	0.08	0.17
珍珠白蘑(干)	100	12.1	212	18.3	0.7	56.3	23.3						0.02				24	284	4.4		89.8	3.55	78.5	1.03	4.79
海带[江白菜、昆布]	100	94.4	12	1.2	0.1	2.1	0.5					0.02	0.15	1.3		1.85	46	246	8.6	25	0.9	0.16	9.54		0.07
海带(干)[江白菜、昆布]	98	70.5	77	1.8	0.1	23.4	6.1		40	240		0.01	0.10	0.8		0.85	348	761	327.4	129	4.7	0.65	5.84	0.14	1.14
海带(浸)[江白菜、昆布]	100	94.1	14	1.1	0.1	3	0.9		52	310		0.02	0.10	0.9		0.08	241	222	107.6	61	3.3	0.66	4.9	0.03	1.47
琼脂[紫菜、胶洋粉]	100	21.1	311	1.1	0.2	76.3	0.1										100	11	3.3	70	7	6.25	2.1	0.3	1.4
紫菜(干)	100	12.7	207	26.7	1.1	44.1	21.6		228	1 370		0.27	1.02	7.3	2	1.82	264	1 796	710.5	105	54.9	2.47	7.22	1.68	4.32
苹果(均值)	76	85.9	52	0.2	0.2	13.5	1.2		3	20		0.06	0.02	0.2	4	2.12	4	119	1.6	4	0.6	0.19	0.12	0.06	0.03
红富士苹果	85	86.9	45	0.7	0.4	11.7	2.1		10	60		0.01			2	1.46	3	115	0.7	5	0.7		0.98	0.06	0.05
梨(均值)	82	85.8	44	0.4	0.2	13.3	3.1		6	33		0.03	0.06	0.3	6	1.34	9	92	2.1	8	0.5	0.46	1.14	0.62	0.07
京白梨	79	85.3	55	0.2	0.5	13.7	1.4					0.02	0.02	0.2	3	0.08	7	105	0.7	9	0.3	0.47	0.63	0.06	0.02
桃(均值)	86	86.4	48	0.9	0.1	12.2	1.3		3	20		0.01	0.03	0.7	7	1.54	6	166	5.7	7	0.8	0.34	0.24	0.05	0.07
黄桃	93	85.2	54	0.5	0.1	14	1.2		15	90			0.01	0.3	9	0.92							0.83		

（续表）

食品名	可食部(%)	水分量(g)	能量(kcal)	蛋白质(g)	脂肪(g)	碳水化合物(g)	膳食纤维(g)	胆固醇(mg)	维生素A(μgRE)	胡萝卜素(μg)	视黄醇当量(μg)	维生素B_1(mg)	维生素B_2(mg)	烟酸(mg)	维生素C(mg)	维生素E(mg)	钙(Ca)(mg)	钾(K)(mg)	钠(Na)(mg)	镁(Mg)(mg)	铁(Fe)(mg)	锌(Zn)(mg)	硒(Se)(mg)	铜(Cu)(mg)	锰(Mn)(mg)
金红桃	88	92.2	26	0.7	0.1	6.6	1						0.03	0.2	9										
李子	91	90	36	0.7	0.2	8.7	0.9		25	150		0.03	0.02	0.4	5	0.74	8	144	3.8	10	0.6	0.14	0.23	0.04	0.16
李子杏	92	89.9	35	1	0.1	8.6	1.1		13	80		0.03	0.01	0.5	16		3	103	1.5		0.2	0.23	0.09		
梅[青梅]	93	91.1	33	0.9	0.9	6.2	1										11				1.8				
杏	91	89.4	36	0.9	0.1	9.1	1.3		75	450		0.02	0.03	0.6	4	0.95	14	226	2.3	11	0.6	0.2	0.2	0.11	0.06
杏干	25	8.8	330	2.7	0.4	83.2	4.4		102	610			0.01	1.2			147	783	40.4	55	0.3	3.8	3.33	7.67	0.24
枣(鲜)	87	67.4	122	1.1	0.3	30.5	1.9		40	240		0.06	0.08	0.9	243	0.78	22	375	1.2	25	1.2	1.52	0.8	0.06	0.32
枣(干)	80	26.9	264	3.2	0.5	67.8	6.2		2	10		0.04	0.16	0.9	14	3.04	64	524	6.2	36	2.3	0.65	1.02	0.27	0.39
葡萄(均值)	86	88.7	43	0.5	0.2	10.3	0.4		8	50		0.04	0.02	0.2	25	0.7	5	104	1.3	8	0.4	0.18	0.2	0.09	0.06
葡萄干	100	11.6	341	2.5	0.4	83.4	1.6					0.09			5		52	995	19.1	45	9.1	0.18	2.74	0.48	0.39
石榴(均值)	57	79.1	63	1.4	0.2	18.7	4.8					0.05	0.03		9	4.91	9	231	0.9	16	0.3	0.19		0.14	0.17
柿	87	80.6	71	0.4	0.1	18.5	1.4		20	120		0.02	0.02	0.3	30	1.12	9	151	0.8	19	0.2	0.08	0.24	0.06	0.5
荷柿	98	81.7	57	0.6	0.2	17.1	3.8		73	440		0.03	0.04	0.3	11	2.95	9	109	1.1	8	0.2	0.18	0.12	0.04	0.04
柿饼	97	33.8	250	1.8	0.2	62.8	2.6		48	290		0.01		0.5		0.63	54	339	6.4	21	2.7	0.23	0.83	0.14	0.31
桑葚(均值)	100	82.8	49	1.7	0.4	13.8	4.1		5	30		0.02	0.06			9.87	37	32	2		0.4	0.26	5.65	0.07	0.28
中华猕猴桃[毛叶猕猴桃]	83	83.4	56	0.8	0.6	14.5	2.6		22	130		0.05	0.02	0.3	62	2.43	27	144	10	12	1.2	0.57	0.28	1.87	0.73
草莓[洋莓,凤阳草莓]	97	91.3	30	1	0.2	7.1	1.1		5	30		0.02	0.03	0.3	47	0.71	18	131	4.2	12	1.8	0.14	0.7	0.04	0.49
橙	74	87.4	47	0.8	0.2	11.1	0.6		27	160		0.05	0.04	0.3	33	0.56	20	159	1.2	14	0.4	0.14	0.31	0.03	0.05
柑橘(均值)	77	86.9	51	0.7	0.2	11.9	0.4		148	890		0.08	0.04	0.4	28	0.92	35	154	1.4	11	0.2	0.08	0.3	0.04	0.14
橘(福橘)	67	88.1	45	1	0.2	10.3	0.4		100	600		0.05	0.02	0.3	11		27	127	0.5	14	0.8	0.22	0.12	0.13	0.06
橘柑子[宽皮桂]	78	88.6	43	0.8	0.1	10.2	0.5		82	490		0.04	0.03	0.2	35	1.22	24	128	0.8	14	0.2	0.13	0.7	0.11	0.03
金橘[金枣]	89	84.7	55	1	0.2	13.7	1.4		62	370		0.04	0.03	0.3	35	1.58	56	144	3	20	1	0.21	0.62	0.07	0.25
橘(芦柑)	77	88.5	43	0.6	0.2	10.3	0.6		87	520		0.02	0.03	0.2	19		45	54		45	1.3	0.1	0.07	0.1	0.03
橘(蜜橘)	76	88.2	42	0.8	0.4	10.3	1.4		277	1 660		0.05	0.04	0.2	19	0.45	19	177	1.3	16	0.2	0.1	0.45	0.07	0.05
橘(早橘)	82	85.6	57	1.2	0.2	12.6	0.1		857	5 140		0.09	0.03	0.3	25	1.45	21	131	0.9	15	0.9	0.21	0.22	0.12	0.17
橘饼	100	5.4	364	0.6	0.4	92.9	3.5		43	260		0.03	0.19	0.6			125	4	485.9	17	0.8	0.21	1.47	0.06	
柚[文旦]	69	89	41	0.8	0.2	9.5	0.4		2	10			0.03	0.3	23		4	119	3	4	0.3	0.4	0.7	0.18	0.08
柠檬	66	91	35	1.1	1.2	6.2	1.3					0.05	0.02	0.6	22	1.14	101	209	1.1	37	0.8	0.65	0.5	0.14	0.05
芭蕉[甘蕉、板蕉]	68	68.9	109	1.2	0.1	28.9	3.1					0.02	0.02	0.6			6	330	1.3	29	0.3	0.16	0.81	0.1	0.78
菠萝[凤梨、地菠萝]	68	88.4	41	0.5	0.1	10.8	1.3		3	20		0.04	0.02	0.2	18		12	113	0.8	8	0.6	0.14	0.24	0.07	1.04

（续表）

食品名	可食部(%)	水分量(g)	能量(kcal)	蛋白质(g)	脂肪(g)	碳水化合物(g)	膳食纤维(g)	胆固醇(mg)	维生素A(μgRE)	胡萝卜素(μg)	视黄醇当量(μg)	维生素B_1(mg)	维生素B_2(mg)	烟酸(mg)	维生素C(mg)	维生素E(mg)	钙(Ca)(mg)	钾(K)(mg)	钠(Na)(mg)	镁(Mg)(mg)	铁(Fe)(mg)	锌(Zn)(mg)	硒(Se)(mg)	铜(Cu)(mg)	锰(Mn)(mg)
菠萝蜜[木菠萝]	43	73.2	103	0.2	0.3	25.7	0.8		3	18		0.06	0.05	0.7	9	0.52	9	330	11.4	24	0.5	0.12	4.17	0.12	0.18
刺梨[茨梨、木梨子]	100	81	55	0.7	0.1	16.9	4.1		483	2 900		0.05	0.03	0	2 585		68				2.9				
番石榴[鸡矢果、番桃]	97	83.9	41	1.1	0.4	14.2	5.9					0.02	0.05	0.3	68		13	235	3.3	10	0.2	0.21	1.62	0.08	0.11
龙眼	50	81.4	71	1.2	0.1	16.6	0.4		3	20		0.01	0.14	1.3	43		6	248	3.9	10	0.2	0.4	0.83	0.1	0.07
龙眼(桂圆)(干)	37	26.9	273	5	0.2	64.8	2						0.39	1.3	12		38	1 348	3.3	81	0.7	0.55	12.4	1.28	0.3
龙眼肉	100	17.7	313	4.6	1	73.5	2					0.04	1.03	8.9	27		39	129	7.3	55	3.9	0.65	3.28	0.65	0.43
黄皮果	59	87.6	31	1.6	0.2	9.9	4.3					0.13	0.06		35			226	6.5	16	0.4	0.32	0.64	0.04	0.6
荔枝	73	81.9	70	0.9	0.2	16.6	0.5		2	10		0.1	0.04	1.1	41		2	151	1.7	12	0.4	0.17	0.14	0.16	0.09
芒果[抹猛果、望果]	60	90.6	32	0.6	0.2	8.3	1.3		150	897		0.01	0.04	0.3	23	1.21		138	2.8	14	0.2	0.09	1.44	0.06	0.2
木瓜[番木瓜]	86	92.2	27	0.4	0.1	7	0.8		145	870		0.01	0.02	0.3	43	0.3	17	18	28	9	0.2	0.25	1.8	0.03	0.05
人参果	88	77.1	80	0.6	0.7	21.2	3.5		8	50			0.25	0.3	12		13	100	7.1	11	0.2	0.09	1.86	0.04	0.13
香蕉[甘蕉]	59	75.8	91	1.4	0.2	22	1.2		10	60		0.02	0.04	0.7	8	0.24	7	256	0.8	43	0.4	0.18	0.87	0.14	0.65
杨梅[树梅、山杨梅]	82	92	28	0.8	0.2	6.7	1		7	40		0.01	0.05	0.3	9	0.81	14	149	0.7	10	1	0.14	0.31	0.02	0.72
桃(杨桃)	88	91.4	29	0.6	0.2	7.4	1.2		3	20		0.02	0.03	0.7	7		4	128	1.4	10	0.4	0.39	0.83	0.04	0.36
椰子	33	51.8	231	4	12.1	31.3	4.7					0.01	0.01	0.5	6		2	475	55.6	65	1.8	0.92		0.19	0.06
枇杷	62	89.3	39	0.8	0.2	9.3	0.8					0.01	0.03	0.3	8	0.24	17	122	4	10	1.1	0.21	0.72	0.06	0.34
橄榄(白榄)	80	83.1	49	0.8	0.2	15.1	4		22	130		0.01	0.01	0.7	3		49	23		10	0.2	0.25	0.35		0.48
白金瓜	70	93	24	0.4		6.2	0.5		17	100		0.05	0.08	0.7	17		12	182	1.6	10	0.4	0.26	0.37	0.08	
白兰瓜	55	93.2	21	0.6	0.1	5.3	0.8		7	40		0.02	0.03	0.6	14		24				0.9				
哈蜜瓜	71	91	34	0.5	0.1	7.9	0.2		153	920			0.01		12		4	190	26.7	19		0.13	1.1	0.01	0.01
甜瓜[香瓜]	78	92.9	26	0.4	0.1	6.2	0.4		5	30		0.02	0.03	0.3	15	0.47	14	139	8.8	11	0.7	0.09	0.4	0.04	0.04
西瓜(均值)	56	93.3	25	0.6	0.1	5.8	0.3		75	450		0.02	0.03	0.2	6	0.1	8	87	3.2	8	0.3	0.1	0.17	0.05	0.05
白果(干)[银杏]	67	9.9	355	13.2	1.3	72.6							0.10			24.7	54	17	17.5		0.2	0.69	14.5	0.45	2.03
菠萝蜜子	97	57	160	4.9	0.3	36.7	2.3					0.31	0.16	0.9	16	0.12	18	400	11.5	27	1.6	0.54	10.5	0.27	0.3
核桃(鲜)	43	49.8	328	12.8	29.9	6.1	4.3					0.07	0.14	1.4	10	41.17									
核桃(干)[胡桃]	43	5.2	627	14.9	58.8	19.1	9.5		5	30		0.15	0.14	0.9	1	43.21	56	385	6.4	131	2.7	2.17	4.62	1.17	3.44
山核桃(干)	24	2.2	601	18	50.4	26.2	7.4		5	30		0.16	0.09	0.5		65.55	57	237	250.7	306	6.8	6.42	0.87	2.14	8.16
山核桃(熟)[小核桃]	30	2.2	596	7.9	50.8	34.6	7.8					0.02	0.09	1		14.08	133	241	430.3	5	5.4	12.59		0.45	0.15
栗子(鲜)[板栗]	80	52	185	4.2	0.7	42.2	1.7		32	190		0.14	0.17	0.8	24	4.56	17	442	13.9	50	1.1	0.57	1.13	0.4	1.53
栗子(干)	73	13.4	345	5.3	1.7	78.4	1.2		5	30		0.08	0.15	0.8	25	11.45			8.5	56	1.2	1.32		1.34	1.14

（续表）

食品名	可食部(%)	水分量(g)	能量(kcal)	蛋白质(g)	脂肪(g)	碳水化合物(g)	膳食纤维(g)	胆固醇(mg)	维生素A(μgRE)	胡萝卜素(μg)	视黄醇当量(μg)	维生素B_1(mg)	维生素B_2(mg)	烟酸(mg)	维生素C(mg)	维生素E(mg)	钙(Ca)(mg)	钾(K)(mg)	钠(Na)(mg)	镁(Mg)(mg)	铁(Fe)(mg)	锌(Zn)(mg)	硒(Se)(mg)	铜(Cu)(mg)	锰(Mn)(mg)
栗子(熟)[板栗]	78	46.6	212	4.8	1.5	46	1.2		40	240		0.19	0.13	1.2	36		15				1.7				
松子(生)	32	3	640	12.6	62.6	19	12.4		7	40		0.41	0.09	3.8		34.48	3	184		567	5.9	9.02	0.63	2.68	10.35
松子(炒)	31	3.6	619	14.1	58.5	21.4	12.4		5	30			0.11	3.8		25.2	161	612	3	186	5.2	5.49	0.62	1.21	7.4
松子仁	100	0.8	698	13.4	70.6	12.2	10		2	10		0.19	0.25	4		32.79	78	502	10.1	116	4.3	4.61	0.74	0.95	6.01
杏仁	100	5.6	562	22.5	45.4	23.9	8					0.08	0.56		26	18.53	97	106	8.3	178	2.2	4.3	15.7	0.8	0.77
杏仁(大)	100	6.2	503	19.9	42.9	27.8	18.5					0.02	1.82		26		49	169			1.2	4.06	27.1	0.67	0.72
杏仁(炒)	91	2.1	600	25.7	51	18.7	9.1		17	100		0.15	0.71	2.5			141				3.9				
杏仁(原味全部)	100	5.3	578	21.3	50.6	19.7	11.8					0.24	0.81	3.9			248	728	1	275	4.3	3.36	4.4	1.11	2.54
杏仁(漂白后)	100	4.5	581	21.9	50.6	19.9	10.4					0.2	0.56	3.7			216	687	28	275	3.7	3.12	4.4	1.17	2.24
杏仁(过油炸干)	100	2.8	607	21.2	55.2	17.7	10.5					0.09	0.78	3.7			291	699	1	274	3.7	3.07	4.4	0.96	2.46
杏仁(烤干,不加盐)	100	2.6	597	22.1	52.8	19.3	11.8					0.07	0.86	3.9			266	746	1	286	4.5	3.54	4.4	1.17	2.62
杏仁(烤干,加盐)	100	2.6	597	22.1	52.8	19.3	11.8					0.07	0.86	3.9			266	746	339	286	4.5	3.54	4.4	1.17	2.62
橡实[橡子,青冈子]	70	42.3	231	4	2	50.5	1.3					0.03			7		112				5.8				
腰果	100	2.4	552	17.3	36.7	41.6	3.6		8	49		0.27	0.13	1.3		3.17	26	503	251.3	153	4.8	4.3	34	1.43	1.8
榛子(干)	27	7.4	542	20	44.8	24.3	9.6		8	50		0.62	0.14	2.5		36.43	104	1 244	4.7	420	6.4	5.83	0.78	3.03	14.94
榛子(炒)	21	2.3	594	30.5	50.3	13.1	8.2		12	70		0.21	0.22	9.8		25.2	815	686	153	502	5.1	3.75	2.4	2	18.47
花生(鲜)[落花生]	53	48.3	298	12	25.4	13	7.7		2	10			0.04	14.1	14	2.93	8	390	3.7	110	3.4	1.79	4.5	0.68	0.65
花生(炒)	71	4.1	589	21.7	48	23.8	6.3		10	60		0.13	0.12	18.9		12.94	47	563	34.8	171	1.5	2.03	3.9	0.68	1.44
花生仁(生)	100	6.9	563	24.8	44.3	21.7	5.5		5	30		0.72	0.13	17.9	2	18.09	39	587	3.6	178	2.1	2.5	3.94	0.95	1.25
花生仁(炒)	100	1.8	581	23.9	44.4	25.7	4.3					0.12	0.10	18.9		14.97	284	674	445.1	176	6.9	2.82	7.1	0.89	1.9
葵花子(生)	50	2.4	597	23.9	49.9	19.1	6.1		5	30		0.36	0.20	4.8		34.53	72	562	5.5	264	5.7	6.03	1.21	2.51	1.95
葵花子(炒)	52	2	616	22.6	52.8	17.3	4.8		5	30		0.43	0.26	4.8		26.46	72	491	1 322	267	6.1	5.91	2	1.95	1.98
葵花子仁	100	7.8	606	19.1	53.4	16.7	4.5					1.89	0.16	4.5		79.09	115	547	5	287	2.9	0.5	5.78	0.56	1.07
莲子(干)	100	9.5	344	17.2	2	67.2	3					0.16	0.08	4.2	5	2.71	97	846	5.1	242	3.6	2.78	3.36	1.33	8.23
南瓜子(炒)[白瓜子]	68	4.1	574	36	46.1	7.9	4.1					0.08	0.16	3.3		27.28	37	672	15.8	376	6.5	7.12	27	1.44	3.85
南瓜子仁	100	9.2	566	33.2	48.1	4.9	4.9					0.23	0.09	1.8		13.75	16	102	20.6	2	1.5	2.57	2.78	1.11	0.64
西瓜子(炒)	43	4.3	573	32.7	44.8	14.2	4.5					0.04	0.08	3.4		1.23	28	612	187.7	448	8.2	6.76	23.4	1.82	1.82
芝麻籽(白)	100	5.3	517	18.4	39.6	31.5	9.8					0.36	0.26	3.8		38.28	620	266	32.2	202	14.1	4.21	4.06	1.41	1.17
芝麻籽(黑)	100	5.7	531	19.1	46.1	24	14					0.66	0.25	5.9		50.4	780	358	8.3	290	22.7	6.13	4.7	1.77	17.85
猪肉(肥、瘦)(均值)	100	46.8	395	13.2	37	2.4		80	18		18	0.22	0.16	3.5		0.35	6	204	59.4	16	1.6	2.06	12	0.06	0.03

（续表）

食品名	可食部(%)	水分量(g)	能量(kcal)	蛋白质(g)	脂肪(g)	碳水化合物(g)	膳食纤维(g)	胆固醇(mg)	维生素A(μgRE)	胡萝卜素(μg)	视黄醇当量(μg)	维生素B_1(mg)	维生素B_2(mg)	烟酸(mg)	维生素C(mg)	维生素E(mg)	钙(Ca)(mg)	钾(K)(mg)	钠(Na)(mg)	镁(Mg)(mg)	铁(Fe)(mg)	锌(Zn)(mg)	硒(Se)(mg)	铜(Cu)(mg)	锰(Mn)(mg)
猪肉(肥)	100	8.8	807	2.4	88.6	0		109	29		29	0.08	0.05	0.9		0.24	3	23	19.5	2	1	0.69	7.78	0.05	0.03
猪肉(后臀尖)	97	54	336	14.6	30.8	0		87	16		16	0.26	0.11	2.8		0.95	5	178	57.5	12	1	0.84	2.94	0.13	
猪肉(后肘)	73	57.6	320	17	28	0		79	8		8	0.37	0.18	2.6		0.48	6	188	76.8	12	1	1.77	6.87	0.19	0.01
猪肉(肋条肉)	96	31.1	568	9.3	59	0		109	10		10	0.09	0.04	2.4		0.05	6	214	80	17	1	1.61	3.7	0.05	0.02
猪肉(里脊)	100	70.3	155	20.2	7.9	0.7		55	5		5	0.47	0.12	5.2		0.59	6	317	43.2	28	1.5	2.3	5.25	0.16	0.03
猪肉(奶脯)[软五花夹心]	85	56.8	349	7.7	35.3	0		98	39		39	0.14	0.06	2		0.49	5	53	36.7	5	0.8	0.73	2.22	0.13	
猪肉(奶面)[硬五花排骨]	79	53	339	13.6	30.6	2.2		77	10		10	0.36	0.15	3.1		0.2	6	168	52	15	1.3	2.2	6.05	0.12	0.01
猪肉(前肘)	77	56.2	287	17.3	22.9	2.9		79	16		16	0.28	0.13	3.4		0.58	5	137	122.3	16	3.5	2.07	32.5	0.22	
猪肉(瘦)	100	71	143	20.3	6.2	1.5		81	44		44	0.54	0.1	5.3		0.34	6	305	57.5	25	3	2.99	9.5	0.11	0.03
猪肉(腿)	100	67.6	190	17.9	12.8	0.8		79	3		3	0.53	0.24	4.9		0.3	6	295	63	25	0.9	2.18	13.4	0.14	0.04
猪大肠	100	73.6	196	6.9	18.7	0		137	7		7	0.06	0.11	1.9		0.5	10	44	116.3	8	1	0.98	17	0.06	0.07
猪大排	68	58.8	264	18.3	20.4	1.7		165	12		12	0.8	0.15	5.3		0.11	8	274	44.5	17	0.8	1.72	10.3	0.12	0.05
猪蹄	60	58.2	260	22.6	18.8	0		192	3		3	0.05	0.1	1.5		0.01	33	54	101	5	1.1	1.14	5.85	0.09	0.01
猪蹄筋	100	62.4	156	35.3	1.4	0.5		79				0.01	0.09	2.9		0.1	15	46	178	4	2.2	2.3	10.3	0.04	0.02
猪头皮	100	30.6	499	11.8	44.6	12.7		304				0.1	0.05			0.15	13	62	72.4	56	1.7	1.18		0.08	1.25
猪小排	72	58.1	278	16.7	23.1	0.7		146	5		5	0.3	0.16	4.5		0.11	14	230	62.6	14	1.4	3.36	11.1	0.17	0.02
猪肚	96	78.2	110	15.2	5.1	0.7		165	3		3	0.07	0.16	3.7		0.32	11	171	75.1	12	2.4	1.92	12.8	0.1	0.12
猪肺	97	83.1	84	12.2	3.9	0.1		290	10		10	0.04	0.18	1.8		0.45	6	210	81.4	10	5.3	1.21	10.8	0.08	0.04
猪肝	99	70.7	129	19.3	3.5	5		288	4 972		4 972	0.21	2.08	15	20	0.86	6	235	68.6	24	22.6	5.78	19.2	0.65	0.26
猪脑	100	78	131	10.8	9.8	0		2 571				0.11	0.19	2.8		0.96	30	259	130.7	10	1.9	0.99	12.7	0.32	0.03
猪舌[猪口条]	94	63.7	233	15.7	18.1	1.7		158	15		15	0.13	0.3	4.6		0.73	13	216	79.4	14	2.8	2.12	11.7	0.18	0.04
猪肾(腰子)	92	75	137	16	8.1	0			46		46	0.29	0.69	6	7	0.33	2	194	124.8	16	4.6	1.98	157	0.47	0.11
猪小肠	100	85.4	65	10	2	1.7		183	6		6	0.12	0.1	3.1		0.13	7	142	204.8	16	2	2.77	7.22	0.12	0.13
猪心	97	76	119	16.6	5.3	1.1		151	13		13	0.19	0.48	6.8	4	0.74	12	260	71.2	17	4.3	1.9	14.9	0.37	0.05
猪血	100	85.8	55	12.2	0.3	0.9		51				0.03	0.04	0.3		0.2	4	56	56	5	8.7	0.28	7.94	0.1	0.03
叉烧肉	100	49.2	279	23.8	16.9	7.9		68	16		16	0.66	0.23	7		0.68	8	430	818.8	28	2.6	2.42	8.41	0.1	0.2
宫爆肉丁(罐头)	100	44.5	353	17.7	27.6	8.4		62	31		31	0.37	0.11	10.4		1.51	47	113	471.9	9	2	3.46	3.4	0.23	0.28
酱汁肉	96	24	549	15.5	50.4	8.4		92	4		4	0.07	0.14	2.5		0.49	9	110	257.4	2	1.5	2.89		0.39	0.1
腊肉(培根)	100	63.1	181	22.3	9	2.6		46				0.9	0.11	4.5		0.11	2	294	51.2	3	2.4	2.26	5.5	0.03	0.05
腊肉(生)	100	31.1	498	11.8	48.8	2.9		123	96		96					6.23	22	416	763.9	35	7.5	3.49	23.5	0.08	0.05

（续表）

食品名	可食部(%)	水分量(g)	能量(kcal)	蛋白质(g)	脂肪(g)	碳水化合物(g)	膳食纤维(g)	胆固醇(mg)	维生素A(μgRE)	胡萝卜素(μg)	视黄醇当量(μg)	维生素B_1(mg)	维生素B_2(mg)	烟酸(mg)	维生素C(mg)	维生素E(mg)	钙(Ca)(mg)	钾(K)(mg)	钠(Na)(mg)	镁(Mg)(mg)	铁(Fe)(mg)	锌(Zn)(mg)	硒(Se)(mg)	铜(Cu)(mg)	锰(Mn)(mg)
卤猪杂	100	57.5	186	24.6	4.8	11		208				0.01	0.1	2.2			14	121	881.4	12	3	2.16	5.15	0.13	
午餐肉	100	59.9	229	9.4	15.9	12		56				0.24	0.05	11.1			57	146	981.9	18	0.8	1.39	4.3	0.08	0.06
咸肉	100	40.4	390	16.5	36	0		72	20		20	0.77	0.21	3.5		0.1	10	387	195.6	30	2.6	2.04	13	0.11	0.08
珍珠里脊丝(罐头)	100	63.6	225	6.7	17.3	10.5		120				0.09	0.04	5.4		0.67	34	136	572.3	14	1.4	1.11	3.4	0.06	0.18
猪肝(卤煮)	100	56.4	203	26.4	8.3	5.6		469	4 200		4 200	0.36	0.42			0.14	68	188	674.7	12	2	0.35	28.7	0.39	0.27
猪肉(清蒸)	100	66.9	198	18.4	13.8	0		62				0.09	0.07	2.8			4	134	210.6	9	3.4	3.18	10.6	0.15	
猪蹄(熟)	43	55.8	260	23.6	17	3.2		86				0.13	0.04	2.8			32	18	363.2	3	2.4	0.78	4.2	0.08	
猪肘棒(熟)	72	49.5	314	21.3	24.5	2.1		108				0.04	0.09	3.8			55	106	753.9	6	1.6	2.66	11.1	0.12	0.07
猪肉松(均值)	100	9.4	396	23.4	11.5	49.7		111	44		44	0.04	0.13	3.3		10	41	313	469	55	6.4	4.28	8.77	0.13	0.6
福建式肉松	100	3.6	493	25.1	26	39.7		111				0.03	0.19	2.7		0.78	3	264	1 420	3	7.7	2.89	13.4	0.64	0.33
太仓肉松	100	24.4	316	38.6	8.3	21.6		111				0.05	0.16	2.9		0.41	53	300	1 880	42	8.2	7.35	15.8	0.41	0.43
大腊肠	100	54.9	267	12.9	20.1	8.6		69				0.67	0.07	10			24	159	1 099	7	1.5	1.41	4.6	0.1	
大肉肠	100	57	273	12	22.9	4.6		72				0.24	0.06	7.4			67	233	1 370	27	3.1	2.55	5.1	0.11	0.07
儿童肠	100	49.8	290	13.1	19.6	15.3		61				0.26	0.09	3		1.11	12	218		18	3.2	2.41	16.7	0.02	0.05
广东香肠	100	33.5	433	18	37.3	6.4		94				0.42	0.07	5.7			5	356	1 478	24	2.8	2.62	7.02	0.07	0.04
火腿肠	100	57.4	212	14	10.4	15.6		57	5		5	0.26	0.43	2.3		0.71	9	217	771.2	22	4.5	3.22	9.2	0.36	0.14
腊肠	100	8.4	584	22	48.3	15.3		88				0.04	0.12	3.8			24	100	1 420	13	3.2	2.48	8.77	0.07	0.16
蒜肠	100	52.5	309	7.5	25.4	12.7		51	5		5	0.06	0.15	1		0.27	13	92	561.5	9	1.9	1.8	3.5	0.04	0.18
香肠	100	19.2	508	24.1	40.7	11.2		82				0.48	0.11	4.4		1.05	14	453	2 309	52	5.8	7.61	8.77	0.31	0.36
香肠(罐头)	100	60.7	290	7.9	28.1	1.3						0.23	0.18	1.9		0.85	6	70	874.3	8	0.6	1.03	2.14	0.05	
小红肠	100	56.2	280	11.8	23.2	6		72	158		158	0.27	0.14	2.6		0.17	10	183	682.2	14	2.2	2.11	4.94	0.12	0.1
小泥肠	100	56.4	295	11.3	26.3	3.2		59				0.16	0.07	13.4			20	132	648.2	5	1.1	1.24	7.1	0.09	0.07
午餐肠	100	52.4	261	2.9	16.6	24.9		47	65		65	0.1	0.71	0.4		0.18	2	102	552.8	26	4.7	2.24	5.6	0.25	0.16
午餐肚	100	50.5	181	9.3	0.5	34.7			4		4	0.01	0.31	0.1		0.32	36	57	294.4	23	4.7	2.36	3	0.5	0.15
方腿	100	73.9	117	16.2	5	1.9		45				0.5	0.2	17.4		0.15	1	222	424.5	2	3	2.63	7.2	0.05	0.01
火腿	100	47.9	330	16	27.4	4.9		120	46		46	0.28	0.09	8.6		0.8	3	220	1 087	20	2.2	2.16	2.95	0.08	0.04
金华火腿	100	48.7	318	16.4	28	0.1		98	20		20	0.51	0.18	4.8		0.18	9	389	233.4	23	2.1	2.26	13	0.1	0.05
圆腿	100	70.9	139	18.4	6.5	1.6		54	1		1	0.61	0.13	20.4		0.19	3	247	373.4	2	1.4	2.01	8.4	0.16	0.07
牛肉(肥瘦)(均值)	99	72.8	125	19.9	4.2	2		84	7		7	0.04	0.14	5.6		0.65	23	216	84.2	20	3.3	4.73	6.45	0.18	0.04
牛肉(腑肋)	100	75.1	123	18.6	5.4	0		71	7		7	0.06	0.13	3.1		0.37	19	217	66.6	14	2.7	4.05	2.35	0.07	0.06

（续表）

食品名	可食部(%)	水分量(g)	能量(kcal)	蛋白质(g)	脂肪(g)	碳水化合物(g)	膳食纤维(g)	胆固醇(mg)	维生素A(μgRE)	胡萝卜素(μg)	视黄醇当量(μg)	维生素B_1(mg)	维生素B_2(mg)	烟酸(mg)	维生素C(mg)	维生素E(mg)	钙(Ca)(mg)	钾(K)(mg)	钠(Na)(mg)	镁(Mg)(mg)	铁(Fe)(mg)	锌(Zn)(mg)	硒(Se)(mg)	铜(Cu)(mg)	锰(Mn)(mg)
牛肉(后腿)	100	74.9	106	20.9	2	1.1		74	3		3	0.04	0.14	6.1		0.97	5	197	45.4	21	3.3	4.07	4.96	0.11	0.02
牛肉(后腱)	94	75.6	98	20.1	1	2.2		54	3		3	0.03	0.15	4.8		0.78	5	182	85.3	20	4.2	3.93	3.82	0.1	0.04
牛肉(里脊)	100	73.2	107	22.2	0.9	2.4		63	4		4	0.05	0.15	7.2		0.8	3	140	75.1	29	4.4	6.92	2.76	0.11	
牛肉(前腿)	100	74.9	105	19.2	1.8	2.9		71	3		3	0.04	0.16	4.9		0.67	5	176	69.9	20	2.8	4.5	3.51	0.11	0.05
牛肉(前腱)	95	72.2	113	20.3	1.3	5.1		80	2		2	0.04	0.18	5		0.38	5	182	83.1	22	3.2	7.61	4.97	0.11	
牛肉(瘦)	100	75.2	106	20.2	2.3	1.2		58	6		6	0.07	0.13	6.3		0.35	9	284	53.6	21	2.8	3.71	10.6	0.16	0.04
牛蹄筋	100	62	151	34.1	0.5	2.6						0.07	0.13	0.7			5	23	153.6	10	3.2	0.81	1.7		
牛蹄筋(泡发)	100	93.6	25	6		0.2		10	5		5			0			6	1	81	3	2.3	0.73	5.1	0.19	
牛大肠	100	85.9	66	11	2.3	0.4		124				0.03	0.08	1.2			12	55	28		2	1.05	10.9	0.03	
牛肉干	100	9.3	550	45.6	40	1.9		120				0.06	0.26	15.2			43	510	412.4	107	15.6	7.26	9.8	0.29	0.19
牛肉松	100	2.7	445	8.2	15.7	67.7		169	90		90	0.04	0.11	0.9		18.24	76	128	1 946	52	4.6	0.55	2.66	0.05	0.83
牛蹄筋(熟)	100	64	147	35.2	0.6	0.1		51									13	48	99.3	8	1.7	0.99	4.35	0.04	0.04
羊肉(肥瘦)(均值)	90	65.7	203	19	14.1	0		92	22		22	0.05	0.14	4.5		0.26	6	232	80.6	20	2.3	3.22	32.2	0.75	0.02
羊肉(冻)	100	58.4	285	12.6	24.4	3.8		77				0.02	0.12	4.4			17	587	122.2	37	5.2	7.67	3.15	0.17	0.12
羊肉(后腿)	77	75.8	110	19.5	3.4	0.3		83	8		8	0.05	0.19	6		0.34	6	143	60	20	2.7	2.18	4.49	0.16	0.08
羊肉(颈)	74	71	135	21.3	4.6	2.2		85	6		6	0.06	0.21	4		0.43	8	208	75.2	18	2.9	2.58	4.69	0.16	0.1
羊肉(里脊)	100	75.4	103	20.5	1.6	1.6		107	5		5	0.06	0.2	5.8		0.52	8	161	74.4	22	2.8	1.98	5.53	0.15	0.05
羊肉(前腿)	71	75.7	110	18.6	3.2	1.6		86	10		10	0.07	0.21	5		0.5	7	108	74.4	18	2.4	2.21	5.38	0.15	0.06
羊肉(青羊)	100	75.3	99	21.3	1.1	1		53				0.08	0.14	5.6			9	151	41.7	9	4.5	0.94	3.81	0.16	0.05
羊肉(瘦)	90	74.2	118	20.5	3.9	0.2		60	11		11	0.15	0.16	5.2		0.31	9	403	69.4	22	3.9	6.06	7.18	0.12	0.03
羊肉(胸脯)	81	73.6	133	19.4	6.2	0		89	11		11	0.04	0.18	4.4		0.45	7	170	86.6	17	3	2.2	6.74	0.14	0.09
山羊肉(冻)	100	56.4	293	8.7	24.5	9.4		81	8		8	0.06	0.06	4.7			135	744	160.6	50	13.7	10.42	8.2	0.21	0.06
羊蹄筋(生)	100	62.8	159	34.3	2.4	0		58					0.1	1.2			16	74	149.7	5	3.1	1.64	3.56	0.1	0.12
羊蹄筋(泡发)	100	89.5	41	8.4		1.9		28	4		4		0.04	0		0.44	14	1	48.8	6	2.5	0.69	0.99	0.04	0.08
羊大肠	100	83.4	75	13.4	2.4	0		150					0.14	1.8			25	117	79	17	1.9	2.5	14.1	1.46	0.09
驴肉(瘦)	100	73.8	116	21.5	3.2	0.4		74	72		72	0.03	0.16	2.5		2.76	2	325	46.9	7	4.3	4.26	6.1	0.23	
马肉	100	74.1	122	20.1	4.6	0.1		84	28		28	0.06	0.25	2.2		1.42	5	526	115.8	41	5.1	12.26	3.73	0.15	0.03
马心	100	76.3	104	18.9	2.7	1		119	32		32	0.22	0.29	2.9		1.99	25	176	66.2	27	11.9	4.93	15	14.74	0.03
马肉(卤)	100	61.9	170	30.5	4.8	1.2		102	17		17	0.01	0.27	6.1		0.24	4	171	236.9	22	5.7	2.65	2.65	0.17	0.04
狗肉	80	76	116	16.8	4.6	1.8		62	12		12	0.34	0.2	3.5		1.4	52	140	47.4	14	2.9	3.18	14.8	0.14	0.13

（续表）

食品名	可食部(%)	水分量(g)	能量(kcal)	蛋白质(g)	脂肪(g)	碳水化合物(g)	膳食纤维(g)	胆固醇(mg)	维生素A(μgRE)	胡萝卜素(μg)	视黄醇当量(μg)	维生素B_1(mg)	维生素B_2(mg)	烟酸(mg)	维生素C(mg)	维生素E(mg)	钙(Ca)(mg)	钾(K)(mg)	钠(Na)(mg)	镁(Mg)(mg)	铁(Fe)(mg)	锌(Zn)(mg)	硒(Se)(mg)	铜(Cu)(mg)	锰(Mn)(mg)
兔肉	100	76.2	102	19.7	2.2	0.9		59	26		26	0.11	0.1	5.8		0.42	12	284	45.1	15	2	1.3	10.9	0.12	0.04
兔肉(野)	100	80.6	84	16.6	2	0		48				0.21					23	371	88.3	46	7.4	7.81	10.4	0.18	0.04
鸡(均值)	66	69	167	19.3	9.4	1.3		106	48		48	0.05	0.09	5.6		0.67	9	251	63.3	19	1.4	1.09	11.8	0.07	0.03
鸡(土鸡,家养)	58	73.5	124	20.8	4.5	0		106	64		64	0.09	0.08	15.7		2.02	9	276	74.1	40	2.1	1.06	12.8	0.1	0.05
母鸡(一年内)	66	56	256	20.3	16.8	5.8		166	139		139	0.05	0.04	8.8		1.34	2	275	62.2	16	1.2	1.46		0.09	0.04
肉鸡(肥)	74	46.1	389	16.7	35.4	0.9		106	226		226	0.07	0.07	13.1			37	123	47.8	7	1.7	1.1	5.4	0.08	0.01
乌骨鸡	48	73.9	111	22.3	2.3	0.3		106				0.02	0.2	7.1		1.77	17	323	64	51	2.3	1.6	7.73	0.26	0.05
鸡胸脯肉	100	72	133	19.4	5	2.5		82	16		16	0.07	0.13	10.8		0.22	3	338	34.4	28	0.6	0.51	10.5	0.06	0.01
鸡翅	69	65.4	194	17.4	11.8	4.6		113	68		68	0.01	0.11	5.3		0.25	8	205	50.8	17	1.3	1.12	11	0.05	0.03
鸡腿	69	70.2	181	16	13	0		162	44		44	0.02	0.14	6		0.03	6	242	64.4	34	1.5	1.12	12.4	0.09	0.03
鸡爪	60	56.4	254	23.9	16.4	2.7		103	37		37	0.01	0.13	2.4		0.32	36	108	169	7	1.4	0.9	9.95	0.05	0.03
鸡肝	100	74.4	121	16.6	4.8	2.8		356	10 414		10 414	0.33	1.1	11.9		1.88	7	222	92	16	12	2.4	38.6	0.32	0.24
鸡肝(肉鸡)	100	74	121	16.7	4.5	3.5		476	2 867		2 867	0.32	0.58			0.75	4	321	98.2	17	9.6	3.46		0.35	0.07
鸡心	100	70.8	172	15.9	11.8	0.6		194	910		910	0.46	0.26	11.5			54	220	108.4	11	4.7	1.94	4.1	0.27	0.04
鸡血	100	87	49	7.8	0.2	4.1		170	56		56	0.05	0.04	0.1		0.21	10	136	208	4	25	0.45	12.1	0.03	0.03
鸡肉松	100	4.9	440	7.2	16.4	65.8		81	90		90	0.03	0.11	1		14.6	76	109	1 688	29	7.1	0.58	3.07	0.07	0.68
鸭(均值)	68	63.9	240	15.5	19.7	0.2		94	52		52	0.08	0.22	4.2		0.27	6	191	69	14	2.2	1.33	12.3	0.21	0.06
鸭胸脯肉	100	78.6	90	15	1.5	4		121				0.01	0.07	4.2		1.98	6	126	60.2	24	4.1	1.17	12.6	0.27	0.01
鸭皮	100	28.1	538	6.5	50.2	15.1		46	21		21	0.01	0.04	1			6	38	26.2		3.1	0.64	4.7		
鸭翅	67	70.6	146	16.5	6.1	6.3		49	14		14	0.02	0.16	2.4			20	100	53.6	5	2.1	0.74	10		
鸭掌	59	64.7	150	26.9	1.9	6.2		36	11		11		0.17	1.1			24	28	61.1	3	1.3	0.54	5.42		
鸭肠	53	77	129	14.2	7.8	0.4		187	16		16	0.02	0.22	3.1			31	136	32	13	2.3	1.19	24.9	0.18	
鸭肝	100	76.3	128	14.5	7.5	0.5		341	1 040		1 040	0.26	1.05	6.9	18	1.41	18	230	87.2	18	23.1	3.08	57.3	1.31	0.28
鸭心	100	74.5	143	12.8	8.9	2.9		120	24		24	0.14	0.89	8		0.81	20	233	86.2	18	5	1.38	15.3	0.37	
鸭血(白鸭)	100	72.6	108	13.6	0.4	12.4		95				0.06	0.06			0.34	5	166	173.6	8	30.5	0.5		0.06	0.04
鸭肫	93	77.8	92	17.9	1.3	2.1		153	6		6	0.04	0.15	4.4		0.21	12	284	69.2	18	4.3	2.77	16	0.18	0.08
北京烤鸭	80	38.2	436	16.6	38.4	6			36		36	0.04	0.32	4.5		0.97	35	247	83	13	2.4	1.25	10.3	0.12	
北京填鸭	75	45	425	9.3	41.3	3.9		96	30		30			4.2		0.53	15	139	45.5	6	1.6	1.31	5.8		
酱鸭	80	53.6	266	18.9	18.4	6.3		107	11		11	0.06	0.22	3.7			14	236	981.3	13	4.1	2.69	15.7	0.26	0.02
盐水鸭(熟)	81	51.7	313	16.6	26.1	2.8		81	35		35	0.07	0.21	2.5		0.42	10	218	1 558	14	0.7	2.04	15.4	0.32	0.05

食品名	可食部(%)	水分量(g)	能量(kcal)	蛋白质(g)	脂肪(g)	碳水化合物(g)	膳食纤维(g)	胆固醇(mg)	维生素A(μgRE)	胡萝卜素(μg)	视黄醇当量(μg)	维生素B$_1$(mg)	维生素B$_2$(mg)	烟酸(mg)	维生素C(mg)	维生素E(mg)	钙(Ca)(mg)	钾(K)(mg)	钠(Na)(mg)	镁(Mg)(mg)	铁(Fe)(mg)	锌(Zn)(mg)	硒(Se)(mg)	铜(Cu)(mg)	锰(Mn)(mg)
鹅	63	61.4	251	17.9	19.9	0		74	42		42	0.07	0.23	4.9		0.22	4	232	58.8	18	3.8	1.36	17.7	0.43	0.04
鹅肝	100	70.7	129	15.2	3.4	9.3		285	6 100		6 100	0.27	0.25			0.29	2	336	70.2	11	7.8	3.56		7.78	0.31
鹅肫	100	76.3	100	19.6	1.9	1.1		153	51		51	0.05	0.06				2	410	58.2	9	4.7	4.04		0.14	0.05
烧鹅	73	52.8	289	19.7	21.5	4.2		116	9		9	0.09	0.11	3.6		0.07	91	22	240	7	3.8	2	7.68	0.26	0.06
鸽	42	66.6	201	16.5	14.2	1.7		99	53		53	0.06	0.2	6.9		0.99	30	334	63.6	27	3.8	0.82	11.1	0.24	0.05
鹌鹑	58	75.1	110	20.2	3.1	0.2		157	40		40	0.04	0.32	6.3		0.44	48	204	48.4	20	2.3	1.19	11.7	0.1	0.08
牛乳(均值)	100	89.8	54	3	3.2	3.4		15	24		24	0.03	0.14	0.1	1	0.21	104	109	37.2	11	0.3	0.42	1.94	0.02	0.03
鲜羊乳	100	88.9	59	1.5	3.5	5.4		31	84		84	0.04	0.12	2.1		0.19	82	135	20.6		0.5	0.29	1.75	0.04	
人乳	100	87.6	65	1.3	3.4	7.4		11	11		11	0.01	0.05	0.2	5		30			32	0.1	0.28		0.03	
全脂速溶奶粉	100	2.3	466	19.9	18.9	54		71	272		272	0.08	0.8	0.5	7	1.29	659	541	247.6	73	2.9	2.16	7.98	0.12	0.05
酸奶(均值)	100	84.7	72	2.5	2.7	9.3		15	26		26	0.03	0.15	0.2	1	0.12	118	150	39.8	12	0.4	0.53	1.71	0.03	0.02
酸奶(脱脂)	100	85.5	57	3.3	0.4	10		18				0.02	0.1	0.1	1		146	156	27.7	10	0.1	0.51	1.46	0.01	0.02
酸奶(中脂)	100	85.8	64	2.7	1.9	9		12	32		32	0.02	0.13	0.1	1	0.13	81	130	13	10		0.68	0.74	0.01	0.01
酸奶(果料)	100	84.4	67	3.1	1.4	10.4		15	19		19	0.03	0.19	0.1	2	0.69	140	111	32.5	11	0.4	0.56	0.98	0.04	0.03
奶酪[干酪]	100	43.5	328	25.7	23.5	3.5		11	152		152	0.06	0.91	0.6		0.6	799	75	584.6	57	2.4	6.97	1.5	0.13	0.16
奶油	100	0.7	879	0.7	97	0.9		209	297		297		0.01	0		1.99	14	226	268	2	1	0.09	0.7	0.42	
黄油	100	0.5	888	1.4	98	0		296					0.02				35	39	40.3	7	0.8	0.11	1.6	0.01	0.05
炼乳(甜,罐头)	100	26.2	332	8	8.7	55.4		36	41		41	0.03	0.16	0.3	2	0.28	242	309	211.9	24	0.4	1.53	3.26	0.04	0.04
鸡蛋(均值)	88	74.1	144	13.3	8.8	2.8		585	234		234	0.11	0.27	0.2		1.84	56	154	131.5	10	2	1.1	14.3	0.15	0.04
鸡蛋(白皮)	87	75.8	138	12.7	9	1.5		585	310		310	0.09	0.31	0.2		1.23	48	98	94.7	14	2	1	16.6	0.06	0.03
鸡蛋(红皮)	88	73.8	156	12.8	11.1	1.3		585	194		194	0.13	0.32	0.2		2.29	44	121	125.7	11	2.3	1.01	15	0.07	0.04
鸡蛋白	100	84.4	60	11.6	0.1	3.1						0.04	0.31	0.2		0.01	9	132	79.4	15	1.6	0.02	6.97	0.05	0.02
鸡蛋黄(乌骨鸡)	100	57.8	263	15.2	19.9	5.7		2 057	179		179	0.07	0.36	0.1		7.64	107	105	57.2	16	0.5	3.1	22.6	0.7	0.04
松花蛋(鸡蛋)	83	66.4	178	14.8	10.6	5.8		595	310		310	0.02	0.13	0.2		1.06	26	148		8	3.9	2.73	44.3	0.12	0.06
鸭蛋	87	70.3	180	12.6	13	3.1		565	261		261	0.17	0.35	0.2		4.98	62	135	106	13	2.9	1.67	15.7	0.11	0.04
鸭蛋白	100	87.7	47	9.9		1.8			23		23	0.01	0.07	0.1		0.16	18	84	71.2	21	0.1		4	0.08	
鸭蛋黄	100	44.9	378	14.5	33.8	4		1 576	1 980		1 980	0.28	0.62			12.7	123	86	30.1	22	4.9	3.09	25	0.16	0.1
松花蛋(鸭蛋)[皮蛋]	90	68.4	171	14.2	10.7	4.5		608	215		215	0.06	0.18	0.1		3.05	63	152	542.7	13	3.3	1.48	25.2	0.12	0.06
咸鸭蛋	88	61.3	190	12.7	12.7	6.3		647	134		134	0.16	0.33	0.1		6.25	118	184	2 706	30	3.6	1.74	24	0.14	0.1
鹅蛋	87	69.3	196	11.1	15.6	2.8		704	192		192	0.08	0.3	0.4		4.5	34	74	90.6	12	4.1	1.43	27.2	0.09	0.04

（续表）

食品名	可食部(%)	水分量(g)	能量(kcal)	蛋白质(g)	脂肪(g)	碳水化合物(g)	膳食纤维(g)	胆固醇(mg)	维生素A(μgRE)	胡萝卜素(μg)	视黄醇当量(μg)	维生素B_1(mg)	维生素B_2(mg)	烟酸(mg)	维生素C(mg)	维生素E(mg)	钙(Ca)(mg)	钾(K)(mg)	钠(Na)(mg)	镁(Mg)(mg)	铁(Fe)(mg)	锌(Zn)(mg)	硒(Se)(mg)	铜(Cu)(mg)	锰(Mn)(mg)
鹌鹑蛋	86	73	160	12.8	11.1	2.1		515	337		337	0.11	0.49	0.1		3.08	47	138	106.6	11	3.2	1.61	25.5	0.09	0.04
草鱼[白鲩、草包鱼]	58	77.3	113	16.6	5.2	0		86	11		11	0.04	0.11	2.8		2.03	38	312	46	31	0.8	0.87	6.66	0.05	0.05
黄鳝[鳝鱼]	67	78	89	18	1.4	1.2		126	50		50	0.06	0.98	3.7		1.34	42	263	70.2	18	2.5	1.97	34.6	0.05	2.22
黄鳝丝	88	83.2	69	15.4	0.8	0		77				0.04	2.08	1.8		1.1	57	278	131		2.8	1.82	36.4	0.02	8.25
泥鳅	60	76.6	96	17.9	2	1.7		136	14		14	0.1	0.33	6.2		0.79	299	282	74.8	28	2.9	2.76	35.3	0.09	0.47
青鱼[青皮鱼、青鳞鱼]	63	73.9	118	20.1	4.2	0		108	42		42	0.03	0.07	2.9		0.81	31	325	47.4	32	0.9	0.96	37.7	0.06	0.04
鳢鱼[乌鳢、黑鱼、石斑鱼]	57	78.7	85	18.5	1.2	0		91	26		26	0.02	0.14	2.5		0.97	152	313	48.8	33	0.7	0.8	24.6	0.05	0.06
银鱼[面条鱼]	100	76.2	105	17.2	4	0		361				0.03	0.05	0.2		1.86	46	246	8.6	25	0.9	0.16	9.54		0.07
鲢鱼[白鲢、胖子]	61	77.4	104	17.8	3.6	0		99	20		20	0.03	0.07	2.5		1.23	53	277	57.5	23	1.4	1.17	15.7	0.06	0.09
鲫鱼[喜头鱼、海鲋鱼]	54	75.4	108	17.1	2.7	3.8		130	17		17	0.04	0.09	2.5		0.68	79	290	41.2	41	1.3	1.94	14.3	0.08	0.06
鲅鱼[雪鲅]	57	77.7	95	18.4	2.1	0.7		86	125		125	0.01	0.04	3		1.54	31	317	40.1	22	0.9	0.83	48.1	0.04	0.02
鳊鱼[鲂鱼、武昌鱼]	59	73.1	135	18.3	6.3	1.2		94	28		28	0.02	0.07	1.7		0.52	89	215	41.1	17	0.7	0.89	11.6	0.07	0.05
带鱼[白带鱼、刀鱼]	76	73.3	127	17.7	4.9	3.1		76	29		29	0.02	0.06	2.8		0.82	28	280	150.1	43	1.2	0.7	36.6	0.08	0.17
海鳗[鲫勾]	67	74.6	122	18.8	5	0.5		71	22		22	0.06	0.07	3		1.7	28	266	95.8	27	0.7	0.8	25.9	0.07	0.03
黄鱼(大黄花鱼)	66	77.7	97	17.7	2.5	0.8		86	10		10	0.03	0.1	1.9		1.13	53	260	120.3	39	0.7	0.58	42.6	0.04	0.02
黄鱼(小黄花鱼)	63	77.9	99	17.9	3	0.1		74				0.04	0.04	2.3		1.19	78	228	103	28	0.9	0.94	55.2	0.04	0.05
绿鳍马面豚[面包鱼]	52	78.9	83	18.1	0.6	1.2		45	15		15	0.02	0.05	3		1.03	54	291	80.5	27	0.9	1.44	38.2	0.07	0.1
沙丁鱼[沙鲻]	67	78	89	19.8	1.1	0		158				0.01	0.03	2		0.26	184	136	91.5	30	1.4	0.16	49	0.02	0.07
鲅鱼[马鲛鱼、燕鲅鱼]	80	72.5	121	21.2	3.1	2.1		75	19		19	0.03	0.04	2.1		0.71	35	370	74.2	50	0.8	1.39	51.8	0.37	0.03
鲆[片口鱼，比目鱼]	68	75.9	112	20.8	3.2	0		81				0.11		4.5		0.5	55	317	66.7	55	1	0.53	37	0.02	0.04
鲈鱼[鲈花]	58	76.5	105	18.6	3.4	0		86	19		19	0.03	0.17	3.1		0.75	138	205	144.1	37	2	2.83	33.1	0.05	0.04
鲑鱼[大麻哈鱼]	72	74.1	139	17.2	7.8	0		68	45		45	0.07	0.18	4.4		0.78	13	361	63.3	36	0.3	1.11	29.5	0.03	0.02
鲑鱼籽酱[大麻哈鱼子酱]	100	49.4	252	10.9	16.8	14.4			111		111	0.33	0.19	0.5		12.3	23	171	2 881	73	2.8	2.69	203	0.6	0.05
鲳鱼[平鱼、银鲳]	70	72.8	140	18.5	7.3	0		77	24		24	0.04	0.07	2.1		1.26	46	328	62.5	39	1.1	0.8	27.2	0.14	0.07
鲷[黑鲷、铜盆鱼、大目鱼]	65	75.2	106	17.9	2.6	2.7		65	12		12	0.02	0.1	3.5		1.08	186	261	103.9	36	2.3	1.2	31.5	0.08	0.26
鱼片干	100	20.2	303	46.1	3.4	22		307				0.11	0.39	5		0.88	106	251	2 321	60	4.4	2.94	0.37	0.16	0.17
白米虾[水虾米]	57	77.3	81	17.3	0.4	2		103	54		54	0.05	0.03			3.34	403	255	90.7	26	2.1	2.03		0.99	0.25
斑节对虾[草虾]	59	73.6	103	18.6	0.8	5.4		148	82	400	15			2.4		1.64	59	363	168.8	63	2	1.78	28.4	1.48	0.22
东方对虾[中国对虾]	67	78	84	18.3	0.5	1.6		183	87	420	17	0.02	0.11	0.9		3.92	35	217	133.6	37	1	1.14	19.1	0.5	0.08
对虾	61	76.5	93	18.6	0.8	2.8		193	15		15	0.01	0.07	1.7		0.62	62	215	165.2	43	1.5	2.38	33.7	0.34	0.12

（续表）

食品名	可食部(%)	水分量(g)	能量(kcal)	蛋白质(g)	脂肪(g)	碳水化合物(g)	膳食纤维(g)	胆固醇(mg)	维生素A(μgRE)	胡萝卜素(μg)	视黄醇当量(μg)	维生素B_1(mg)	维生素B_2(mg)	烟酸(mg)	维生素C(mg)	维生素E(mg)	钙(Ca)(mg)	钾(K)(mg)	钠(Na)(mg)	镁(Mg)(mg)	铁(Fe)(mg)	锌(Zn)(mg)	硒(Se)(mg)	铜(Cu)(mg)	锰(Mn)(mg)
海虾	51	79.3	79	16.8	0.6	1.5		117				0.01	0.05	1.9		2.79	146	228	302.2	46	3	1.44	56.4	0.44	0.11
河虾	86	78.1	87	16.4	2.4	0		240	48		48	0.04	0.03			5.33	325	329	133.8	60	4	2.24	29.7	0.64	0.27
基围虾	60	75.2	101	18.2	1.4	3.9		181				0.02	0.07	2.9		1.69	83	250	172	45	2	1.18	39.7	0.5	0.05
江虾[沼虾]	100	77	87	10.3	0.9	9.3		116	102		102	0.04	0.12	2.2		11.3	78	683		131	8.8	2.71	17.7	3.46	1.21
龙虾	46	77.6	90	18.9	1.1	1		121					0.03	4.3		3.58	21	257	190	22	1.3	2.79	39.4	0.54	
明虾	57	79.8	85	13.4	1.8	3.8		273				0.01	0.04	4		1.55	75	238	119	31	0.6	3.59	25.5	0.09	0.02
虾皮	100	42.4	153	30.7	2.2	2.5		428	19		19	0.02	0.14	3.1		0.92	991	617	5 058	265	6.7	1.93	74.4	1.08	0.82
螯虾	31	80.1	93	14.8	3.8	0						0.02	0.18	2.7		4.31	85	550	225.2	2	6.4	1.45	7.9	1.07	3.25
虾米[海米、虾仁]	100	37.4	198	43.7	2.6	0		525	21		21	0.01	0.12	5		1.46	555	550	4 892	236	11	3.82	75.4	2.33	0.77
海蟹	55	77.1	95	13.8	2.3	4.7		125	30		30	0.01	0.1	2.5		2.99	208	232	260	47	1.6	3.32	82.7	1.67	0.18
河蟹	42	75.8	103	17.5	2.6	2.3		267	389		389	0.06	0.28	1.7		6.09	126	181	193.5	23	2.9	3.68	56.7	2.97	0.42
踞缘青蟹[青蟹]	43	79.8	80	14.6	1.6	1.7		119	402	2 400	2	0.02	0.39	2.3		2.79	228	206	192.9	42	0.9	4.34	75.9	2.84	0.17
梭子蟹	49	77.5	95	15.9	3.1	0.9		142	121		121	0.03	0.3	1.9		4.56	280	208	481.4	65	2.5	5.5	91	1.25	0.26
鲍鱼[杂色鲍]	65	77.5	84	12.6	0.8	6.6		242	24		24	0.01	0.16	0.2		2.2	266	136	2 012	59	22.6	1.75	21.4	0.72	0.4
鲍鱼(干)	100	18.3	322	54.1	5.6	13.7			28		28	0.02	0.13	7.2		0.85	143	366	2 316	352	6.8	1.68	66.6	0.45	0.32
扇贝(鲜)	35	84.2	60	11.1	0.6	2.6		140					0.1	0.2		11.9	142	122	339	39	7.2	11.69	20.2	0.48	0.7
扇贝(干)[干贝]	100	27.4	264	55.6	2.4	5.1		348	11		11		0.21	2.5		1.53	77	969	306.4	106	5.6	5.05	76.4	0.1	0.43
鲜贝	100	80.3	77	15.7	0.5	2.5		116					0.21	2.5		1.46	28	226	120	31	0.7	2.08	57.4		0.33
蛤蜊(均值)	39	84.1	62	10.1	1.1	2.8		156	21		21	0.01	0.13	1.5		2.41	133	140	425.7	78	10.9	2.38	54.3	0.11	0.44
螺(均值)	41	73.6	100	15.7	1.2	6.6			26		26	0.03	0.4	1.8		7.58	722	167	153.3	143	7	4.6	37.9	1.05	0.72
螺蛳	37	83.3	59	7.5	0.6	6		86					0.28	2		0.43	156	75	252.6	178	1.4	10.27	17	1.52	1.05
海参	100	77.1	78	16.5	0.2	2.5		51				0.03	0.04	0.1		3.14	285	43	502.9	149	13.2	0.63	63.9	0.05	0.76
海参(干)	93	18.9	262	50.2	4.8	4.5		62	39		39	0.04	0.13	1.3				356	4 968	1 047	9	2.24	150	0.27	0.43
海参(水浸)	100	93.5	25	6	0.1	0		50	11		11		0.03	0.3			240	41	80.9	31	0.6	0.27	5.79		0.04
海蜇皮	100	76.5	33	3.7	0.3	3.8		8				0.03	0.05	0.2		2.13	150	160	325	124	4.8	0.55	15.5	0.12	0.44
海蜇头	100	69	74	6	0.3	11.8		10	14		14	0.07	0.04	0.3		2.82	120	331	467.7	114	5.1	0.42	16.6	0.21	1.76
墨鱼[曼氏无针乌贼]	69	79.2	83	15.2	0.9	3.4		226				0.02	0.04	1.8		1.49	15	400	165.5	39	1	1.34	37.5	0.69	0.1

（续表）

食品名	可食部(%)	水分量(g)	能量(kcal)	蛋白质(g)	脂肪(g)	碳水化合物(g)	膳食纤维(g)	胆固醇(mg)	维生素A(μgRE)	胡萝卜素(μg)	视黄醇当量(μg)	维生素B_1(mg)	维生素B_2(mg)	烟酸(mg)	维生素C(mg)	维生素E(mg)	钙(Ca)(mg)	钾(K)(mg)	钠(Na)(mg)	镁(Mg)(mg)	铁(Fe)(mg)	锌(Zn)(mg)	硒(Se)(mg)	铜(Cu)(mg)	锰(Mn)(mg)
豆奶粉	100	2.7	423	19	8	68.7		90				0.09	0.09	1.1		4.75	149	528	15.3	184	4.3	2	7.19	0.61	1.2
春卷	100	23.5	463	6.1	33.7	34.8	1					0.01	0.01	3		3.89	10	89	485.8	36	1.9	0.83	6.4	0.07	0.33
豆腐脑(带卤)	100	88.1	47	2.6	1.8	5.4	0.2					0.01	0.01	0.4		0.87	301	108	235.6	35	1.7	0.45	0.5	0.06	0.18
蛋糕(均值)	100	18.6	347	8.6	5.1	67.1	0.4		86	190	54	0.09	0.09	0.8		2.8	39	77	67.8	24	2.5	1.01	14.1	1.21	1
月饼(豆沙)	100	11.7	405	8.2	13.6	65.6	3.1		7	40	0	0.05	0.05	1.9		8.06	64	211	22.4	43	3.1	0.64	7.1	0.21	0.47
麦片	100	11.3	351	12.4	7.4	67.3	8.6					0.2	0.06	4.5		1.45	8	306	20.9	108	4.2	2.15	6.13	0.44	3.06
燕麦片	100	9.2	367	15	6.7	66.9	5.3					0.3	0.13	1.2		3.07	186	214	3.7	177	7	2.59	4.31	0.45	3.36
玉米片(即食粥)	100	6.3	390	7.2	3.7	82.3	0.4					0.02	0.03	2.2		0.08	11	52	1.7	22	9	0.44	1.2		0.13
方便面	100	3.6	472	9.5	21.1	61.6	0.7					0.12	0.06	0.9		2.28	25	134	1 144	38	4.1	1.06	10.5	0.29	0.79
面包(均值)	100	27.4	312	8.3	5.1	58.6	0.5					0.03	0.06	1.7		1.66	49	88	230.4	31	2	0.75	3.15	0.27	0.37
饼干(均值)	100	5.7	433	9	12.7	71.7	1.1	81	37	80	24	0.08	0.04	4.7	3	4.57	73	85	204.1	50	1.9	0.91	12.5	0.23	0.87

附录二 常用食物的氨基酸含量(每 100 g 食部)

食物名	组氨酸(mg)	异亮氨酸(mg)	亮氨酸(mg)	赖氨酸(mg)	甲硫氨酸(mg)	苯丙氨酸(mg)	苏氨酸(mg)	色氨酸(mg)	缬氨酸(mg)	胱氨酸(mg)	酪氨酸(mg)
谷类及其制品											
籼米(标一)	163	215	493	311	124	417	304	140	472	222	393
糯米(标二)	140	246	467	216	50	332	203	122	373	98	319
血糯米	201	337	644	332	149	458	301	177	472	163	405
粳米(特二)	115	170	291	146	27	180	171	112	206	52	183
粳米(标一)	120	189	486	235	84	449	201	137	388	185	482
面粉(富强)	241	347	637	215	185	513	257	166	523	339	445
面粉(标准)	265	349	722	355	114	1 095	314	171	543	293	509
玉米(白,鲜)	118	153	505	158	40	174	181	71	222	107	202
玉米(黄,干)	188	151	710	171	71	320	215	106	357	187	326
黑芝麻	559	801	1 466	644	538	849	751	402	1 092	535	786
油面筋	447	784	1 634	357	352	1 088	552	397	857	474	689
烤麸	322	586	1 203	261	179	762	411	293	618	357	509
干豆类及其制品											
大豆	881	1 468	2 451	2158	267	1 696	1 290	485	1 675	539	1 384
绿豆	738	1 041	1 760	1 476	341	1 355	814	293	1 381	506	963
赤豆	468	424	892	883	150	773	470	299	726	290	673
白扁豆	466	588	966	887	177	1 594	576	278	852	370	777
豆腐衣	1 791	1 116	1 783	3 498	414	1 814	1 468	715	1 943	699	1 027
豆腐干	471	850	1 546	1 133	143	915	705	282	892	280	701
素鸡	356	567	1 035	781	172	728	505	203	629	204	492
香干	443	803	1 474	1 085	213	909	671	293	830	255	662
臭豆腐	169	286	536	392	76	331	242	172	300	108	247
百页(薄)	589	1 077	1 994	1 360	245	1 137	850	570	1 018	297	846
油豆腐	350	638	1 176	820	72	699	494	358	623	181	490
粉丝(干)	3	5	7	11	3	14	5	6	13	7	7
内酯豆腐	118	200	348	273	58	225	167	125	205	79	155
磨糊	4	3	2	6	3	12	3	2	6	1	6
粉皮	—	2	5	3	1	6	2	2	4	3	10
豆奶	39	54	91	120	22	89	58	42	82	57	75
豆沙	139	85	303	260	30	167	153	70	241	255	99
上海乳腐	94	183	279	199	28	221	155	188	214	51	153
鲜豆类											
绿豆芽	42	53	65	63	7	60	44	21	73	14	41
豌豆苗	86	155	254	214	41	118	161	40	185	33	117
大豆芽	92	1 231	181	150	24	123	111	52	153	16	90
毛豆	291	583	1 231	753	53	464	489	195	526	153	391
刀豆	47	60	94	92	14	51	80	17	102	22	59
豇豆	80	81	141	126	16	76	94	31	104	25	65
豌豆	292	410	744	741	70	423	420	136	584	192	415

（续表）

食物名	组氨酸(mg)	异亮氨酸(mg)	亮氨酸(mg)	赖氨酸(mg)	甲硫氨酸(mg)	苯丙氨酸(mg)	苏氨酸(mg)	色氨酸(mg)	缬氨酸(mg)	胱氨酸(mg)	酪氨酸(mg)
蚕豆	419	603	1 096	894	82	534	527	151	722	233	544
扁豆	78	103	207	149	5	91	105	39	143	19	72
发芽豆	259	397	652	630	301	417	351	120	464	112	323
番薯(白皮)[甘薯]	12	21	33	35	4	19	29	20	38	11	23
番薯(红皮)[甘薯]	48	98	139	132	22	72	103	40	129	16	67
马铃薯	45	76	122	122	16	66	87	36	119	22	68
芋艿	51	79	170	99	21	92	98	46	119	42	106
薯蓣[山药]	24	29	50	43	—	38	45	23	57	23	38
荸荠[马蹄]	32	60	71	61	5	28	44	27	61	16	49
萝卜(圆、白)	13	17	28	30	3	18	21	12	31	13	23
根茎类											
胡萝卜(红)	16	30	45	33	2	65	32	21	45	20	29
萝卜(长,白)	10	10	20	57	3	50	17	10	23	11	14
大头菜	26	34	40	49	6	40	45	26	57	12	29
竹笋	39	54	70	82	7	46	50	45	83	17	81
毛笋	44	76	93	87	6	56	70	42	112	21	302
慈姑	93	121	225	223	22	168	147	78	199	45	149
藕	31	35	45	43	88	35	49	38	62	15	41
桂花藕粉	—	35	27	30	—	—	14	52	38	—	—
嫩茎、叶、花类											
雪里蕻咸菜	36	64	114	95	3	77	76	32	93	15	54
大蒜	30	72	115	112	5	76	75	32	99	21	57
青菜	45	79	148	121	4	67	91	37	115	15	60
菠菜	73	110	187	162	10	58	125	37	149	22	96
大蒜头	69	56	106	163	56	110	91	130	143	138	110
蕹菜	435	825	175	115	27	895	90	56	110	130	73
鸡毛菜	24	40	81	66	—	46	50	37	62	7	18
茼蒿	31	64	110	92	9	82	73	28	89	16	57
草头	97	288	188	285	188	185	184	45	286	29	107
结球甘蓝[卷心菜]	28	39	68	63	7	35	45	19	61	17	37
荠菜	83	107	187	108	37	104	111	42	136	22	95
芥菜	30	45	72	78	2	49	62	28	80	9	36
莴苣[生菜]	18	33	48	49	—	30	40	19	50	5	22
马兰头	39	68	106	106	15	58	85	35	103	13	54
水芹菜	31	47	74	67	10	38	51	21	67	17	41
花椰菜[菜花]	32	54	93	91	94	45	62	26	79	11	45
金丝芥菜	64	18	171	164	28	91	118	45	144	25	80
小葱	41	20	131	120	23	65	84	27	99	19	63
韭芽(白根)	14	36	54	53	13	35	36	20	48	16	31
韭菜	36	79	125	122	27	67	78	33	96	25	60
塌棵菜[塌菜]	55	97	164	147	22	94	101	40	131	9	70
崇明大白菜	19	25	35	44	5	44	28	13	40	13	23
芫荽[香菜]	55	114	184	145	3	92	118	33	146	24	79
花菜(花椰菜)	49	82	142	140	29	58	97	45	113	22	63
芹菜	24	47	85	68	8	43	50	21	65	13	40
苋菜	50	102	164	136	10	125	94	23	130	32	83

（续表）

食物名	组氨酸 (mg)	异亮氨酸 (mg)	亮氨酸 (mg)	赖氨酸 (mg)	甲硫氨酸 (mg)	苯丙氨酸 (mg)	苏氨酸 (mg)	色氨酸 (mg)	缬氨酸 (mg)	胱氨酸 (mg)	酪氨酸 (mg)
莴苣茎	21	28	45	49	5	25	30	9	40	22	28
莴苣叶	44	101	161	125	7	51	101	31	124	13	79
茭白	21	34	57	57	4	68	41	16	51	15	36
洋葱	13	12	24	36	11	21	16	20	20	22	19
瓜茄类											
西瓜	7	11	9	9	4	13	6	10	11	10	5
金瓜	5	9	9	16	3	7	8	8	14	6	9
南瓜	15	28	33	35	6	20	22	16	38	14	18
黄瓜	13	22	33	36	6	20	20	5	28	10	19
丝瓜	22	30	47	46	58	23	27	26	40	96	23
茄子	19	31	49	58	5	38	33	9	48	16	52
番茄	14	14	20	28	—	24	22	4	21	11	14
辣椒(圆)	16	40	37	52	29	47	34	12	14	63	47
辣椒(尖)	16	27	44	51	4	22	39	14	39	15	28
菌藻类											
双孢蘑菇[蘑菇]	58	158	186	137	7	88	120	49	144	31	48
香菇(鲜)	38	212	117	68	12	77	83	39	95	81	63
金针菇	31	119	100	71	—	55	68	36	76	21	52
紫菜	197	487	829	675	238	397	799	174	1 010	124	408
海带(水浸)	6	13	20	18	6	19	21	14	26	4	9
鲜果类											
草莓	18	28	52	37	8	26	34	11	35	10	20
葡萄(圆、青)	6	4	10	10	2	8	8	7	12	11	10
桃子	12	27	46	13	27	32	—	11	29	55	33
木梨	10	10	12	10	3	11	11	3	19	36	9
鸭梨	2	2	4	4	2	8	2	8	4	—	9
苹果(青蕉)	4	6	11	11	2	8	7	8	11	7	10
苹果(红蕉)	4	7	11	10	2	10	7	11	12	11	12
畜禽肉蛋类及其制品											
猪夹心	443	530	948	1 073	321	501	562	279	609	262	407
猪肋排	448	511	895	1 037	258	457	546	268	603	284	400
猪蹄膀	530	645	1 095	1 179	382	486	680	256	741	301	443
猪大排	686	746	1 244	1 333	419	510	753	325	857	286	503
猪腿肉	697	739	1 300	1 443	458	631	778	357	821	265	522
猪肥肉	213	315	753	879	129	434	420	49	598	237	258
猪蹄	437	639	1 293	999	199	631	705	317	819	385	567
猪肾	429	633	1 266	1 155	399	511	724	242	267	515	
猪心	600	923	1 872	1 436	442	738	965	382	1 103	296	726
猪肝	222	273	660	612	87	387	357	61	576	236	120
猪肺	234	224	689	560	193	584	378	99	418	214	463
猪大肠	420	675	1 481	1 210	221	685	764	190	778	287	568
猪肚	480	633	1 127	1 217	382	422	686	223	71	156	488
猪舌	879	1 157	1 956	2 096	556	1 028	1 131	302	1 231	315	1 025
叉烧	362	465	770	754	204	603	410	157	526	202	453
无衣小红肠	574	698	1 171	1 170	403	532	657	212	741	289	597
火腿肠	412	451	903	807	2[illegible]8	704	451	202	695	386	637

（续表）

食物名	组氨酸 (mg)	异亮氨酸 (mg)	亮氨酸 (mg)	赖氨酸 (mg)	甲硫氨酸 (mg)	苯丙氨酸 (mg)	苏氨酸 (mg)	色氨酸 (mg)	缬氨酸 (mg)	胱氨酸 (mg)	酪氨酸 (mg)
酱汁肉	1 009	1 044	1 787	1 802	424	1 116	686	314	1 168	418	1 278
培根	514	621	1 098	1 124	272	655	616	200	735	225	645
红肠	818	894	1 484	1 505	308	858	838	264	954	277	840
圆腿	728	806	1 365	1 844	124	716	769	236	833	217	815
方腿	1 152	1 793	2 931	2 720	819	1 334	1 641	484	2 025	508	1 342
老年肉松	1 096	1 640	2 723	2 754	426	2 377	1 575	710	1 846	428	1 557
太仓肉松	812	1 052	1 970	1 952	423	1 821	1 055	363	1 295	383	1 117
福建肉松	688	984	1 709	1 202	456	898	1 019	260	1 173	353	848
羊肉(热)	549	716	1 290	1 273	372	783	695	171	824	318	804
羊肉	683	1 006	1 935	1 982	264	1 284	1 045	336	1 184	337	1 039
兔肉(野)	512	646	1 153	1 286	395	592	667	236	665	199	440
鸡(全,无内脏)	771	817	1 575	1 093	505	724	866	356	827	209	556
鸡胸	38	613	1 122	1 244	331	556	625	271	633	188	391
鸡翅膀	275	395	788	772	189	363	421	260	444	142	219
鸡腿	286	412	788	828	262	376	454	177	468	183	344
鸭(全,无内脏)	369	543	1 082	939	176	473	605	230	716	330	550
酱鸭(熟)	320	669	1 243	1 591	266	1 038	611	136	702	396	843
盐水鸭(熟)	244	172	426	356	—	367	212	163	303	43	170
鸡血	310	56	1 226	1 194	193	573	668	129	751	188	353
鸡爪	247	590	963	744	324	480	509	238	605	227	386
鸡蛋(红壳)	249	525	968	760	323	487	533	228	573	225	407
鸡蛋(白壳)	276	537	1 016	830	431	584	661	241	628	254	460
鸭蛋(咸)	319	674	1 154	888	561	640	713	250	692	287	511
皮蛋	361	593	1 044	740	199	824	712	226	839	207	659
水产类											
墨鱼	402	729	1 287	1 215	382	667	750	160	736	288	645
海鳗鱼	644	979	1 577	1 850	526	668	911	262	1 525	205	752
铜盆鱼	407	707	1 066	1 217	407	525	713	243	843	259	470
金目鱼	430	706	1 055	1 181	370	483	707	246	845	209	492
鮸鱼	417	857	1 458	1 000	525	948	867	239	913	219	729
鲬鱼	383	745	132	1 486	311	1 130	777	222	779	260	707
鲨鱼	394	753	1 224	1 400	265	936	747	201	772	187	521
鲳鱼	414	752	1 190	1 378	431	480	664	222	792	149	506
大黄鱼	358	736	1 222	1 371	446	592	745	209	809	234	585
马鲛鱼	711	910	1 484	1 636	391	738	884	270	1 012	250	752
凤鲚	236	407	792	996	329	478	513	218	535	317	444
刀鲚	267	489	910	1 107	351	513	577	257	601	312	465
梅子鱼	353	845	1 394	1 474	480	519	731	238	832	198	590
带鱼	397	752	1 234	1 355	397	653	722	248	800	222	655
马面鱼	394	811	1 418	159	329	1 186	785	236	934	233	727
青鲇鱼	529	833	1 446	1 642	522	1 044	802	253	899	278	689
白鱼	351	519	1 001	999	340	483	524	267	569	150	403
鳊鱼	532	820	1 595	1 693	452	760	812	290	899	215	545
青鱼	591	872	1 676	1 613	538	823	859	311	997	247	676
鲫鱼	599	820	1 659	1 963	621	1 061	891	290	1 013	291	792
花鲢鱼	315	491	900	967	322	506	716	266	545	156	407

（续表）

食物名	组氨酸（mg）	异亮氨酸（mg）	亮氨酸（mg）	赖氨酸（mg）	甲硫氨酸（mg）	苯丙氨酸（mg）	苏氨酸（mg）	色氨酸（mg）	缬氨酸（mg）	胱氨酸（mg）	酪氨酸（mg）
鳝丝	420	655	1 079	1 369	383	930	204	196	825	327	628
海虾	429	818	1 444	1 519	422	763	732	190	823	219	661
河蟹	487	690	1 288	1 173	301	1 371	773	246	757	257	886
螯虾	347	503	759	770	224	367	501	188	588	136	353
海蟹	459	629	1 052	377	561	654	198	801	259	622	
螺蛳	199	421	738	574	182	451	464	128	483	201	365
河蚌	112	256	379	346	69	135	252	59	245	63	172
田螺	185	374	764	692	125	390	482	131	473	210	353
缢蛏[蛏子]	112	232	391	359	89	404	272	58	276	126	268
乳类及其制品											
酸乳(全脱脂)	65	103	194	167	10	84	97	21	141	26	107
牛乳(消毒)	68	121	221	182	10	114	99	55	153	24	119
酸乳(中脂)	179	142	253	198	12	131	44	165	28	145	
酸乳(橘味脱脂)	87	160	272	220	22	122	132	54	87	20	140
奶粉(全脂)	652	1 142	1 998	1 593	565	1 087	912	372	1 468	339	1 002
白脱(食品工业用)	—	—	—	—	—	—	—	—	—	—	—
稀奶油(食品工业用)	—	—	—	—	—	—	—	—	—	—	—
名特食品和其他											
花生牛轧(百花牌)	117	149	284	209	50	400	125	100	212	181	250
特晒酱油(天然牌)	14.3	33.1	50.3	31.5	8.03	25.6	26.4	29.4	35.6	10.4	20.2
宝宝乐乳儿粉(上儿牌)	365	568	975	657	195	692	499	216.5	760	516	691
玫瑰乳腐(鼎丰牌)	184	453	736	348	91.8	375	331	134	459	171	303
桃仁豆沙月饼	121	178	369	158	66	257	139	69	232	106	137
奶油莲云月饼	76	128	240	121	41	184	104	66	174	90	115
薄脆饼	18.6	33.1	63.3	23.2	15.8	52.6	27	137	42.8	27.5	31.1
松饼	155	225	408	277	18.3	300	182	83.9	346	219	220
小笼馒头	182	296	466	446	63	453	266	163	419	290	319
五香豆	581.6	818.6	1 532.8	1 225.8	122.6	954.7	761.4	199	1 039.7	655.3	893.5
婴儿奶糕	215	197	676	386	56	697	234	155	432	289	59
西瓜子(生)	752	1 056	1 571	727	453	1 053	883	631	1 329	375	681
葵花子(生)	534	826	1 081	610	312	750	690	365	1 068	319	443
南瓜子(生)	710	1 003	1 862	959	494	1 304	860	638	1 427	636	1 011
花生仁(生)	645	901	1 742	965	263	1 341	660	323	1 042	371	1 027
可可粉	3 157	541	1 098	764	199	883	669	260	1 082	510	864
黑洋酥	118	116	234	140	82	272	136	94	260	150	172
甜面酱	81	204	294	78	57	157	131	83	144	62	124
发酵醋	10	15	21	13	5	9	13	33	25	5	6
酱油(一级)	30	57	72	59	15	38	47	70	67	12	31
大豆酱	246	584	734	426	115	344	440	183	605	108	323
黄酒(特加饭)	26	45	64	36	3	26	38	19	64	12	35
啤酒	4	2	4	7	1	4	3	8	7	30	4
崇明老白酒	22	28	45	36	2	33	29	13	41	16	29

附录三　常用食物的脂肪酸和胆固醇含量(每 100 g 食部)

食物名	脂肪酸及其含量(食物中脂肪含量的百分率)														胆固醇 (mg)
	*14：0	14：1	15：0	15：1	16：0	16：1	17：0	17：1	18：0	18：1	18：2	18：3	20：0	22：0	
畜禽类和禽蛋类及其制品															
猪夹心	1.7	—	—	—	29.8	—	—	—	12.4	47.7	6.9	0.9	—	—	107.8
猪肋排	1.1	—	—	—	19.8	—	—	—	18.6	46.9	12.0	1.6	—	—	224.8
猪蹄髈	0.5	—	—	—	19.6	—	—	—	15.7	55.5	7.1	1.6	—	—	144.8
猪大排	0.8	—	—	—	23.7	—	—	—	13.0	47.8	13.8	0.9	—	—	118.6
猪腿肉	1.1	—	—	—	26.9	—	—	—	7.7	53.8	8.6	1.6	—	—	78.1
猪肥肉	0.7	—	—	—	28.3	—	—	—	10.1	48.5	11.0	1.2	—	—	111.6
猪蹄	0.8	—	—	—	20.8	—	—	—	7.7	58.5	11.0	1.2	—	—	69.7
猪肾	0.8	—	—	—	27.7	—	—	—	12.0	38.7	15.0	0.8	—	—	330.5
猪心	0.6	—	—	—	27.2	—	—	—	11.9	47.7	9.6	1.3	—	—	199.5
猪肝	0.6	—	—	—	15.8	—	—	—	16.3	34.4	16.6	1.1	—	—	380.3
猪肺	0.7	—	—	—	28.3	—	—	—	2.8	58.9	5.7	1.7	—	—	252.5
猪大肠	1.2	—	—	—	26.7	—	—	—	16.0	44.8	9.1	1.6	—	—	140.7
猪肚	1.2	—	—	—	28.1	—	—	—	8.6	47.0	12.2	1.8	—	—	129.0
猪舌	1.4	—	—	—	30.1	—	—	—	14.3	44.5	8.0	1.4	—	—	195.0
叉烧	1.2	—	—	—	22.5	2.6	0.2	0.2	9.4	46.6	15.7	0.3	—	—	74.9
无衣小红肠	1.1	—	—	—	23.1	2.2	0.2	0.2	11.3	51.2	7.8	1.2	0.8	—	66.9
火腿肠	1.7	0.2	0.1	0.1	24.9	3.3	0.4	0.4	11.2	48.8	7.3	1.1	—	—	61.5
酱汁肉	1.1	—	—	—	18.4	2.7	0.7	0.7	8.5	47.8	7.6	4.9	—	—	92.2
培根	1.0	—	—	—	23.6	2.8	0.2	0.2	11.8	51.9	5.9	2.1	0.5	—	46.1
红肠	1.1	—	—	—	22.9	2.5	0.3	0.3	10.6	48.0	10.4	2.3	—	—	212.3
圆腿	1.1	—	—	—	24.1	3.2	0.2	0.2	10.9	48.4	6.3	2.5	0.4	—	54.1
方腿	1.1	—	—	—	21.1	3.1	0.5	0.6	9.7	47.5	9.0	3.3	—	—	45.1
老年肉松	0.3	—	—	—	11.8	1.0	—	—	5.5	28.3	42.0	8.4	—	2.7	132.8
太仓肉松	0.9	—	—	—	22.6	2.6	0.2	0.2	10.3	50.3	9.5	1.9	—	—	78.1
福建肉松	1.0	—	—	—	22.8	2.2	0.2	0.2	10.5	53.0	7.5	1.8	—	—	79.4
羊肉(熟)	3.0	0.7	1.0	0.4	23.8	5.2	2.3	1.7	15.0	38.9	2.9	1.6	0.2	—	87.7
羊肉	6.9	0.6	0.6	—	27.0	3.8	1.3	0.8	17.3	35.9	2.3	1.1	0.2	—	95.7
兔肉(野)	2.2	—	0.2	—	32.2	3.5	0.4	0.2	8.0	12.4	8.2	28.3	—	—	67.5
鸡(全,无内脏)	0.7	0.2	—	—	24.1	7.6	0.3	—	5.6	35.4	16.3	2.4	1.3	2.8	124.5
鸡胸	0.6	—	0.3	—	25.9	8.3	—	—	3.7	41.8	18.3	1.1	—	—	81.5
鸡翅膀	0.6	—	0.3	—	23.6	8.0	—	—	3.2	42.6	20.5	0.9	—	—	141.1
鸡腿	0.7	—	0.2	—	26.1	8.0	—	—	4.7	41.8	18.0	0.5	—	—	172.1
鸭(全,无内脏)	0.7	—	—	—	25.9	3.9	0.2	—	5.8	50.2	12.3	1.0	—	—	120.0
酱鸭(热)	0.6	—	—	—	24.9	2.9	—	—	8.3	50.1	12.1	1.0	—	—	106.9
盐水鸭(热)	0.5	—	—	—	23.9	3.5	—	—	5.8	56.1	9.1	0.9	—	—	81.3
鸡血	—	—	—	—	25.0	6.3	—	—	7.3	45.2	16.2	—	—	—	31.6
鸡爪	0.5	—	0.5	—	18.2	15.4	—	—	5.6	38.0	20.9	1.0	—	—	103.3
鸡蛋(红壳)	0.4	—	0.1	—	29.9	微	—	—	4.0	49.3	14.4	1.2	—	—	463.1
鸡蛋(白壳)	0.5	—	0.2	—	18.7	微	—	—	11.3	42.4	25.4	0.6	—	—	478.0

(续表)

食物名	脂肪酸及其含量(食物中脂肪含量的百分率)														胆固醇(mg)
	*14:0	14:1	15:0	15:1	16:0	16:1	17:0	17:1	18:0	18:1	18:2	18:3	20:0	22:0	
鸭蛋	0.6	—	微	—	28.3	3.7	—	—	9.2	45.8	9.8	0.6	—	—	641.5
鸭蛋(咸)	0.5	—	微	—	22.1	微	—	—	6.6	52.4	15.7	1.0	—	—	605.0
皮蛋	0.4	—	—	—	23.0	3.3	0.2	0.2	4.2	59.4	7.6	0.9	—	—	392.5
水产类															
墨鱼	2.1	—	—	—	16.6	3.4	2.5	—	8.8	14.0	—	11.7	—	—	241.3
海鳗鱼	4.0	0.1	0.6	0.1	21.5	8.9	1.4	1.1	4.3	25.7	1.5	2.5	0.5	—	60.5
铜盆鱼	2.5	—	0.5	0.2	23.8	7.6	1.5	0.9	7.0	24.9	0.5	2.7	0.5	0.4	52.5
金目鱼	3.8	0.2	0.5	0.1	21.8	6.5	1.4	1.0	4.2	22.6	2.0	2.8	0.3	—	75.9
鮸鱼	1.6	0.2	0.4	0.1	23.6	12.1	1.1	0.9	6.5	24.1	0.7	2.3	0.8	—	46.7
鲬鱼	1.7	—	—	—	21.3	4.0	1.9	0.8	13.3	19.5	1.0	1.6	—	—	48.3
鲨鱼	1.3	—	—	—	19.4	3.4	1.2	1.0	10.9	17.8	0.6	—	—	—	52.5
鲳鱼	3.4	0.3	0.7	0.1	23.9	6.2	2.2	0.9	4.6	28.6	0.7	3.0	0.6	0.4	56.0
大黄鱼	2.7	0.2	0.6	0.2	26.3	10.2	1.4	1.1	4.3	20.0	1.7	2.7	0.9	—	48.3
马鲛鱼	4.4	0.4	0.8	0.2	20.2	7.1	1.8	1.7	4.2	20.7	2.0	1.6	1.1	—	44.2
凤鲚	4.3	—	0.5	—	18.0	10.9	微	—	2.8	29.8	1.0	2.4	—	—	85.2
刀鲚	2.6	—	0.3	—	26.2	11.4	0.8	—	0.3	38.5	0.4	1.8	—	—	116.6
梅子鱼	3.0	0.1	0.8	0.2	28.0	14.5	1.4	1.1	5.1	23.6	1.2	2.2	0.6	—	76.2
带鱼	5.3	0.1	0.5	0.1	21.5	6.3	1.1	0.8	4.5	33.7	1.8	1.3	0.8	—	71.1
马面鱼	1.8	—	0.7	—	20.1	7.2	2.4	1.1	7.7	17.3	1.0	1.7	—	—	47.7
青鲇鱼	4.4	—	0.6	—	22.5	7.4	1.8	1.1	7.3	18.6	0.9	2.4	—	—	50.3
白鱼	6.0	—	1.5	—	15.6	17.8	2.3	—	微	28.3	5.9	8.6	—	—	40.3
鳊鱼	1.9	—	0.3	—	18.9	9.6	微	—	微	44.8	15.0	6.2	—	—	111.9
青鱼	1.6	—	0.3	—	0.2	29.5	微	—	微	37.5	18.2	8.5	—	—	162.9
鲫鱼	2.0	—	1.5	微	17.2	10.9	0.9	—	微	35.3	16.0	7.4	—	—	134.6
花鲢鱼	2.4	—	0.3	—	15.5	14.3	1.7	—	微	26.7	11.4	13.0	—	—	155.4
鳝丝	1.9	2.3	1.0	—	14.3	12.2	2.0	1.6	5.5	14.9	1.1	3.2	0.2	—	116.5
海虾	1.4	0.5	1.0	0.6	13.3	9.5	1.8	1.9	5.2	14.9	1.1	3.2	0.2	—	116.5
河蟹	1.1	0.3	0.4	0.3	13.7	12.0	1.0	0.9	2.2	23.2	7.2	8.9	—	3.1	134.8
螯虾	1.7	1.1	1.0	0.7	19.8	13.8	2.7	1.0	3.6	20.6	14.7	8.8	—	—	126.1
海蟹	3.6	0.3	0.9	0.4	17.9	7.4	1.1	1.5	4.3	18.2	2.2	3.8	0.7	1.5	143.7
螺蛳	1.6	—	—	—	6.0	2.9	1.7	—	11.5	6.1	4.9	20.8	—	1.2	95.7
河蚌	—	—	—	—	7.4	2.1	—	—	6.2	10.3	4.1	37.1	1.7	—	56.7
田螺	1.1	—	0.8	—	6.5	3.1	2.4	0.9	7.8	4.5	8.3	15.3	0.3	—	110.1
缢蛏[蛏子]	1.5	—	—	—	3.6	3.1	2.7	0.4	5.6	5.6	0.5	9.5	0.7	1.1	106.3
乳类及其制品															
酸乳(全脱脂)	10.0	0.9	0.7	—	29.2	3.0	—	—	13.9	28.7	6.9	1.9	—	—	16.6
牛乳(消毒)	10.9	1.7	1.0	0.4	30.7	2.6	0.8	0.4	12.0	28.0	3.5	1.1	0.2	—	16.6
酸乳(中脂)	10.6	1.6	1.0	0.3	29.0	2.6	0.9	0.4	11.4	29.5	3.1	1.8	0.2	0.1	17.6
酸乳(橘味脱脂)	11.7	—	—	—	33.9	2.8	—	—	11.3	32.7	—	—	—	—	17.6
奶粉(全脂)	9.3	1.5	0.9	0.4	31.1	2.5	0.8	0.3	10.9	29.5	3.9	1.4	0.3	—	21.1
白脱(食品工业用)	10.0	1.4	0.9	0.3	28.8	2.4	0.8	0.3	12.4	29.6	4.8	1.3	0.2	—	151.7
稀奶油(食品工业用)	10.8	1.4	0.9	0.3	30.6	2.4	0.8	0.4	11.8	27.6	4.3	1.1	0.1	0.03	103.1
名特食品和其他															
花生牛轧(百花牌)	0.6	—	—	—	12.3	0.2	0.1	0.1	4.2	38.4	36.9	1.2	1.6	3.0	34.3
特晒酱油(天然牌)	—	—	—	—	—	—	—	—	—	—	—	—	—	—	9.2
宝宝乐乳儿粉(上儿牌)	—	—	—	—	9.5	—	—	—	3.3	26.4	48.6	10.4	0.4	—	39.5

（续表）

食物名	脂肪酸及其含量（食物中脂肪含量的百分率）														胆固醇(mg)
	*14∶0	14∶1	15∶0	15∶1	16∶0	16∶1	17∶0	17∶1	18∶0	18∶1	18∶2	18∶3	20∶0	22∶0	
玫瑰乳腐(鼎丰牌)	—	—	—	—	11.1	—	—	—	3.9	22.7	52.6	9.7	—	—	30.1
桃仁豆沙月饼	0.4	—	—	—	14.6	0.5	—	—	5.3	41.4	34.5	—	1.2	2.1	25.9
奶油莲蓉月饼	2.2	—	—	—	15.4	1.3	—	—	6.6	38.2	29.1	2.1	1.2	2.6	17.5
薄脆饼	1.2	—	—	—	23.1	2.5	—	—	11.2	42.5	17.9	1.1	—	—	32.1
松饼	1.3	—	—	—	23.6	2.4	—	—	12.9	41.5	14.3	1.5	—	—	10.1
小笼馒头	1.2	—	—	—	23.4	2.4	—	—	13.0	43.4	14.5	2.1	—	—	44.2
五香豆	—	—	—	—	13.1	—	—	—	2.8	25.3	53.4	3.7	1.6	—	58.8
婴儿奶糕	—	—	—	—	—	—	—	—	—	—	—	—	—	—	92.5
西瓜子(生)	—	—	—	—	7.8	—	—	—	5.3	9.5	76.9	—	0.1	—	—
葵花子(生)	—	—	—	—	4.9	—	—	—	3.4	13.9	77.1	0.1	—	0.6	—
南瓜子(生)	—	—	—	—	13.1	—	—	—	5.9	35.7	45.1	—	0.2	—	—
花生仁(生)	—	—	—	—	—	—	—	—	—	—	—	—	—	—	—
可可粉	0.1	—	—	—	23.9	0.2	0.2	—	32.9	38.0	3.5	0.9	—	0.2	—
黑洋酥	—	—	—	—	7.5	—	—	—	4.2	39.3	47.9	0.6	0.5	—	—
甜面酱	—	—	—	—	—	—	—	—	—	—	—	—	—	—	—
发酵醋	—	—	—	—	—	—	—	—	—	—	—	—	—	—	—
酱油(一级)	—	—	—	—	—	—	—	—	—	—	—	—	—	—	—
大豆酱	—	—	—	—	8.0	—	—	—	2.7	12.2	63.9	8.2	—	—	—
黄酒(特加饭)	—	—	—	—	—	—	—	—	—	—	—	—	—	—	—
啤酒	—	—	—	—	—	—	—	—	—	—	—	—	—	—	—
崇明老白酒	—	—	—	—	—	—	—	—	—	—	—	—	—	—	—

注：* 表头上各数字比例略号的化学分子名称见下表。

略号	化学名	俗名	略号	化学名	俗名
14∶0	十四烷酸	肉豆蔻酸	17∶1	十七(烷)烯酸	珍珠油酸
14∶1	十四(烷)烯酸	肉豆蔻油酸	18∶0	十八(烷)酸	硬脂酸
15∶0	十五(烷)酸		18∶1	十八(烷)一烯酸	油酸
15∶1	十五(烷)烯酸		18∶2	十八(烷)二烯酸	亚油酸
16∶0	十六(烷)酸	棕榈油酸、鳖酸	18∶3	十八(烷)三烯酸	亚麻酸
16∶1	十六(烷)烯酸	棕榈酸、软脂酸	20∶0	二十(烷)酸	花生酸
17∶0	十七(烷)酸	珍珠酸	22∶0	二十二(烷)酸	山萮酸

附录四 各种活动的能量消耗率

动作名称	kJ(kcal)/(m^2·min)	动作名称	kJ(kcal)/(m^2·min)
日常生活		骑马(跳跃)	1.135(4.750)
睡眠	0.136(0.569)	学习、运动和娱乐	
整理内务、擦地板	0.500(2.094)	室内听课	0.215(0.900)
铺被(准备睡觉)	0.441(1.844)	听课(有时记笔记)	0.224(0.938)
穿脱衣服	0.393(1.644)	听课(经常记笔记)	0.228(0.956)
梳头	0.359(1.500)	上自习(看书)	0.202(0.844)
刮脸	0.374(1.563)	坐着写字	0.255(1.069)
洗脸	0.246(1.031)	念书	0.284(1.188)
洗澡	0.290(1.214)	卧床看书	0.193(0.806)
大小便	0.234(0.981)	抄黑板报	0.234(0.981)
休息(躺)	0.187(0.781)	站立听讲	0.236(0.988)
休息(站)	0.258(1.081)	站立绘图	0.309(1.294)
谈话(站)	0.266(1.113)	小组讨论	0.222(0.930)
谈话	0.251(1.050)	体操(立正)	0.403(1.688)
散步	0.356(1.488)	体操(头部运动)	0.299(1.250)
步行(中等速度)	0.400(1.675)	体操(胸部运动)	0.357(1.494)
跑步	1.328(5.556)	体操(臂部运动)	0.374(1.563)
上下楼梯	1.076(4.500)	体操(腹部运动)	0.399(1.669)
刷靴子	0.317(1.325)	体操(腿部运动)	0.456(1.906)
收拾衣、鞋	0.426(1.781)	体操(脚部运动)	0.495(2.069)
洗、晒物品	0.493(2.063)	体操(背运动)	0.512(2.144)
做菜、做饭	0.381(1.594)	体操(平衡运动)	0.323(1.350)
擦洗食具	0.512(2.144)	体操(弯体运动)	0.451(1.888)
揉面	0.444(1.856)	体操(上肢、跳跃等运动)	0.864(3.513)
给人理发	0.347(1.450)	男子吊环规定联合动作	4.980(20.836)
剪指甲	0.221(0.925)	男子双杠规定联合动作	5.642(23.605)
打扫院子	0.356(1.488)	男子单杠规定联合动作	7.720(32.302)
清扫沟道	0.862(3.606)	男子自由体操规定徒手全套动作	2.350(9.833)
擦洗玻璃	0.459(1.919)	男子自由体操技巧动作	17.816(74.543)
撒水	0.445(1.863)	男子跳马规定动作	11.385(47.636)
提水	0.881(3.688)	男子鞍马规定联合动作	9.392(39.295)
搬运器具	0.757(3.169)	女子平衡木规定全套动作	2.001(8.374)
站岗放哨	0.299(1.250)	女子平衡木技巧动作	3.707(15.509)
坐着吃东西	0.202(0.844)	女子自由体操规定徒手全套动作	2.586(10.082)
开会	0.194(0.813)	女子自由体操技巧动作	5.892(24.653)
打电话	0.269(1.125)	女子高低杠基本动作	2.562(10.719)
骑自行车(平地一般速度)	0.718(3.006)	女子跳马规定动作	12.273(51.350)
坐火车	0.293(1.225)	广播早操	0.662(2.769)
骑马(走)	0.368(1.538)	跳绳	0.493(2.063)
骑马(跑)	0.980(4.100)	跳箱	1.213(5.075)

（续表）

动 作 名 称	kJ(kcal)/(m^2·min)	动 作 名 称	kJ(kcal)/(m^2·min)
跳舞	0.607(2.538)	生产劳动	
摔跤	1.219(5.100)	磨镰刀	0.538(2.250)
游泳(自由式)	0.969(4.056)	推手车(载重 100 kg)	0.666(2.788)
仰泳	0.768(3.213)	推手车(载重 150 kg)	0.940(3.931)
侧泳(36.56 m/min)	1.207(5.050)	打裸麦	0.671(2.806)
蛙泳	1.261(5.275)	捆扎小麦	1.016(4.250)
越野赛跑	1.424(5.956)	搭禾堆	0.822(3.438)
攀登坡度 1：5.7(10 kg 负荷)	1.326(5.550)	耕荒地(人拉)	1.510(6.319)
滑雪(平地硬雪,中等速度)	1.655(6.925)	耕熟地(人拉)	1.471(6.156)
室外混合运动	0.511(2.138)	耕地(用牛)	0.935(3.913)
射箭	0.672(2.813)	驾驶拖拉机耕地	0.627(2.625)
打排球(练习)	0.451(1.888)	打稻子	1.231(5.050)
打排球(比赛)	0.974(4.075)	插秧	0.807(3.375)
棒球(接球)	0.503(2.106)	培土	1.143(4.781)
打棒球	0.775(3.244)	用手拔草	0.711(2.975)
男子网球单打比赛	1.348(5.639)	用镰刀割草	0.967(4.044)
男子网球单线定位技术训练	1.336(5.590)	锄草	0.711(2.975)
男子网球多球技术训练	1.898(7.942)	割麦	0.775(3.244)
女子网球单打比赛	1.438(6.016)	搬运稻草	0.871(3.644)
女子网球单线定位技术训练	1.371(5.737)	播种	0.807(3.375)
女子网球底线移动技术训练	1.552(6.493)	堆肥	1.126(4.713)
女子网球网前技术训练	1.460(6.107)	园内挖土	1.155(4.831)
女子网球发球	0.831(3.477)	种花生	0.497(2.081)
打篮球(练习)	0.792(3.313)	舂米	0.766(3.206)
打篮球(比赛)	1.382(5.781)	抬筐	0.951(3.981)
男子自行车准备活动	1.090(4.559)	铲土	0.904(3.781)
男子自行车中速运动	1.683(7.040)	驾驶汽车	0.376(1.575)
女子自行车准备活动	1.100(4.604)	汽车冲洗	0.617(2.581)
女子自行车中速运动	1.555(6.508)	收拾摩托车	0.648(2.713)
踢足球	1.149(4.806)	收拾工具	0.270(1.131)
单双杠	0.804(3.362)	打扫车库	0.886(3.706)
划船(51 m/min)	0.551(2.306)	装卸车轮胎	0.493(2.063)
划船(69 m/min)	0.859(3.594)	用起重机吊汽车	0.672(2.813)
划船(97 m/min)	1.506(6.300)	拌和水泥	0.630(2.638)
看电影	0.193(0.806)	清洗马体	0.704(2.944)
下棋(军棋)	0.359(1.500)	切饲料	0.524(2.194)
坐着吹笛	0.317(1.325)	机械锯木	0.345(1.444)
坐着拉手风琴	0.284(1.188)	锯软质木	0.940(3.931)
坐着弹钢琴	0.359(1.500)	硬木钻孔	1.008(4.219)
坐着拉提琴	0.388(1.625)	锯硬质木	1.007(4.213)
唱歌(站)	0.542(2.269)	刨软质木	1.087(4.550)
跳集体舞	0.963(4.031)	刨硬质木	1.222(5.113)
集体游戏	0.698(2.919)	装车	1.383(5.788)
坐着打扑克	0.329(1.375)	推车	1.663(6.956)
坐着弹风琴	0.462(1.931)	挖坑	0.961(4.019)
坐着打鼓	0.577(2.413)	包装(装箱)	0.599(2.506)
站着指挥演奏	0.336(1.406)	包装(捆箱)	0.919(3.844)
站着指挥唱歌	0.632(2.643)	用斧砍木	1.076(4.500)

附录五　中国居民膳食指南和中国居民平衡膳食宝塔

前　言

《中国居民膳食指南》是根据营养学原则，结合国情制定的，是教育人民群众采用平衡膳食，以摄取合理营养促进健康的指导性意见。中国营养学会与中国预防医学科学院营养与食品卫生研究所组成了《中国居民膳食指南》专家委员会，对中国营养学会于1989年建议的《我国的膳食指南》进行了修改，制定了《中国居民膳食指南》及其说明，并于1997年4月由中国营养学会常务理事会通过，正式公布。

这一《指南》是以科学研究的成果为根据，针对我国居民的营养需要及膳食中存在的主要缺陷而制定的，具有普遍指导意义。专家委员会鉴于特定人群对膳食营养的特殊需要，又提出了《特定人群膳食指南》，作为《中国居民膳食指南》的补充。

为了帮助消费者在日常生活中实践《中国居民膳食指南》，专家委员会进一步提出了食物定量指导方案，并以宝塔图形表示。它直观地告诉居民食物分类的概念及每天各类食物的合理摄入范围，也就是说它告诉消费者每天应吃食物的种类及相应的数量，对合理调配平衡膳食进行具体指导，故称之为《中国居民平衡膳食宝塔》。

合理营养是健康的物质基础，而平衡膳食是合理营养的唯一途径。根据膳食指南的原则并参照平衡膳食宝塔的搭配来安排日常饮食是通往健康的光明之路。

中国居民膳食指南

——平衡膳食、合理营养、促进健康

（1997年4月10日中国营养学会常务理事会通过）

一、食物多样、谷类为主

人类的食物是多种多样的。各种食物所含的营养成分不完全相同。除母乳外，任何一种天然食物都不能提供人体所需的全部营养素。平衡膳食必须由多种食物组成，才能满足人体各种营养需要，达到合理营养、促进健康的目的，因而要提倡人们广泛食用多种食物。

多种食物应包括以下五大类：

第一类为谷类及薯类：谷类包括米、面、杂粮，薯类包括马铃薯、甘薯、木薯等，主要提供碳水化合物、蛋白质、膳食纤维及B族维生素。

第二类为动物性食物：包括肉、禽、鱼、奶、蛋等，主要提供蛋白质、脂肪、矿物质、维生素A和B族维生素。

第三类为豆类及其制品：包括大豆及其他干豆类，主要提供蛋白质、脂肪、膳食纤维、矿物质和B族维生素。

第四类为蔬菜水果类：包括鲜豆、根茎、叶菜、茄果等，主要提供膳食纤维、矿物质、维生素C和胡萝卜素。

第五类为纯热能食物：包括动植物油、淀粉、食用糖和酒类，主要提供能量。植物油还可提供维生素E和必需脂肪酸。

谷类食物是中国传统膳食的主体。随着经济发展，生活改善，人们倾向于食用更多的动物性食物。根据1992年全国营养调查的结果，在一些比较富裕的家庭中动物性食物的消费量已超过了谷类的消费量。这种“西方化”或“富裕型”的膳食提供的能量和脂肪过高，而膳食纤维过低，对一些慢性病的预防不利。提出谷类为主是为了提醒人们保持我国膳食的良好传统，防止发达国家膳食的弊端。

另外要注意粗细搭配，经常吃一些粗粮、杂粮等。稻米、小麦不要碾磨太精，否则谷粒表层所含的维生素、矿物质等营养素和膳食纤维大部分流失到糠麸之中。

二、多吃蔬菜、水果和薯类

蔬菜与水果含有丰富的维生素、矿物质和膳食纤维。蔬菜的种类繁多，包括植物的叶、茎、花薹、茄果、鲜豆、食用蕈藻等，不同品种所含营养成分不尽相同，甚至悬殊很大。红、黄、绿等深色蔬菜中维生素含量超过浅色蔬菜和一般水果，它们是胡萝卜素、维生素 B_2、维生素 C 和叶酸、矿物质（钙、磷、钾、镁、铁）、膳食纤维和天然抗氧化物的主要或重要来源。我国近年来开发的野果如猕猴桃、刺梨、沙棘、黑加仑等也是维生素 C、胡萝卜素的丰富来源。

有些水果维生素及一些微量元素的含量不如新鲜蔬菜，但水果含有的葡萄糖、果糖、柠檬酸、苹果酸、果胶等物质又比蔬菜丰富。红黄色水果如鲜枣、柑橘、柿子和杏等是维生素 C 和胡萝卜素的丰富来源。

薯类含有丰富的淀粉、膳食纤维，以及多种维生素和矿物质。我国居民近 10 年来吃薯类较少，应当鼓励多吃些薯类。

含丰富蔬菜、水果和薯类的膳食，对保持心血管健康、增强抗病能力、减少儿童发生干眼病的危险及预防某些癌症等方面，起着十分重要的作用。

三、常吃奶类、豆类或其制品

奶类除含丰富的优质蛋白质和维生素外，含钙量较高，且利用率也很高，是天然钙质的极好来源。我国居民膳食提供的钙质普遍偏低，平均只达到推荐供给量的一半左右。我国婴幼儿佝偻病的患者也较多，这和膳食钙不足可能有一定的联系。大量的研究工作表明，给儿童、青少年补钙可以提高其骨密度，从而延缓其发生骨质疏松的年龄；给老年人补钙也可能减缓其骨质丢失的速度。因此，应大力发展奶类的生产和消费。豆类是我国的传统食品，含丰富的优质蛋白质、不饱和脂肪酸，钙及维生素 B_1、维生素 B_2、烟酸等。为提高农村人口的蛋白质摄入量及防止城市中过多消费肉类带来的不利影响，应大力提倡豆类，特别是大豆及其制品的生产和消费。

四、经常吃适量鱼、禽、蛋、瘦肉，少吃肥肉和荤油

鱼、禽、蛋、瘦肉等动物性食物是优质蛋白质、脂溶性维生素和矿物质的良好来源。动物性蛋白质的氨基酸组成更适合人体需要，且赖氨酸含量较高，有利于补充植物性蛋白质中赖氨酸的不足。肉类中铁的利用较好，鱼类特别是海产鱼所含不饱和脂肪酸有降低血脂和防止血栓形成的作用。动物肝脏含维生素 A 极为丰富，还富含维生素 B_{12}、叶酸等。但有些脏器如脑、肾等所含胆固醇相当高，对预防心血管系统疾病不利。我国相当一部分城市和绝大多数农村居民平均吃动物性食物的量还不够，应适当增加摄入量。但部分大城市居民食用动物性食物过多，吃谷类和蔬菜不足，这对健康不利。

肥肉和荤油为高能量和高脂肪食物，摄入过多往往会引起肥胖，并是某些慢性病的危险因素，应当少吃。目前猪肉仍是我国人民的主要肉食，猪肉脂肪含量高，应发展瘦肉型猪。鸡、鱼、兔、牛肉等动物性食物含蛋白质较高，脂肪较低，产生的能量远低于猪肉。应大力提倡吃这些食物，适当减少猪肉的消费比例。

五、食量与体力活动要平衡，保持适宜体重

进食量与体力活动是控制体重的两个主要因素。食物提供人体能量，体力活动消耗能量。如果进食量过大而活动量不足，多余的能量就会在体内以脂肪的形式积存即增加体重，久之发胖；相反若食量不足，劳动或运动量过大，可由于能量不足引起消瘦，造成劳动能力下降。所以人们需要保持食量与能量消耗之间的平稳。脑力劳动者和活动量较少的人应加强锻炼，开展适宜的运动，如快走、慢跑、游泳等。而消瘦的儿童则应增加食量和油脂的摄入，以维持正常生长发育和适宜体重。体重过高或过低都是不健康的表现，可造成抵抗力下降，易患某些疾病，如老年人的慢性病或儿童的传染病等。经常运动会增强心血管和呼吸系统的功能，保持良好的生理状态、提高工作效率、调节食欲、强壮骨骼、预防骨质疏松。

三餐分配要合理。一般早、中、晚餐的能量分别占总能量的 30%、40%、30%为宜。

六、吃清淡少盐的膳食

吃清淡膳食有利于健康，即不要太油腻，不要太咸，不要过多的动物性食物和油炸、烟熏食物。目前，城市居民油脂的摄入量越来越高，这样不利于健康。我国居民食盐摄入量过多，平均值是世界卫生组织建议值的两倍以上。流行病学调查表明，钠的摄入量与高血压发病呈正相关，因而食盐不宜过多。世界卫生组织建议每人每日食盐用量不超过 6 克为宜。膳食钠的来源除食盐外还包括酱油、咸菜、味精等高钠食品，及含钠的加工食品等。应从幼年就养成吃少盐膳食的习惯。

七、如饮酒应限量

在节假日、喜庆和交际的场合人们往往饮酒。高度酒含能量高，不含其他营养素。无节制地饮酒，会使食欲下降，食物摄入减少，以致发生多种营养素缺乏，严重时还会造成酒精性肝硬化。过量饮酒会增加患高血压、卒中等危险，并可导致事故及暴力的增加，对个人健康和社会安定都是有害的。应严禁酗酒，若饮酒可少量饮用低度酒，青少年不应饮酒。

八、吃清洁卫生、不变质的食物

在选购食物时应当选择外观好，没有泥污、杂质，没有变色、变味并符合卫生标准的食物，严把病从口入关。进餐要注意卫生条件，包括进餐环境、餐具和供餐者的健康卫生状况。集体用餐要提倡分餐制，减少疾病传染的机会。

特定人群膳食指南

一、婴　　儿

1. 鼓励母乳喂养

2. 母乳喂养 4 个月后逐步添加辅助食品

婴儿是指从出生至一周岁的孩子，这段时期是生长发育最快的一年，一年内体重的增加为出生时的两倍，因此需要在营养上满足其快速生长发育的需求。

母乳是婴儿唯一理想的均衡食物，而且独具免疫物质，有利于婴儿的正常生长发育。母乳喂养也有利于母子双方的亲近和身心健康。提倡、保护和支持母乳喂养是全社会的责任。希望 80% 以上的婴儿获得母乳喂养至少在 4 个月以上，最好维持一年。

对于患先天性疾病，或母亲因病不能授乳的情况下，应为婴儿选择合适的、各种营养素齐全的、经卫生部门许可出售的配方奶制品或其他同类制品，并根据产品使用说明喂养。

早在孕期就应做好哺乳的准备，做好乳房的保健，注意营养，保证乳房的正常发育。产后应尽早开奶，母婴同室，坚持喂哺。母乳一般可满足婴儿出生后 4～6 个月的营养需求，但为确保婴儿发育的需要与预防佝偻病的发生，应在出生一个月后，在哺乳的同时，补充安全量的维生素 A 及维生素 D(或鱼肝油)，但应避免过多。

在母乳喂哺 4～6 个月至一岁断奶之间，是一个长达 6～8 个月的断奶过渡期。此时应在坚持母乳喂哺的条件下，有步骤地补充为婴儿所接受的辅助食品，以满足其发育需求，保证婴儿的营养，顺利地进入幼儿阶段。过早或过迟补充辅助食品都会影响婴儿发育，但任何辅助食物均应在优先充分喂哺母乳的前提下供给。

补充断奶过渡食物，应该由少量开始到适量，还应由一种到多种试用，密切注意婴儿食后的反应，并注意食物与食具的清洁卫生。在通常的情况下，婴儿有可能对一些食物产生过敏反应或不耐受反应，例如皮疹、腹泻等。因此每开始供给孩子一种食物，都应从很少量开始，观察 3 天以上，然后才增加分量，或试用另一种食物。辅助食物往往从谷类，尤以大米、面粉的糊或汤开始，以后逐步添加菜泥、果泥、奶及奶制品、蛋黄、肝末及极碎的肉泥等。这些食物应该加入适量的食用油，但不必加入食盐。

二、幼儿与学龄前儿童

1. 每日饮奶

2. 养成不挑食、不偏食的良好饮食习惯

1～2 岁的幼儿需要特别呵护。孩子的身体发育迅速，需要吸取许多营养物质，但是他们的胃肠还不够成熟，消化力不强，例如胃的容量只有250毫升左右，牙齿也正在长，咀嚼能力有限，故应增加餐次，供给富有营养的食物，食物的加工要细又不占太多空间。每日供给奶或相应的奶制品不少于350毫升，也注意供给蛋和蛋制品、半肥瘦的禽畜肉、肝类、加工好的豆类以及切细的蔬菜类。有条件的地方，每周给孩子吃一些动物血和海产品类食物。要引导和教育孩子自己进食，每日4～5餐，进餐应该有规律。吃饭时应培养孩子集中精神进食，暂停其他活动。应让孩子每日有一定的户外活动。

3～5岁的孩子有的进入幼儿园，他们活动能力也要大一些，除了上面照料幼儿的原则外，食物的分量要增加，并且逐步让孩子进食一些粗粮类食物，引导孩子有良好而又卫生的饮食习惯。一部分餐次可以零食的方式提供，例如在午睡后，可以食用少量有营养的食物或汤水。

应该定时测量孩子的身高和体重，并做记录，以了解孩子发育的进度，并注意孩子的血色素是否正常。应该避免在幼年出现过胖，如果有这种倾向，可能是因为偏食含脂肪过多的食物，或是运动过少，应在指导下做适当的调整，着重在改变不合适的饮食行为。

成人食物和儿童食物是有区别的，例如酒类绝不是孩子的食物，成人认为可用的“补品”，也不宜列入孩子的食谱。平衡膳食就是对孩子有益的滋补食物。

在有条件的地方，可以让孩子和小朋友共同进食，以相互促进食欲。

三、学龄儿童

1. 保证吃好早餐

2. 少吃零食，饮用清淡饮料，控制食糖摄入

3. 重视户外活动

学龄儿童指的是6～12岁进入小学阶段的孩子。他们独立活动的能力逐步加强，而且可以接受成人的大部分饮食。这一部分孩子，在饮食上，往往被家长误看作大人，其实他们仍应得到多方面的关心和呵护。

一般情况下，孩子应合理食用各类食物，取得平衡膳食，男孩子的食量不低于父亲，女孩子不低于母亲。应该让孩子吃饱和吃好每天的三顿饭，尤应把早餐吃好，食量宜相当于全日量的三分之一。孩子每年的体重约增加2～2.5千克，身高每年可增高4～7.5厘米。身高在这一阶段的后期增长快些，故往往直觉地认为他们的身体是瘦长型的。少数孩子饮食量大而运动量少，故应调节饮食和重视户外活动以避免发胖。

《中国居民膳食指南》中，除了不应该饮用酒精饮料外，其余原则也适用于这些孩子。要引导孩子吃粗细搭配的多种食物，但富含蛋白质的食物如鱼、禽、蛋、肉应该丰富些，奶类及豆类应该充足些，并应避免偏食、挑食等不良习惯。

应该引导孩子饮用清淡而充足的饮料，控制含糖饮料和糖果的摄入，养成少吃零食的习惯。吃过多的糖果和甜食易引起龋齿，应注意防止并重视口腔卫生和牙齿的保健。

四、青少年

1. 多吃谷类，供给充足的能量

2. 保证鱼、肉、蛋、奶、豆类和蔬菜的摄入

3. 参加体力活动，避免盲目节食

12岁是青春期开始，随之出现第二个生长高峰，身高每年可增加5～7厘米，个别的可达10～12厘米；体重年增长4～5千克，个别可达8～10千克。此时不但生长快，而且第二性征逐步出现，加之活动量大，学习负担重，其对能量和营养素的需求都超过成年人。

谷类是我国膳食中主要的能量和蛋白质的来源，青少年能量需要量大，每日约需400～500克，可因活动量的大小有所不同。蛋白质是组成器官增长及调节生长发育和性成熟的各种激素的原料。蛋白质摄入不足会影响青少年的生长发育。青少年每日摄入的蛋白质应有一半以上为优质蛋白质，为此膳食中应含有充足的动物性和大豆类食物。

钙是建造骨骼的重要成分，青少年正值生长旺盛时期，骨骼发育迅速，需要摄入充足的钙。据1992年全国营养调查资料表明，我国中小学生钙的摄入量普遍不足，还不到推荐供给量的一半，为此青少年应每日摄入一定量奶类和豆类食品，以补充钙的不足。中小学生中缺铁性贫血也较普遍，有些青少年的膳食应

增加维生素C的摄入以促进铁的吸收。青春发育期的女孩应时常吃些海产品以增加碘的摄入。

近年来，我国有些城市小学生肥胖发生率逐年增长，已达5%～10%。其主要原因是摄入的能量超过消耗，多余的能量在体内转变为脂肪而导致肥胖。青少年尤其是女孩往往为了减肥盲目节食，引起体内新陈代谢紊乱，抵抗力下降，严重者可出现低血钾、低血糖、易患传染病，甚至由于厌食导致死亡。正确的减肥办法是合理控制饮食，少吃高能量的食物如肥肉、糖果和油炸食品等，同时应增加体力活动，使能量的摄入和消耗达到平衡，以保持适宜的体重。

五、孕　妇

1. 自妊娠第4个月起，保证充足的能量

2. 妊娠后期保持体重的正常增长

3. 增加鱼、肉、蛋、奶、海产品的摄入

妊娠是一个复杂的生理过程，孕妇在妊娠期间需进行一系列生理调整，以适应胎儿在体内的生长发育和本身的生理变化。妊娠分为三期，每三个月为一期。怀孕头三个月为第一期，是胚胎发育的初期，此时孕妇体重增长较慢，故所需营养与非孕时近似。至第二期即第4个月起体重增长迅速，母体开始储存脂肪及部分蛋白质，此时胎儿、胎盘、羊水、子宫、乳房、血容量等都迅速增长。第二期增加体重约4～5千克，第三期约增加5千克，总体重增加约12千克。为此，在怀孕第4个月起必须增加能量和各种营养素，以满足合成代谢的需要。我国推荐膳食营养素供给量中规定孕中期能量每日增加200千卡，蛋白质4～6个月时增加15克，7～9个月时增加25克，钙增加至1 500毫克，铁增加至28毫克，其他营养素如碘、锌、维生素A、维生素D、维生素E、维生素B_1、维生素B_2、维生素C等也都相应增加。膳食中应增加鱼、肉、蛋等富含优质蛋白质的动物性食物，含钙丰富的奶类食物，含无机盐和维生素丰富的蔬菜、水果等。蔬菜、水果还富含膳食纤维，可促进肠蠕动，防止孕妇便秘。孕妇应以正常妊娠体重增长的规律合理调整膳食，并要做些有益的体力活动。孕期营养低下使孕妇机体组织器官增长缓慢，营养物质储存不良，胎儿的生长发育延缓，早产儿发生率增高。但孕妇体重增长过度、营养过剩对母亲和胎儿也不利，一则易出现巨大儿，增加难产的危险性；二则孕妇体内可能有大量水贮留和易发生糖尿病、慢性高血压及妊娠高血压综合征。

六、乳　母

1. 保证供给充足的能量

2. 增加鱼、肉、蛋、奶、海产品的摄入

乳母每天约分泌600～800毫升的乳汁来喂养孩子，当营养供应不足时，即会破坏本身的组织来满足婴儿对乳汁的需要，所以为了保护母亲和分泌乳汁的需要，必须供给乳母充足的营养。

乳母在妊娠期所增长的体重中约有4千克为脂肪，这些孕期储存的脂肪可在哺乳期被消耗以提供能量。以哺乳期为6个月计算，则每日由储存的脂肪提供的能量为200千卡。我国推荐膳食营养素供给量建议乳母能量每日增加800千卡，故每日还需从膳食中补充600千卡。

800毫升乳汁约含蛋白质10克，母体膳食蛋白质转变为乳汁蛋白质的有效率为70%，因此，我国推荐膳食营养素供给量建议乳母膳食蛋白质每日应增加25克。

人乳的钙含量比较稳定，乳母每日通过乳汁分泌的钙近300毫克。当膳食摄入钙不足时，为了维持乳汁中钙含量的恒定，就要动用母体骨骼中的钙，所以乳母应增加钙的摄入量。我国推荐膳食营养素供给量建议乳母钙摄入量每日为1 500毫克。钙的最好来源为牛奶，乳母每日若能饮用牛奶500毫升，则可从中得到570毫克钙。

此外，乳母应多吃些动物性食物和大豆制品以供给优质蛋白质，同时应多吃些水产品。海鱼脂肪富含二十二碳六烯酸(DHA)，牡蛎富含锌，海带、紫菜富含碘。乳母多吃些海产品对婴儿的生长发育有益。

七、老 年 人

1. 食物要粗细搭配，易于消化

2. 积极参加适度体力活动，保持能量平衡

随着年龄的增加，人体各种器官的生理功能都会有不同程度的减退，尤其是消化和代谢功能，直接影

响人体的营养状况，如牙齿脱落、消化液分泌减少、胃肠道蠕动缓慢，使机体对营养成分吸收利用下降。故老年人必须从膳食中获得足够的各种营养素，尤其是微量营养素。

老年人胃肠功能减退，应选择易消化的食物，以利于吸收利用。但食物不宜过精，应强调粗细搭配。一方面主食中应有粗粮细粮搭配，粗粮如燕麦、玉米所含膳食纤维较大米、小麦为多；另一方面食物加工不宜过精，谷类加工过精会使大量膳食纤维丢失，并将谷粒胚乳中含有的维生素和矿物质丢失。

膳食纤维能增加肠蠕动，起到预防老年性便秘的作用。膳食纤维还能改善肠道菌群，使食物容易被消化吸收。近年的研究还说明膳食纤维尤其是可溶性纤维对血糖、血脂代谢都起着改善作用，这些功能对老年人特别有益。随着年龄的增长，非传染性慢性病如心脑血管疾病、糖尿病、癌症等发病率明显增加，膳食纤维还有利于这些疾病的预防。

胚乳中含有的维生素E是抗氧化维生素，在人体抗氧化功能中起着重要的作用。老年人抗氧化能力下降，使非传染性慢性病的危险增加，故从膳食中摄入足够量抗氧化营养素十分必要。另外某些微量元素，如锌、铬对维持正常糖代谢有重要作用。

老年人基础代谢下降，从老年前期开始就容易发生超重或肥胖。肥胖将会增加非传染性慢性病的危险，故老年人要积极参加适宜的体力活动或运动，如走路、太极拳等，以改善其各种生理功能。但因老年人血管弹性减低，血流阻力增加，心脑血管功能减退，故活动不宜过量，否则超过心脑血管承受能力，反使功能受损，增加该类疾病的危险。因此老年人应特别重视合理调整进食量和体力活动的平衡关系，把体重维持在适宜范围内。

中国居民平衡膳食宝塔

中国居民平衡膳食宝塔是根据中国居民膳食指南结合中国居民的膳食结构特点设计的。它把平衡膳食的原则转化成各类食物的重量，并以直观的宝塔形式表现出来，便于群众理解和在日常生活中实行。

平衡膳食宝塔提出了一个营养上比较理想的膳食模式。它所建议的食物量，特别是奶类和豆类食物的量可能与大多数人当前的实际膳食还有一定距离，对某些贫困地区来讲可能距离还很远，但为了改善中国居民的膳食营养状况，这是不可缺的。应把它看作是一个奋斗目标，努力争取，逐步达到。

平衡膳食宝塔说明

一、平衡膳食宝塔共分五层，包含我们每天应吃的主要食物种类。宝塔各层位置和面积不同，这在一定程度上反映出各类食物在膳食中的地位和应占的比重。谷类食物位居底层，每人每天应吃300～500克；蔬菜和水果占据第二层，每天应吃400～500克和100～200克；鱼、禽、肉、蛋等动物性食物位于第三层，每天应吃125～200克(鱼虾类50克，畜、禽肉50～100克，蛋类25～50克)；奶类和豆类食物合占第四层，每天应吃奶类及奶制品100克和豆类及豆制品50克。第五层塔尖是油脂类，每天不超过25克。

宝塔没有建议食糖的摄入量。因为我国居民现在平均吃食糖的量还不多，少吃些或适当多吃些可能对健康的影响不大。但多吃糖有增加龋齿的危险，尤其是儿童、青少年不应吃太多的糖和含糖食品。食盐和饮酒的问题在《中国居民膳食指南》中已有说明。

二、宝塔建议的各类食物的摄入量一般是指食物的生重。各类食物的组成是根据全国营养调查中居民膳食的实际情况计算的，所以每一类食物的重量不是指某一种具体食物的重量。

1. 谷类

谷类是面粉、大米、玉米粉、小麦、高粱等的总和。它们是膳食中能量的主要来源，在农村中也往往是膳食中蛋白质的主要来源。多种谷类掺着吃比单吃一种好，特别是以玉米或高粱为主要食物时，应当更重视搭配一些其他的谷类或豆类食物。加工的谷类食品如面包、烙饼、切面等应折合成相当的面粉量来计算。

2. 蔬菜和水果

蔬菜和水果经常放在一起，因为它们有许多共性。但蔬菜和水果终究是两类食物，各有优势，不能完全相互替代。尤其是儿童，不可只吃水果不吃蔬菜。蔬菜、水果的重量按市售鲜重计算。

一般说来，红、绿、黄色较深的蔬菜和深黄水果含营养素比较丰富，所以应多选用深色蔬菜和水果。

3. 鱼、肉蛋

鱼、肉、蛋归为一类，主要提供动物性蛋白质和一些重要的矿物质和维生素。但它们彼此间也有明显区别。

鱼、虾及其他水产品含脂肪很低，有条件可以多吃一些。这类食物的重量是按购买时的鲜重计算。肉类包含畜肉、禽肉及内脏，重量是按屠宰清洗后的重量来计算。这类食物尤其是猪肉含脂肪较高，所以生活富裕时也不应吃过多肉类。蛋类含胆固醇相当高，一般每天不超过一个为好。

4. 奶类和豆类食物

奶类及奶制品当前主要包含鲜牛奶和奶粉。宝塔建议的 100 克按蛋白质和钙的含量来折合约相当于鲜奶 200 克或奶粉 28 克。中国居民膳食中普遍缺钙，奶类应是首选补钙食物，很难用其他类食物代替。有些人饮奶后有不同程度的肠胃道不适，可以试用酸奶或其他奶制品。豆类及豆制品包括许多品种，宝塔建议的 50 克是个平均值，根据其提供的蛋白质可折合为大豆 40 克或豆腐干 80 克等。

平衡膳食宝塔的应用

一、确定你自己的食物需要

宝塔建议的每人每日各类食物适宜摄入量范围适用于一般健康成人，应用时要根据个人年龄、性别、身高、体重、劳动强度、季节等情况适当调整。年轻人、劳动强度大的人需要能量高，应适当多吃些主食；年老、活动少的人需要能量少，可少吃些主食。表 1 列出了三个能量水平各类食物的参考摄入量。

从事轻微体力劳动的成年男子如办公室职员等，可参照中等能量（2 400 千卡）膳食来安排自己的进食量；从事中等强度体力劳动者如钳工、卡车司机和一般农田劳动者可参照高能量（2 800 千卡）膳食进行安排；不参加劳动的老年人可参照低能量（1 800 千卡）膳食来安排。女性一般比男性的食量小，因为女性体重较低及身体构成与男性不同。女性需要的能量往往比从事同等劳动的男性低 200 千卡或更多些。一般说来人们的进食量可自动调节，当一个人的食欲得到满足时，他对能量的需要也就会得到满足。

表 1　平衡膳食宝塔建议不同能量膳食的各类食物参考摄入量(g/d)

食　物	低能量（约 1 800 kcal）	中等能量（约 2 400 kcal）	高能量（约 2 800 kcal）
谷　类	300	400	500
蔬　菜	400	450	500
水　果	100	150	200
肉、禽	50	75	100
蛋　类	25	40	50
鱼　虾	50	50	50
豆类及豆制品	50	50	50
奶类及奶制品	100	100	100
油　脂	25	25	25

平衡膳食宝塔建议的各类食物摄入量是一个平均值和比例。每日膳食中应当包含宝塔中的各类食物，各类食物的比例也应基本与膳食宝塔一致。日常生活无需每天都样样照着"宝塔"推荐量吃。例如烧鱼比较麻烦就不一定每天都吃 50 克鱼，可以改成每周吃 2～3 次鱼，每次 150～200 克较为切实可行。实际上平日喜吃鱼的多吃些鱼、愿吃鸡的多吃些鸡都无妨碍，重要的是一定要经常遵循宝塔各层各类食物的大体比例。

二、同类互换，调配丰富多彩的膳食

人们吃多种多样的食物不仅是为了获得均衡的营养，也是为了使饮食更加丰富多彩以满足人们的口

味享受。假如人们每天都吃同样的50克肉、40克豆，难免久食生厌，那么合理营养也就无从谈起了。宝塔包含的每一类食物中都有许多的品种，虽然每种食物都与另一种不完全相同，但同一类中各种食物所含营养成分往往大体上近似，在膳食中可以互相替换。

应用平衡膳食宝塔应当把营养与美味结合起来，按照同类互换、多种多样的原则调配一日三餐。同类互换就是以粮换粮、以豆换豆、以肉换肉。例如大米可与面粉或杂粮互换，馒头可以和相应量的面条、烙饼、面包等互换；大豆可与相当量的豆制品或杂豆类互换；瘦猪肉可与等量的鸡、鸭、牛、羊、兔肉互换；鱼可与虾、蟹等水产品互换；牛奶可与羊奶、酸奶奶粉或奶酪等互换。

多种多样就是选用品种、形态、颜色、口感多样的食物，变换烹调方法。例如每日吃50克豆类及豆制品，掌握了同类互换多种多样的原则就可以变换出数十种吃法。可以全量互换，全换成相当量的豆浆或熏干，今天喝豆浆、明天吃熏干；也可以分量互换如1/3换豆浆，1/3换腐竹、1/3换豆腐，早餐喝豆浆、中餐吃凉拌腐竹、晚餐再喝碗酸辣豆腐汤。表2、表3、表4和表5分别列举了几类常见食物的互换表供参考。

表2　谷类食物互换表

（相当于100 g米、面的谷类食物）[1]

食　物　名　称	重量(g)	食　物　名　称	重量(g)
大米、糯米、小米	100	烧饼	140
富强粉、标准粉	100	烙饼	150
玉米面、玉米糁	100	馒头、花卷	160
挂面	100	窝头	140
面条(切面)	120	鲜玉米[2](市品)	750～800
面包	120～140	饼干	100

注：①薯类(薯类也属于谷类食物)包括红薯、马铃薯等可替代部分粮食，约500 g相当于100 g谷类；②一个中等大小的鲜老玉米约重200 g。

表3　豆类食物互换表

（相当于40 g大豆的豆类食物）

食　物　名　称	重量(g)	食　物　名　称	重量(g)
大豆(黄豆)	40	豆腐干、熏干、豆腐泡	80
腐竹	35	素肝尖、素鸡、素火腿	80
豆粉	40	素什锦	100
青豆、黑豆	40	北豆腐	120～160
膨化豆粕(大豆蛋白)	40	南豆腐	200～240
蚕豆(炸、烤)	50	内酯豆腐(盒装)	280
五香豆豉、千张、豆腐丝(油)	60	豆奶、酸豆奶	600～640
豌豆、绿豆、芸豆	65	豆浆	640～800
豇豆、红小豆	70		

表4　乳类食物互换表

（相当于100 g鲜牛奶的乳类食物）

食　物　名　称	重量(g)	食　物　名　称	重量(g)
鲜牛奶	100	酸奶	100
速溶全脂奶粉	13～15	奶酪	12
速溶脱脂奶粉	13～15	奶片	25
蒸发淡奶	50	乳饮料	300
炼乳(罐头、甜)	40		

表 5　肉类互换表

（相当于 100 g 生肉的肉类食物）

食物名称	重量(g)	食物名称	重量(g)
瘦猪肉	100	酱牛肉	65
猪肉松	50	牛肉干	45
叉烧肉	80	瘦羊肉	100
香　肠	85	酱羊肉	80
大腊肠	160	兔　肉	100
蛋清肠	160	鸡　肉	100
大肉肠	170	鸡　翅	160
小红肠	170	白条鸡	150
小泥肠	180	鸭　肉	100
猪排骨	160～170	酱　鸭	100
瘦牛肉	100	盐水鸭	110

三、要合理分配三餐食量

我国多数地区居民习惯于一天吃三餐。三餐食物量的分配及间隔时间应与作息时间和劳动状况相匹配，一般早、晚餐各占 30％，午餐占 40％为宜，特殊情况可适当调整。通常上午的工作学习都比较紧张，营养不足会影响学习工作效率，所以早餐应当是正正经经的一顿饭。早餐除主食外至少应包括奶、豆、蛋、肉中的一种，并搭配适量蔬菜或水果。

四、要因地制宜充分利用当地资源

我国幅员辽阔，各地的饮食习惯及物产不尽相同，只有因地制宜充分利用当地资源才能有效地应用平衡膳食宝塔。例如牧区奶类资源丰富，可适当提高奶类摄取量；渔区可适当提高鱼及其他水产品摄取量；农村山区则可利用山羊奶以及花生、瓜子、核桃、榛子等资源。在某些情况下，由于地域、经济或物产所限无法采用同类互换时，也可以暂用豆类替代乳类、肉类；或用蛋类替代鱼、肉；不得已时也可用花生、瓜子、榛子、核桃等干坚果替代肉、鱼、奶等动物性食物。

五、要养成习惯，长期坚持

膳食对健康的影响是长期的结果。应用平衡膳食宝塔需要自幼养成习惯，并坚持不懈，才能充分体现其对健康的重大促进作用。

（中国营养学会）

附录六　中国居民膳食营养素参考摄入量

表 1　能量和蛋白质的 RNIs 及脂肪供能比

RNIs of energy and protein and percentage of energy from fat

年龄 Age/岁 Year	能量 Energy# RNI/kcal		蛋白质 Protein RNI/g		脂肪 Fat 占能量百分比 energy/%
	男 M	女 F	男 M	女 F	
0～	95 kcal/kg*		(1.5～3)g/(kg·d)		45～50
0.5～					35～40
1～	1 100	1 050	35	35	
2～	1 200	1 150	40	40	30～35
3～	1 350	1 300	45	45	
4～	1 450	1 400	50	50	
5～	1 600	1 500	55	55	
6～	1 700	1 600	55	55	
7～	1 800	1 700	60	60	25～30
8～	1 900	1 800	65	65	
9～	2 000	1 900	65	65	
10～	2 100	2 000	70	65	
11～	2 400	2 200	75	75	
14～	2 900	2 400	85	80	25～30
18～					20～30
体力活动 PAL▲					
轻 Light	2 400	2 100	75	65	
中 Moderate	2 700	2 300	80	70	
重 Heavy	3 200	2 700	90	80	
孕妇 Pregnant women		+200		+5，+15，+20	
乳母 Lactating mothers		+500		+20	
50～					20～30
体力活动 PAL▲					
轻 Light	2 300	1 900			
中 Moderate	2 600	2 000			
重 Heavy	3 100	2 200			
60～			75	65	20～30
体力活动 PAL▲					
轻 Light	1 900	1 800			
中 Moderate	2 200	2 000			
70～			75	65	20～30
体力活动 PAL▲					
轻 Light	1 900	1 700			
中 Moderate	2 100	1 900			
80～	1 900	1 700	75	65	20～30

注：#. 各年龄组的能量的 RNI 与其 EAR 相同。#. The RNIs of energy are the same as the EARs.　*. 为 AI，非母乳喂养应增加 20%。*. AI value，add 20% to non-breastfeeding infants. PAL▲. 体力活动水平。Physical activity level.

（凡表中数字缺如之处表示未制定该参考值）

表 2　常量元素和微量元素的 RNIs 或 AIs

RNIs or AIs of some elements

年龄 Age/ 岁 Year	钙 Ca AI /mg	磷 P AI /mg	钾 K AI /mg	钠 Na AI /mg	镁 Mg AI /mg	铁 Fe AI /mg		碘 I RNI /μg	锌 Zn RNI /mg		硒 Se RNI /μg	铜 Cu AI /mg	氟 F AI /mg	铬 Cr AI /μg	锰 Mn AI /mg	钼 Mo AI /mg
0～	300	150	500	200	30	0. 3		50	1. 5		15(AI)	0. 4	0. 1	10		
0. 5～	400	300	700	500	70	10		50	8. 0		20(AI)	0. 6	0. 4	15		
1～	600	450	1 000	650	100	12		50	9. 0		20	0. 8	0. 6	20		15
4～	800	500	1 500	900	150	12		90	12. 0		25	1. 0	0. 8	30		20
7～	800	700	1 500	1 000	250	12		90	13. 5		35	1. 2	1. 0	30		30
						男 M	女 F		男 M	女 F						
11～	1 000	1 000	1 500	1 200	350	16	18	120	18. 0	15. 0	45	1. 8	1. 2	40		50
14～	1 000	1 000	2 000	1 800	350	20	25	150	19. 0	15. 5	50	2. 0	1. 4	40		50
18～	800	700	2 000	2 200	350	15	20	150	15. 0	11. 5	50	2. 0	1. 5	50	3. 5	60
50～	1 000	700	2 000	2 200	350	15		150	11. 5		50	2. 0	1. 5	50	3. 5	60
孕妇 Pregnant women																
早期 1st trimester	1 000	700	2 500	2 200	400	15		200	11. 5		50					
中期 2nd trimester	1 000	700	2 500	2 200	400	25		200	16. 5		50					
晚期 3rd trimester	1 200	700	2 500	2 200	400	35		200	16. 5		50					
乳母 Lactating mothers	1 200	700	2 500	2 200	400	25		200	21. 5		65					

（凡表中数字缺如之处表示未制定该参考值）

表 3　脂溶性维生素和水溶性维生素的 RNIs 或 AIs

RNIs or AIs of some vitamins

年龄 Age /岁 Year	维生素 A V_A RNI /μg RE	维生素 D V_D RNI /μg	维生素 E V_E AI /mgα-TE*	维生素 B_1 V_{B_1} RNI /mg	维生素 B_2 V_{B_2} RNI /mg	维生素 B_6 V_{B_6} AI /mg	维生素 B_{12} $V_{B_{12}}$ AI /μg	维生素 C V_C RNI /mg	泛酸 Pantothenic acid AI /mg	叶酸 Folic acid RNI /μg DFE	烟酸 Niacin RNI /mg NE	胆碱 Choline AI /mg	生物素 Biotin AI /μg
0～		10	3	0.2(AI)	0.4(AI)	0.1	0.4	40	1.7	65(AI)	2(AI)	100	5
0.5～	400(AI)	10	3	0.3(AI)	0.5(AI)	0.3	0.5	50	1.8	80(AI)	3(AI)	150	6
1～	400(AI)	10	4	0.6	0.6	0.5	0.9	60	2.0	150	6	200	8
4～	500	10	5	0.7	0.7	0.6	1.2	70	3.0	200	7	250	12
7～	600	10	7	0.9	1.0	0.7	1.2	80	4.0	200	9	300	16
11～	700	5	10	1.2	1.2	0.9	1.8	90	5.0	300	12	350	20
				男M　女F	男M　女F						男M　女F		
14～	男M　女F	5	14	1.5　1.2	1.5　1.2	1.1	2.4	100	5.0	400	15　12	450	25
18～	800　700	5	14	1.4　1.3	1.4　1.2	1.2	2.4	100	5.0	400	14　13	500	30
50～	800　700	10	14	1.3	1.4	1.5	2.4	100	5.0	400	13	500	30
孕妇 Pregnant women													
早期 1st trimester	800	5	14	1.5	1.7	1.9	2.6	100	6.0	600	15	500	30
中期 2nd trimester	900	10	14	1.5	1.7	1.9	2.6	130	6.0	600	15	500	30
晚期 3rd trimester	900	10	14	1.5	1.7	1.9	2.6	130	6.0	600	15	500	30
乳母 Lactating mothers	1 200	10	14	1.8	1.7	1.9	2.8	130	7.0	500	18	500	35

注：*. α-TE 为 α-生育酚当量。*. α-TE is tocopherol equivalent.

（凡表中数字缺如之处表示未制定该参考值）

表 4　某些微量营养素的 ULs

ULs of some micronutrients

年龄 Age /岁 Year	钙 Ca /mg	磷 P /mg	镁 Mg /mg	铁 Fe /mg	碘 I /μg	锌 Zn /mg 男 M	锌 Zn /mg 女 F	硒 Se /μg	铜 Cu /mg	氟 F /mg	铬 Cr /μg	锰 Mn /mg	钼 Mo /μg	V_A /μg RE	V_D /μg	V_{B_1} /mg	V_C /mg	叶酸 Folic acid /μg DFE	烟酸 Niacin /mg NE	胆碱 Choline /mg
0～				10				55		0.4							400			600
0.5～				30		13		80		0.8							500			800
1～	2 000	3 000	200	30		23		120	1.5	1.2	200		80			50	600	300	10	1 000
4～	2 000	3 000	300	30		23		180	2.0	1.6	300		110	2 000	20	50	700	400	15	1 500
7～	2 000	3 000	500	30	800	28		240	3.5	2.0	300		160	2 000	20	50	800	400	20	2 000
11～	2 000	3 500	700	50	800	37	34	300	5.0	2.4	400		280	2 000	20	50	900	600	20	2 500
14～	2 000	3 500	700	50	800	42	35	360	7.0	2.8	400		280	2 000	20	50	1 000	800	30	3 000
18～	2 000	3 500	700	50	1 000	45	37	400	8.0	3.0	500	10	350	3 000	20	50	1 000	1 000	35	3 500
50～	2 000	3 500	700	50	1 000	37		400	8.0	3.0	500	10	350	3 000	20	50	1 000	1 000	35	3 500
孕妇	2 000	3 000	700	60	1 000		35	400						2 400	20		1 000	1 000		3 500
乳母	2 000	3 500	700	50	1 000		35	400							20		1 000	1 000		3 500

（凡表中数字缺如之处表示未制定该参考值）

表 5　蛋白质及某些微量营养素的 EARs

EARs of protein and some micronutrients

年龄 Age/岁 Year	蛋白质 protein /(g/kg)	锌 Zn /mg	硒 Se /μg	维生素 A V_A /μg RE	维生素 D V_D /μg	维生素 B_1 V_{B_1} /mg	维生素 B_2 V_{B_2} /mg	维生素 C V_C /mg	叶酸 Folic acid /μg DFE
0～	2.25～1.25	1.5		375	8.8*				
0.5～	1.25～1.15	6.7		400	13.8*				
1～		7.4	17	300		0.4	0.5	13	320
4～		8.7	20			0.5	0.6	22	320
7～		9.7	26	700		0.5	0.8	39	320
		男 M　女 F				男 M　女 F	男 M　女 F		
11～		13.1　10.8	36	700		0.7	1.0		320
14～		13.9　11.2	40			1.0　0.9	1.3　1.0	13	320
18～	0.92	13.2　8.3	41			1.4　1.3	1.2　1.0	75	320
孕妇						1.3	1.45	66	520
早期		8.3	50						
中期		+5	50						
晚期		+5	50						
乳母	+0.18	+10	65			1.3	1.4	96	450
50～	0.92							75	320

注：*. 0～2.9 岁南方地区为 8.88 μg，北方地区为 13.8 μg。

RE. 为视黄醇当量。

附录七　主要参考文献

1. 葛可佑总主编. 中国营养科学全书. 北京:人民卫生出版社,2004 年 10 月
2. 杨月欣主编. 中国食物成分表. 北京:大学医学出版社,2002
3. 中国营养学会. 中国居民膳食营养素参考摄入量. 北京:中国轻工业出版社,2000
4. 蔡美琴主编. 医学营养学. 上海:上海科学技术文献出版社,2001
5. 吴坤主编. 营养与食品卫生学. 第 5 版. 北京:人民卫生出版社,2003
6. 闻芝梅,现代营养学. 陈君石主译. 第 7 版. 北京:人民卫生出版社,1999
7. 阴士安,汪之琐主译. 现代营养学. 第 8 版. 北京:人民卫生出版社,2004
8. 顾景范,邵继智. 临床营养学. 第 1 版. 上海:上海科学技术出版社,1990
9. 陈仁惇. 现代临床营养学. 第 1 版. 北京:人民军医出版社,1996
10. 何志谦. 人类营养学. 第 1 版. 北京:人民出版社,1998
11. Wallance RB, Doebbeling BN(ed). Maxcy-Rosenau-Last Public Health & Preventive Medicine, 14th Ed. New York: McGraw-Hill, 1999
12. Marquardt H, Schafer S, McClellan R, Wetsch F(ed). Toxicology. New York: Academic Press, 1999
13. Steuart BW(ed). World Cancer Report. Lyon: International Agency for Research on Cancer Press, 2003
14. Klaassen CD(ed). Casarett & Doull's Toxicology-The Basic Science of Poisons. 6th Ed. New York: McGraw-Hill, 2001
15. Norman Kretchmer, Michael Zimmermann. Developmental Nutrition. Allyn & Bacon Company, 1996
16. Sarah L, Morgan, and Roland L. Weinsier: Fundamentals of clinical Nutrition. Second Edition. Mosby-Year Book Company, 1998
17. Rosalind S, Gibson. Principles of Nutritional Assessment. New York: Oxford, University Press, oxford 1990
18. Maurice E, Shills, James A, Olson. Moshe shike: Modern Nutrition in Health and Disease. Eighth edition. Lea & Febiger A Waverly Company, 1994
19. Marie, Krause, Menddson: Krause's Food, Nutrition and Diet Therapy. L. Kathleen Mahan, Sylvia Escot-Stump. 9th edition, 1996
20. Gordon M. Wardlaw: Perspective in Nutrition. Fourth edition. McGraw-Hill Company, 1999
21. Bogh C(ed). Healthy Villages: A Guide for Communities and Community Health Workers. Geneva: Word Health Organization, 2002

附录七 主要参考文献

[illegible]